Der geteilte Leib

Gedruckt mit Unterstützung der Deutschen Forschungsgemeinschaft.

Brigitta Hauser-Schäublin, Prof. Dr. phil., ist seit 1992 Professorin für Ethnologie an der Universität Göttingen. *Vera Kalitzkus*, *Imme Petersen* und *Iris Schröder* sind Doktorandinnen der Ethnologie.

Brigitta Hauser-Schäublin, Vera Kalitzkus,
Imme Petersen, Iris Schröder

Der geteilte Leib

Die kulturelle Dimension von Organtransplantation und Reproduktionsmedizin in Deutschland

Unter Mitarbeit von Margo F. Bargheer
und Sibylle Obrecht

Campus Verlag
Frankfurt/New York

2. Auflage, unveränderter Nachdruck 2020
Druck Bindung: Books on Demand

Die Deutsche Bibliothek – CIP-Einheitsaufnahme

Ein Titeldatensatz für diese Publikation ist bei
Der Deutschen Bibliothek erhältlich
ISBN 3-593-36752-1

Umschlagmotiv: Paul Klee, »Hat Kopf, Hand, Fuß und Herz« (1930)
© VG BILD-KUNST, Bonn 2000
Satz und Grafik: Margo Friederike Bargheer, Göttingen
Druck und Bindung: Druck Partner Rübelmann, Hemsbach
Gedruckt auf säurefreiem und chlorfrei gebleichtem Papier.
Printed in Germany

Inhalt

Vorwort

Humantechnologien – darunter werden im Folgenden Reproduktionsmedizin und Organtransplantation verstanden – sind medizinisch-biotechnologische Errungenschaften des späten 20. Jahrhunderts.[1] Sie gehören in den Bereich der Gesundheitsversorgung im weitesten Sinn. Sie greifen mit unterstützenden, ergänzenden oder ersetzenden Maßnahmen in den menschlichen Körper ein, um ‚Urwünsche' des Menschen – Kinder zu haben, den eigenen endgültigen Tod möglichst weit hinauszuschieben – zu erfüllen helfen.

Dieses Buch befasst sich mit der kulturellen Dimension dieser Humantechnologien, d.h. mit der Bedeutung von Reproduktionsmedizin und Organtransplantation in Umgang und Anwendung aus dem Blickwinkel verschiedener Gruppen in Deutschland. Es handelt sich um eine ethnologische Studie, weil wir nicht die medizinisch-technische Seite bzw. die Indikationen für die eine oder andere Humantechnologie oder die sozialen Bevölkerungsschichten, die sie vielleicht bevorzugt nutzen, untersuchen wollten. Vielmehr haben uns die kulturellen Besonderheiten Deutschlands, traditionelle Werte und Vorstellungen der Menschen und wie sich diese auf den Umgang mit den Humantechnologien auswirken, gleichzeitig aber davon verändert werden – Wechselwirkungen also –, interessiert.

Ethnologie wird meistens mit Studien über fremde Völker in Verbindung gebracht. Das Verstehen des Anderen, Fremden gehört zu den Zielen der Disziplin. Gleichzeitig aber ermöglicht diese Fremdperspektive auch den Blick zurück auf die eigene Gesellschaft, um sie zum Gegenstand von Unter-

1 Den Begriff der Humantechnologien verwenden wir hier in einem einschränkenden Sinn, denn eigentlich gehören auch Gentechnologie, Humangenetik u.a.m. dazu; diese waren jedoch nicht Gegenstand unserer Untersuchung.

suchungen zu machen. Sie ermöglicht das Sichtbarmachen von selbstverständlich Gewordenem und Alltäglichem aus einer nicht alltäglichen Perspektive.[2] Der Versuch eines Standortwechsels der Betrachtung also. Diesen Versuch haben wir unternommen, um hochkomplexe medizinische Technologien zu untersuchen. Der Grund dafür lag darin, dass diese Technologien direkt und indirekt ein Kerngebiet der Ethnologie berühren und in dieses eingreifen: Körper, Körperlichkeit und die damit verbundenen Vorstellungen von ‚echter' Verwandtschaft, wie etwa ‚Blutsverwandtschaft' (die Verwandtschaft über sogenannte Blutsbande), oder die Unterschiede, die in unserer Gesellschaft zwischen leiblichen und nicht-leiblichen Kindern gemacht werden. Organtransplantation und Reproduktionsmedizin greifen ganz konkret in Körper ein – aber auch, ob gewollt oder ungewollt, in soziale, d.h. zwischenmenschliche Beziehungen.

Und welche Konsequenzen hat dies?

Solche Fragen führten zu einer empirischen Untersuchung in verschiedenen Teilen Deutschlands. Mit den Methoden der Ethnologie, stationäre Feldforschung in Kliniken, teilnehmende Beobachtung bei Behandlungen und Gesprächen von Selbsthilfegruppen, narrative Interviews mit Ratsuchenden, Patienten und Patientinnen, Pflegepersonal, Ärzten und Ärztinnen,[3] Inhaltsanalysen von Bundestagsdebatten und Verfolgen von Debatten in Ausschüssen sollte eine Annäherung an das gesteckte Ziel, die kulturellen Bedingungen und Implikationen zu verstehen und nachzuzeichnen, stattfinden. Das Forschungsvorhaben, das von der Deutschen Forschungsgemeinschaft finanziert wurde, begann 1996. Es stand unter der Leitung von Brigitta Hauser-Schäublin, Professorin für Ethnologie an der Universität Göttingen. Als wissenschaftliche Mitarbeiter und Mitarbeiterinnen waren daran beteiligt (in alphabetischer Reihenfolge): Dr. med. Lutz Freudenberg (bis 1998), Vera Kalitzkus, Imme Petersen (ab 1998) und Iris Schröder.

Dr. med. Lutz Freudenberg führte von März bis Juli 1997 eine stationäre Feldforschung in einem norddeutschen Transplantationszentrum[4] durch, bei

---

2 Vgl. dazu Hauser-Schäublin 1997.

3 Aus Gründen der Lesbarkeit des Buches haben wir im Folgenden auf die konsequente Wiederholung der weiblichen Form verzichtet, ohne jedoch zu vergessen, dass es sich – so nicht ausdrücklich anders erwähnt – immer um Männer und Frauen handelt.

4 Um umfassende Anonymisierung aller Beteiligten für den Bereich der Organtransplantation zu garantieren, nennen wir die Namen der Kliniken und Orte der Selbsthilfegruppen, in denen wir geforscht haben, nicht.

dem er alle für die Organtransplantation relevanten Bereiche durchlief; ergänzt wurde diese Untersuchung durch Aufenthalte in zwei weiteren Transplantationszentren. Im Rahmen seiner Untersuchungen führte er Gespräche mit Vertretern der Deutschen Stiftung Organtransplantation (DSO) und eines Pharmaunternehmens, das Immunsuppressiva entwickelt und herstellt, mit Rechts- und Sozialmedizinern, Krankenhausseelsorgern, Transplantationsbeauftragten und Pflegepersonal. Diese Tonbandinterviews (mit Pflegepersonal und Ärzten) zum professionellen Umgang mit der Organtransplantation hat Margo F. Bargheer ausgewertet.

Sibylle Obrecht hat als Ergänzung zu einem von Lutz Freudenberg begonnenen Thema, der kulturanthropologischen Diskussion des Konzeptes des Immunsystems, eine zeitlich befristete Forschung durchgeführt, die auch Teil ihres kulturwissenschaftlich-medizinhistorischen Dissertationsvorhabens ist.

Vera Kalitzkus hat sich mit dem Thema der Organtransplantation aus der Sicht von Organempfängern und -empfängerinnen sowie Angehörigen von „Organspendern"[5] auseinandergesetzt. Sie nahm an Regionalgruppentreffen folgender Selbsthilfegruppen Organtransplantierter in den alten Bundesländern teil: Bund Deutscher Organtransplantierter (BDO), Dialysepatienten Deutschlands e.V. (DD), Verein Lebertransplantierter Deutschlands e.V. (LL) sowie der Deutschen Sportvereinigung Organtransplantierter (DSVO). Um Einblick in den Klinikalltag zu gewinnen, hospitierte sie für einen Monat auf einer Transplantationsabteilung und Intensivstation einer westdeutschen Universitätsklinik. Neben informellen Gesprächen führte sie in der Zeit von März 1997 bis September 1998 40 narrative Interviews von ein bis vier Stunden Dauer mit Betroffenen beider Seiten (Angehörige von „Spendern" und Transplantierte).

Imme Petersen konzentrierte sich auf Parlamentsdebatten im Zusammenhang mit dem Transplantationsgesetz sowie dem Embryonenschutzgesetz, über das sie bereits ihre Magisterarbeit geschrieben hat (Petersen 2000), um den parlamentarischen Diskurs über diese Technologien erfassen zu können. Für die Auswertung der Stenographischen Berichte und Protokolle des

5 Wir setzen den Begriff des „Spenders" von nun an in doppelte Anführungszeichen. Er ist zwar im gesellschaftspolitischen Diskurs gebräuchlich, aus ethnologischer Perspektive hingegen impliziert „Spender" bereits eine bestimmte soziale Interpretation des Aktes des Gebens bzw. Genommenwerdens. Als wissenschaftlich-beschreibenden Begriff möchten wir ihn deshalb nicht übernehmen. Doppelte Anführungszeichen bei Begriffen verwenden wir dann, wenn es sich hierbei um kulturelle Selbstverständlichkeiten handelt, die wir dadurch als solche sichtbar machen wollen, ohne dass wir uns damit identifizieren.

Deutschen Bundestages und Bundesrates und der Video- und Tonaufnahmen waren Recherchen im Archiv des Deutschen Bundestages erforderlich. Des weiteren ergänzten Besuche von Ausschusssitzungen des Gesundheits- sowie Rechtsausschusses und von Plenardebatten im Juni 1999 das schriftliche und audiovisuelle Datenmaterial. Insgesamt umfassen die Parlamentsdiskurse zum Embryonenschutzgesetz (1984-1990) zwei Plenardebatten, eine Aussprache im Bundesrat sowie eine öffentliche Anhörung des Rechtsausschusses (fast acht Stunden Beratungsdauer). Über das Transplantationsgesetz (1995-1997) wurden zwei Debatten im Plenum sowie eine vorbereitende und zwei begleitende öffentliche Anhörungen im Gesundheitsausschuss sowie eine öffentliche Anhörung im Rechtsausschuss (fast 30 Stunden Beratungsdauer) geführt.

Iris Schröder hat den Bereich der Reproduktionsmedizin untersucht, wobei sie in der Praxisgemeinschaft Dr. Martin Schorsch, Dr. Thomas Hahn, Dr. Herbert Hoditz und Dr. Dieter Schrapper im Welfenhof-Zentrum in Wiesbaden, in der IVF-Abteilung der Frauenklinik Dr. Wilhelm Krüsmann in München und der Deutschen Klinik für Fortpflanzungsmedizin (DKF) in Bad Münder jeweils für zwei Monate bei Gesprächen zwischen Ärzten und Patientinnen hospitierte. Einen Kurzaufenthalt von zwei Tagen ermöglichte die Frauenklinik des Universitätsklinikums Göttingen. Im weiteren nahm Iris Schröder an mehreren monatlichen Treffen einer Selbsthilfegruppe für ungewollte Kinderlosigkeit teil, deren Teilnehmerinnen überwiegend zu ausführlichen Gesprächen bereit waren. Insgesamt führte sie in der Zeit von Januar 1997 bis Dezember 1997 46 Interviews von ein- bis zweistündiger Dauer durch, die alle auf Tonband aufgezeichnet wurden. Des weiteren liegen 50 Interviewprotokolle sowie 40 ausgefüllte Fragebögen vor. Zum Schutz der Anonymität und Privatsphäre unserer Gesprächspartner und -partnerinnen haben wir alle Namen durch Pseudonyme ersetzt.

In der vorliegenden Publikation haben wir Resultate der einzelnen Untersuchungen unter übergreifenden Fragestellungen zusammengetragen und analysiert.[6] Wir hoffen, damit einen Beitrag zur gesellschaftlichen Auseinandersetzung über Humantechnologien (vor allem auch im Hinblick auf weitere Entwicklungen) zu leisten. Wir geben keine Meinung vor und bieten auch keine Lösungen an. Wir wollen Zusammenhänge aufzeigen, die auf den ersten

---

6 Zu allen diesen Einzelstudien werden Dissertationen vorgelegt. Diese Doktorarbeiten werden vieles detaillierter darstellen, als es in diesem Buch möglich ist.

Blick nicht unbedingt erkennbar sind, Fragen stellen und Antworten darauf geben, die sich aus dem Versuch der erwähnten Außensicht ergeben. Je nach Standpunkt, wird sich unser Buch unterschiedlich interpretieren lassen, d.h. es wird verschiedene Lesarten geben. Das ist Teil unseres Projektes, das ja nicht aus einer Auflistung von Fakten besteht, sondern aus Fragen, Antworten und kulturwissenschaftlichen Interpretationen. Wir sind der Ansicht, dass diese unterschiedlichen Lesarten Teil einer gesellschaftspolitischen Diskussion sind.

Im Verlauf der Untersuchung haben wir einen tiefen Einblick in die verschiedenen Bereiche der Anwendung und des Umgangs mit Humantechnologien erhalten, und wir haben mit Respekt und Bewunderung von den medizinischen Höchstleistungen, den persönlichen Dilemmas und Schicksalen von Betroffenen, aber auch den großartigen Erlebnissen von Glück und Zufriedenheit von Patienten und Patientinnen Kenntnis genommen; viele Menschen, die wir im Umfeld von Reproduktions- und Transplantationsmedizin kennengelernt haben, haben uns beeindruckt, und wir haben vieles von ihnen, ihren Einstellungen und Handlungen, aber auch von ihren Sorgen und Freuden gelernt. Wir sind ihnen dankbar für die Chance, die sie uns damit gegeben haben.

Wir danken den Kliniken, den Ärzten, Ärztinnen sowie dem Pflegepersonal, die uns an ihrem verantwortungsvollen Alltag teilhaben ließen und unsere vielen Fragen beantwortet haben.

Ohne die bereitwillige Offenheit und Zugänglichkeit der Teilnehmerinnen und Teilnehmer der verschiedenen Selbsthilfegruppen hätte diese Arbeit nicht entstehen können. Viele Sorgen und Schwierigkeiten wären uns verborgen geblieben, die häufig nur im Rahmen solcher Zusammenkünfte geäußert werden und ansonsten nicht nach außen dringen. Ihnen soll an dieser Stelle besonders gedankt werden! Dies gilt im Besonderen für die Angehörigen von „Organspendern", die mit uns ihre zum Teil sehr schmerzhaften Erinnerungen teilten. Von unschätzbarem Wert war die Begleitung der Arbeit von Vera Kalitzkus durch Supervision von Maria Vornholdt. Auch ihr sei an dieser Stelle gedankt.

Es ist uns klar, dass wir uns als Sozial- und Kulturwissenschaftlerinnen in ein Gebiet vorgewagt haben, das traditionellerweise den Naturwissenschaften im weitesten Sinne vorbehalten ist. Aus diesem Grund war es uns wichtig, unsere Beiträge auf Fehler und Missverständnisse von Kollegen und Kolleginnen anderer Disziplinen, in deren Bereiche wir uns vorgewagt hatten, ‚gegenlesen' zu lassen. Wir danken allen Personen, die sich die Mühe gemacht haben, unsere Texte zu lesen und zu korrigieren, vor allem jedoch Dr. Verena

Stolcke, Professorin für Ethnologie an der Universitat Autònoma in Barcelona, Dr. Christiane Wendehorst, Professorin für Bürgerliches Recht und Medizinrecht, sowie Dr. Claudia Wiesemann, Professorin für Medizingeschichte und Ethik (beide Universität Göttingen). Wir danken ihnen herzlich. Gleichzeitig möchten wir damit die Verantwortung für den vorliegenden Text nicht anderen Personen überweisen, sondern tragen sie selbstverständlich als Autorinnen weiterhin für die Erhebung der Daten, deren Analyse und vor allem für deren kulturwissenschaftliche Interpretation.

Danken möchte wir auch der Deutschen Forschungsgemeinschaft, die die Forschung gefördert hat, sowie der Universität Göttingen und vor allem dem Institut für Ethnologie, an dem dieses Projekt angesiedelt war. Renate Ranke, Dagmar Härter und Christina König hatten durch unser Projekt ein beachtliches Maß an Mehrarbeit erhalten, was sie mit Freundlichkeit und Effizienz bewältigt haben. Ihnen sind wir zu besonderem Dank verpflichtet, ebenso wie Annika Schmitt, Sonja Vorwerk und Margo F. Bargheer, die während vieler Monate mit Geduld und Akribie Tonbandtranskriptionen ausgeführt und auf diese Weise unsere Arbeit wesentlich erleichtert haben.

Göttingen im März 2000 Die Autorinnen

Einleitung

Geburt und Tod bilden die Schwellen des Lebens: Eintritt und Austritt. Dazwischen liegt das Leben der Menschen. Sozial geformt wird dieses von einer globalisierten Gesellschaft. Diese Gesellschaft ist bekanntlich nicht länger identisch mit der überschaubaren, mehr oder weniger geschlossenen Gemeinschaft eines Dorfes, einer Stadt oder der Gesellschaft eines Staates früherer Zeiten. Sie weist fast unüberschaubar viele Verzweigungen auf und hat viele Gesichter. Was sie von Gesellschaften anderer Zeiten unterscheidet, sind die Zahl und die Reichweite von Vernetzungen. Ereignisse und Erfahrungen, die an einem bestimmten Ort stattfinden, sind von Dingen beeinflusst, die irgendwo anders lokalisiert sind – und umgekehrt. Jede Frau und jeder Mann nimmt heute in irgendeiner Form an Prozessen teil und wird von diesen geprägt, die nur bedingt von der unmittelbaren sozialen Umgebung, in der sie/er lebt, abhängig sind.

Die Anwendung von Technologien, die den Eintritt ins Leben und den Austritt aus dem Leben variieren können – Reproduktionsmedizin und Organtransplantation –, das Wissen, das für deren Anwendung notwendig ist, und die Personen und Gruppen, die es besitzen, sind ein Beispiel für solche globalisierten Prozesse. Das Individuum, das sie wählt oder das mit deren Anwendung einverstanden ist, steht mit dem Ort, wo diese Technologien entdeckt, entwickelt und hergestellt wurden, in keiner Beziehung, ebenso wenig mit der Produktion des dazu notwendigen Wissens. Die Anwendung erfolgt über andere Personen als die, welche diese Techniken entwickelt und die notwendigen Geräte und Medikamente hervorgebracht haben. Eurotransplant beispielsweise, die zentrale Stelle der Organvermittlung, befindet sich in den

Niederlanden.[7] Sie vermittelt Daten und Organe über Staatsgrenzen hinweg und bringt so Substanzen von Menschen miteinander in Verbindung, die ohne Organverpflanzung nie miteinander in Berührung gelangen würden. Die Ärzte und Ärztinnen vor Ort dienen als ‚bloße' Vermittler; sie sind jedoch Fachleute und als solche mit Kompetenz und Autorität ausgestattet, denen die Nutzer und Nutzerinnen vertrauen, wenn sie sich in deren Hände begeben.

Die Anwendung von Humantechnologien an einer Person bringt also Elemente räumlich und zeitlich zusammen, die von ihrer Herkunft her disparat sind. Man könnte nun dagegen einwenden, dass dies Prozesse sind, die – etwa im Zusammenhang mit Nahrung/Speisen – mehr oder weniger schon immer so abgelaufen sind. Der signifikante Unterschied besteht jedoch darin, dass diese Dinge in der körperlichen Anwendung und Veränderung eines Menschen bestehen und vor allem über das Individuum hinausreichen, weil sie, wie wir deutlich aufzeigen werden, soziale Beziehungen zu anderen Menschen, aber auch die Selbstidentität betreffen.

Humantechnologien, die gesellschaftlichen Diskussionen, die darüber stattfinden, und der konkrete Umgang von Individuen damit spiegeln gesellschaftliche Verhältnisse wider, welche die einen als „Postmoderne" bezeichnen, die anderen als „Hochmoderne", „Spätmoderne" bzw. „Moderne". Wir haben uns für den Begriff der „Spätmoderne", den der Soziologe Anthony Giddens verwendet, entschieden, weil dieser uns Möglichkeiten eröffnet, die Humantechnologien – also Reproduktionsmedizin und Organtransplantation – aus sozial- und kulturanthropologischer Perspektive (s.u.) in einem definierten theoretischen Rahmen darzustellen und zu diskutieren.

Zeugung, Schwangerschaft und Geburt sowie Sterben und Tod sind in allen Gesellschaften soziale Ereignisse. Sie betreffen zwar primär das Individuum, aber es ist die Gesellschaft, die Formen des Umgangs und des Verhaltens festlegt sowie die Ereignisse mit Bedeutung ausstattet. Und neben dem Individuum sind seine nächsten Bezugspersonen – in erster Linie: Verwandte in einem weiten Sinn, also Eltern, Kinder, Geschwister, Ehepartner, etc. – von diesen Übergängen betroffen; sie begleiten jeweils in einer bestimmten Form

7 Folgende Länder Europas sind Eurotransplant angeschlossen: Holland, Belgien, Luxemburg, BRD, Slowenien und Österreich. Weitere Organisationen sind: Swisstransplant für die Schweiz, Scandiatransplant für Dänemark, Francetransplant für Frankreich, United Kingdom Transplant für England und Irland. Für die BRD gilt, dass eine Nachfrage zuerst bei Eurotransplant eingeht und dann bei weiteren Organisationen, auch nach Übersee in die USA.

das Individuum und haben an ihm teil. Das Individuum ist ‚Person', d.h. ein Mensch, der im sozialen Beziehungsgeflecht über seine Beziehungen und die Beziehungen anderer definiert wird. In einer Familie etwa kann das Individuum für die einen ‚Vater', für andere ‚Bruder' oder ‚Sohn' sein. Das heißt: Erst im sozialen Beziehungsgeflecht gewinnt das Individuum soziale Kontur, wird zur Person. ‚Person' ist der mehr äußere Aspekt eines Individuums. In den oben genannten Beispielen handelt es sich um Personen im Rahmen von Verwandtschaft, oder noch eingeschränkter: um einen Ausschnitt davon, nämlich den der Familie. Selbstverständlich findet in komplexen Gesellschaften die Definition eines Menschen als Person auch (oder sogar vor allem) außerhalb des verwandtschaftlichen und familiären Rahmens statt, also etwa über seine berufliche Tätigkeit, als (Mit-)Bewohner einer Hausgemeinschaft oder eines Wohnviertels, über seine Freizeitbeschäftigungen (z.B. als Mitglied von Vereinen, Teilnehmer von Stammtischrunden etc.). Unter allen Facetten der Konturierung von ‚Person' sind jedoch jene aus dem Bereich von Familie und Verwandtschaft die intimsten und nachhaltigsten. Die Schwester, die Mutter oder das Kind von jemandem zu sein, gilt in Deutschland wie in vielen anderen Gesellschaften als unauflösliche Beziehung. Es bleibt jemand die Schwester oder die Mutter eines Menschen, selbst wenn die Beziehung als solche nicht in der gesellschaftlich erwarteten Form gelebt wird. Verwandtschaft „existiert unabhängig vom individuellen Wollen und Wünschen. Vom Augenblick der Geburt an hat der Mensch Verwandte. Das heißt, es handelt sich um eine soziale Beziehung, die ihm vorgegeben wird und in die er hineinwächst und in deren Aufbau und Pflege wenig Energie investiert werden muss." (Rosenbaum 1998: 29)[8]

Die sozialen Konsequenzen von Verwandtschaft, mit denen sich die Ethnologie bekanntlich vor allem in außereuropäischen Gesellschaften befasst, bildete für uns einen ersten Ausgangspunkt für eine ethnologische Untersuchung über die sozialen und kulturellen Dimensionen von Humantechnologien in Deutschland. Dank der Humantechnologien können Menschen in einer einzigartigen Art und Weise über ihr Leben (mit-)bestimmen. Hatten sie bis erst vor kurzem – ebenfalls in neuartiger Form (hormonell) – die Möglichkeit erhalten, Schwangerschaften zu verhüten, so können sich heute viele

8 Rosenbaum hat aufgezeigt, dass Verwandtschaft als soziales Netz, das teilweise sogar den Charakter von Überlebenshilfe bekommt, noch heute eine ganz zentrale Bedeutung besitzt (vgl. auch Fehlmann-von der Mühll 1978).

Paare, die von Natur aus keine Kinder bekämen, zu einem eigenen Kind verhelfen lassen. Dadurch wird das Paar zu einem *Eltern*paar, das Nachkommen besitzt: die Familie (‚Blutsverwandtschaft') wird weitergeführt. Über die Zusammenführung von Körpersubstanzen, was in einem ‚leiblichen' Kind resultieren soll, werden also auch Verwandte und damit neue soziale Beziehungen geschaffen.

Durch Organtransplantation ist es für viele Menschen möglich geworden, ihren Tod aufzuschieben, indem sie hoffnungslos erkrankte Organe durch gesunde, die andere Menschen zur Verfügung stellen, ersetzen lassen können. Über die Zustimmung zur Entnahme von Organen bei „hirntoten" Patienten entscheiden, sofern keine schriftliche Stellungnahme des Betroffenen vorliegt, die nächsten Angehörigen – in der Regel Verwandte. Gleichzeitig stellte sich hier auch die Frage, ob der Austausch von Organen zwischen Menschen jenseits des Körperlich-Materiellen nicht auch beim Empfänger Vorstellungen einer neuen, eventuell einer geteilten Leiblichkeit (also Beziehungen zum „Spender" bzw. zur „Spenderin") hervorrufen.

Insgesamt kann man festhalten, dass in den Humantechnologien der Körper Gegenstand von gesellschaftlich-rechtlich sanktionierten Eingriffen und Behandlungen ist, was in jedem Fall soziale Beziehungen zwischen Menschen berührt, passiv oder aktiv. Die Modifikation des Körpers ist deshalb auch immer eine Modifikation sozialer Beziehungen.

Der englische Sozialanthropologe Jack Goody (1989) hat sich in seinem monumentalen Werk über Ehe und Verwandtschaft in Europa mit deren Veränderungen im Verlauf vergangener Jahrhunderte auseinandergesetzt. Er konnte zeigen, wie die Kirche Bestimmungen über Inzest immer wieder verändert hat, indem sie jeweils festlegte, mit Personen welchen Verwandtschaftsgrades sexuelle Beziehungen aufgenommen und/oder eine Ehe eingegangen werden durfte: Kategorisierungen und Bewertungen von leiblichen und nichtleiblichen Kindern waren davon betroffen; die Einführung des Kriteriums der *copula* (Eheschließung als *unitas carnis,* ‚Einheit des Fleisches') wurde *die* Voraussetzung für ‚echte' Verwandtschaft (Blutsverwandtschaft und v.a. Abstammung), die schließlich andere Formen der Verwandtschaftsbildung (z.B. Adoptionen), wie sie seit Jahrhunderten existierten, außer Kraft setzte. Alle diese Veränderungen bedeuteten die Maßregelung von Personen und die strukturelle Veränderung von sozialen Gruppen. Diese betrafen vordergründig nur den körperlichen Umgang, also die Reglementierung sexueller Beziehungen und eine Umdefinierung der daraus resultierenden ‚Produkte': Kinder. Diese Verbote und Gebote zielten nicht einfach auf ‚Körper' ab, sondern auf das, was damit verbunden war: die ‚Reproduktion' sozialer Beziehungen, und vor allem Verwandtschaft! Was also manipuliert wurde, waren soziale Beziehungen und Gruppenstrukturen – nämlich über deren körperliche Manifestationen (Geschlechtsbeziehungen).

Goody hat gezeigt, dass diese Reglementierung von körperlichen Beziehungen vor dem Hintergrund des Strebens der Kirche nach Vergrößerung materieller Güter (Vermehrung von Eigentum) gesehen werden muss, wobei dies den Zeitgenossen seiner Epoche zweifellos verborgen geblieben war. All diese Verordnungen zielten auf eine Verkleinerung des Kreises der erbberechtigten Personen einerseits und auf eine Ausweitung derjenigen Erbteile andererseits ab, die, als Folge der Reduzierung anerkannter Erben, an die Kirche fallen *mussten*![9] Was also betrieben wurde, war ‚Körperpolitik' – mit sozialen und ökonomischen Wirkungen.

Auch wenn wir niemandem – auch nicht unter veränderten Vorzeichen – vergleichbare Bedingungen, Manipulationen und Absichten unterstellen wollen, so verdeutlicht doch das historische Beispiel der Körpermanipulation den gesamtgesellschaftlichen Kontext und dessen charakteristische Macht- und Herrschaftsbeziehungen.

Ein zweiter Ausgangspunkt in unserer Untersuchung bildete die Erkenntnis, dass die ‚Schaltstellen' des Lebens, Zeugung, Schwangerschaft und Geburt einerseits und Sterben und Tod andererseits, auch immer die körperliche Dimensionen des Individuums, also seine verkörperte Identität, sein Selbst, betreffen. Identität und Selbst stellen sozusagen den inneren Aspekt des Individuums dar – im Unterschied zum Äußeren der Person – und haben mit Befindlichkeit und Leiblichkeit, mit Lebensmittelpunkt, auf den man sich im Handeln, Denken und Fühlen bezieht, mit sich Wiedererkennen auch in Beziehungen zu anderen, zu tun. Humantechnologien befassen sich in erster Linie mit ‚Körper' – und nur am Rande mit ‚Personen' oder gar ‚Selbst' und ‚Identität'. Dennoch sind diese drei Pfeiler, Körper, Person, Selbst und Identität, aufs engste miteinander verknüpft. Den körperlichen Idealvorstellungen von Jung und Schlank, wie sie durch Werbung auch für entsprechende Produkte (und vieles andere mehr) vermittelt werden, eifert, ob bewusst oder unbewusst, fast jeder Mann und jede Frau nach, weil sie diese Werte verin-

---

9 Vergleiche dazu auch Strathern 1995 b: 98 f.

nerlicht haben. Wie „die andern einen sehen“, also körperliche Form und Aussehen, beeinflussen weitgehend, wie man sich selber fühlt. Wohlbefinden, mit sich ‚im Lot‘ sein, hat deshalb auch mit dem Körpergefühl zu tun. Schlankheitskuren, Schönheitsfarmen, Fitnessstudios – um nur einige der institutionalisierten Formen von Körperkulten zu erwähnen –, hätten wohl kaum Kunden und Kundinnen, wenn Selbstgefühl und Identität (und auch in der Fremdeinschätzung: die Person) in unserer Gesellschaft nicht wesentlich durch den Körper mitbestimmt wären. Die Anwendungen von Humantechnologien beschränken sich deshalb, gesellschaftlich und kulturell gesehen, nicht auf den Körper als physische Größe, sondern tangieren Selbst und Identität ebenso sehr. Wie zu zeigen sein wird, tun sie dies in einer völlig neuen Art und Weise. Aus diesem Grund stellte sich für uns die Frage, welche Vorstellungen und welches Verständnis von Körper diese Technologien voraussetzen und solche auch evozieren – sowohl bei Anbietern, d.h. Fachleuten, v.a. Ärzten und Pflegepersonal, wie auch bei Nutzerinnen und Nutzern, ratsuchenden Patienten und Patientinnen sowie denjenigen, bei denen die Techniken angewendet wurden.

Das Buch versucht Folgendes zu leisten: Die gesellschaftlichen Rahmenbedingungen der Humantechnologien aufzuzeigen und sie in den Kontext der Spätmoderne und ihrer kulturellen Kennzeichen einzuordnen. Gleichzeitig soll das Buch auch über Möglichkeiten, Anwendungen und Abläufe dieser Sparten der „Spitzenmedizin“ informieren. Im Zentrum der Studie steht jedoch der konkrete Umgang mit Humantechnologien sowohl aus der Perspektive der Spezialisten, also dem medizinischen Fachpersonal, als auch aus der Perspektive der Ratsuchenden, Patienten und Patientinnen sowie der Angehörigen. Im weiteren haben wir uns mit den Prozessen der Bildung einer öffentlichen Meinung, die in eine gesetzliche Entscheidungsfindung mündete, befasst, indem wir diesbezüglich Parlamentsdebatten analysiert haben. Wir haben auch Aussagen, Meinungen und Vorstellungen der Gruppen, der Anbieter und der Nutzer von Humantechnologien daraufhin untersucht, ob Unterschiede im Diskurs und im konkreten Umgang bestehen und wie diese beschaffen sind. Schließlich soll die vorliegende Publikation auch die Frage nach dem Verhältnis zwischen Technologien und sozialen Beziehungen und wie beide aufeinander einwirken zu beantworten versuchen.

Die Kennzeichen der spätmodernen Gesellschaft sind (nach Giddens 1991: 20): Die Trennung von Raum und Zeit; 2) soziale „Entbettungsmechanismen",[10] die vor allem auf dem Wirken abstrakter Systeme (z.B. Expertensysteme)[11] beruhen. Diese greifen ins Leben (und in die Identität und das Selbst) der Menschen ein; 3) Die institutionalisierte Reflexivität, d.h. die Verwendung von Wissen zur ständigen Neuorganisation auch des sozialen Lebens. Diese Kennzeichen betreffen vor allem die gesellschaftliche Ebene, berühren jedoch auch das Individuum. Mit den gesellschaftlichen und kulturellen Rahmenbedingungen befasst sich vor allem *das erste Kapitel*. In diesem stellen wir auch die mit Reproduktionsmedizin und Organtransplantation zusammenhängenden wichtigen Techniken und Handlungsabläufe vor. Diese bilden eine Voraussetzung für das Verständnis der Dinge, über welche die weiteren Kapitel berichten.

Im zweiten Kapitel legen wir dar, wie das, was heute in Deutschland (und darüber hinaus) unter ‚Körper' verstanden wird, eine ganz besondere Sichtweise auf den ‚materiellen' Teil des Menschen darstellt. Eine Sichtweise, die ihre eigene Geschichte hat und auf deren Grundlage ‚Körper' überhaupt Gegenstand medizinischer Behandlung in der heutigen Form, v.a. im Zusammenhang mit Humantechnologien werden konnten. Der Körper als Behandlungsgegenstand setzt eine Objektivierung voraus. Diese steht oft im Widerspruch zur subjektiven Befindlichkeit – Leiblichkeit. In der Analyse der vielfältigen Daten über den Umgang mit Humantechnologien führen wir deshalb zwei Kategorien ein: ‚Leib' und ‚Körper'. Die subjektive Empfindungs- und Erfahrungswelt, die für das Selbst konstitutiv ist, ist der Leib. Im Unterschied dazu ist der Körper objektivierter Leib; Körper ist diejenige Dimension, die Gegenstand von Behandlungen im Rahmen der Humantechnologien ist. Körper ist auch derjenige Teil von uns selbst, der etwa für unser Auge unsichtbar ist, jedoch durch Röntgen- oder Ultraschallaufnahmen als Bild von einem ‚Ding' vorgeführt werden kann. Die analytische Trennung von Körper und Leib, die wir vorgenommen haben, soll auch dazu dienen, die Widersprüche, die sich aus dem Aufeinandertreffen der Anwendung von Humantechnolo-

---

10 Darunter versteht Giddens „das Herausheben sozialer Beziehungen aus ortsgebundenen Interaktionszusammenhängen und ihre unbegrenzte Raum-Zeit-Spannen übergreifende Umstrukturierung" (1995: 33).

11 „Systeme technischer Leistungsfähigkeit oder professionelle Sachkenntnis, die weite Bereiche der materiellen und gesellschaftlichen Umfelder, in denen wir heute leben, prägen" (1995: 40 f.).

gien auf Körper mit (subjektiven) leiblichen Empfindungen und Wahrnehmungen ergeben, sichtbar zu machen und dadurch auch erklären zu können. In diesem zweiten Kapitel befassen wir uns also mit dem Umgang mit dem Körper, wie er durch die kulturspezifische Betrachtungsweise zu einem Objekt von Behandlung geworden ist. Dabei wird deutlich, dass der Körper auch in den damit verbundenen Diskursen und Praktiken auch immer die Komponente Leib enthält. Die Kommunikation und die Interaktionen zwischen dem medizinischem Fachpersonal und den Patienten oszillieren gerade aufgrund der Leiblichkeit jedes Handelnden zwischen Professionalisierung und Intimität. Dabei wird deutlich werden, dass insbesondere die Definition und der Umgang mit dem „Hirntod" Leiblichkeit und Körperlichkeit in die wohl schärfste Opposition zueinander bringen.

Im dritten Kapitel wechseln wir die Perspektive von der Betrachtung und Analyse des professionellen Diskurses weg und hin zu lebensweltlichen Perspektiven. Wie bereits erwähnt wurde, ist der Körper nicht bloße physische Größe, sondern verkörpertes Selbst. Der Körper besitzt deshalb in seiner verleiblichten Form eine besondere Bedeutung für die Selbstidentität. Denn tatsächlich können die Kategorien Leib und Körper nicht radikal voneinander getrennt werden; vielmehr bilden sie unterschiedliche Aspekte eines Kontinuums. Schwerpunktmäßig unterscheiden sie sich jedoch sehr wohl. Im dritten Kapitel spüren wir der Frage nach Leib und Leiblichkeit von Individuen, nach Erfahrungshorizonten und Bedeutungen im Umfeld von Humantechnologien nach. Dementsprechend versuchen wir die Dimensionen der Leiblichkeit, so wie sie für Ratsuchende in reproduktionsmedizinischen Beratungen und Behandlungen Bedeutung erlangt – das Ziel der Behandlung: leibliche Kinder zu bekommen – , darzustellen. Die sinnliche Wahrnehmung des lebenden Körpers eines „hirntoten" Angehörigen, sowie die sinnliche Wahrnehmung das fremde Organ im eigenen Leib zu haben, – so bezeugen Interviews – haben weniger mit objektiven und neutralen Messwerten zu tun, denn mit dem subjektiven Befinden, eben mit Leiblichkeit.

Im vierten Kapitel wenden wir uns der politischen Meinungsbildung bezüglich der Anwendung von Humantechnologien und deren gesetzliche Regelung zu. Wie laufen die Prozesse der politischen Meinungsbildung ab und wie werden Autoritäten, auf die sich Politiker in ihrer Argumentation über Humantechnologien berufen, geschaffen, wenn etwa die Gesetzgebung den stets voraneilenden Entwicklungen der Humantechnologien angepasst werden soll? Welcher Terminologie bedienen sich Experten und Politiker, wenn sie über die verschiedenen Technologien und deren Anwendung sprechen? Aus kulturwissenschaftlicher Perspektive diskutieren wir diese Schlüsselbegriffe, wie etwa „Hirntod“ und „Spende“, so wie sie im (auch politischen) Alltag verwendet werden und denen, so sind wir der Ansicht, auch ganz bestimmte gesellschaftspolitische Funktionen zukommen.

Im fünften Kapitel möchten wir die Frage beantworten, wie die Anbieter von Humantechnologien ihre Dienstleistungen und Angebote – im Rahmen des gesetzlich festgelegten Anwendungsspielraums – bekannt machen und dafür werben. Welches sind die Wege und Möglichkeiten, um breite gesellschaftliche Akzeptanz und auch eine entsprechende Nachfrage zu schaffen?

Im sechsten und letzten Kapitel führen wir die Resultate der einzelnen Analysen und die verschiedenen Argumentationsstränge zusammen. Im Zentrum steht die Betrachtung von Individuum, Identität und Gesellschaft. Selbstidentität ist nach Giddens (1991) das fortwährende Bestehen des Gefühls von Persönlichkeit in einem kontinuierlich wahrgenommen Selbst und Körper. Dabei ist das Selbst reflexiv, d.h. es wird im Verlauf des Lebens und der Lebensgeschichte modifiziert. Änderungen, neues Wissen und Erfahrungen (auch körperlicher Art) werden integriert. Dies drückt sich darin aus, dass eine Person ihr Leben biographisch, als kontinuierliche Lebensgeschichte, versteht, in die alle Wechselfälle des Lebens integriert werden. Diese Lebensgeschichte wird so gestaltet, dass sie mehr oder weniger aus ‚einem Guss‘ besteht. Dies ist die Geschichte des „Selbst“ (Giddens 1991: 52-55). Inwieweit werden Humantechnologien reflexiv angewendet, d.h. genutzt, um über Eingriffe am Körper das „Selbst“ und die Identität so zu formen, wie man es sich gewünscht hat, etwa um den eigenen Vorstellungen von einer normalen Kleinfamilie selbst bei „Sterilität“ entsprechen zu können? Die Nutzung von Humantechnologien ist nicht auf Deutschland beschränkt. Vielmehr werden sie nahezu weltweit angeboten. Sie stehen denjenigen, die deren Möglichkeiten um jeden Preis nutzen möchten, zur Verfügung, sodass sich Frauen und Männer faktisch ein breites Spektrum an Möglichkeiten bietet, sowohl was die Techniken als auch was die Kliniken (Privatkliniken, Universitätskliniken) betrifft – und dies gilt für Reproduktionsmedizin wie auch für Organtransplantation.

In einem weiteren Schritt zeigen wir auf, wie Humantechnologien auf Vorstellungen von sozialen Beziehungen einwirken – und umgekehrt, wie soziale, v.a. verwandtschaftliche Beziehungen neue Bedeutungen erfahren und welche Mechanismen bestehen, die verhindern, dass daraus neue Formen von sozialen Beziehungen hervorgehen könnten. Schließlich stellen wir dar, wie ‚die Gesellschaft' – auch jenseits von Deutschland – auf Körper, Körperteile und Körpersubstanzen zurückwirkt, sich ihrer auch bemächtigt – und welche Möglichkeiten sich damit für Frauen und Männer eröffnen.

Die medizinischen Fachausdrücke sind in einem Glossar im Anhang des Buches erläutert. Daneben finden sich dort Zusammenfassungen der relevanten Gesetzestexte und veranschaulichende graphische Darstellungen komplexer Sachverhalte. Auch persönliche Hinweise zu den in diesem Buch zu Wort kommenden Gesprächspartnern und -partnerinnen sowie eine statistische Auflistung der empirischen Datengrundlage sind hier einzusehen.

I. Die Rahmenbedingungen der Humantechnologien

Technisch-wissenschaftliche Voraussetzungen

Unter dem Begriff Humantechnologien fassen wir die Reproduktionsmedizin und die Organtransplantation zusammen. Er soll ausdrücken, dass bei beiden medizinischen Spezialgebieten der menschliche Körper im Mittelpunkt von Handlungen steht, die ihn temporär bzw. längerfristig oder permanent verändern, mit dem Ziel, entweder Leben neu zu schaffen oder Leben zu verlängern. Humantechnologien befassen sich deshalb mit den Schwellen des Lebens, mit Zeugung, Schwangerschaft und Geburt einerseits sowie mit Krankheit, Sterben und Tod andererseits. Humantechnologien sind für die Nutzer und Nutzerinnen konkret als Therapien und Behandlungen erfahrbar. Dabei handelt es sich jedoch nur um Ausschnitte von weit verzweigten Expertensystemen, die an sich höchst komplex und abstrakt und damit für den Einzelnen, sei es Fachmann/Fachfrau oder Patienten, in allen ihren Vernetzungen nicht überschaubar sind. Humantechnologien basieren auf dem Zusammenwirken verschiedener Institutionen und Systeme: medizinischem Wissen und Können, pharmazeutischer Industrie und Technik bzw. Biotechnologie. Das, was diese unterschiedlichen Systeme zur Verwirklichung des gemeinsamen Zieles beitragen, nämlich die Zeugung eines Kindes zu ermöglichen bzw. das Leben eines Menschen zu verlängern, ist aufeinander präzis abgestimmt: Fachmedizinisches Wissen, Forschung, Ausbildung und Erfahrung, die Entwicklung von Präparaten, die für die eine oder andere erfolgreiche Behandlung unerlässlich sind (z.B. Hormone bzw. Immunsuppresiva) und die notwendigen Geräte, etwa die apparativen Ausstattungen der modernen Intensivmedizin (Beatmung, Überwachungsmaschinen für Körperfunktionen (Monitoring)) sowie hochtechnologische Diagnosemethoden wie Röntgen, Ultraschall, Computertomographie (CT), Angiographie, EEG, EKG und Szintigraphie.[12] Neben solchen Ausstattungen, die auch der Betreuung und Behandlung schwerstkranker Patienten im allgemeinen dienen, sind etwa bei der Organtransplantation weitere technische Leistungen notwendig: ein differenziertes logistisches System zur Datenübermittlung, Koordination (Computertechnologie) sowie schnelle Transportsysteme (Auto, Hubschrauber, Flugzeug) sowohl für die Patienten als auch für die zu transplantierenden Organe. Diese drei Systeme sind aufeinander so abgestimmt und deren Produkte auch hinsichtlich einer integrierten Anwendung so ausgerichtet, dass sie von Spezialisten in unterschiedlichen Kliniken und Bundesländern unabhängig voneinander eingesetzt werden können. Diese Koordination komplexer Systeme bildet die wissenschaftlich-technische Grundlage und Voraussetzung für die Anwendung von Humantechnologien. Was sie erreichen können, ist nicht Heilung. Vielmehr dienen sie der Überbrückung von ‚Mängeln', etwa im Zusammenhang von „ungewollter Kinderlosigkeit" oder von irreversibel erkrankten Organen. Ihr formuliertes Ziel ist jedoch in jedem Fall eine Verbesserung der Lebensqualität der Betroffenen.

Besonderheiten des Körperbildes: Regionalisierung und Parzellierung

Reproduktionsmedizin und Organtransplantation betreffen zwar den ganzen Menschen, jedoch behandeln sie nur Teile desselben und nicht den ganzen Körper. Die Ursachen, die eine Behandlung als angezeigt erscheinen lassen, werden in Organen lokalisiert. Nach Organen aufgeteilt sind auch die einzelnen Spezialisierungen der Fachärzte und -ärztinnen. Spezialisierung – und dementsprechend auch immer differenzierteres Wissen über die Beschaffenheit und das Funktionieren von Organen – geht einher mit einer Regionalisierung und Parzellierung des Körpers, einer Aufteilung in Zonen und Organe, die untersucht und behandelt werden. Organe, meist unter der Haut oder im Körperinnern verborgen, können durch Techniken der Sichtbarmachung isoliert und visualisiert werden. Sie werden zu Objekten, die wie Fremdkörper betrachtet werden können, losgelöst vom Leib und der subjektiven Erfahrung

12 Bei diesen Methoden geht es vor allen Dingen um die Sichtbarmachung innerer Organe und Körperfunktionen.

und dem Empfinden des ‚Besitzers‘ bzw. der ‚Besitzerin‘. Sie werden zu abtrennbaren Dingen, die der ‚Besitzer‘ als seine eigenen nicht wiedererkennt – und schon gar nicht erspürt. Organe in ihrer Visualisierung sind Einzelteile. Diese von der Sichtbarmachung her entpersonalisierten Organe sind auch Voraussetzung etwa für Organtransplantation, d.h. die Übertragung von Organen von einem Körper auf einen anderen. Ähnliches gilt jedoch auch in der Reproduktionsmedizin für Befruchtungen, die mit „Spendersamen“ durchgeführt werden: Das Sperma und seine Qualitäten an sich stehen im Vordergrund. Dieses wird in seiner Verwendung ebenfalls insofern vom „Spender“ losgelöst (man spricht allgemein auch von „Spermagewinnung“) als es als vollständig abgetrennt von der sozialen Person – ganz zu schweigen von dessen subjektiver Leiblichkeit, Identität und Selbst – in Kliniken aufbewahrt und verwendet wird.

Das Phänomen des Untergliederns und Auftrennens einer Entität in Einzelteile ist selbstverständlich nicht auf den menschlichen Körper beschränkt, sondern ist für fast alle Lebensbereiche kennzeichnend, in der technische Prinzipien ihre Anwendung finden. Eine treffende Bezeichnung, die aus der Datenverarbeitung stammt, ist die des Moduls: ein „austauschbares Teil eines Geräts (Hardware) oder eines Programms (Software), das eine geschlossene Funktionseinheit bildet“ (Brockhaus in fünfzehn Bänden 1998). Die Idee des Moduls spielt, in modifizierter Form, zweifellos z.B. auch bei Organaustausch und Befruchtung mittels „Spendersamen“ eine Rolle, da die ‚Funktionseinheit‘, die Substanz und nicht die „Spender“-Personen oder gar die sozialen Beziehungen zwischen Gebern und Nehmern im Vordergrund stehen. Die Regionalisierung und Parzellierung betrifft also einerseits den Körper und seine Teile. Sie beinhaltet jedoch auch, wie wir sehen werden, Abtrennung und Loslösung nicht nur eines Teiles vom Ganzen, sondern auch eines Abspaltens des Körpers von der Person. Das Verhältnis von Teilen zum Ganzen und umgekehrt, ist tatsächlich ein wesentliches strukturelles Merkmal, das beide Technologien auszeichnet. In leicht veränderter Form tritt es in verschiedenstem Zusammenhang wieder auf. Grundlegende Voraussetzung ist dabei die Idee, dass ein Ganzes überhaupt auf- und abgetrennt werden kann. Erst diese lässt Parzellierung und Regionalisierung – also Fragmentierung – überhaupt zu.

Auch die Prozesse von Zeugung und Sterben zeichnen sich nach der heute gültigen Definition durch Fragmentierung aus, die den Umgang damit bestimmt. Die vollständige Auftrennung von Sexualität und Zeugung war die

Hauptvoraussetzung für die Reproduktionsmedizin. Was dann folgte, die Bestimmung und Aufteilung in Einzelschritte von Abläufen und Handlungen, die in der Zeugung eines Kindes resultieren sollen, ist eine konsequente Weiterführung dieser ersten Grundbedingung. Ebenfalls eine grundlegende Voraussetzung für Organtransplantation ist die Fragmentierung des Sterbens. Der Beginn des Sterbens ist nicht eindeutig geklärt, da es sich über einen längeren Zeitraum erstrecken kann (Uhlenbruck 1997: 99). Es wird medizinisch mit dem Erlöschen der Lebensfunktionen gleichgesetzt, wobei sich dann aber die Frage danach stellt, welches die wichtigsten Lebensfunktionen sind (Blumenthal-Barby 1997: 9). Nur durch eine Aufteilung des Sterbeprozesses in einen Tod der Person (mit dem „Hirntod" erlösche die Person) und in einen Tod des Körpers bzw. der Organe sind Entnahme und Verpflanzung von noch lebensfähigen, sogenannten vitalen Organen möglich. Als erstes sollen nun die Regionalisierung und Parzellierung des Körpers am Ablauf von Diagnose und Behandlung in beiden Sparten der Humantechnologien dargestellt werden.

Die *Reproduktionsmedizin* befasst sich mit der Schaffung neuen Lebens, d.h. eines Menschen, der einmal als ganzheitliches, soziales Wesen tätig sein wird. Dies bedeutet, dass das Resultat der Hilfe zur Fortpflanzung weit über die Ebene der Zellen hinausführt und bis ins Zentrum gesellschaftlichen Lebens reicht. Die Reproduktionsmedizin fokussiert jedoch in erster Linie auf Körper: Sie befasst sich mit endokrinen Organen, Hormonen, die sie produzieren, sowie den männlichen und weiblichen Geschlechtsorganen. Die Reproduktionsmedizin (auch Fortpflanzungsmedizin genannt) hat verschiedene Techniken entwickelt, mit deren Hilfe körperlich-organische Aspekte der männlichen und weiblichen „Sterilität" behandelt werden können.

Der Begriff der „Sterilität" wird in der heutigen reproduktionsmedizinischen Praxis verwendet, wenn nach ein bis zwei Jahren mit regelmäßigem ungeschütztem Geschlechtsverkehr keine Schwangerschaft eingetreten ist. Unterschieden wird zwischen primärer „Sterilität", wenn noch nie eine Schwangerschaft eingetreten ist, und sekundärer „Sterilität", wenn nach einer Schwangerschaft keine weitere eintritt. Unter „Sterilität" werden die Störungen zusammengefasst, die eine Empfängnis und Schwangerschaft verhindern, mit „Infertilität" wird die Unfähigkeit, ein lebensfähiges Kind auszutragen und zu gebären, verstanden. In der Andrologie bezieht sich die Bezeichnung „Sterilität" auf beide Partner. (vgl. Ulrich u.a. 1988: 172; Pschyrembel 1993: 1461)

Bei der Untersuchung des weiblichen „Sterilitätsfaktors“ steht zunächst die Diagnostik der Eierstockfunktion im Mittelpunkt, da überprüft werden muss, ob überhaupt ein Eisprung stattfindet. Die Eileiter spielen ebenfalls eine zentrale Rolle, da ein Tubenfaktor (Verklebungen, Verwachsungen oder Verschlüsse) dafür verantwortlich sein kann, dass eine Schwangerschaft nicht zustande kommt. Diese Organe sowie der Uterus – also alles im Prinzip unsichtbare, d.h. innere Teile der Genitalien – werden auf ihre Funktionsfähigkeit hin untersucht.

Bei einem Mann befasst sich die Reproduktionsmedizin in erster Linie mit der Körpersubstanz Sperma. Aufgrund von Ejakulat, das zuvor durch Masturbation gewonnen wurde, wird ein Spermiogramm erstellt. Dieses gibt Aufschluss darüber, wie wahrscheinlich die Befruchtung einer Eizelle ist. Finden sich im Ejakulat keine befruchtungsfähigen Samenzellen, werden die Hoden oder Nebenhoden gegebenenfalls biopsiert und die gewonnenen Spermien bzw. Spermienvorstufen untersucht.

Die Parzellierung des Körpers im Zusammenhang mit der reproduktionsmedizinischen Praxis lässt sich besonders deutlich daran erkennen, dass das Hauptaugenmerk auf Hormonen sowie den weiblichen und männlichen Zeugungssubstanzen, also auf den Ei- und Samenzellen liegt, die als Einzelteile betrachtet und losgelöst vom Körper verwendet werden.

Organtransplantation [13] ist eine chirurgische Behandlungsmethode, bei der vitale Organe eines Körpers auf einen oder mehrere andere Menschen übertragen werden, um so krankhafte Organe, die ihre lebenswichtigen Funktionen nicht mehr oder nur eingeschränkt ausführen, zu ersetzen. Damit soll das Überleben bzw. eine bessere Lebensqualität der Empfänger erreicht werden. Aber auch Transplantationen von äußerlich sichtbaren Körperteilen sind möglich, befinden sich jedoch noch im experimentellen Stadium. [14] Dies gilt, Übertragungen am gleichen Körper ausgeschlossen, auch für die Haut. Die Organtransplantation befasst sich also primär mit äußerlich nicht sichtbaren

13 Der Bereich der Xenotransplantation, d.h. der Übertragung tierischer Organe auf Menschen wird in der vorliegenden Studie ausgeklammert.

14 Für große Aufmerksamkeit in den Medien sorgte die erste Handtransplantation im September 1998 in Lyon, Frankreich (Frankfurter Rundschau vom 25.09.98). Am 8. März 2000 wurde die erste Handtransplantation im deutschsprachigen Raum in Österreich durchgeführt.

Organen. Damit ist vor allem die Region des Körperinneren Gegenstand der Transplantationsmedizin.[15]

Voraussetzung für eine Organtransplantation sind geeignete, d.h. funktionsfähige Organe für die Übertragung. Es gibt die Möglichkeit der „Lebendspende" einer Niere, von Leber- und neuerdings auch Lungensegmenten zwischen Verwandten und sich nahestehenden Personen. Der größte Teil der Organe stammt in Deutschland jedoch von sogenannten „postmortalen Organspendern". Geeignete „Organspender" sind Komapatienten, die zum Beispiel durch schwerste Schädelverletzungen nach einem Unfall ein irreversibles Hirnversagen erleiden. Erst mit Erfindung der künstlichen Beatmung – Grundlage intensivmedizinischer Behandlung überhaupt – ist es möglich, solche Patienten zunächst vor dem endgültigen Sterben zu bewahren. Ist das Gehirn jedoch so stark und irreversibel geschädigt, dass eine Rückkehr ins Leben ausgeschlossen werden kann,[16] hält jede weitere medizinische Maßnahme diesen Menschen nur in seinem Sterbeprozess auf. Das irreversible Hirnversagen, der sogenannte „Hirntod", kann nur auf einer Intensivstation diagnostiziert werden. Zum einen ist damit für Ärzte ein Kriterium gegeben, ab dem sie ohne Vorwurf der „unterlassenen Hilfeleistung" oder gar Tötung die intensivmedizinische Behandlung abbrechen dürfen, zum anderen wird zum Zweck der Organtransplantation der Organismus weiter aufrecht erhalten, um transplantierbare Organe für andere Patienten entnehmen zu können.

Während auf der Spenderseite eine parzellierte Sicht auf den Körper vorherrscht, rückt auf der Empfängerseite der Organismus als System – zwangs-

---

15 Im folgenden soll deshalb Organtransplantation eingeschränkt werden auf die Übertragung von Organen im herkömmlichen Sinne; so wird Organtransplantation auch im öffentlichen Diskurs verwendet. Hierzu zählen: Niere, Herz, Pankreas, Lunge. Herz/-Lunge sowie Pankreas/Niere können auch zusammen übertragen werden. Die Transplantation von Dünndarm und den inneren Organen en block befindet sich noch im sogenannten experimentellen Stadium. Unabhängig vom „Hirntod" (s.u.) können auch Augenhornhäute, Gehörknöchelchen, Teile des Kniegelenkes, Zell- und Fetalgewebe sowie diverse Knorpel und Haut transplantiert werden. Auch die Übertragung von Knochenmark zählt im weitesten Sinne zu den Organtransplantationen, soll im folgenden jedoch nicht näher behandelt werden. Die Übertragung von Blut, das auch als Organ gilt und mittlerweile im großen kommerziellen Stil gehandhabt wird, ist sozusagen eine der ersten Formen der Organübertragung und mit Bedingung für weitere Organtransplantationen, für die oft große Mengen an Blut und/oder Blutplasma benötigt werden.

16 Dies unterscheidet Menschen im Zustand des „Hirntodes" von tief komatösen Patienten, bei denen eine Rückkehr ins Leben durchaus noch möglich sein kann!

läufig – stärker ins Blickfeld: Denn der Körper des Empfängers beginnt unweigerlich, das eingepflanzte Organ zu zerstören. Wenn keine Gegenmaßnahmen ergriffen werden, entzündet sich das Organ früher oder später und stirbt schließlich ab. Dieser Prozess wird auf eine komplexe Interaktion zwischen Spenderzellen und Empfängerorganismus zurückgeführt und in der Transplantationsmedizin als „Abstoßungsreaktion" charakterisiert.[17] Das eingepflanzte Organ stimuliert das Immunsystem des Empfängers und mobilisiert dessen humorale und zelluläre Abwehrkräfte. Antikörper und Lymphozyten (weiße Blutkörperchen) im Blut des Empfängers identifizieren die Zellen des Spenders anhand deren genetischer Struktur als „körperfremd". Die Lymphozyten beginnen sich rasch zu teilen und leiten einen Zerstörungsprozess der als „fremd" identifizierten Körperzellen ein, der schließlich zum Transplantatversagen führt.[18] Das – hier stark vereinfacht beschriebene – Modell der „Immunantwort" geht davon aus, dass zahlreiche Zellen und Moleküle des Empfängerkörpers als Elemente des „Immunsystems" koordiniert miteinander funktionieren. Dessen schützende Ordnungsfunktionen entziehen sich sowohl einer Beobachtung durch das bloße Auge als auch einer Beeinflussung durch das menschliche Bewusstsein. Das bedeutet, dass die Patientinnen und Patienten nach einer Transplantation das eingepflanzte Organ nicht durch einen Willensakt in ihren Körper integrieren können:[19] Die Transplantationsmedizin muss das Immunsystem überlisten oder unterdrücken, um längerfristige Behandlungserfolge zu erzielen. Dies geschieht heute hauptsächlich auf zwei Ebenen: Erstens durch den Versuch einer Verringerung der biologisch-genetischen Differenz zwischen Empfängerkörper und Spenderorgan und zweitens durch die Unterdrückung des Immunsystems der Empfängerinnen und Empfänger. Vor der Durchführung einer Transplantation wird geprüft, ob eine Blutgruppenunverträglichkeit besteht oder ob ein potentieller Empfänger vorsensibilisiert ist und bereits Antikörper gegen das Spenderorgan besitzt (*cross-match-test*). So lässt sich die Gefahr einer hyperakuten Abstoßungsreaktion, die innerhalb von Minuten eintritt, stark ver-

---

17 Zu den folgenden Ausführungen vgl. Largiadèr (1996: 56–87); Schlich (1998 a: 34–45); Abbas u.a. (1999).

18 Bei Knochenmarktransplantationen kann es zu einer umgekehrten Reaktion kommen: Da immunfähige Zellen verpflanzt werden, können diese sich gegen die Körperzellen des Empfängers wenden.

19 Es gibt allerdings Psychoneuroimmunologen, die versuchen, die Patientinnen und Patienten mental auf die Akzeptanz des fremden Organs einzustimmen und so den Transplantationserfolg zu verbessern.

ringern. Vor Nierentransplantationen wird zudem in der Regel eine HLA-Typisierung (HLA steht für *Human Leukocyte Antigen*) vorgenommen. Dabei werden bestimmte, im Erbgut kodierte Gewebeeigenschaften von Spender und Empfänger miteinander verglichen; je größer die Ähnlichkeit umso besser sind in den Augen vieler Transplantationsmediziner die längerfristigen Überlebenschancen des Transplantats, da die Immunreaktionen oft weniger heftig ausfallen.[20] Eine vollständige Übereinstimmung der Gewebeeigenschaften kann aber – außer bei eineiigen Zwillingen – nie erreicht werden. Deshalb wird nach einer Transplantation das Immunsystem der Patientinnen und Patienten durch Medikamente, manchmal auch durch Bestrahlungen, zumindest partiell unterdrückt.[21] Trotz der intensiven Behandlung stellen die Abstoßungsreaktionen immer noch eines der Hauptprobleme der Transplantationsmedizin dar: Obwohl die Immunsuppressiva in den allermeisten Fällen lebenslang eingenommen werden, kann es immer noch zu akuten oder chronischen Abstoßungen kommen. Die Transplantationsimmunologie sucht deshalb nach neuen Wegen zur Verhinderung der Abstoßungsreaktionen, nicht zuletzt im Hinblick auf eine mögliche Übertragung von Tierorganen auf den Menschen (siehe auch Kapitel VI).

Die Parzellierung des Körpers in Zusammenhang mit Organtransplantation, d.h. der besonderen Betrachtung einzelner Organe und ihrer Funktionen im Gegensatz zum „Körper als Ganzen" (siehe Kapitel II) ist bereits in der zunehmenden Aufsplitterung der Medizin[22] in Spezialdisziplinen, wie beispielsweise der Nephrologie oder Kardiologie, verankert. Diese Sichtweise ist auch in die Gesetzgebung zum Transplantationsgesetz eingeflossen, das als Gegenstand die Organe in einer Eigenexistenz außerhalb des Körpers beschreibt, ohne diesen als Referenzrahmen zu erwähnen. Die Organe Herz, Niere, Leber, Lunge, Bauchspeicheldrüse und Darm werden darüber hinaus mittels eines gesetzlich vorgeschriebenen Verfahrens nicht nur vom Körper

---

20 Bei anderen Organen wird die Histokompabilität unter anderem deshalb nicht berücksichtigt, da der knappe Zeitrahmen die aufwändigen Untersuchungen nicht zulässt. Zur HLA-Kompabilität siehe auch Kapitel VI.

21 Organtransplantationen werden erst seit knapp 20 Jahren in grösserem Umfang als Behandlungsmethode praktiziert: 1983 wurde das Pilzstoffwechselprodukt Cyclosporin als Medikament zugelassen, das die Behandlungserfolge deutlich verbesserte, weil es eine spezifischere Immunsuppression ermöglichte. Seither wurden weitere Immunsuppressiva auf den – lukrativen – Markt gebracht; sie werden in Kombination mit entzündungshemmenden Präparaten eingesetzt.

22 Wir verstehen darunter die Schulmedizin im üblichen Sinne.

isoliert, sondern auch anonymisiert, indem eine Koordinierungsstelle die personenbezogenen Daten der „Organspender“ mittels einer Kennummer verschlüsselt (§ 13 Transplantationsgesetz [TPG]). Somit kann bei einer Organübertragung nur die Koordinierungsstelle die entnommenen Organe mit den personenbezogenen Daten der „Organspender“ in Beziehung bringen. Für alle übrigen Beteiligten erscheinen die vermittelten Organe isoliert, vergegenständlicht und anonymisiert – und damit losgelöst von dem „Spender“.

Eine bemerkenswerte Tatsache des zugrunde liegenden Körperbildes besteht darin, dass die Organe eine unterschiedliche Bewertung erfahren: An oberster Stelle in dieser Werthierarchie ist zweifellos das Gehirn lokalisiert, das – und auch Teile davon! – von einer Transplantation ausgenommen ist. Wie wir später noch sehen werden, gilt das Gehirn als integrierendes Zentrum sowohl des Körpers, aber nach dieser Sichtweise auch des personalen Lebens insgesamt. Die Hierarchisierung der weiteren Organsysteme hängt von kulturellen Vorstellungen ab. So kommt an nächster Stelle das Herz, das als „Sitz der Gefühle“ höher bewertet wird als die restlichen Organe. Dem schließt sich die Lunge, die für den „Lebensodem“ sorgt, an. Auch die Augen als „Fenster der Seele“ haben eine besondere Stellung. Für Niere und Leber sowie die restlichen Organe ist keine eindeutige kulturelle Bewertung mehr gegeben.

Die gesellschaftlichen Voraussetzungen: juristische Rahmenbedingungen

Dass der Körper bei humantechnologischen Behandlungen nicht nur auf Physis beschränkt ist oder nur aus ‚Modulen‘ besteht, liegt auf der Hand. Der Körper ist gleichzeitig Leib und damit verkörperlichtes Individuum, das mit Sinnen ausgestattet ist und über diese mit der Umwelt kommuniziert und sie wahrnimmt, also sinnlich erfährt. Der Mensch mit der Dimension des Selbst, seiner Innenwelt, seinen Gefühlen, seinem Mittelpunkt, von dem aus er anderen Menschen begegnet und sich in dieser Begegnung wiedererkennt, steckt in einem ‚Körper‘, der Gegenstand von Behandlungen ist. Selbst und Person werden somit davon berührt. Aus diesem Grund war die Schaffung juristischer Rahmenbedingungen notwendig, die den Humantechnologien einen Handlungsspielraum zuweisen. Dieser soll sicherstellen, dass die Person bzw. das Selbst nicht in Mitleidenschaft gezogen wird. Gleichzeitig stehen den

Patienten humantechnologische Behandlungsmethoden zur Disposition; es ist an ihnen, Möglichkeiten zu prüfen und eine Wahl zu treffen.

Die zentralen Fragen im Zusammenhang mit der Schaffung einer gesellschaftlichen Akzeptanz und Normalität, was sich in entsprechenden Gesetzestexten niederschlägt, kreisen um das Problem, wann das Leben eines Menschen beginnt und wann es endet. Erstere Frage hängt mit Reproduktionstechniken zusammen, letztere mit Organtransplantationen. Vor der technologischen Entwicklung in der Medizin wurden Zeugung und Tod in der Bundesrepublik nicht gesetzlich normiert. Die Forderung und Umsetzung einer gesetzlichen Regelung offenbart, dass dieses kulturelle Selbstverständnis, wie mit Zeugung und Tod in der kulturellen Praxis umzugehen ist, durch die neuen Technologien in Frage gestellt worden ist. Interessant ist, dass der Gesetzgeber im Embryonenschutzgesetz nicht definiert hat, wann das Leben einer Person beginnt, sondern nur von welchem Augenblick an in der Entwicklung welche Manipulationen ausgeschlossen sind.[23] Mit der Verabschiedung des Transplantationsgesetzes wurde jedoch der „Hirntod“ als Tod des Menschen definiert.[24] Wie der „Hirntod“ allerdings diagnostiziert werden soll, wurde nicht in das Gesetz eingeschrieben, da die Parlamentarier dem fortschreitenden medizinischen Erkenntnisstand Rechnung tragen wollten. Der medizinische Ablauf bei der Organtransplantation wird jeweils von dem „Stand der Erkenntnisse der medizinischen Wissenschaft“ abhängig gemacht (§ 3 Abs. 2 und § 10 Abs. 2 TPG). Die Bundesärztekammer wird des weiteren im Transplantationsgesetz verpflichtet, „Richtlinien zum Stand der Erkenntnisse der medizinischen Wissenschaft“ zu erstellen. Mit dieser Kompetenzanerkennung des wissenschaftlichen Fortschritts und deren zu erwartenden neuen Entwicklungen und Ergebnissen hat der Gesetzgeber erstmals einer Interessenvertretung das Monopol zugesprochen, Definitionskompetenz im Rahmen von Gesetzgebung auszuüben. Damit wurde eine Flexibilität im gesetzlichen Umgang mit der Herausforderung der rasanten Dynamik und Entwicklungsfähigkeit der Medizin erreicht. Dieses Anpassen gesellschaftlicher Verhältnisse an wissenschaftliche Erkenntnisse hat Giddens als Kennzeichen

---

23 Das Embryonenschutzgesetz [EschG] definiert lediglich den Embryo in § 8 ESchG und legt damit zwar den Beginn des Lebensschutzes, nicht aber den Zeitpunkt des Menschwerdens fest.

24 Der zweite Gesetzesabschnitt, der mit der Überschrift „Organentnahme bei toten Organspendern“ überschrieben ist, legt als Entnahmekriterium bei den Organspendern den „endgültige[n], nicht behebbare[n] Ausfall der Gesamtfunktion des Großhirns, des Kleinhirns und des Hirnstamms“ fest (§ 3 Abs. 2 TPG).

der Gesellschaften der Moderne beschrieben und als ‚institutionalisierte Selbstreflexivität' bezeichnet.[25] Dies bedeutet: Die gesellschaftlichen Rahmenbedingungen werden immer wieder neu modifiziert, entsprechend dem jeweiligen neuesten Wissensstand, der von einem abstrakten Expertensystem hervorgebracht wird. Diese Modifikationen beeinflussen und verändern auch das soziale Leben. Und umgekehrt beeinflussen die gesellschaftlichen Verhältnisse die Bedingungen eben dieses Systems. Der Bundestag hat durch Gesetzesverabschiedungen im Bereich des Embryonenschutzes und der Organtransplantation auf die medizinisch-technischen Entwicklungen im Zusammenhang mit Humantechnologien reagiert. Auch das 1996 vom Ministerkomitee des Europarates verabschiedete „Menschenrechtsübereinkommen zur Bioethik und zu Menschenrechten" (die sogenannte „Bioethik-Konvention"), deren Unterzeichnung von den bundesdeutschen Parlamentariern diskutiert wird, dokumentieren die Auseinandersetzung um juristische Rahmenbedingungen für Humantechnologien.

Die zulässige Anwendung der reproduktiven Technologien und deren Missbrauch, wie er zum Zeitpunkt der Verabschiedung des *Embryonenschutzgesetzes* im Oktober 1990 aufgefasst wurde,[26] werden auf Grundlage der Verfassung voneinander unterschieden. Der Gesetzgeber orientierte sich daran, inwieweit durch die Verfassung geschützte Rechtsgüter wie das Persönlichkeitsrecht, das Recht auf körperliche Unversehrtheit und die Menschenwürde durch die neuen Manipulationsmöglichkeiten verletzt oder gefährdet werden können (vgl. Bundestags-Drucksache [BT-Drs.] 11/5460: 6).[27] Das Ziel, den verfassungsrechtlich garantierten Schutz weiter gewährleisten zu

---

25 „Die Reflexivität des Lebens in der modernen Gesellschaft besteht darin, dass soziale Praktiken ständig im Hinblick auf einlaufende Informationen über eben diese Praktiken überprüft und verbessert werden, sodass ihr Charakter grundlegend geändert wird." (Giddens 1995: 54)

26 Das gesellschaftliche Verständnis von ‚Missbrauch'/‚zulässiger Anwendung' ist ebenfalls Veränderungen unterworfen. Es ist anzunehmen, dass auch das Embryonenschutzgesetz revidiert werden wird, wenn die technisch-naturwissenschaftlichen Entwicklungen und Erkenntnisse sowie die damit zusammenhängenden Anwendungsmöglichkeiten (neuerdings etwa die Diskussion um aus Embryonen gewonnenen Stammzellen) fortschreiten.

27 Um die Lesbarkeit zu erleichtern, haben wir darauf verzichtet, für das Material der Parlamentsdebatten jedes Mal die Jahreszahl anzugeben. Stattdessen zeigt die Zahl vor dem Schrägstrich die Wahlperiode an: Das Embryonenschutzgesetz wurde vornehmlich in der 11. Wahlperiode (1987-90) und das Transplantationsgesetz in der 13. Wahlperiode (1994-98) verhandelt.

können, verfolgt das Embryonenschutzgesetz mit einzelnen Verboten: (1) Die Befruchtung außerhalb des Körpers für Fortpflanzungszwecke zu reservieren; (2) das Entstehen überzähliger Embryonen zu verhindern; (3) fremdnützige Experimente mit menschlichen Embryonen auszuschließen; (4) einen Einstieg in die Eugenik zu verhindern; (5) das Recht auf Selbstbestimmung über die eigene Fortpflanzung zu gewährleisten und (6) Formen der gespaltenen Mutterschaft zu verhindern[28] (Keller u.a. 1992: 121 f.)

Nach den Motiven des Embryonenschutzgesetzes beschränkt sich der Schutz des Embryos auf seine Existenz *in vitro*. Nachdem der Embryo in die Gebärmutter der Frau transferiert worden ist und sich dort eingenistet hat, greift das Strafgesetzbuch (§§ 218 ff. StGB) ein, welches den Embryo nur vor der vorsätzlichen Tötung im Mutterleib schützt. Allerdings weist auch der Schutz *in vitro* einen fragmentarischen Charakter auf, da mit der Gewährleistung des Embryonenschutzes durch das Strafrecht familienrechtliche und medizinrechtliche Auswirkungen nicht geregelt wurden. Das Embryonenschutzgesetz beschränkt sich somit darauf, mit strafrechtlichen Regelungen, die im Anhang 1 im einzelnen dargestellt sind, möglichen Missbräuchen neuer Fortpflanzungstechniken zu begegnen (vgl. BT-Drs. 11/5460: 7). Kontrovers diskutierte Problemfelder, über die in dem Zeitrahmen der 11. Wahlperiode, in der das Gesetz verabschiedet wurde, keine abschließende Regelung gefunden werden konnte, klammert das Embryonenschutzgesetz dagegen aus. So schweigt das Embryonenschutzgesetz zur vielfachen Forderung, die „künstliche" Befruchtung nur bei Ehepaaren anzuwenden. Damit bleibt auch nach Inkrafttreten des Embryonenschutzgesetzes die Entscheidung dem behandelnden Arzt überlassen, ob auch andere Personen (insbesondere nichteheliche Lebensgemeinschaften) behandelt werden dürfen. Die Berufsordnung für Ärzte, die bereits auf dem 88. Ärztetag 1985 verabschiedet wurde, legt allerdings für alle Mediziner und Medizinerinnen verbindlich fest, die Durchführung der In-vitro-Fertilisation sowie den Gameten- und Embryotransfer grundsätzlich auf Ehepaare zu beschränken.[29] Die homologe und heterologe Insemination, d.h. das artifizielle Einbringen des Samens vom Ehemann (homolog) oder von einem „Samenspender" (heterolog), bleiben

28 Damit sind die „Eizellenspende" bzw. der Embryotransfer von einer Frau auf eine andere sowie „Leihmutterschaft" explizit ausgeschlossen.

29 Ausnahmen werden nur nach Zustimmung einer Ethikkommission möglich, die von einer Ärztekammer eingerichtet sein muss (s. Richtlinien zur Durchführung der assistierten Reproduktion 1998: A-3168).

dagegen auch in der ärztlichen Berufsordnung ungeregelt (Richtlinien zur Durchführung der assistierten Reproduktion 1998). Das Embryonenschutzgesetz verfolgt als ein zentrales Ziel, die gespaltene Mutterschaft, wie z. B. die „Leihmutterschaft", schon im Vorfeld zu verhindern, schweigt aber über die gespaltene Vaterschaft, d. h. Befruchtung mit fremdem Sperma, und schließt diese somit nicht aus. Es werden nur einige Einschränkungen für die Verwendung von „Spendersamen" vorgenommen: Die Auswahl nach Geschlechtschromosomen, somit auch bei einer „Samenspende", und jede postmortale künstliche Befruchtung sind verboten; die Zustimmung des „Samenspenders" wird vorausgesetzt; die heterologe Insemination sowie die In-vitro-Fertilisation dürfen nur von Ärzten ausgeführt werden, die nach der ärztlichen Berufsordnung der Ärztekammer nachweisen müssen, dass die berufsrechtlichen Anforderungen erfüllt sind. Weitere Folgeprobleme, die sich aus der Verwendung von „Spendersperma" ergeben, wie z.B. die Gewährleistung der Anonymität des „Spenders" oder stattdessen das Recht des Kindes auf Kenntnis seiner genetischen Abstammung sowie Kriterien für die Aufbewahrung, Dokumentation und Kommerzialisierung von „Spendersamen" (z.B. Regelungen über Samenbanken) finden jedoch im Embryonenschutzgesetz keine Erwähnung.[30]

Auch wenn keine abschließende gesetzliche Regelung für alle aufgeworfenen Fragen im Umgang mit den reproduktiven Technologien gefunden werden konnte, ist die Wirkung des Embryonenschutzgesetzes auf die reproduktionsmedizinische Entwicklung in Deutschland eindeutig: Deutschland hat im Vergleich zum Ausland einen der restriktivsten Regelungskataloge aufgestellt. Das Verbot jeglicher fremdnütziger Verwendung von Embryonen, die nicht seiner Erhaltung dienen, schließt eine Forschung an Embryonen aus. Aus diesem Grunde sind in Deutschland keine embryologischen Forschungslaboratorien oder Institute zugelassen, die sich mit menschlichen embryologischen Grundlagenfragen oder molekulargenetischen Problemen der Differen-

---

30 Es existieren in diesem Bereich lediglich Richtlinien der Bundesärztekammer, wonach die Verwendung von „Spendersamen" nur unter folgenden Voraussetzungen zulässig ist: Der Wunschvater ist unfruchtbar; die Verwendung von sogenannten Samencocktails, einem Gemisch von Samen verschiedener Spender, ist ausgeschlossen; da das Kind ein Recht auf Kenntnis seiner genetischen Abstammung besitzt, erklärt sich der „Samenspender" mit der Bekanntgabe seines Namens an das Kind durch den Arzt einverstanden, falls das Kind später um diese Auskunft bittet; der Wunschvater und der „Samenspender" sind darüber aufgeklärt worden, dass die Vaterschaft sowohl von dem sozialen (Wunsch-)Vater als auch von dem Kind selbst angefochten werden kann (Richtlinien zur Durchführung der assistierten Reproduktion 1998: A-3170 f.).

zierung der menschlichen Frühentwicklung beschäftigen (vgl. Beier 1997: 81). Auch ist keine Forschung erlaubt, die eine Präimplantationsdiagnostik ermöglichen oder verbessern könnte, bei der einem Embryo nach den ersten Zellteilungen eine oder mehrere Zellen entnommen und auf chromosomale oder genetische Defekte untersucht werden.[31] Aufgrund der Definition, dass jede totipotente Zelle, die einem Embryo entnommen wird, einen Embryo darstellt, fällt die Präimplantationsdiagnostik an totipotenten Zellen unter das Verbot der ‚verbrauchenden' Embryonenforschung, da die untersuchten sowie die ausgesonderten Embryonen für einen fremdnützigen Zweck verwendet werden, der nicht ihrer Erhaltung dient. Darüber hinaus ist eine Auswahl von Embryonen aufgrund ihres Geschlechts grundsätzlich verboten, um eine positive Eugenik zu verhindern. Ein weiteres Hauptmotiv bei der Konzeption des Embryonenschutzgesetzes war, die Entstehung ‚überzähliger' Embryonen zu verhindern und nur so viele Eizellen extrakorporal (d.h. außerhalb des Körpers) zu befruchten wie innerhalb eines Zyklus übertragen werden können. Damit versucht der Gesetzgeber die Konsequenzen für eingefrorene Embryonen zu umgehen, die nicht mehr implantiert werden, wie es am 1.8.1996 in Großbritannien mit 3.000 ‚überschüssigen' Embryonen geschah, die aufgetaut und vernichtet worden sind (vgl. z. B. Nonnenmacher 1996). Da die Befruchtung von Eizellen *in vitro* zum Zweck des Einfrierens in Deutschland nicht erlaubt ist, was im Ausland zum reproduktionsmedizinischen Alltag gehört, hat sich eine bemerkenswerte deutsche Variante entwickelt, nach der das Pronukleus-Stadium, das sogenannte Vorkernstadium, kryokonserviert wird.[32] Darüber hinaus dürfen nur drei befruchtete Eizellen innerhalb eines Zyklus auf die Frau übertragen werden, um die Risiken von Mehrlingsschwangerschaften zu senken und einen Fötozid – die Abtreibung einiger Föten, die sich gleichzeitig in die Gebärmutter eingenistet haben – zu verhindern. Das Verbot der „Eizellen- und Embryonenspende", das gespaltene Mutterschaften verhindern soll, führt zu einer weiteren Begrenzung in der Anwendung der reproduktiven Technologien in der Bundesrepublik. „Leih-

31 In Großbritannien sind beispielsweise Forschungen an Embryonen unter einem Genehmigungsverfahren bis zum 14. Tag möglich, sodass auch die Präimplantationsdiagnostik praktiziert werden kann (s. Wiesenbart 1990).

32 Der Vorkern gilt noch nicht als Embryo. Die Samenzelle ist zwar schon in die Eizelle eingedrungen, die haploiden Chromosomensätze haben sich aber noch nicht vereinigt. Kryokonservierte Vorkerne werden in flüssigem Stickstoff eingefroren und bei -196^0 C eingelagert.

mutterschaften" werden per Gesetz unter Strafe gestellt.[33] Auch Schwangerschaften von Frauen im post-menopausalen Alter, was durch „Eizellenspende" prinzipiell möglich wäre,[34] sind aufgrund des Embryonenschutzgesetzes in Deutschland nicht erlaubt. Darüber hinaus ist in der Bundesrepublik durch die Beschränkungen, die von Seiten der Ärzte bei einer Behandlung mit „Spendersperma" auferlegt sind, kein freier Zugang zu Spermabanken und keine freie Wahl von Wunschvätern möglich.[35] Dadurch sind ganze Personenkreise wie alleinstehende Frauen und homosexuelle Paare von der offiziellen Anwendung reproduktiver Technologien in der Bundesrepublik ausgeschlossen.

Seitdem in der Bundesrepublik seit den 1960er Jahren Organ- und Gewebetransplantationen durchgeführt werden, wird auch in diesem medizinischen Bereich um eine gesetzliche Regelung der zivil- und strafrechtliche Absicherung gerungen. Da die rechtlichen Voraussetzungen für eine Organentnahme bis Inkrafttreten des *Transplantationsgesetzes* am 1.12.1997 nicht spezialgesetzlich geregelt waren, entwickelte die Arbeitsgemeinschaft der Transplantationszentren unter damaliger Leitung von Prof. Dr. Rudolf Pichlmayr[36] 1987 einen „Transplantationskodex", der die wesentlichen medizinischen, ethischen und juristischen Grundsätze zusammenfasste. Somit haben die Mediziner und Medizinerinnen sich im Rahmen der allgemeinen rechtlichen Grundsätze ein Regelwerk geschaffen, nach welchem die medizinische Praxis in den Transplantationszentren bis 1997 gestaltet war.

Die Grundlage, welche die Durchführung von Organtransplantationen in der medizinischen Praxis legitimierte, war die Akzeptanz des Hirntodkonzeptes als Tod des Menschen. Das Hirntodkonzept geriet jedoch als eine ‚neue' Definition des Todes in die öffentliche Diskussion, da „Hirntod"-

33 Leihmutterschaften und richterliche Entscheidungen über die Herausgabe von Babies aufgrund von Leihmutterschaftsverträgen sind beispielsweise aus den USA bekannt. Insbesondere der Fall des Babies M. im Jahr 1987 hat weltweites Aufsehen erregt (vgl. die Darstellung des Falles in Raymond 1995: 71 ff.).

34 Die Zeitungen berichten immer wieder von über 60-jährigen Frauen und deren „spätes Mutterglück" im Ausland (vgl. z.B. Emmrich 1995).

35 Spermabestellung ‚nach Katalog', bei der nach den Vorstellungen des „Kinderwunsch"-Paares oder der Frau ausgewählt wird, sind nicht möglich, da die Ärzte die Spenderauswahl treffen. Populäre Samenbanken wie die ‚Nobelpreisträger'-Samenbank in Kalifornien existieren deshalb in Deutschland nicht.

36 Pichlmayr (1932–1997) gilt als einer der Pioniere der Transplantationschirurgie in Deutschland. An der medizinischen Hochschule Hannover baute er Ende der 1960er Jahre ein international anerkanntes Transplantationszentrum auf, das er fast 30 Jahre leitete.

Kritiker einen potentiellen „Organspender" als einen sterbenden, also noch lebenden, Menschen begreifen. Demnach führt erst die Entnahme lebenswichtiger Organe bei der Explantation den Tod des „Spenders" herbei, was nach dem damals und heute geltenden Recht nicht einmal mit Einwilligung der Betroffenen gerechtfertigt werden kann und konnte, da § 216 StGB Tötung auf Verlangen unter Strafe stellt. Somit war der Gesetzgeber gefordert, diese Fragen zu beantworten und Rechtssicherheit zu schaffen. Die Initiative zu einer gesetzlichen Lösung war zudem motiviert durch einen zunehmenden Rückgang der Spendebereitschaft in der Bevölkerung, deren Ursachen in der negativen Medienberichterstattung und in der Rechtsunklarheit über die Voraussetzungen der Organtransplantation gesehen wurden (vgl. BT-Drs. 13/4355: 10).[37] Die Politiker und Politikerinnen hofften, die bestehende Rechtsunsicherheit durch eine rechtliche Absicherung der Organübertragung und ein strafbewehrtes Verbot des Organhandels beseitigen zu können und damit die Spendebereitschaft langfristig zu erhöhen.

Die Diskussion um ein Transplantationsgesetz wurde von einer aufmerksamen Öffentlichkeit begleitet, deren polarisierende Positionen sich auch in den Gesetzesvorschlägen wiederfinden. Die Auseinandersetzungen kreisten vornehmlich um drei Punkte: die Bedeutung des „Hirntodes" für die Zulässigkeit einer Organentnahme, die Form der Zustimmungsvoraussetzung des Betroffenen und seiner Angehörigen[38] sowie die Gestaltung von Aufklärung und Beratung zur Organspende. Das verabschiedete Transplantationsgesetz, das im Anhang 2 eingesehen werden kann, hat die schon bestehende Praxis in der Bundesrepublik in den entscheidenden Fragen anerkannt, indem sowohl das umstrittene Hirntodkonzept als auch die diskutierte erweiterte Zustimmungslösung rechtlich legitimiert worden sind. Demnach können Organe nach der Feststellung des „Hirntodes" entnommen werden, wenn der „Hirntote" zu Lebzeiten persönlich zugestimmt hat oder, wenn keine persönliche Erklärung vorliegt, seine Angehörigen zustimmen.[39] Inwieweit die rechtliche

37 Gesetzliche Entscheidungen wurden insbesondere für das Einverständnis in die Organentnahme und für den Eingriffszeitpunkt gefordert (siehe Kapitel IV).

38 Diskutierte Modelle der Zustimmung oder Ablehnung einer Organentnahme sind in einer Übersicht im Anhang 3 dargestellt.

39 Auch in allen anderen europäischen Ländern und in den USA ist der „Hirntod" als Todeszeichen mit der Zulässigkeit der Entnahme von Organen gesetzlich festgeschrieben. Eine Ausnahme stellt das japanische Transplantationsgesetz dar, da dort der „Hirntod" ausdrücklich nur für den Fall einer Organentnahme als sicheres Todeszeichen anerkannt wird, wenn eine Person zu Lebzeiten einer Organentnahme zugestimmt hat. Für alle anderen Fälle gilt weiterhin die in Japan vertretene Todesdefini-

Umsetzung der bestehenden Praxis jedoch die von allen Fraktionen geforderte Erhöhung der Spendebereitschaft zu ermöglichen vermag, wird erst die zukünftige Entwicklung entscheiden. Die öffentliche Kritik an der gesetzlichen Regelung ist bis heute noch nicht verstummt. Seit dem In-Kraft-Treten des Transplantationsgesetzes am 1. Dezember 1997 sind bereits Verfassungsbeschwerden gegen einzelne Bestimmungen des Transplantationsgesetzes vom Bundesverfassungsgericht in Karlsruhe entschieden worden. 250 Kläger und Klägerinnen hatten sich zusammengeschlossen und gegen die erweiterte Zustimmungslösung argumentiert: Die Möglichkeit einer Organentnahme nach dem Tod mit Zustimmung einer anderen Person verstoße gegen die Menschenwürde und das allgemeine Persönlichkeitsrecht. Das Gesetz nötige indirekt zu einer Erklärung zu Lebzeiten. Zudem verstoße die Todesfeststellung des „Hirntodes" gegen die Menschenwürde und die Religionsfreiheit des Grundgesetzes, da der Todesprozess Teil des menschlichen Daseins sei und somit der Schutz der Verfassung auch für „Hirntote" gelte. Die Verfassungsrichter wiesen jedoch die Klage mangels unmittelbarer Betroffenheit als unzulässig ab, da das Transplantationsgesetz die Möglichkeit vorsehe, den befürchteten Grundrechtsverletzungen durch Erklärung eines Widerspruchs vorzubeugen. Demnach hätten es die Betroffenen selbst in der Hand, einer Organentnahme eindeutig zu widersprechen, sodass niemand durch das Transplantationsgesetz in seinen Grundrechten beeinträchtigt sei (Az. BvR 2261/98 und 1 BvR 2156/98 vom 24.3.1999, vgl. auch den Abdruck der Verfassungsbeschwerde in: Schachtschneider/Siebold 1999). Auch die Verfassungsbeschwerde eines Dialysepatienten, eines Arztes und eines „Organspenders", die sich gegen die Beschränkung der „Lebendspende" auf Verwandte und den Patienten nahe stehende Personen richtete, war abgewiesen worden. Das Gericht begründete seine Entscheidung damit, das Transplantationsgesetz diene unter anderem dazu, die Freiwilligkeit der „Organspende" zu sichern und jeder Form des Organhandels vorzubeugen. Dies seien Ziele für das Allgemeinwohl, die den Gesetzgeber zu einem Eingriff in das Grundrecht auf Leben berechtigen, sodass der Kläger, der auf die Niere eines „Hirntoten" warten muss, die faktische Benachteiligung hinnehmen müsse, keinen nahestehenden „Lebendspender" zu finden (AZ: 1 BvR 2181/98 vom 24.8.1999).

---

tion, dass der Tod mit dem Stillstand des Herzens eintritt (Nickel 1999: 22 ff.). Auch die enge Zustimmungslösung, nach der eine persönliche Erklärung des „Hirntoten" vorliegen muss, ist weltweit nur in Japan gesetzlich verankert (Nickel 1999: 26 ff.).

Abläufe: Diagnosen und Möglichkeiten der Behandlung

Zu Reproduktionsmedizin und Organtransplantation gehören feststehende Untersuchungs- und Diagnosemethoden, die Grundlage und Ausgangspunkt für eine gezielte und möglichst erfolgreiche Behandlung darstellen. Mögliche Ursachen, die eine Behandlung als angezeigt erscheinen lassen, sollen als erstes bestimmt werden bzw. die körperlichen ‚Mängel'/Krankheiten der Patienten festgestellt werden, um sie in ein Verhältnis zu setzen zu den medizinisch-technischen Schritten, die daran anschließen. Bei der Reproduktionsmedizin geht die Initiative immer von einem Paar aus, das sich für die Möglichkeit entschieden hat, medizinische Dienste in Anspruch zu nehmen, um zu einem eigenen Kind zu kommen. Diagnose und Therapie beinhalten bei Humantechnologien immer den Transfer von Körpersubstanzen: Sperma (des Partners oder eines „Spenders") bzw. das Einsetzen von *in vitro* befruchteten Zellen. Da Zeugung in jedem Fall durch die Vereinigung von Substanzen zweier verschiedener Organismen zustande kommt, gelten die reproduktionsmedizinischen Eingriffe, wie sie im Rahmen des Embryonenschutzgesetzes zugelassen sind, vom Ideellen her als eine Erweiterung oder als eine Förderung an sich ‚natürlicher' Vorgänge. Bei Organtransplantation liegen die Verhältnisse komplizierter, da es sich bei Organen – im Unterschied zu Sperma – um ‚nicht-erneuerbare', einmalige und auch vitale Körpersubstanzen handelt. Aus diesem Grund muss immer ein „Spender" vorhanden sein, von dessen Körper ein lebenswichtiges Organ entfernt und übertragen werden kann. Organe sind, im Unterschied etwa zu Blut oder Sperma, nicht spontan entfremdbar. Durch chirurgische Eingriffe müssen sie aus dem Körperinnern herausgeholt und in einen anderen Körper eingesetzt („eingepflanzt") werden. Organtransplantationen bringen deshalb über das vitale Organ, das vom einen Körper auf einen anderen übertragen wird, zwei Individuen miteinander in Verbindung. Dabei macht es selbstverständlich einen großen Unterschied, ob es sich um eine „Lebendspende" (etwa die Niere eines Verwandten) oder um einen „postmortalen Organspender" handelt. Bevor darauf näher eingegangen wird, sollen die einzelnen Behandlungsschritte und -möglichkeiten für beide Humantechnologien aufgezeigt werden.

Bei jedem Erstgespräch (auch „Kinderwunsch-Sprechstunden" genannt) zwischen dem Arzt und dem ungewollt kinderlosen Paar erfolgt eine ausführliche Erhebung der Vorgeschichte (Anamnese). Diese wird zumeist in Form eines Fragebogens ermittelt. Gefragt wird unter anderem nach Alter, Größe, Gewicht, Operationen im Bauch und Unterleib, Krankheiten, früheren Erkrankungen, Zyklusverlauf, Regelblutung, bisherige Form der Verhütung, vorausgegangenen Schwangerschaften und deren Verlauf, Fehlgeburten, Entzündungen der Eierstöcke, der Scheide oder der Hoden/Nebenhoden, nach der Dauer des „Kinderwunsches" sowie Art und Dauer der bisher durchgeführten Diagnostik und gegebenenfalls der Therapien. Auch die Sexualität des Paares, zumeist die Häufigkeit der sexuellen Kontakte, spielt eine wichtige Rolle (Feige 1997: 104 ff.).

Bei der körperlichen *Untersuchung* der Frau werden zunächst die äußeren und die inneren Genitalien kontrolliert. Es folgen weitere Untersuchungen zur Abklärung der weiblichen „Sterilität" wie die Hormonanalyse[40] anhand abgenommenen Blutes, die Basaltemperaturmessung[41] und/oder der Postcoital-Test.[42] Sie beziehen sich vor allem auf Störungen der Abläufe im Eierstock (Schirren, u.a. 1989: 73 ff.). Die Durchgängigkeit der Eileiter sowie Verwachsungen oder gutartige Tumore der Gebärmuttermuskulatur (Myome) können mit Hilfe einer röntgenologischen Untersuchung der Eileiter und der Gebärmutter (Hysterosalpingographie) überprüft werden. Dabei wird die Gebärmutter mit Kontrastmittel gefüllt und dann mit Hilfe von Röntgenaufnahmen festgestellt, ob das Kontrastmittel über die Eileiter in den Bauchraum abfließen kann. Eine weitere Möglichkeit ist die Bauchspiegelung (Laparoskopie) als gleichzeitig diagnostische und therapeutische Maßnahme, bei welcher der Bauchraum betrachtet und kleinere Eingriffe vorgenommen werden können. Hierfür ist eine Vollnarkose notwendig.

---

40 So kann zum Beispiel ein erhöhter Prolaktin-Wert unterschiedliche Zyklusstörungen bewirken (Prolaktin wird auch als Still- oder Stresshormon bezeichnet).

41 Störungen des Zyklus und der Eierstockfunktion können mit Hilfe der Basaltemperaturmessung festgestellt werden.

42 Beim Postcoital-Test wird die Patientin nach verordnetem Geschlechtsverkehr zur Untersuchung einbestellt, um das Vorhandensein von lebensfähigen Spermien im oberen weiblichen Geschlechtstrakt nachzuweisen.

Der Mann wird einer urologischen Untersuchung unterzogen, um den andrologischen „Sterilitätsfaktor“ zu bestimmen. Diese sieht neben einer Hormonanalyse eine körperliche Untersuchung der äußeren Genitalien vor sowie die Erstellung eines Spermiogramms, um die Spermien auf Qualität, Quantität und Beweglichkeit zu prüfen.

Die *Behandlung* der weiblichen „Sterilität“ kann mit Hilfe von Hormontherapien erfolgen, die sowohl eigenständige Behandlungen oder auch Teil der komplexeren medizinischen Therapien sein können. Es werden Hormonpräparate in Form von Tabletten, Spritzen oder einer Pumpe verabreicht, um die Eierstöcke zur Follikelreifung zu stimulieren, Eisprünge auszulösen und die Gebärmutterschleimhaut auf eine Schwangerschaft vorzubereiten. Diese Behandlung wird regelmäßig fachärztlich kontrolliert. Verschlüsse der Eileiter und Verwachsungen können mittels chirurgischer Eingriffe behandelt werden. Dabei wird versucht, die Eileiter wieder durchgängig zu machen und Verwachsungen zu lösen. Teilweise geschieht dies durch eine Bauchspiegelung, teilweise durch mikrochirurgische Operationen. Ebenfalls können Endometrioseherde,[43] Zysten sowie Myome operativ entfernt werden. Im wesentlichen sind zwei Behandlungsmöglichkeiten der männlichen „Sterilität“ zu nennen: die medikamentös-hormonelle und operative Behandlung. Gaben des männlichen Geschlechtshormons können die Spermienreifung anregen und zu einer Erhöhung der Dichte normal geformter und beweglicher Spermien führen (Winkler 1994: 105). Durch chirurgische Eingriffe werden z.B. Krampfadern am Hoden (Varikozelen) entfernt, welche sich negativ auf die Spermienreifung auswirken. Des weiteren können Verschlüsse der Samenleiter operativ behoben werden. Ebenfalls operativ kann eine Refertilisation erfolgen. Hier wird nach einer Sterilisation die Durchlässigkeit der Samenleiter wieder hergestellt (Schirren u.a. 1989: 169-186). Mit Hilfe des operativen Eingriffs der mikrochirurgischen Spermatozoen-Aspiration aus dem Nebenhoden (MESA) können Spermienvorstufen direkt aus den Nebenhoden gewonnen werden. Während einer Vollnarkose wird der Nebenhoden punktiert und gleichzeitig werden die Punktate auf das Vorhandensein von Samenzellen untersucht. Bei einem positiven Nachweis wird der Eingriff beendet, um in der Zukunft gegebenenfalls neu punktieren zu können. Eine

43 Endometriose ist eine Erkrankung, bei der sich Teile der Gebärmutterschleimhaut außerhalb der Gebärmutter angesiedelt haben.

weitere Möglichkeit, Samenzellen mikrochirurgisch zu gewinnen, bietet die testikuläre Spermienextraktion (TESE). Auch dieser Eingriff erfolgt unter Vollnarkose, wobei aus Teilen des Hodengewebes Samenzellen herausgelöst werden. Mit den mittels MESA oder TESE gewonnenen Samenzellen oder Spermienvorstufen kann die Methode der Intrazytoplasmatischen Spermieninjektion (ICSI) durchgeführt werden (s.u.). Des weiteren besteht die Möglichkeit, überzählige Samenzellen zu kryokonservieren. Im folgenden wollen wir nun die komplexen medizinischen Therapien darstellen, mit deren Hilfe versucht wird, die weibliche und/oder männliche „Sterilität" zu überbrücken, um eine Befruchtung und anschließende Schwangerschaft zu erreichen.
Es gibt *zwei Varianten der Insemination.*

„Die Insemination ist das artifizielle Einbringen von Samen in den weiblichen Genitaltrakt (über einen weichen Katheter wird der Samen in den Uterus eingeführt), mit dem Ziel, eine Konzeption auch in solchen Fällen zu ermöglichen, in denen sie auf natürlichem Wege nicht zustande kommt. Je nach Herkunft des Samens unterscheidet man die homologe Insemination mit dem Samen des Ehemannes, die im angloamerikanischen Schrifttum auch AIH (Artificial Insemination from Husband) bezeichnet wird und die heterologe Insemination mit dem Samen eines fremden Spenders, die auch als AID (Artificial Insemination by Donor) bekannt ist. Im deutschsprachigen Raum wird dafür auch der Begriff der ‚Fremdinsemination' verwendet." (Tauber 1983: 1086)

Eine homologe Insemination mit aufbereitetem Sperma wird durchgeführt, wenn beim Ehemann oder Partner Störungen bezüglich Menge, Form und Beweglichkeit der Samenfäden vorliegen, bei einem vorzeitigen Samenerguss, Erektionsstörungen oder immunologischer[44] „Sterilität" auf Seiten des Mannes oder der Frau. Die Spermien gelangen dabei direkt in den Gebärmutterhals oder die Gebärmutter (*intrazervikal* oder *intrauterin*), was ihre Überlebenschancen steigern kann. Das durch Masturbation gewonnene Sperma des Ehemannes oder Partners wird mit einem Kulturmedium versetzt und zentrifugiert. Danach wird es mittels eines dünnen, weichen Katheters direkt in die Gebärmutter oder den Gebärmutterhals gebracht. Der Zyklus wird gleichzeitig beobachtet, und gegebenenfalls erfolgt eine Stimulation und die Auslösung des Eisprungs. Pro Behandlungszyklus werden Erfolgschancen von 5-10% angegeben (Feige 1997: 124).

---

44 Bestimmte Abwehrmechanismen im Körper können sog. Antikörper bilden, die sich an die Samenzellen anlagern und diese in der Beweglichkeit hindern, wodurch eine Befruchtung erschwert bzw. unmöglich wird. Diese Antikörper können sowohl von der Frau als auch vom Mann selbst gebildet werden.

Unter heterologer Insemination versteht man die Verwendung von „Spendersperma". Anstelle von Sperma des Ehemannes wird auf kryokonserviertes Sperma eines Spenders zurückgegriffen, das vor der Insemination aufgetaut wird. Mit Hilfe der Kryokonservierung kann das Sperma über Jahre hinweg aufbewahrt werden. Die heterologe Insemination wird zumeist bei Zeugungsunfähigkeit oder bei der Weitergabe von schweren genetischen Erkrankungen des Mannes angewandt. Zur Steigerung der Erfolgsaussichten wird die Frau bei einer Befruchtung mit „Spendersperma" teilweise ebenfalls hormonell stimuliert. In der Bundesrepublik gibt es zur Zeit etwa 45 Praxen bzw. Zentren, die heterologe Inseminationen durchführen. Im Durchschnitt lässt sich die Gesamtzahl der Behandelten pro Jahr auf ca. 4.500 bis 5.000 abschätzen (Beier 1997: 54).

Unter *In-vitro-Fertilisation (IVF)* mit Embryotransfer versteht man die extrakorporale Befruchtung nach hormoneller Vorbehandlung und Zyklusüberwachung. Die Indikationen für eine In-vitro-Fertilisation sind überwiegend Eileiterverschluß oder fehlende Eileiter (Tubenfaktor). Zunächst werden die Eierstöcke über ein bis zwei Wochen ruhig gestellt (*down-regulation*). Anschließend erfolgt eine hormonelle Stimulierung der Eierstöcke durch tägliche Hormongaben (Tabletten, Spritzen) mit gleichzeitiger Zyklusüberwachung durch Ultraschalluntersuchungen und Hormonbestimmungen in Blut und Urin. Durch die hormonelle Stimulierung kommt es zu einer Reifung mehrerer Follikel.[45] Der Eisprung wird mit einer auslösenden Hormonspritze eingeleitet. Kurz bevor der Eisprung stattfindet, wird eine vaginale, ultrasonographisch gesteuerte Follikelpunktion durchgeführt. Um die Eizellen zu gewinnen, wird ein stabförmiger Ultraschallkopf mit einer Punktionsnadel in der Führungshülse durch die Scheidenwand zum Eierstock eingeführt. Dort werden die Follikel angestochen und die Flüssigkeit mitsamt der Eizelle abgesaugt (Beier 1997: 22 ff.). Die Punktionen werden ohne Narkose, mit Teil- oder Vollnarkose durchgeführt.[46] Nach der Beurteilung der Follikelflüssigkeit unter dem Mikroskop werden die reifen Eizellen im Inkubator (Brutkas-

45 Durch hormonelle Behandlungen der Eierstöcke werden Superovulationen ausgelöst. Im Vergleich zum Spontanzyklus sind damit u.a. organisatorische Vorteile verbunden, da sich die Zyklusüberwachung vereinfacht und sich das Auslösen des Eisprungs somit besser determinieren lässt.

46 Zur Organisation der Rahmenbedingungen einer Follikelpunktion und die dabei verwendete unterschiedliche Medikation der einzelnen IVF-Zentren in Deutschland siehe auch Barbian/Berg (1997: 64-69).

ten) gelagert. Das Sperma des Partners wird auf Anzahl und Beweglichkeit überprüft. Dieses im Labor aufbereitete Sperma wird im Inkubator in einer Petrischale mit den Eizellen zusammengebracht. Nach ca. 48 Stunden haben sich die Eizellen – wenn es zur Befruchtung und zur Zellteilung gekommen ist – bis zum Vier- oder Achtzellstadium geteilt und werden in die Gebärmutter retransferiert. Die ‚überzähligen' befruchteten Eizellen im Vorkernstadium können auf Wunsch des Ehepaares sofort kryokonserviert werden. Sie werden für einen späteren Transfer aufgetaut, um dann unmittelbar in den Uterus der Frau transferiert zu werden. Für diese Zyklen, die sogenannten Kryozyklen, ist eine hormonelle Behandlung einschließlich einer ultrasonographischen Überwachung üblich. Der Embryotransfer erfolgt in der Regel ohne Narkose durch die Scheide und den Gebärmuttermund, indem ein dünner Plastikkatheter in die Gebärmutter eingeführt wird. In den meisten Fällen ruhen die Frauen zwischen einer halben und einer Stunde, seltener verbleiben sie 24 Stunden in der Klinik. Zur Förderung der Einnistung erfolgt eine hormonelle Unterstützung, die das „Schwangerschaftsmilieu" der Gebärmutterschleimhaut begünstigen soll. In den folgenden ca. 14 Tagen muss abgewartet werden, ob sich ein oder mehrere Embryonen einnisten und eine Schwangerschaft entsteht. Pro Behandlungszyklus werden bei dieser Methode Erfolgsaussichten zwischen 20 und 25% angegeben. Die Möglichkeit der Geburt von Zwillingen besteht zu 20%, von Drillingen zu 3-5%.

Intratubarer Gametentransfer (GIFT): Die Befruchtung erfolgt *in vivo*, im Körper. Sie verläuft bis zur Eizellentnahme mit der In-vitro-Fertilisation identisch. Dabei werden die gewonnenen reifen Eizellen mit dem aufbereiteten Sperma in den Eileiter eingespült. Für die Methode des intratubaren Gamentransfers muss mindestens ein Eileiter durchgängig sein; sie wird u.a. bei ungeklärter „Sterilität" oder geringer Spermienzahl angewendet.[47]

Intrazytoplasmatische Spermieninjektion (ICSI)[48] *mit Embryotransfer (ET):* Diese Therapieform wurde im deutschen Register erstmals für die Jahre 1994 und 1995 vermerkt. Das Vorgehen bei der Mikroinjektion ist einschließlich

---

47 Die Therapieverfahren wie der intratubare Gamtentransfer (GIFT), der intratubare Transfer von Eizellen im Vorkernstadium (PROST), der intratubare Zygotentransfer (ZIFT) und der intratubare Embryotransfer (EIFT/TET) haben an Zahl und Bedeutung seit der Einführung der Methoden der Mikroinsemination (ICSI) verloren (Feige 1997: 124).

48 Auch Mikroinjektion genannt.

der Punktion mit der Methode der In-vitro-Fertilisation identisch. Danach wird jedoch jeweils ein Spermium mit einer Mikropipette aufgenommen und durch die äußere Eihülle direkt in die Eizelle injiziert. Nach einer erfolgten Befruchtung und Teilung in ein Vier- oder Achtzellstadium erfolgt der Embryotransfer wie bei der In-vitro-Fertilisation (IVF) beschrieben. Mit Hilfe dieser Methode werden pro Behandlungszyklus Erfolge von über 30-40% erreicht (Feige 1997: 125).

Seit dem Jahr 1982 gibt es in der Bundesrepublik Deutschland eine freiwillige Registrierung von IVF-Zentren. In den Jahren 1986/87 kam es zur Gründung eines jährlich stattfindenden Treffens der deutschen IVF-Gruppen. Mit zunehmenden berufspolitischen und vor allem abrechnungstechnisch schwieriger werdenden Problemen verlangten zahlreiche IVF-Gruppen eine Vertretung, die sich besonders im Bundesinnenministerium für Arbeit und Soziales Gehör verschaffen konnte. Es folgte die Gründung einer Arbeitsgemeinschaft Endokrinologie und Fortpflanzungsmedizin (AGGEF) der Deutschen Gesellschaft für Gynäkologie und Geburtshilfe. Im Mai 1996 wurde eine weitere Interessenvereinigung gegründet, der Bundesverband Reproduktionsmedizinischer Zentren e.V., welcher besonders die berufspolitischen Interessen der in freier Praxis oder privater Klinik tätigen IVF-Spezialisten vertritt. An der Datenerfassung des IVF-Registers nahmen für das Berichtsjahr 1995 insgesamt 65 Gruppen teil (Beier 1997: 30). In der zweiten novellierten Fassung der „Richtlinien zur Durchführung der assistierten Reproduktion" (1998) werden die Arbeitsgruppen[49] explizit aufgefordert, zum Zwecke der Verfahrens- und Qualitätssicherung eine EDV-gestützte Dokumentation entsprechend dem Fragenkatalog des Deutschen IVF-Registers (DIR) zu erstellen. Die Ärztekammer beauftragt das Dokumentationszentrum (DIR) jährlich einen Bericht über die Arbeit der zugelassenen IVF/ET-Zentren zu erstellen und zu veröffentlichen.

Bei den beschriebenen operativen Eingriffen bestehen die gleichen Risiken wie bei anderen chirurgischen Eingriffen auch, d.h. es kann zu Verletzungen innerer Organe kommen, zu unkontrollierten Blutungen ebenso wie zu Infektionen. Des weiteren besteht ein Anästhesierisiko bei Vollnarkose im Zusammenhang mit Laparoskopien oder Follikelpunktionen. Insbesondere bei

49 Von einer Arbeitsgruppe spricht man, da bestimmte fachliche und personelle Voraussetzungen als Zulassungsbedingungen für die Durchführung der In-vitro-Fertilisation mit Embryotransfer erfüllt sein müssen. Qualifiziertes Personal aus sechs Teilbereichen gehören zu einer Arbeitsgruppe: 1. Endokrinologie der Reproduktion, 2. Gynäkologische Sonographie, 3. Operative Gynäkologie, 4. Experimentelle oder angewandte Reproduktionsbiologie mit dem Schwerpunkt der In-vitro-Kultur, 5. Andrologie, 6. Psychosomatische und psychotherapeutische Versorgung.

den Therapien, die mit einer Stimulationstherapie verbunden sind, gibt es immer das Risiko einer Mehrlingsschwangerschaft (Zwillinge oder Drillinge). Durch die Hormonbehandlungen, mit denen im Zusammenhang mit einer IVF-Behandlung sogenannte Superovulationen ausgelöst werden, kann es zu einer Eierstocküberreaktion mit Ausbildung großer Eierstockzysten (Überstimulation) kommen. Über die Nebenwirkungen der Hormonpräparate besteht immer noch Uneinigkeit. Seitens der Ärzteschaft überwiegt die Ansicht, dass fruchtbarkeitssteigernde Medikamente keine kurz- oder langfristigen Konsequenzen nach sich ziehen, Kritiker sprechen jedoch von starken Gewichtsschwankungen, Übelkeit und Schwindelgefühl. Von uns befragte Frauen waren geteilter Meinung, äußerten sich jedoch in den seltensten Fällen kritisch im Beisein der Ärzteschaft, sondern akzeptierten die verordnete Hormondosis, die im Rahmen der jeweiligen Therapien notwendig war.

Transplantation von Organen

Bei der Reproduktionsmedizin spielt, im Fall von heterologer Insemination, die „Spenderseite“ fast keine Rolle, da kein ‚Spermamangel‘ besteht (die „Spender“ erhalten für ihre „Spende“ auch eine finanzielle Entschädigung) und Sperma tiefgefroren (d.h. zeitlich langfristig) aufbewahrt werden kann. Im Unterschied dazu ist die „Spenderseite“ im Fall der Organtransplantation von herausragender Bedeutung, da Organe eine äußerst knappe Ressource darstellen, die zudem in ihrer Verfügbarkeit durch Kriterien der Übereinstimmung zwischen „Spender“ und Empfänger noch weiter eingeschränkt wird. Da es sich also um hochkomplexe Bedingungen handelt, werden im folgenden die einzelnen Vorgänge und Behandlungen am Körper des „Spenders“ und des Empfängers getrennt dargestellt werden. Doch zuerst soll die Diagnostizierung des „Hirntodes“, der Vorraussetzung für die Zulässigkeit der Organentnahme ist, kurz skizziert werden. Die Transformation des Kranken zum „Hirntoten“ und damit zum potentiellen und dann tatsächlichen „Organspender“ ist ein fließender Übergang: der Wendepunkt wird von außen durch ärztliche Diagnosen und Verfügung der Angehörigen bestimmt.

„Hirntod" und „Organspender"

Der Zustand der irreversibel erloschenen Gesamtfunktion des Großhirns, des Kleinhirns und des Hirnstammes (*coma depassé*) wird als „Hirntod" bezeichnet. Dabei wird durch kontrollierte Beatmung und andere intensivmedizinische Maßnahmen die Herz-Kreislauffunktion sowie der Wärme- und Elektrolythaushalt künstlich aufrechterhalten. Die im folgenden dargelegten Fakten schildern diesen Zustand, unabhängig davon, mit welcher Begrifflichkeit man ihn belegt. Denn die Bezeichnung und ihre Gleichsetzung mit dem Tod des Menschen ist umstritten. Alternative Lesarten möchten diesen Zustand als „irreversibles Hirnversagen" bezeichnen (vgl. Stapenhorst 1999; Bavastro u.a. 1996; siehe Kapitel IV).

Die Diagnose erfordert nach den Richtlinien zur Feststellung des Hirntodes (1998) drei Schritte:

1) Die Voraussetzung für den „Hirntod"[50]
Die Voraussetzung ist, dass eine akute und schwere primäre oder sekundäre Hirnschädigung vorliegt. Deshalb muss durch Anamnese und klinische Untersuchungen ausgeschlossen werden, ob nicht eine Unterkühlung, Medikamente wie Barbiturate oder eine Vergiftung den Ausfall der Hirnfunktionen verursacht haben, der unter solchen Umständen möglicherweise nur temporär wäre.

2) Die klinischen Symptome des Hirnfunktionsausfalles
Grundvoraussetzung ist, dass beim betreffenden Patienten die phylogenetisch jüngsten Strukturen im Bereich der Großhirnrinde bereits ausgefallen sind und er im Koma liegt. Die Tiefe des Komas wird anhand von Reflexen (oder dem Fehlen derselben) beurteilt. Dafür wird geprüft, ob die Augen lichtstarr und die Pupillen geweitet sind. Mit einem Gegenstand wird der Augapfel berührt, was auch bei einem tief komatösen Patienten eine Bewegung des Lids (Cornealreflex) verursachen würde. Ein heftiger Reiz wie Eiswasser im Gehörgang oder ein schnelles Drehen des Kopfes in Längsachse müsste bei dem Patienten eine Richtungsänderung der Augäpfel bzw. beim Setzen eines Schmerzreizes im Trigeminusbereich, z. B. durch einen Stich in die Nasenscheidenwand, eine Reaktion am sonstigen Körper verursachen. Der Funkti-

50 Kritisch ist der Fall z.B. bei anenzephalen Kindern, da sie kein oder ein unvollständig angelegtes Gehirn haben. Eine reguläre „Hirntod"-Diagnostik ist in diesen Fällen nicht möglich.

onszustand von phylogenetisch älteren Arealen des Hirnstammes lässt sich durch das Auslösen des Würgereflexes über den Tubus prüfen. Erfolgt auch hierauf keinerlei Reaktion im Gesicht oder am übrigen Körper des Patienten und lassen sich nur noch spinale[51] Reflexe feststellen, spricht man von kompletter Hirnstammareflexie. Der akute Ausfall der Spontanatmung wird geprüft, indem über die künstliche Beatmung das Verhältnis von im Blut gebundenen Sauerstoff und Kohlendioxid verändert wird, um auf biochemischem[52] Wege das Atemzentrum im Hirnstamm zu reizen und in Gang zu setzen (dies ist der sogenannte Apnoe-Test). Lässt sich keine Reaktion des Atemzentrums mehr feststellen, kann man davon ausgehen, dass auch die am meisten resistenten Funktionen und damit die phylogenetisch ältesten Strukturen des Hirnstammes unwiederbringlich ausgefallen sind. Die Erfüllung der Voraussetzungen und alle geforderten klinischen Symptome müssen übereinstimmend und unabhängig von zwei Medizinern, die über mehrjährige Erfahrung mit hirngeschädigten Patienten in der Intensivbehandlung verfügen, festgestellt und dokumentiert werden.

3) Die Unumkehrbarkeit des Hirnfunktionsausfalls

Der Nachweis des endgültigen, unumkehrbaren Hirnfunktionsausfalls kann nach den Richtlinien der Bundesärztekammer alternativ auf zweierlei Wegen erfolgen: Durch mehrmalige Wiederholung der klinischen Untersuchungen mit übereinstimmendem Ergebnis bei festgelegten Beobachtungszeiten[53] *oder* durch ergänzende apparative Untersuchungsverfahren (siehe Abbildung 1). Können die geforderten Untersuchungen aus klinischen oder logistischen Gründen nicht durchgeführt werden, muss der Patient so lange auf etwaige Reaktionen beobachtet werden, bis ihre Wiederkehr ausgeschlossen werden kann und die Endgültigkeit des Hirnfunktionsausfalls feststeht. Die medizinische Praxis bevorzugt die Alternative der apparativen Untersuchungsverfah-

---

51 Durch den Wegfall des hemmenden Einflusses des Gehirns sollen diese sogar noch verstärkt auftreten.

52 Bei anderen Methoden, das Atemzentrum zu reizen, kann es durch Herz- und Gefässpulsationen zu Luftströmungen im Körper des Patienten kommen, die wie Atmung wirken.

53 Für den häufigsten Fall einer primären Hirnschädigung bei Erwachsenen ist eine Mindestbeobachtungszeit von 12 Stunden einzuhalten, bei Kleinkindern (bis zum 2. Lebensjahr) von 24 Stunden und bei Neugeborenen (bis zur 4. Woche) von 72 Stunden. Bei einer sekundären Hirnschädigung ist in allen Fällen eine dreitätige Beobachtungszeit zwingend vorgeschrieben; bei primär infratentoriellen Hirnschädigung ist die zusätzliche Durchführung einer Elektroenzephalographie-Untersuchung obligatorisch.

ren, da dadurch die Diagnosezeit verkürzt wird. In Deutschland ist das am häufigsten eingesetzte Zusatzverfahren die Elektroenzephalographie, bei der mittels am Kopf befestigter Elektroden die elektrische Aktivität des Gehirns aufgezeichnet wird. Diese Aufzeichnung der Hirnströme wird als Elektroenzephalogramm kurz EEG bezeichnet. Für die „Hirntod"-Diagnose wird über einen Zeitraum von mindestens 30 Minuten ein sogenanntes Null-Linien-EEG eingefordert (Schlake/Roosen o.J.: 36). Kritisch an der EEG-Ableitung ist jedoch, dass auch zentralwirksame Medikamente (z.B. barbiturathaltige Schlafmittel) eine vorübergehende „Null-Linie" hervorrufen und somit einen Hirntod vortäuschen können. Die Elektroenzephalographie ist somit kein eindeutiges Diagnoseverfahren für den endgültigen Hirnfunktionsausfall. Kritisch ist auch, dass nur die Gehirnaktivität der Großhirnrinde in Gestalt elektrischer Aktivität erfasst wird. Elektrische Aktivität in anderen Gehirnarealen kann mit dem EEG nicht gemessen werden. Zudem ist die Methode störanfällig, da leichte Geräusche im Aufzeichnungsraum, Muskelbewegungen oder die Herzaktivität Meldungen erzeugen können, die von den untersuchenden Medizinern interpretiert und ausgewertet werden müssen.[54] Die alternativ durchgeführten FAEP[55]- und SEP[56]-Untersuchungen stimulieren hingegen gezielt verschiedene Bereiche des Gehirns und lassen damit Rückschlüsse auf deren Funktionszustand zu. Beide Verfahren sind jedoch bei Patienten mit primärer Hirnstammschädigung nicht aussagekräftig, sodass sie in der medizinischen Praxis nur eine geringe Bedeutung besitzen. Um den Stillstand der gesamten Hirndurchblutung nachzuweisen, galt dagegen lange Zeit die Darstellung der Hirngefäße als das aussagekräftigste Verfahren (Angiographie). Dabei wird ein Röntgenkontrastmittel in die Schädelarterien gespritzt. Dieses zeigt an, wo die Durchblutung der Gefäße des Schädelinneren abbricht. Doch auch diese Methode ist nur bedingt anwendbar, da das Kontrastmittel selbst bei gesunden Personen schon zu lokalen Durchblutungsstörungen führen kann. Bei einem mit dem Tode ringenden Patienten könnte sich dies durch-

54 Trotz dieser Einschränkungen übernahm das EEG in der öffentlichen Diskussion Ende der 1960er Jahre „die Funktion eines Weichenstellers. Die Gleichung ‚menschliches Leben gleich menschlicher Geist gleich elektrische Gehirnaktivität' war den Nicht-Medizinern unmittelbar einleuchtend" (Wiesemann 2000: 228), und etablierte die „Hirntod"-Diagnositik.

55 FAEP steht für frühe akustisch-evozierte Potentiale. Über Kopfhörer empfrängt der Patient Reize, die Gehirntätigkeit wird über Elektroden am Kopf abgeleitet.

56 SEP steht für somatosensibel-evozierte Potentiale. Durch elektrische Nervenreizung in den Gliedmaßen wird die Reizleitung über Rückenmark, den Übergang in den Hirnstamm bis hin zum Zwischenhirn beobachtet. Die Ableitung erfolgt ähnlich der FAEP.

aus gefährlich auswirken. Aus diesem Grund spielt die Angiographie heute nur noch eine untergeordnete Rolle. Neben dem etablierten EEG deutet sich in der heutigen Praxis eine neue Alternative in den apparativen Untersuchungsverfahren an. Bei der Hirnszintigraphie wird eine schwach radioaktive Substanz injiziert, deren Verteilung in der Hirndurchblutung mit einer „Gamma-Kamera" verfolgt wird. Kritische Stimmen merken jedoch an, dass mit der Diagnose „Hirntod" nicht „das Erlöschen aller Hirnfunktionen" nachgewiesen sei, sondern sich auf technisch machbare Messverfahren beschränke und „[d]eshalb die daraus abgeleitete Definition des Hirntodes vom biologisch-naturwissenschaftlichen Standpunkt aus nicht stichhaltig [ist]" (Stapenhorst 1999: 35-38).

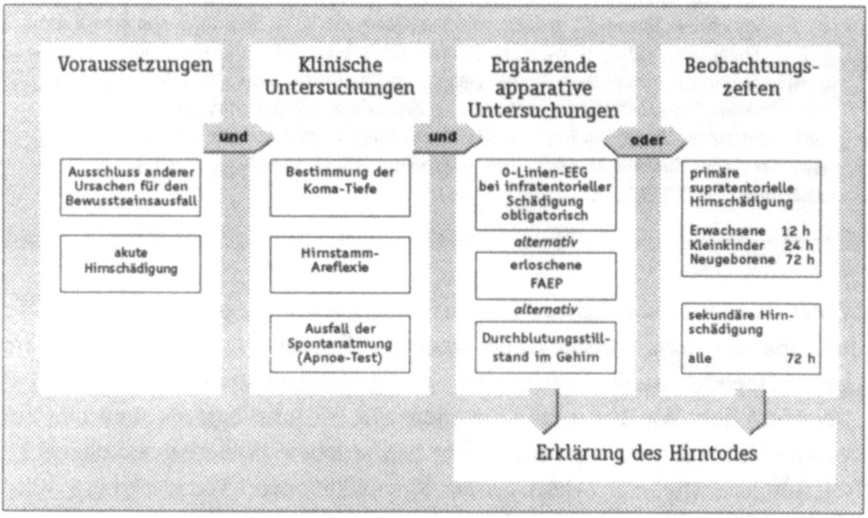

Abb. 1: Ablauf der gesetzlich geforderten „Hirntod"-Diagnostik. (nach Schlake/Roosen o.J.: 27; 1998: 18)

Mit Erstellung der Diagnose wird nicht der Zeitpunkt des eintretenden, sondern der Zustand des bereits eingetretenen „Hirntodes" festgestellt. Als Todeszeitpunkt wird die Uhrzeit registriert, zu der die Diagnose und Dokumentation des „Hirntodes" abgeschlossen sind. Die zur Diagnose des „Hirntodes" führenden klinischen und apparativen ergänzenden Untersuchungsbefunde, sowie alle Umstände, die auf ihre Ausprägung Einfluss nehmen können, müssen mit Datum und Uhrzeit sowie den Namen der untersuchenden Ärzte auf einem Protokollbogen dokumentiert und im Krankenblatt archiviert werden.

Grundsätzlich zu unterscheiden nach Herkunft der Organe ist die sog. „postmortale Organspende", bei der die Organe „hirntoten" Patienten entnommen werden von der Lebend- oder Verwandtenspende.

Die *„Lebendspende"* wird hauptsächlich bei Nierentransplantation angewandt. 1997 betrug ihr Anteil 12,4% an den Nierentransplantationen im Vergleich zur 6,4% im Jahr davor.

> Zum Verwandtschaftsgrad zwischen „Spendern" und Empfängern: Mütter liegen mit 34% an der Spitze der „Spender", gefolgt von Ehefrauen mit 20%. Erst dann kommen Väter (12%), Ehemänner (9%), Schwestern (10%) und Brüder (9%). Die restlichen Übertragungen fallen auf Verwandte höheren Grades (3%) und nicht verwandte Personen (3%), die im neuen Transplantationsgesetz als „in besonderer persönlicher Verbundenheit offenkundig nahestehend" (§ 8 Abs. 1 TPG) bezeichnet werden. Es lässt sich ein eindeutig asymmetrisches Geschlechterverhältnis feststellen: Frauen spenden bei weitem häufiger als Männer! (DSO 1999: 26)

Weiter ist es möglich, Leber-, Lungen-, und Pankreassegmente einem lebenden „Spender" bzw. meistens einer lebenden „Spenderin" zu entnehmen. Eine „Lebendspende" stellt immer auch ein gesundheitliches Risiko für den „Spender" dar: Wie bei jeder Operation und Narkose besteht auch hier ein bestimmtes Risiko, die Operation nicht zu überleben. Weitere gesundheitliche Belastungen, wie z.B. chirurgische Komplikationen, Wundschmerz oder Bluthochdruck, können auftreten (Dreikorn 1983: 122).

Der größte Teil der Organe wird „hirntoten Organspendern" entnommen und auch als *„postmortale Organspende"* bezeichnet. Meist wird im öffentlichen Diskurs dann nur von „Organspende" gesprochen. Der Weg aller „postmortalen Organspender" führt über eine Intensivstation, denn ein nicht-intensivmedizinisch behandelter Mensch mit irreversiblem Hirnversagen würde – wie erläutert – zwangsläufig den ‚normalen' Herztod sterben. Nur diejenigen, die trotz intensivmedizinischer Behandlung nicht mehr ins Leben zurückgeholt werden können, kommen als „potentielle Organspender" in Frage. Zum irreversiblen Hirnausfall, der eine Organentnahme möglich macht, kann es durch folgende Erkrankungen kommen: Schädelhirntraumen, Hirnblutungen, Hirninfarkte, Tumore und Missbildungen sowie Geburtsschäden. Der Anteil der durch Unfälle (Schädelhirntraumen) ausgelösten irreversiblen Hirnausfälle ist in den letzten Jahren gesunken, sodass die sogenannten atraumatischen Ursachen im Jahr 1998 bereits 71% aller „Organspender" ausmachen. Demnach entspricht das Bild vom jungen verunglückten Motorradfahrer als dem ‚klassischen' „Organspender" nicht mehr der Realität. Das Durchschnittsalter der „Organspender" betrug 1998 45 Jahre, acht Jahre mehr als noch im Jahre 1991. Der Statistik der Deutschen Stiftung Organtransplantation ist zu entnehmen, dass dies vor allem an der Zunahme der „Organspender" über 55 Jahre liegt und zugleich an einer Abnahme der „Organspender" im Alter von 16 bis 54 Jahren. Dies wiederum ist bedingt durch den Rückgang der traumatischen Ursachen für den „Hirntod". Im Gegensatz zur „Lebendspende" ist der männliche Anteil an „postmortalen Organspendern" mit 60% höher als der weibliche (Smit u.a. 1999: 3). Zum „potentiellen Organspender" kann also jeder werden. Sogar einem 83-jährigen wurde noch eine Leber zu Transplantationszwecken entnommen (Baureithel/Bergmann 1999: 33).

Die Zeit von „Hirntod"-Diagnose bis zum Abschluss der *Organentnahme* stellt für die Angehörigen einen zusätzlich belastenden Zeitraum dar, in dem sie zwar ‚wissen', dass der Angehörige ‚tot' ist, sein Körper sich jedoch noch in eine Art ‚Zwischenzustand' befindet. Der vollständige biologische Sterbeprozess bis hin zum Leichnam wird also herausgezögert. Der Körper wird solange in Funktion gehalten (Aufrechterhalten des Wasser-Elektrolyt-Haushalts, der Atmung und der Herzfunktion, Gabe von Hormonen, Wärmeregulierung etc.), bis die Entnahme der Organe möglich ist. Hier spielen vor allem logistische[57] Gründe eine Rolle. Während dieser Zeit werden weitere immunologische Untersuchungen durchgeführt. Blut und Sekret werden entnommen und an ein Typisierungslabor geschickt, wo sie zur Gewebetypisierung mit den Daten möglicher Empfänger verglichen werden. Nun ist der Betroffene im strengen Sinne kein Patient mehr, da von medizinischer Seite nichts mehr für eine Verbesserung seines Zustandes getan werden kann. Der ärztliche Heilauftrag an ihm ist damit erloschen. Alle Handlungen und Behandlungen, die an ihm von jetzt an vorgenommen werden, dienen nicht

57 Folgende Fragen stellen sich jedes mal von neuem: Gibt es schon einen Empfänger? Steht das Entnahmeteam bereit? Ist ein OP frei?

mehr seinem Wohl, sondern werden zu fremdem Nutzen an ihm vollzogen: Seine Organe sollen das Überleben eines anderen Menschen ermöglichen.

Im Mittelpunkt der intensivmedizinischen Bemühungen steht von diesem Zeitpunkt an die Aufrechterhaltung der übrigen, noch normal arbeitenden Organe.

Für die Entnahme wird dieser Körper so gründlich vorbereitet wie der eines Patienten vor einer Operation. Zusätzlich zu allen erhaltenden Maßnahmen wie Beatmung und Kreislaufüberwachung wird er rasiert und desinfiziert. Wie bei jedem anderen Patienten auch, reagiert der Körper des „Hirntoten" auf die Verletzung durch die operativen Eingriffe mit Erhöhung des Blutdrucks und Muskelkontraktionen. Die Gabe von Muskelrelaxantia und Schmerzmitteln soll verhindern, dass es zu diesen unkontrollierbaren spinalen Reflexen und Muskelbewegungen kommt, die den OP-Verlauf gefährden könnten. Ist der „Spender" in guter körperlicher Verfassung und haben die Angehörigen alle Organe freigegeben, dann steht eine Multiorganentnahme bevor. Dafür wird der Körper auf den Rücken gelegt. Brustkorb und Abdomen werden eröffnet. Für die Entnahme von Herz oder Lunge muss zusätzlich das Brustbein aufgesägt werden. Gerade bei den Schnitten zeigen sich häufig noch Ausschläge auf den Überwachungsmonitoren oder Reaktionen wie Schwitzen und Hautrötungen. Der Körper reagiert auf das, was während des operativen Eingriffs mit ihm geschieht. Obwohl das Gehirn und damit das Bewusstsein, über das eine Schmerzwahrnehmung erst möglich ist, bereits ausgefallen ist, findet dennoch eine Verarbeitung der Schmerzreize statt. Werden etwa die Schmerzrezeptoren durch einen chirurgischen Schnitt aktiviert, kann es durch die Verschaltung der Nerven über das Rückenmark zu reflektorischen Reaktionen kommen. Wird die maschinelle Unterstützung der restlichen Organfunktionen eingestellt, verlöschen auch diese letzten Nervenimpulse.

Während der Operation findet die definitive Beurteilung der Organe statt. Erst hier lässt sich ihr tatsächlicher Zustand und damit ihre Transplantierbarkeit überprüfen. Ein letztes Mal wird Blut entnommen; ein jedes Organ wird auf seinem späteren Transport von einer Blutprobe begleitet sein, eine verbleibt zu archivarischen Zwecken in der explantierenden Klinik. Direkt vor der Abklemmung der Organe von der Blutversorgung wird dem Körper intravenös Heparin verabreicht, um die Blutgerinnung zu verzögern und so die Bildung von Mikrothromben in den Organen zu verhindern. Ab diesem Moment beginnt die Ischämiezeit, worunter der Zeitraum verstanden wird, in dem das Organ nicht durchblutet ist. Sie wird in die „warme", also direkt nach der Abklemmung, und in die „kalte“ Ischämiezeit nach der Abkühlung des Organs unterteilt. Die Zugänge (z.B. Adern oder Harnleiter) der transplantablen Organe werden freigelegt und mit kurzen Kathetern versehen. Nach und nach werden so die Organe vorbereitet und abgeklemmt.[58] Als letztes Organ wird das Herz[59] abgeklemmt und damit die Blut- und Sauerstoffzufuhr des gesamten restlichen Körpers gestoppt. Für die Organentnahme ist es notwendig, große Gefäße wie etwa die *vena cava* zu durchtrennen und das austretende Blut aufzufangen. Es ist der hieraus resultierende Blutverlust, der den Spenderkörper unwiderruflich seinem biologischen Ende zuführt. In diesem Moment wird der Tod erstmals sinnlich wahrnehmbar, der Körper verfärbt sich rasch und nimmt das Aussehen eines Leichnams an. Nun folgt, eines nach dem anderen, die eigentliche Herausnahme der Organe aus dem Körper. Gleichzeitig wird die geöffnete Bauchhöhle mit großen Mengen Eiswasser gespült (*flushing*). Die transplantablen Organe werden auch innerlich, aber nur über die großen Blutgefäße und nicht bis auf Kapillarebene durchspült. Die Organe werden sozusagen in einem energiereichen Zustand paralysiert, also in dem Stoffwechselzustand des Lebens[60] bei gleichzeitiger Abkühlung auf etwa 8° C festgehalten. Dieser energiereiche Zustand wird zum einen durch die durchgehende Kühlung während des Transports bis zur Implantation in den neuen Körper gehalten, damit im neuen Körper der Stoffwechsel so schnell wie möglich wieder in Gang gesetzt wird. Zum anderen werden die Organe in eine nährstoffreiche Lösung gelegt, welche die Abgabe von Energie in das umgebende Medium verhindern soll. Andere Zusätze der Konservierungslösung dienen dazu, dass das umgebende Medium nicht durch Osmoseprozesse in die Zellen des Organs eindringt und diese zerstört. Der Zellstoffwechsel im Organ muss also von einem Moment auf den anderen unterbunden werden, damit keinerlei Degenerationsprozesse stattfinden können und erst in dem neuen Körper der Stoffwechsel wieder einsetzt. Die Organe werden in ein nasses, kaltes Tuch eingeschlagen und schwimmend in der Konservierungslösung in Plastikbeuteln verpackt. Die

---

58 Die Reihenfolge einzelner Arbeitsschritte sowohl der Explantation und Transplantation scheint keiner festen Standardisierung zu unterliegen. Dies mag zum einen an der Komplexität der Eingriffe, den spezifischen Voraussetzungen sowohl von „Spendern“ und Empfängern als auch an der jeweiligen chirurgischen Praxis liegen.

59 Die Reihenfolge der Organabklemmung und auch der späteren Entnahme variiert in der Literatur. Gängige Praxis scheint inzwischen zu sein, als letztes das Herz abzuklemmen, um eine möglichst lange *in situ* Durchblutung der Organe zu gewährleisten.

60 Eine Lunge wird im geblähten Zustand transportiert und implantiert.

nächste Umhüllung ist ein weiterer Plastikbeutel, der zusätzlich mit Salzwasser und etwas Eis gefüllt ist. Dreifach verpackt wird das Organ in den bis ca. zwei Drittel mit Eis und Flüssigkeit gefüllten sogenannten Organtopf gelegt, der aus Metall oder Kunststoff besteht. Erst auf diesem Topf ist der Inhalt, wie etwa „Niere“, vermerkt. In einem Eisbett ruhend wird der Organtopf in einer Kühlkiste verpackt. Die Begleitpapiere des Organs trägt ein Kuvert, das auf der Kiste sicher verklebt ist. Hierin finden sich der umfangreiche Organ-Bericht, eventuell serologische Befunde und Gewebetypisierung. Der Name des „Organspenders“ darf hier nicht mehr auftauchen – ihn ersetzt ab jetzt die verschlüsselte Kennnummer, über die nur noch die Transplantations-Koordinationsstelle den „Spender“ ermitteln kann.

Abb. 2: Haltbarkeit der einzelnen Organe. (Angaben nach Largiadèr 1996)

Die verfeinerte Koordination der Transport-Infrastrukturen erlaubt es inzwischen, dass im Bereich von Eurotransplant jedes Organ theoretisch innerhalb weniger Stunden an einem neuen Ort (von Pforte zu Pforte) sein kann. Der Transport erfolgt je nach Organ und Bestimmungsort auf der Straße, mit dem Linienflugverkehr oder den Flugrettungsdiensten. Außer bei Herzen (diese werden meist von Körper zu Körper vom transplantierenden Chirurgen begleitet) werden die Organe zunehmend unbegleitet zum Implantationsteam geschickt, da die angestrebte Praxis darin besteht, in größeren Krankenhäusern (bzw. Städten wie Berlin auch klinikübergreifend) eigenständige und feste Entnahmeteams zu bilden.

Organverteilung und Organempfänger

Im Jahr 2.000 warteten in der Bundesrepublik rund 13.000 Menschen auf ein Transplantat, davon 11.700 Patienten und Patientinnen auf eine Niere.[61] Wie die zur Transplantation freigegebenen Organe unter den wartenden Patienten verteilt werden, ist in der Vergangenheit häufig kritisiert worden, denn schon bei der Aufnahme in die Warteliste gab es unterschiedliche Voraussetzungen in den einzelnen Transplantationszentren.[62] Hinzu kam, dass „unterderhand [...] dabei offenkundig auch zuweilen sozial selektiert, etwa die junge Mutter mit drei Kindern dem Alkoholiker vorgezogen [wurde]“ (Emmrich 1999).

Die Bundesärztekammer hat einen verbindlichen Regelungskatalog entwickelt,[63] nach dem eine möglichst ‚gerechte‘ Organverteilung gewährleistet werden soll. Das Transplantationsgesetz, das der Bundesärztekammer diese Aufgabe übertrug (§ 16 TPG), gab dafür lediglich vor, dass die Regeln für die Aufnahme in die Warteliste und für die Organvermittlung nach dem Stand der Erkenntnisse der medizinischen Wissenschaft, genauer nach Erfolgsaussicht und Dringlichkeit, definiert werden müssen. Damit wird angestrebt, dass rein medizinische Kriterien über die Organvergabe entscheiden, soziale Faktoren wie Alter, Familienstand oder Lebenssituation hingegen keine Berücksichtigung finden sollen. Der Erfolg einer Transplantation wird als Überleben des Empfängers sowie die längerfristig gesicherte Transplantatfunktion definiert.[64] Die Vermittlungsstelle Eurotransplant führt eine bundeseinheitliche Warteliste für jedes vermittlungspflichtige Organ (Herz, Niere, Leber, Lunge, Bauchspeicheldrüse und Darm). Zuvor konnten bislang Transplantationszentren nach eigenem Ermessen entscheiden, wer auf ihrer klinikinternen Warteliste ein vor Ort gespendetes Organ erhalten sollte, wenn Euro-

61 Die Zahlen sind aus Pressemitteilungen (siehe z.B. Oberbadisches Volksblatt vom 02.09.2000, Wiesbadener Kurier vom 29.08.2000).

62 Ein Faktor hierfür war beispielsweise die Anzahl der Patienten auf der Warteliste und die damit verbundenen unterschiedlichen Wartezeiten.

63 Die Richtlinien sind mit dem Tag der Wirksamkeit der Verträge mit der Deutschen Stiftung Organtransplantation (als Koordinierungsstelle nach § 11 TPG) und Eurotransplant (als Vermittlungsstelle nach § 12 TPG) im Juli 2000 in Kraft getreten (s. Richtlinien zur Organtransplantation gemäß § 16 TPG: A-396).

64 Wiesing (1999: 230 f.) macht darauf aufmerksam, dass hierin das ethische Prinzip des größtmöglichen Nutzens für den Einzelnen Anwendung findet. Wenn man das Prinzip des größtmöglichen Nutzens für die Gemeinschaft anstrebte, müsste nach Kriterien verteilt werden, welche die Summe der komplikationslosen Jahre aller Patienten möglichst groß werden lässt. Dies verdeutlicht, dass medizinische Entscheidungen auf ethischen Grundlagen beruhen.

transplant andernorts keinen passenden Empfänger mit erhöhter Dringlichkeit auf der Warteliste hatte. Die gemeinsame nationale Warteliste soll diese „doppelte Buchführung" verhindern, da Eurotransplant pro gespendetem Organ eine Liste potentieller Empfänger mit eindeutiger Rangfolge erstellen muss (Siegmund-Schultze 1999).[65] Zugleich muss jede Entscheidung für oder gegen die Aufnahme in die Warteliste, so sehen es die Richtlinien vor, schriftlich begründet werden; die Warteliste kann vom Patienten eingesehen werden. Aufgelistet für die einzelnen Organe sind Indikationen für eine Transplantation genannt. Während der Wartezeit soll die Entscheidung der Transplantationseignung und -notwendigkeit in regelmäßigen Abständen überprüft werden. Als Gründe für die Ablehnung einer Aufnahme in die Warteliste werden Kontraindikationen aufgelistet, die einen Transplantationserfolg kurz- oder längerfristig gefährden können, so z.B. nicht heilend behandelte bösartige Erkrankungen, klinisch manifeste Infektionskrankheiten, HIV-Infektionen oder schwerwiegende Erkrankungen anderer Organe. Beim Herzen werden fortgeschrittene arterielle Gefäßerkrankungen, bestehender schwerer Nikotin-, Alkohol- oder sonstiger Drogen-Abusus sowie unzureichende *compliance*, d.h. die Mitarbeit des Patienten, als zu großes Risiko für einen andauernden Transplantationserfolg gewertet; bei Patienten mit alkoholinduzierter Leberzirrhose erfolgt die Aufnahme in die Warteliste erst dann, wenn der Patient für mindestens sechs Monate völlige Alkoholabstinenz eingehalten hat. Bei der Beurteilung der Kontraindikationen „soll stets der körperliche und seelische Gesamtzustand des Patienten gewürdigt und eingeschätzt werden" (Richtlinien zur Organtransplantation gemäß § 16 TPG 2000: A-397). Nicht nur dieser Zusatz, sondern auch die Auflistung der Kontraindikationen zeigt, dass neben medizinischen immer auch psychosoziale Kriterien für die Bewertung der Erfolgsaussicht miteinbezogen werden.

Da auch bei der Organverteilung die Kriterien der Erfolgsaussicht und Dringlichkeit vom Gesetzgeber vorgegeben werden, hat die Bundesärztekammer Kriterien für die Verteilung der vermittlungspflichtigen Organe entwickelt, der diese prozentual berücksichtigt. Mit der Gewichtung soll ein

---

65 Hackenbroch (2000) zeigt die Konsequenzen der bisherigen Verteilungspolitik auf: „Auf Grund dieses Verteilungsmodus kommt es zu haarsträubenden Ungerechtigkeiten: Manche Zentren, die nur wenig transplantieren, dafür aber mit vielen benachbarten Unfallkliniken kooperieren, erhalten sehr viele Organe und haben entsprechend kurze Wartelisten. Andere jedoch – häufig gerade die hoch spezialisierten mit den besten Erfolgsaussichten – müssen ihre Patienten monate- oder jahrelang auf die begehrten Ersatzorgane warten lassen."

ausgewogenes Verhältnis zwischen den sich widersprechenden Kriterien hergestellt werden, denn bei einem dringenden Fall sei oft der Erfolg fraglich und bei guten Erfolgsaussichten häufig die Dringlichkeit nicht gegeben (Schreiber/Haverich 2000: A-386). Die Kriterien für die Organverteilung wurden für jedes vermittlungspflichtige Organ einzeln festgelegt. Bei der Niere werden der Grad der Gewebeübereinstimmung von „Spenderorgan" und Empfänger,[66] die Mismatch-Wahrscheinlichkeit,[67] die Ischämiezeit[68] und die Wartezeit[69] prozentual berücksichtigt. Bei der Leber dagegen werden die Patienten auf der Warteliste in vier Dringlichkeitsstufen eingeteilt, die sich an dem Gesundheitszustand orientieren. Auch für das Herz und die Herz-Lunge wird der lebensbedrohlichen Situation einer Herz- oder Herz-Lungen-Erkrankung Rechnung getragen, in dem diese Patienten vor allen anderen vorrangig transplantiert werden. Ausgenommen dieser hohen Dringlichkeitsstufe werden bei Herz und Lunge die Wartezeit und die Ischämiezeit als Kriterien festgelegt, wobei die Wartezeit prozentual höher gewichtet wird (80% zu 20%). Eine Expertengruppe von drei Ärzte und Ärztinnen aus verschiedenen Transplantationszentren und nicht wie zuvor allein der behandelnde Arzt entscheidet über die Zuordnung in die hohen Dringlichkeitsstufen bei Leber, Herz und Lunge. Für alle Wartelisten wurde festgelegt, dass grundsätzlich lebensbedrohte Patienten (sogenannte *high urgency*-Fälle), Kinder und kombinierte Organtransplantationen vorrangig berücksichtigt werden. Die entscheidungsleitenden Kriterien der Dringlichkeit und Erfolgsaussicht werden somit nach den Konsequenzen für die betroffenen Patienten beurteilt. Da eine

---

66 Nach bisherigen Erkenntnissen entscheiden sechs Leukozyten-Antigene über die voraussichtliche Akzeptanz oder Abstoßung eines neuen Organs. Stimmen alle sechs Antigene überein, sind die Erfolgsaussichten am größten.

67 Da die Gewebestrukturen in der Bevölkerung unterschiedlich häufig vertreten sind, bezeichnet die Mismatch-Wahrscheinlichkeit die errechnete Wahrscheinlichkeit, ein weitgehend mit der Gewebeverträglichkeit übereinstimmendes Organ zu bekommen.

68 Die Ischämiezeit, welche die Dauer der Konservierung beschreibt, berücksichtigt die Entfernung zwischen dem Spender- und Empfängerzentrum. Die spontane Funktionsaufnahme des Organs wird mit der Dauer der Konservierungszeit in Verbindung gebracht (Richtlinien zur Organtransplantation gemäß § 16 Transplantationsgesetz 2000: A-403). Auch wenn dieser Faktor der Erfolgsaussicht zugeordnet wird (siehe z.B. Schreiber/Haverich 2000: A-386), wird damit gleichzeitig dem regionalen Spenderaufkommen Rechnung getragen, sodass Transplantationszentren, die sich um „Organspenden" bemühen, von einem erhöhten Spenderaufkommen (prozentual verrechnet) direkt profitieren können. Damit werden auch in Zukunft voraussichtlich ein Drittel der Organe vor Ort verteilt (Hackenbroch 2000).

69 Die Wartezeit beginnt bereits mit dem ersten Tag der Nierenersatztherapie und wird bis zu sechs Jahre mit 30% bewertet.

Herz-, Lungen- und Lebertransplantation über Leben und Tod entscheiden kann, wird bei der Organverteilung die Dringlichkeit in den Vordergrund gestellt. Im Fall der Nierentransplantation, bei der es in erster Linie um die Verbesserung der Lebensqualität geht, werden dagegen die Erfolgsaussichten mit den genannten Faktoren der Gewebeverträglichkeit und Ischämiezeit gleichgestellt mit der Dringlichkeit, die sich in den Faktoren der Wartezeit und der Mismatchwahrscheinlichkeit repräsentieren.

Organtransplantation wird dann als Therapiemöglichkeit eingesetzt, wenn herkömmliche Methoden zur Aufrechterhaltung der Funktionstüchtigkeit eines der weiter unten benannten Organe versagen und – mit Ausnahme der Niere – das Leben des Menschen bedroht ist. Dementsprechend groß ist die Vielzahl an Grunderkrankungen, die einer Indikation zur Organtransplantation vorausgehen. Durch den Ausbau der Kapazitäten, die für Organtransplantationen zu Verfügung stehen, die Fortschritte in der Immunsuppression sowie die Ausweitung der Altersgrenzen für potentielle Organempfänger wird die Indikation zur Organtransplantation immer häufiger gestellt (Grewel 1994: 48).[70] Die Indikation zur Nierentransplantation wird bei terminaler Niereninsuffizienz, z.B. bei Zystennieren oder Diabetes mellitus, gestellt. Nierenerkrankte haben die Möglichkeit der Hämodialyse, das herkömmliche Verfahren der Nierenersatztherapie.[71] Sie sind also nicht zwingend auf eine Transplantation angewiesen bzw. können bei Versagen der transplantierten Niere zur Dialyse zurückkehren. Zu einer Herztransplantation können Erkrankungen des Herzmuskels, komplexe Herzfehler, Herzrythmusstörungen, aber auch Herztumore führen. Im Gegensatz zur Nierentransplantation stellt die Herztransplantation eine lebensrettende Maßnahme ohne tatsächliche alternative Behandlungsmethoden dar. Zwar gibt es apparative Herzüberbrückungssysteme, die im längsten Fall 79 Tage bis zu einer Herztransplantation die Herzfunktion übernehmen, auch Kunstherzen sind bereits entwickelt worden, doch längst

70 Nach Baureithel/Bergmann (1999: 192 f.) gibt es Studien, die nachweisen, dass in Deutschland „[...] in zwei Drittel der Fälle [eine Herztransplantation] vorschnell angeboten wird."

71 Am häufigsten ist die Dialyse in einem Dialysezentrum, in das die Patienten – je nach gesundheitlichem Zustand – dreimal die Woche zu festgelegten Zeiten für drei bis vier Stunden zur Blutwäsche müssen. Dies bedeutet sowohl körperlich als auch psychisch eine große Belastung und Einschränkung, die oft auch mit Todesangst verbunden ist.

noch nicht zu Standardbehandlungsmethoden ausgereift.[72] Eine Lungentransplantation ist z. B. im Endstadium isolierter Lungenerkrankungen oder Lungenfibrose (z.B. Mukoviszidose) notwendig. Auch hier ist das Leben des Patienten ohne eine Transplantation gefährdet. Chronische Erkrankung der Gallenwegssysteme, Zirrhosen (wovon die alkoholinduzierte Zirrhose nur eine Art ist) oder Stoffwechselerkrankungen, aber auch Tumore können beispielsweise zu einem Leberversagen führen, das eine Lebertransplantation notwendig macht. Die Dünndarmtransplantation, z.B. bei Patienten mit Kurzdarmsyndrom, ist noch keine Standardmethode, da der Dünndarm schwierig in seiner Immunantwort[73] zu handhaben ist. Eine Pankreastransplantation wird bei insulinpflichtigem Diabetes mellitus durchgeführt bzw. zur Vermeidung derselben in Zusammenhang mit einer Nierentransplantation.[74]

Ist bei einem Patienten eine Organtransplantation indiziert und entscheidet sich dieser dafür, wird ein psychologisches Gutachten erstellt, um die *compliance* des Patienten bei der Therapie zu sichern. Sie müssen nach einer Transplantation eine strenge Disziplin sowohl bei der Medikamenteneinnahme, der regelmäßigen Körperkontrollen, Nachuntersuchungen und Vermeidung von Infektionen einhalten. Hierbei wird auch die Stabilität des sozialen Umfeldes erfragt, das einen wichtigen Unterstützungsfaktor für die Patienten darstellt. Ist weder psychisch noch körperlich etwas gegen diese Entscheidung einzuwenden, wird nach Besprechung der Ärzte auf den sogenannten Transplantationskonferenzen in einem Zentrum der Patient auf die Warteliste gesetzt, also für eine Organtransplantation angemeldet. Konkret heißt das, dass seine Daten mit dem jeweils aktuellen Gesundheitszustand, der die Dringlichkeit einer Transplantation anzeigt, der zentralen Datenbank von Eurotransplant übermittelt werden. Ist die Entscheidung zu einer Transplantation gefallen, muss sich der Patient oder die Patientin einer Reihe medizinischer Voruntersuchungen unterziehen. Hierzu zählen umfangreiche Blutuntersuchungen und eine Gewebetypisierung, um ein immunologisch ‚passendes' Transplantat zu finden. Um Infektionsherde bzw. den Ausbruch latenter Infektionen wie beispielsweise Hepatitis oder TBC durch die nach der Trans-

---

72 Vgl. Feuerstein 1995: 120 f.; Fox/Swazey 1992.

73 Das bedeutet, dass der transplantierte Dünndarm (bzw. dessen Immunsystem) (= immunkompetent) den Körper des Empfängers als fremd erkennt und eine Abstoßungsreaktion zeigt (*graft-versus-host-reaction*).

74 Vgl. Feuerstein 1995: 93; Pschyrembel 1993: 1140.

plantation notwendige Unterdrückung des Immunsystems zu vermeiden, kommen noch weitere Untersuchungen hinzu.

Wurde für einen Patienten ein ‚passendes' Organ über Eurotransplant ermittelt, wird er von seinem Transplantationszentrum mittels moderner Methoden der Telekommunikation (z.B. Handy) unverzüglich benachrichtigt, um sich schnellstmöglich dort einzufinden und auf die Operation vorbereitet zu werden. Der Körper muss noch einmal gewaschen und rasiert werden. Er wird mit einer Desinfektionstinktur behandelt. Je nach voraussehbarer Ankunftszeit des Organs wird die Narkose eingeleitet. Kurz vor der Transplantation muss noch eine Kreuzprobe (*cross-match*) zwischen dem Gewebe des „Spenders" und dem Empfängerserum durchgeführt werden, um die Verträglichkeit beider zu überprüfen. Im Operationssaal wird um das sogenannte Operationsfeld herum ein steriler Raum gebildet; durch Abteilen mit Tüchern wird der Kopfbereich – das Arbeitsfeld der Anästhesie – von der übrigen Körperoberfläche getrennt. Das Operationsfeld selbst, d.h. die Körperstelle an welcher der Schnitt gesetzt wird – das Arbeitsfeld der Chirurgie – wird ebenfalls weiträumig desinfiziert. Nun ist der Körper auf die eigentliche Operation vorbereitet. Bei einer Nierentransplantation müssen die ursprünglichen Nieren nicht unbedingt entfernt werden, da die transplantierte Niere nicht an die naturgemäß dafür vorgesehene Stelle, sondern auf der Vorderseite des Körpers unter die Bauchdecke eingesetzt wird. Dies wird aus operationstechnischen Gründen gemacht und hat zudem den Vorteil, dass die eventuell vorhandenen Restfunktionen der originären Nieren erhalten bleiben. Bei Ankunft des zu transplantierenden Organs wird dieses noch einmal vom Chirurgen überprüft, bevor es transplantiert wird. Es kann passieren, dass noch zu diesem Zeitpunkt eine Organtransplantation wieder abgesagt werden muss, falls das Organ geschädigt ist. Für den Patienten stellt dies eine massive psychische und bei Herz- und Lebertransplantationen auch körperliche Belastung dar, denn es kann vorkommen, dass der Körper des Empfängers zum Zeitpunkt der Absage bereits operativ geöffnet wurde. Das ‚neue' Organ wird über Verbindungen zwischen den Gefäßen des Transplantats und des Empfängers in den neuen Organismus eingesetzt. Wichtig ist, dass die Ischämiezeit so kurz wie möglich gehalten wird; je kürzer sie ist, desto besser die Funktionsfähigkeit der Organe. Ist das Transplantat eingesetzt und mit dem neuen Organismus verbunden, werden vor dem Schließen der Wunde noch etwaige Blutungen gestillt. Wird mit dem Verschluss des Operationsfeldes begonnen, leitet der Anästhesist die Narkose langsam aus. Der Patient kommt nun zur Überwachung in den Aufwachraum oder gleich auf eine Intensivstation oder Intermediate-Care-Station je nach körperlichem Zustand.

Nach der Transplantation sind, im Vergleich zu anderen Operationen, die Eingriffe am Körper des Organempfängers jedoch nicht beendet. Das Immunsystem muss lebenslang unterdrückt werden, jedoch nicht vollständig, sodass trotz allem noch ein Schutzmechanismus vor lebensbedrohlichen Infektionen gegeben ist. Die richtige Dosierung der Immunsuppressiva ist sozusagen eine Gratwanderung. Die Dosis wird mit der Zeit verringert, es kann jedoch nie vollständig darauf verzichtet werden. Bei akuten Abstoßungsreaktionen müssen die Medikamentendosen massiv erhöht werden. Die transplantierten Patienten müssen in regelmäßigen Intervallen zu Kontrolluntersuchungen in „ihre Klinik",[75] erst wöchentlich, dann in immer größeren Abständen. Der massivste Eingriff bei diesen Untersuchungen ist die Durchführung von Biopsien. Dabei werden mit einer kleinen Zange, die durch eine Kanüle in den Körper eingeführt wird, dem Transplantat kleine Gewebeteile zur histologischen Untersuchung entnommen. Damit sollen Entzündungen und Abstoßungsreaktionen erkannt werden. Dies ist ein z.T. sehr schmerzhafter Vorgang, der gerade auch beim Herz nicht ungefährlich ist. Weiter dazu gehören Ultraschalluntersuchungen, Computertomographien, Röntgen, Blutuntersuchungen und Kontrollen weiterer laborchemischer Werte. Diese notwendige Kontrolle nach einer Organtransplantation führt zu einer weiteren engen Anbindung der Patienten an „ihr" Transplantationszentrum. Zu Hause müssen die Patienten selbst eine ständige Körperkontrolle durchführen. Neben der regelmäßigen und gewissenhaften Medikamenteneinnahme (zu festgelegten Zeiten) gehört hierzu auch regelmäßiges Blutdruckmessen und Gewichtskontrolle (um eventuelle Wassereinlagerungen schnell zu erkennen, die z.B. auf ein langsames Versagen einer Niere hinweisen könnten). Ein Leben mit einem transplantierten Organ wird durch dieses notwendige Kontrollregime stark geprägt.[76] Hinzu kommen die Nebenwirkungen der Medikamente, die sowohl körperliche (das kortisonbedingte ‚Mondgesicht', verstärkter Haarwuchs oder Haarausfall, Gewichtszunahme, zittrige Hände, Zahnfleischwucherungen, erhöhte Krebsgefahr, hoher Blutdruck, Osteoporo-

---

75 Das Possessivpronomen im Zusammenhang mit Klinik entspricht der tatsächlichen sprachlichen Verwendung durch viele Organempfänger.

76 Das Nichteinhalten dieser Vorschriften wie auch das Unterlassen der notwendigen klinischen Nachuntersuchungen von Seiten der Patienten wird als *non-compliance* bezeichnet. *Non-compliance* ist nach transplantationspsychologischer Einschätzung „eindeutig als passiver Suizid zu sehen" (Bunzel 1993: 29).

se etc.) als auch psychische Nebenwirkungen (Halluzinationen, Depressionen) haben können.

Krankenversicherung: Kostenfrage und Recht auf Behandlung

Von gesellschaftlicher Bedeutung – vor allem für die Nutzer und Nutzerinnen der Humantechnologien – ist auch die Frage nach der Bezahlung der Behandlungen: ob sie privat bezahlt oder ob sie – wenn es sich um von der Gesellschaft anerkannte Leistungen handelt – von den Krankenkassen erbracht werden müssen. Schon 1967 wurde im Rahmen eines Bundessozialgerichtsurteils *Kinderlosigkeit* juristisch als Krankheit definiert, doch erst 1990 erfolgte eine gesetzliche Entscheidung. Bis dahin konnte die Definition von Krankheit auf das Phänomen der Kinderlosigkeit interpretativ angewendet werden.[77] Durch die andauernde gesellschaftliche Diskussion Ende der 1980er Jahre, in denen die gentechnologische Forschung und in diesem Zusammenhang auch die Entwicklung und Anwendung fortpflanzungsmedizinischer Technologien zunahm, wurde der gesetzliche Regelungsbedarf immer offensichtlicher. Mit dem Inkrafttreten des neuen Einheitlichen Bewertungsmaßstabes (EBM) zum 01.10.1987, der gemeinsam durch die Bundesausschüsse der Ärzteschaft und der Krankenkassen abgestimmt worden war, waren Maßnahmen zur „künstlichen" Befruchtung als eigenständige Gebührenpositionen abrechnungsfähig. Mit dem seit Anfang 1989 geltenden Gesundheitsreformgesetz (GRG) wurden diese Maßnahmen wieder aus dem Leistungskatalog der Krankenkassen entfernt (festgelegt in § 27 Satz 5 „Leistungen für die künstliche Befruchtung gehören nicht zur Krankenbehandlung"). Vom 01.01.1989 bis zum 30.06.1990 wurden die Leistungen im Hinblick auf eine „künstliche" Befruchtung nicht anerkannt (siehe dazu ausführlich Nave-Herz/Onnen-Isemann/Oßwald 1996: 185-206). Private Krankenkassen über-

77 Seit 1985 konnten die gesetzlichen Krankenkassen ihre Leistungen verweigern. Eingegrenzt wird die Anerkennung der Empfängnisunfähigkeit als Krankheit dann, wenn die „Unfruchtbarkeit" besteht, weil zuvor eine Sterilisation vorgenommen wurde mit dem Ziel, keine Kinder oder keine weiteren Kinder mehr zu bekommen. Ist die Sterilisation aber aus gesundheitlichen Gründen durchgeführt worden und bestehen diese Gründe nicht mehr, dann erfüllt die Empfängnisunfähigkeit den Tatbestand der Krankheit.

nahmen diese Kosten auch weiterhin, Versicherte der gesetzlichen Krankenkassen mussten die Behandlungskosten jedoch privat bezahlen.

Mit der Einführung des § 27 a in das 5. Buch des Sozialgesetzbuches (SGB V), das am 01.07.1990 in Kraft trat, wurde für die Maßnahmen der „künstlichen" Befruchtung ein Leistungsanspruch mit entsprechender Leistungsregelung erlassen.[78]

§ 27 a Sozialgesetz – Fünftes Buch – (SGB V)

Künstliche Befruchtung

(1) Die Leistungen der Krankenbehandlung umfassen auch medizinische Maßnahmen zur Herbeiführung einer Schwangerschaft, wenn
1. diese Maßnahmen nach ärztlicher Feststellung erforderlich sind,
2. nach ärztlicher Feststellung hinreichend Aussicht besteht, dass durch die Maßnahmen eine Schwangerschaft herbeigeführt wird, eine hinreichende Aussicht besteht in der Regel nicht mehr, wenn die Maßnahme viermal ohne Erfolg durchgeführt worden ist.
3. die Personen, die diese Maßnahmen in Anspruch nehmen wollen, miteinander verheiratet sind,
4. ausschließlich Ei- und Samenzellen der Ehegatten verwendet werden und
5. sich die Ehegatten vor Durchführung der Maßnahmen von einem Arzt, der die Behandlung nicht selbst durchführt, über eine solche Behandlung unter Berücksichtigung ihrer medizinischen und psychosozialen Gesichtspunkte haben unterrichten lassen und der Arzt sie an einen der Ärzte oder eine der Einrichtungen überwiesen hat, denen eine Genehmigung nach § 121 a erteilt worden ist.

Die gesetzlichen Krankenkassen zahlten von Mitte 1990 bis Anfang 1999 bei entsprechender medizinischer Indikation bis zu sechs (homologe) Inseminationen, vier IVF-Zyklen oder zwei GIFT-Versuche (intratubarer Gametentransfer).[79] Seit ca. 1992 hat sich die Behandlung männlicher „Sterilität" mit Hilfe der Methode der Intrazytoplasmatischen Spermieninjektion (ICSI) bundes-

78 Das Gesetz bestimmt gleichzeitig, dass die Krankenkassen ihren Versicherten Maßnahmen der „künstlichen" Befruchtung, die im Zeitraum zwischen dem 01.01.1989 und 30.06.1990 durchgeführt wurden, rückwirkend erstatten müssen. Als Obergrenze wurden die Vergütungsregeln vom 31.12.1988 zugrunde gelegt.

79 In der Regel werden die Kosten der Behandlungen bis zu einem Alter der Frau von 40 Jahren übernommen. Ausnahmen sind nur bei den Frauen zulässig, die das 45. Lebensjahr noch nicht vollendet haben und sofern die Krankenkasse nach gutachterlicher Beurteilung der Erfolgsaussichten eine Genehmigung erteilt hat.

weit etabliert; die Behandlung mit Hilfe von GIFT hat rapide abgenommen. Die Krankenkassen übernahmen bis zu vier IVF/ICSI-Versuche. In einer Stellungnahme der kassenärztlichen Bundesvereinigung und der Spitzenverbände der Krankenkassen vom 26. November 1998 wurde jedoch nunmehr festgelegt, dass die Kostenübernahme für Maßnahmen der ICSI, auch im Sinne einer Kostenerstattung, auszuschließen ist.[80] Begründet wird diese Entscheidung mit „dem Fehlen fundierter Aussagen, die eine Beurteilung von etwaigen mit der Methode der Intrazytoplasmatischen Spermieninjektion verbundenen Risiken wie erhöhte Fehlbildungsraten und vermehrte Chromosomenanomalien erlauben würden" (Reproduktionsmedizin 1999: 84 f.).[81] Die privaten Krankenversicherungen übernehmen die Behandlungskosten zur Zeit noch. Trotz des oben erwähnten bundesweiten Einheitlichen Bewertungsmaßstabes (EBM) sind die Kosten der einzelnen Behandlungsmethoden bzw. Behandlungsschritte der „künstlichen" Befruchtung nicht in allen Zentren absolut identisch. Die hier angegebenen Zahlen[82] können daher zum Teil nach oben oder unten abweichen. So können sie beispielsweise abhängig sein von der Höhe der Dosierung, aber auch von den Preisen der verwendeten Medikamente, ebenso davon, ob die Punktion der Eizellen ohne Narkose, mit Teilnarkose oder Vollnarkose durchgeführt wird oder wie lange die Aufenthalte in den Zentren nach der Punktion und dem Embryotransfer andauern.

Die gesamte Kryokonservierung (zum Beispiel von Sperma des Ehemannes, befruchteten Eizellen, Hodengewebe) gehört nicht zur Leistungspflicht der gesetzlichen Krankenversicherungen und muss daher von den Paaren selbst finanziert werden.[83] Ebenso werden die anfallenden Kosten bei den mikrochirurgischen Eingriffen zur Gewinnung von Samenzellen aus dem Hoden oder Nebenhoden (MESA/TESE) unter Vollnarkose nicht übernommen mit der Begründung, dass es sich hierbei nicht um sogenannte kurative (heilende)

80 Allerdings ist dies immer noch Gegenstand zahlreicher Gerichtsverfahren, vgl. etwa die widersprechenden Entscheidungen des Landessozialgerichtes (LSG) Niedersachsen vom 23.02.2000 (L 4 KR 130/98) und des LSG Nordrhein-Westfalen vom 14.03.2000 (L 5 KR 89/99).

81 Diese Entscheidung der Kassenärztlichen Bundesvereinigung und der Spitzenverbände der Krankenkassen wird von verschiedenen Arbeitsgemeinschaften und Gesellschaften scharf kritisiert (siehe Reproduktionsmedizin 1999: 5-8).

82 Zusammengestellt nach Aussagen der Vertreterin einer gesetzlichen Krankenkasse; persönliches Gespräch 23. August 1999, sowie Angaben aus einer niedergelassenen Praxis von 1999.

83 Der Ausschluss der Kryokonservierung von der Krankenversicherung wurde uns gegenüber mit fehlenden Studien über mögliche Risiken dieses Verfahrens begründet.

Maßnahmen handele. Die Methode der homologen Insemination fällt unter den § 27 a SGB V „Künstliche Befruchtung“, jedoch gibt es keine eigenen Abrechnungspositionen nach dem Einheitlichen Bewertungsmaßstab (EBM) wie bei der IVF-Methode. Die kurativen Maßnahmen sind abrechnungsfähig, die Abrechnung der Inseminationen selbst erfolgt nach bestimmten ärztlichen Positionen.

Die finanziellen Aufwendungen für eine heterologe Insemination werden von den gesetzlichen Krankenkassen nicht übernommen und müssen von dem Paar selbst getragen werden. Die Höhe der Kosten weicht in den verschiedenen Kliniken und Praxen voneinander ab. In der Regel wird zunächst eine einmalige Gebühr gezahlt, die zwischen 1.500,- und 3.000,- DM liegen kann. Für die Insemination(en) mit kryokonserviertem „Spendersperma“ (bis zu drei Inseminationen werden zum Teil pro Zyklus durchgeführt) fallen Gebühren zwischen 200,- und 500,- DM an.

In-vitro-Fertilisation (IVF)		*Intrazytoplasmatische Spermieninjektion (ICSI)*		*„Kryozyklus“ (Auftauen und Retransfer kryokonservierter Vorkernstadien)*	
Vorbehandlung (Ultraschall, Blutabnahme etc.)	1.500,- bis 3.000,-	Vorbehandlung (Ultraschall, Blutabnahme etc.)	1.500,- bis 3.000,-	Kryokonservierung	ca. 800,-
Arzneimittel	ca. 2.700,-	Arzneimittel	ca. 2.700,-	Arzneimittel	ca. 500,-
IVF mit Embryotransfer (ET)	ca. 1.600,-	Befruchtung mit ICSI und Embryotransfer (ET)	ca. 2.500,-	Auftauen und Embryotransfer (ET)	ca. 300,-
gesamt	5.800,- bis 7.300,-	gesamt	6.700,- bis 8.200,-	gesamt	ca. 1.600,-
plus ggf. Kryokonservierung (s. dort)		plus ggf. Kryokonservierung (s. dort)			

Tabelle 1: Kosten für die verschiedenen Arten reproduktionsmedizinischer Behandlungen in DM.

Laut Besprechungsergebnis der Spitzenverbände der Krankenkassen vom 10./11. 08. 1971 (BKK S. 307) sowie des Bundessozialgerichtes vom 12. 12. 1972[84] sind alle im Zusammenhang mit einer *Organtransplantation* entstehenden Kosten von der Krankenkasse des Organempfängers bzw. der Organ-

84 3 RK 47/70 - (USK 72213, WzS 1973: 57)

empfängerin zu tragen. Die Aufwendungen für die ambulante oder stationäre Behandlung der „Organspender" gelten als Vor- oder Nebenleistung der dem Organempfänger zu gewährenden Heilmaßnahmen, weshalb auch diese Leistungen von den Krankenkassen der jeweiligen Organempfänger getragen werden müssen. Die Finanzierung ist über Fallpauschalen geregelt, die einen Block „Organbeschaffungskosten" enthalten, die alle Kosten, die im Zusammenhang mit der Organgewinnung entstehen (medizinisches Personal, Transport), abdecken. Bei etwaigem Verdienstausfall des „Organspenders" (bei „Lebendspende") ist dieser ebenfalls vom für den Organempfänger zuständigen Versicherungsträger zu übernehmen. Der „Organspender" hat laut Besprechungsergebnis der Spitzenverbände der Krankenkassen vom 10./11.08.1971 keinen Anspruch auf Schmerzensgeld. Eine Entschädigung im Sinne von § 847 BGB wegen Verstümmelung, Schmerzen u.ä. greift hier nicht, da er einer Organentnahme zugestimmt hat und laut § 847 BGB nur bei unerlaubten Handlungen zutrifft. Die Kosten für Spätfolgen, eventuell auftretende Komplikationen bis hin zur Berufs- oder Erwerbsunfähigkeit wie auch das Todesfallrisiko gehen nicht zu Lasten der Krankenversicherung des Empfängers. Nach Ansicht der Spitzenverbände der Krankenkassen erfüllen sie den Tatbestand des Arbeitsunfalls, womit die Kosten von der gesetzlichen Unfallversicherung übernommen werden müssen.[85] Liegt ein Arbeitsunfall vor, so wird davon ausgegangen, „[...] daß die durch die Organspende hervorgerufene Beeinträchtigung des Körperzustandes zugleich eine Krankheit im versicherungsrechtlichen Sinne darstellt. [...] Bei Arbeitsunfähigkeit besteht nunmehr ggf. Anspruch auf Entgeltfortzahlung durch den Arbeitgeber" ([jetzt] § 1 EFZG).[86] Nach einem Grundsatzurteil des Bundessozialgerichtes (BGS) vom 16.07.96 (1 RK 15/95) besteht bei illegaler Beschaffung von Organen,[87] aber auch bei Aufwandsentschädigungen und Ausgleichszahlungen für den Spender (z.B. für die geringere Lebenserwartung) kein Anspruch auf Kostenerstattung durch die Krankenkasse. Damit soll dem Organhandel vorgebaut werden. Die (illegale) Möglichkeit, sich durch Organhandel ein Organ zu beschaffen, besteht also nur für diejenigen, die dies selbst finanzieren (können). Die Operationen finden im Ausland statt und gehen häufig mit einem großen gesundheitlichen Risiko für die Empfänger einher. Die Nachbehandlung

85 Dies gilt auch für „Blutspenden" und „Spenden" anderer körpereigener Gewebe.
86 Besprechungsergebnis der Spitzenverbände der Krankenkassen vom 10./11.08.1971.
87 Etwa aus Ländern der Dritten Welt (vgl. hierzu auch Kapitel VI).

(Kontrolluntersuchungen, Kosten für Medikamente etc.) müssen nach § 27, Abs. 1, SGB V von der zuständigen Krankenkasse übernommen werden.

Im Verlauf der Recherche zeigte es sich aber, wie schwierig es gerade bei Organtransplantationen ist, genaue Zahlen über die Kosten von Begleit- und Folgebehandlungen zu erhalten. Die Fallpauschalen werden alle zwei Jahre neu ausgehandelt. Die vorliegenden gerundeten Zahlen beinhalten die Kosten ab Tag der Operation, inklusive Organbeschaffung.[88] Um die tatsächlich entstehenden Kosten der Behandlungsmethode Organtransplantation festzustellen, müssten die aufwendigen Vor- und Nachuntersuchungen in die Kalkulation mit einbezogen werden. Die folgenden Zahlen beziehen sich also nur auf die eigentliche Transplantation.

- Nierentransplantation: ca.108.000,- DM.
- Herztransplantation: ca. 92.000,- DM
- Lebertransplantation: ca. 194.000,- DM und 240.000,- DM[89]

Diese Gelder werden nach einem festgelegten Schlüssel auf alle beteiligten Partner, die zur Transplantation beitragen, aufgeteilt. Allein die lebenslang notwendige Medikation mit Immunsuppression – der einzige Posten, über den Schätzwerte einzuholen waren – beträgt in den ersten drei Jahren nach der Operation pro Jahr und Patient ca. 15.000 DM (bei Herztransplanation), werden mit den Jahren jedoch geringer. Für Lebertransplantierte finden sich Angaben zu Medikamentenkosten, die sich auf 36.500,- DM jährlich belaufen (Wuttke 1996: 246). Nicht einsehbar sind die Kosten der lebenslangen Weiterbehandlung, die zum Teil aufwendigen Nachuntersuchungen, wie z.B. Biopsien und Blutbildanalysen, die in der ersten Zeit nach der Transplantation monatlich stattfinden, aber auch erneute Hospitalisationen (z.B. bei Abstoßungskrisen) notwendig machen. Etwaige Retransplantationen bei Transplantatversagen, die z.B. bei Nierentransplantationen 1998 13%[90] ausmachten, lassen die Kosten für einen Patienten schnell weit über den angegebenen Wert ansteigen.

88 Anlage 1.1 zur Bundespflegesatzverordnung, Fallpauschalen bei Versorgung durch Hauptabteilungen, Stand 1/99.

89 Operation mit Hepatitis B/C-Behandlung.

90 Weitere 3% wurden bereits zum dritten Mal transplantiert (Smit u.a. 1999: 23).

Die raum-zeitliche Organisation der Humantechnologien

Wie wir gesehen haben, handelt es sich bei Reproduktions- und Transplantationsmedizin um hochkomplexe Systeme der „Spitzenmedizin". Wie bereits eingangs auf Grund von Giddens Theorie der hochmodernen bzw. spätmodernen Gesellschaft festgestellt worden war, sind diese Systeme in ihrer Komplexität und der Vielfalt von Spezialwissen und -können, die sie in sich vereinen, aber auch aufgrund der technologischen Entwicklungen, auf denen sie basieren, nicht denkbar ohne die gesellschaftlichen Rahmenbedingungen wissenschaftlicher, technischer und ökonomischer Art. Diese Rahmenbedingungen müssen alle auch auf dem Hintergrund von Wertvorstellungen und Orientierungsrichtlinien (z. B. Gesetzen) gesehen werden.

Eine weitere Dimension, die ebenfalls nach Giddens ein Charakteristikum dieser spätmodernen Gesellschaft darstellt, besteht in der Trennung von Raum und Zeit bzw. in der Neuorganisation von Raum und Zeit. Tatsächlich folgen sowohl Reproduktionsmedizin wie auch Organtransplantation nicht ‚natürlichen' Rhythmen und dem ‚zufälligen' Zusammentreffen verschiedener Personen bzw. deren Substanzen. Um es an einem Beispiel zu verdeutlichen: Bei einer „natürlichen" Zeugung sind zwei Menschen zu einem bestimmten Zeitpunkt (nämlich dem des Geschlechtsaktes) am gleichen Ort zusammen, und zu diesem Zeitpunkt und an diesem Ort findet die Substanzübertragung statt. Im Rahmen der Reproduktionsmedizin spielt diese Synchronie keine Rolle, vielmehr wird eine völlig neue raumzeitliche Organisation hergestellt: Mit Hormonen werden neue Zyklen geschaffen. Spermaabgabe und Spermaeinführung finden nicht gleichzeitig statt und auch nicht direkt. Bei der In-vitro-Fertilisation geschieht die Zusammenführung der Körpersubstanzen außerhalb des Körpers im Reagenzglas, also in einem künstlich geschaffenen Raum, für den ein künstliches Milieu hergestellt wird („extrakorporale Befruchtung"). Bei einer homologen Insemination liegt der zeitliche Abstand zwischen Abgabe und Zusammen- bzw. Einführung im Bereich von wenigen Stunden. Bei einer heterologen Insemination (oder auch bei komplizierteren Techniken) können Tage, Wochen oder Monate dazwischen geschaltet sein.[91] Konservierungstechniken dienen dabei einer zeitlichen Überbrückung. Analog zur zeitlichen Auftrennung besteht auch eine räumliche. Abgabe der

91 Die extremen Beispiele wie die Befruchtung einer Frau mit Sperma ihres verstorbenen Mannes (was in Deutschland nicht erlaubt ist), machen diese raumzeitliche Abkoppelung besonders deutlich.

Körpersubstanzen, Aufbewahrung, deren Zusammenführung und die Rückführung des Resultates in den Uterus finden ebenfalls nicht am gleichen Ort statt. Dazwischen geschaltet ist in räumlicher und zeitlicher Hinsicht der Facharzt (und je nach Technologie auch eine Anzahl von Fachpersonal), die diese Aufbereitung, Zusammenführung bzw. Rückführung schließlich vornimmt. Aus sozialer Perspektive fällt besonders auf, dass diese raumzeitlichen Vermittler (also die eigentlichen ‚Zeugungshelfer') als Personen sozial ausgeblendet werden und ihnen kein Anteil an der Vater- bzw. an der Mutterschaft zugeschrieben wird! Vielmehr gelten ihre Dienste als Leistungen kraft eines Amtes! Als Konsequenz der Aufteilung von Raum und Zeit werden Substanzen vom Menschen zusammengebracht, die gleichzeitig an unterschiedlichsten geographischen und sozialen Orten sowie zu den verschiedensten Zeiten leben oder gelebt haben. Die Zusammenführung dieser weitgehend entpersonalisierten Substanzen ist nicht das Resultat direkter und gegenseitiger sozialer Beziehungen, sondern das Ergebnis von Manipulationen anonymisierter Dritter. Insgesamt hat die Ungleichzeitigkeit der Handlungen von Personen, die in ihren Wirkungen aufeinander bezogen sind, auch eine Neuformulierung der Bedeutung direkter sozialer Interaktionen zur Folge; nämlich insofern, als diese nur noch *eine* Form – eine personalisierte – des zwischenmenschlichen Kontakts darstellen.

Als erstes soll nun die *raumzeitliche Organisation von reproduktionsmedizinischen Behandlungen* betrachtet werden. In einigen Zentren besteht für den Mann die Möglichkeit, das Sperma zu Hause zu gewinnen. Die Entfernung zwischen Wohnung und Praxis bzw. Klinik darf nicht zu weit sein, um das Problem des Temperaturverlustes oder der bakteriellen Besiedlung beim Transport zu vermeiden. Der Anfahrtsweg sollte eine Stunde nicht überschreiten, und für den Transport sollten entsprechende Gefäße verwendet werden, welche die Körperwärme halten. Liegt die Wohnung weiter entfernt, erfolgt die Spermagewinnung durch Masturbation in einem eigens dafür vorgesehenen Raum in der Praxis oder Klinik. Erst nach der Spermaaufbereitung wird im homologen System inseminiert, wobei der Ehemann oder Partner nicht mehr vor Ort sein muss. Für die heterologe Insemination wird ausschließlich tiefgefrorenes „Spendersperma" verwendet, das termingerecht aufgetaut werden muss. Die Spermagewinnung findet ebenfalls in der Praxis oder Klinik statt. Aufgrund der zunehmenden Gefahren bezüglich AIDS wird das Sperma von „Spendern" mehrere Male genauestens überprüft, bevor es verwendet wird.

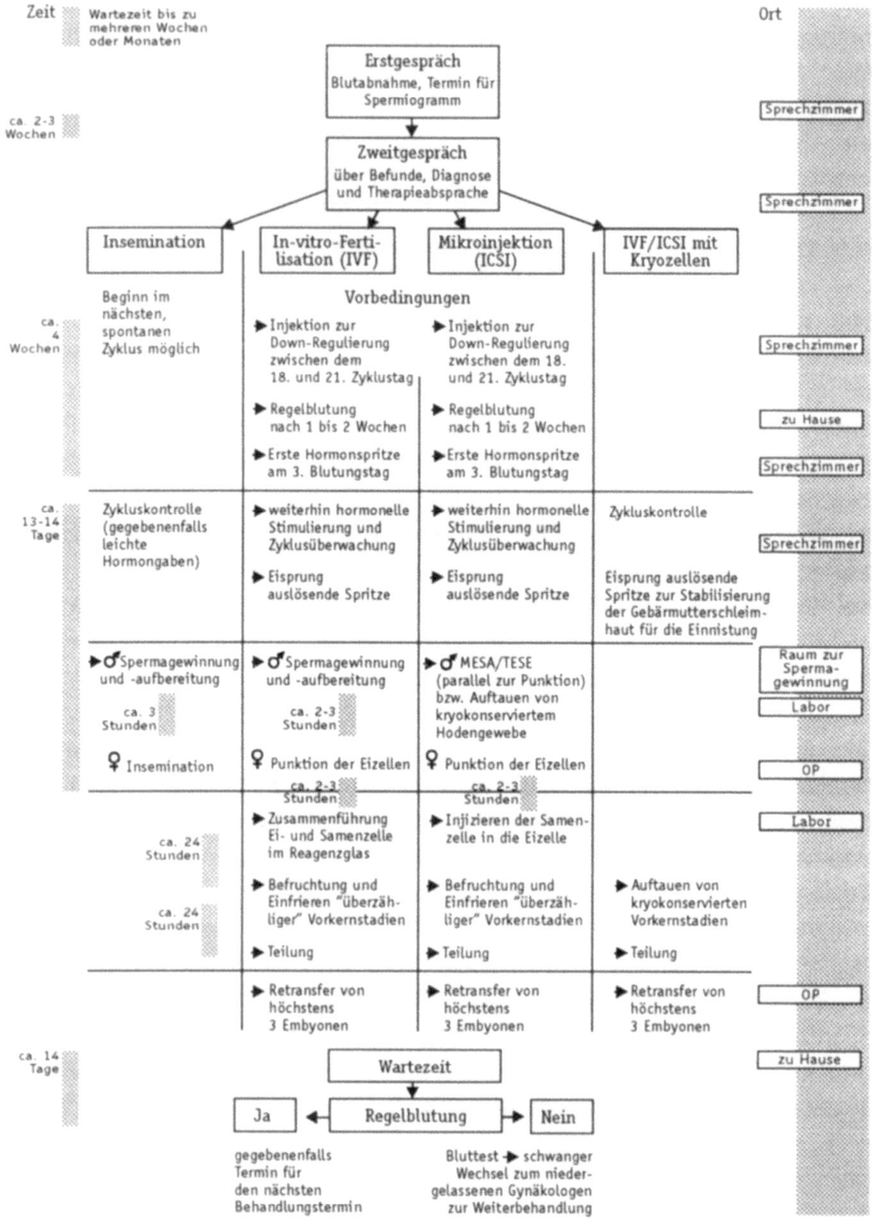

Abb. 3: Die raumzeitliche Organisation von reproduktionsmedizinischen Behandlungen.

Die Eizellgewinnung mittels der Punktion und der Embryotransfer erfolgen im Operationsraum. Die Spermagewinnung, -aufbereitung und die Zusammenführung mit den Eizellen im Reagenzglas findet am gleichen Tag im Labor statt. In dieser Zeit ist das Paar in der Regel nicht anwesend. Es wird telefonisch durch den Arzt davon unterrichtet, ob eine Befruchtung und eine weitere Teilung der Zellen erfolgt ist. Ist dies der Fall, werden die entstandenen Embryonen in die Gebärmutter transferiert.

Die Methode der Kryokonservierung ermöglicht das Tiefgefrieren von Eizellen, Samenzellen und befruchteten Eizellen (Vorkernstadien) über Jahre. Dieses erlaubt folgende Kombinationsmöglichkeiten, die jedoch nicht in allen Zentren umgesetzt werden.

- ein zeitlich versetztes Auftauen und Retransferieren von Vorkernstadien, die zur gleichen Zeit im Reagenzglas befruchtet wurden. Dadurch werden zeitlich versetzte Schwangerschaften und Geburten von zeitgleich befruchteten Eizellen möglich.[92]
- das Tiefgefrieren und zeitlich versetzte Auftauen von in früheren Punktionen gewonnenen Eizellen und die Spermagewinnung und -aufbereitung am Tag der geplanten Befruchtung im Reagenzglas.
- das Tiefgefrieren und zeitlich versetzte Auftauen von Eizellen aus vorangegangenen Behandlungszyklen sowie von Samenzellen, die im Labor zusammengeführt werden können. Beispielsweise kann das Sperma des Ehemannes dann eingefroren werden, wenn eine medizinische Behandlung (wie zum Beispiel in der Krebstherapie) notwendig wird, welche die weitere Fortpflanzungsfähigkeit in Frage stellen kann.
- das Überführen von kryokonservierten Ei- und Samenzellen sowie Vorkernstadien von einem Ort an einen anderen, falls Paare die Zentren wechseln möchten. Die Zellen werden in speziell angefertigten Behältern transportiert und können an einem anderen Ort verwendet bzw. dort weiter tiefgefroren und gelagert werden.

Bei der *Transplantationsmedizin* sind die raumzeitlichen Bedingungen noch wesentlich komplexer als bei reproduktionsmedizinischen Behandlungen.

92 In den meisten Praxen und Kliniken ist keine Lagerung auf unbegrenzte Zeit möglich. Bei Nichteintreten einer Schwangerschaft werden die kryokonservierten Vorkernstadien zumeist über ein Jahr gelagert. Bei Scheidung oder Tod eines Ehepartners werden die Vorkernstadien in der Regel vernichtet (vgl. auch Richtlinien zur Durchführung der assistierten Reproduktion 1998).

Wie bereits gezeigt wurde, ist die zeitliche Koordination zwischen beiden Seiten, der „Spender“– und der Empfängerseite, mit dem jeweiligen technischen und personellen Umfeld, Voraussetzung für eine erfolgreiche Übertragung der Organe. Im Unterschied zur Reproduktionsmedizin lassen sich Organe nicht beliebig lange aufbewahren. Hinzu kommen die komplizierten räumlichen Bedingungen, die durch die Organverteilung entstehen. Eine Vielzahl von koordinierten Einzelschritten muss organisiert und in die Wege geleitet werden, um die raumzeitliche Synchronisierung von „Spenderorgan“ und der Transplantationsoperation auf einen Empfänger zu garantieren.

Wir möchten uns in der Darstellung auf folgende Grafik beschränken.

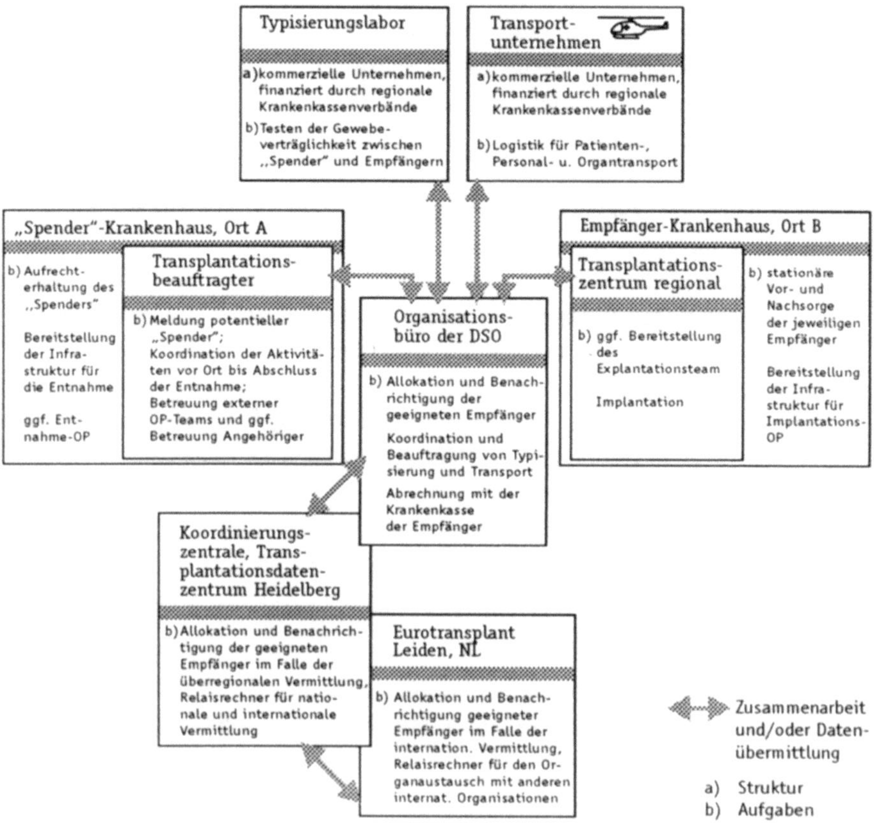

Abb. 4: Ablauf der Zusammenarbeit von Institutionen im konkreten Fall einer Organübertragung (Deutschland).

Mit den Daten der Blut- und Gewebeproben sowie allen anderen Vergabekriterien werden die geeigneten Empfänger ermittelt. Die Meldung und die Weiterverarbeitung der Informationen, aufgrund derer Empfänger ausfindig

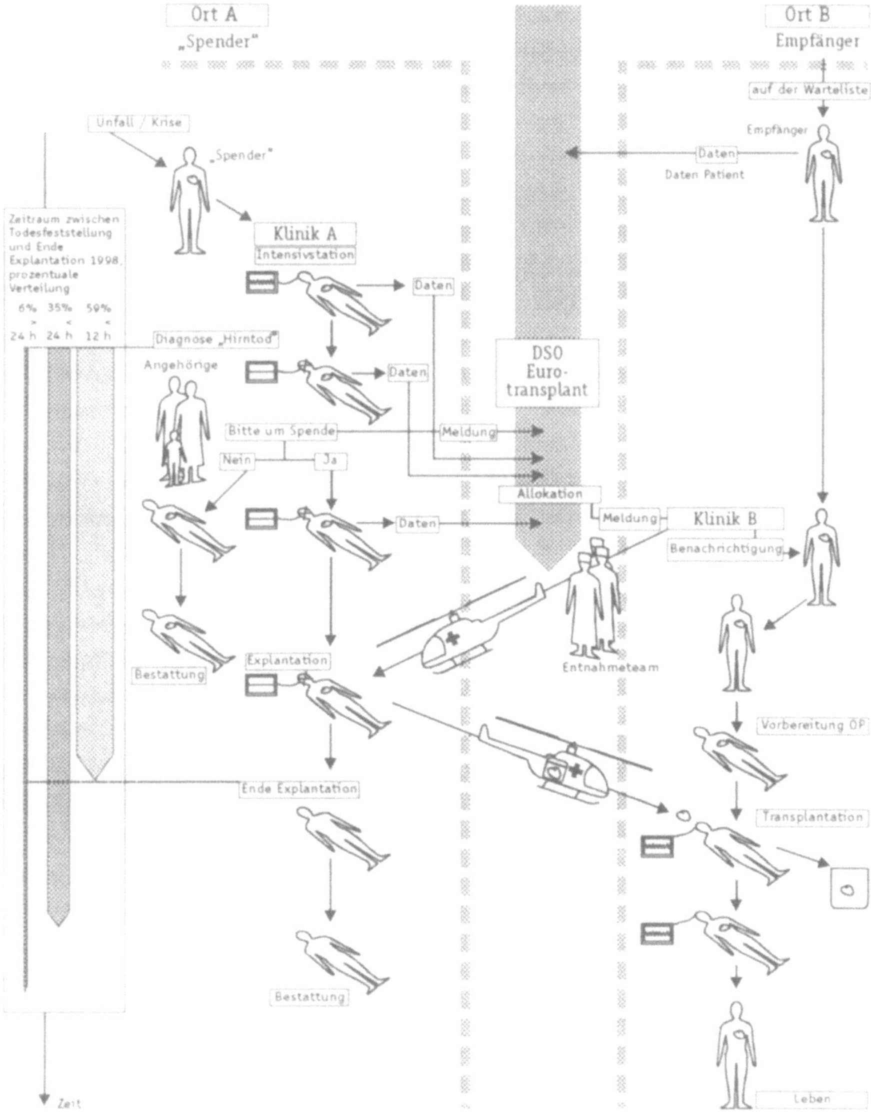

Abb. 5: Raumzeitliche Organisation einer Organübertragung am Beispiel Herz.

gemacht werden – und diese müssen dann umgehend benachrichtigt werden –, ist nur dank modernster Kommunikationsmedien, die innerhalb von Bruchteilen von Sekunden große Distanzen überbrücken können, möglich. Auch die Operationsteams müssen zum Teil erhebliche Distanzen zurücklegen, je nachdem, wie weit „Spender" und Empfänger voneinander entfernt liegen. Die Organentnahme wird entweder von Chirurgen der Klinik des „Spenders" vorgenommen oder aber von diensthabenden Entnahmeteams bzw. Chirurgen aus der Klinik, die das Organ transplantieren werden. Die Entnahmeteams fahren oder fliegen deshalb zum entsprechenden Krankenhaus, in dem der „Spender" liegt. Von der „Hirntod"-Diagnose bis zum Explantationsende soll der Zeitraum möglichst kurz gehalten werden, zum einen aus Pietät dem „Spender" und den Angehörigen gegenüber sowie auf Grund der Schwierigkeit, das Gleichgewicht aller physiologischen Körperfunktionen (Homöostase) des „Spenders" über längeren Zeitraum aufrechtzuerhalten. Dennoch schwankt der Zeitraum bis zur Entnahme: 61% der Organentnahmen wurden innerhalb von zwölf Stunden, 94% innerhalb von 24 Stunden nach der „Hirntod"-Diagnose beendet. In 6% (d.h. 1997 immerhin in 61 Fällen) vergingen 24 Stunden bis zur Entnahme.

Bei einer „Lebendspende" wird in zwei verschiedenen Operationssälen mit zwei verschiedenen OP-Teams einer Klinik parallel operiert. Dies ist – zumindest für den Empfänger – medizinisch gesehen der Idealfall einer Organübertragung, da die Ischämiezeit dadurch sehr kurz gehalten werden kann und der Ablauf der Transplantation von äußeren Faktoren (Zustand des „Spenders", räumliche Distanz, Logistik) weniger stark beeinflusst wird. Wenn auch die Distanz zwischen dem Ort der Entnahme und der Einpflanzung minimal ist und die Einpflanzung auch nicht von der Diagnose eines „Hirntodes" (ein Ereignis, das nicht planbar ist) abhängig ist, so bleibt dennoch die Notwendigkeit der Synchronie der chirurgischen Eingriffe.

Gerade das Beispiel der Transplantationsmedizin verdeutlicht die europaweit fest institutionalisierten Dimensionen raum-zeitlicher Neuorganisation eindrücklich. Wieviel weiter diese Beziehungsnetze reichen, wenn man die durch Organhandel zustande gekommenen Transplantationen hinzunimmt (siehe Kapitel VI), wird daran klar, dass diese Verknüpfungen letztlich weltumspannend sind. Ebenso sehr bringt diese Technologie über die Organe Menschen unterschiedlichster sozialer und kultureller Herkunft, unterschiedlichsten Alters und auch verschiedener Geschlechterzugehörigkeit miteinander in Verbindung – alles Tatsachen, die sozial vollständig ausgeblendet werden, ja ausgeblendet werden müssen, weil sie für das Individuum, etwa den Empfänger, gar nicht mehr zu bewältigen wären. Die Reduzierung auf Substanzen – hier: Organe – bedeutet eine vollständige Loslösung von den damit ursprünglich verbundenen Personen, deren Angehörigen, Freunden, aber auch deren Freuden, Hoffnungen und Sorgen etc.. Der Erwerb eines neuen sozialen Umfeldes über den Erwerb eines ‚fremden' Organs stellte zweifellos eine riesige zusätzliche Belastung für denjenigen dar, der durch den lebensbedrohenden Gesundheitszustand sich ohnehin in einer Krise befindet.

II. Der Körper

Kulturspezifischer Umgang mit Körper

Wie wir in Kapitel I gesehen haben, bauen die Humantechnologien auf einem bestimmten Körperbild auf. Zentral sind dabei die vorstellbare Abtrennbarkeit des Körpers eines Menschen von seiner Person, die Regionalisierung des Körpers (so konzentrieren sich reproduktionsmedizinische Behandlungen auf den ‚Unterleib'; die Transplantationsmedizin befasst sich schwerpunktmäßig mit dem Körper*innern*, v.a. mit Organen) sowie die Parzellierung des Körpers und die Behandlung einzelner Teile als Module nach dem Modell des Computers. Es erscheint deshalb sinnvoll, den kulturellen Umgang mit ‚Körper' näher zu untersuchen. Wie – bisher vor allem indirekt – deutlich geworden sein dürfte, ist der *Körper* Gegenstand von Behandlungen (und nicht die Person als Ganzes). Der wissenschaftliche Umgang und die fachärztliche Behandlung setzen eine Objektivierung des Körpers voraus. Aus diesem Grund ist im naturwissenschaftlichen (und weitgehend auch gesellschaftspolitischen) Diskurs in erster Linie vom ‚Körper' und nur ganz selten – wenn überhaupt – von ‚Leib' die Rede (zu Leib siehe Kapitel III).

‚Körper' gehört zu einem „Weltbegriff", der das Universum als etwas von den Wissenschaften Objektivierbares umfasst. Er bildet nach Husserl den Gegenbegriff zur „Lebenswelt", in dessen Mittelpunkt die (subjektive) Befindlichkeit und Leiblichkeit stehen. Der naturwissenschaftliche Weltbegriff wurde von Galilei begründet und geht von der Mathematisierung des Universums aus. Die indirekte Objektivierung der Welt, d.h. die Methode, die *anschauliche* Welt zu objektivieren, ergibt allgemeine Zahlenformeln, die einmal gefunden, anwendungsmäßig dazu dienen können, eine faktische Objektivierung zu vollziehen. Die Objektivierung ‚konstruiert' aus anschaulicher Vorstellung ideale Gegenständlichkeiten und lehrt, diese operativ und systematisch zu behandeln. Sie erzeugt nicht handelnd Dinge aus Dingen, sie erzeugt Ideen; Ideen entspringen [...] durch Idealisierung" (Husserl 1998: 274). Und diese idealisierende geistige Leistung „hat ihr Material an den ‚Dingerscheinungen', den ‚Dingvorstellungen'." Der Körper ist Teil der Dingwelt und nicht der primären Erfahrungswelt, durch die der Leib konstituiert wird. Der Körper ist deshalb objektivierter Leib und damit Gegenstand von Behandlungen.

Kulturgeschichtlich betrachtet waren dazu drei Dinge Voraussetzung für die Schaffung von ‚Körpern' als Gegenstände von spezifischen Formen ärztlicher Behandlung: die Anatomie bzw. das Sezieren von Leichen; die Auftrennung des Menschen in zwei qualitative ‚Teile': in einen geistigen und einen materiell-körperlichen sowie die ‚Entpersonalisierung' von Körperteilen und Organen.

Die Grundlage für die moderne Medizin basiert auf der Anatomie, welche die alte, bis in die Antike zurückreichende Säftelehre ablöste; die Säftelehre orientierte sich am lebendigen Körper und dessen Eigenschaften.[93] Die erste Zäsur begann sich im 16. Jahrhundert mit Andreas Vesalius (1514-1564), einem flämischen Arzt, abzuzeichnen. Vesalius wagte es, trotz moralischer und religiöser Verbote Leichen zu sezieren, um von der Beschaffenheit und dem Befund toter Körper Kenntnisse über das Funktionieren des lebendigen Körpers und Einblick in Krankheiten zu gewinnen. Wie Robert Jütte betont (1998: 241), setzt der anatomische Blick dort ein, wo das Leben erloschen war. Gerade dieser Aspekt, das Leben, den lebendigen Körper aus der Perspektive des Todes (d.h. der Kenntnis des toten Körpers) zu erforschen und zu verstehen, hat Foucault ([1963] 1993) als charakteristisch für die westliche Medizin, die durch die pathologische Anatomie im 19. Jahrhundert begründet wurde, bezeichnet. Denn erst die Aufklärung führte zur gesellschaftlichen Enttabuisierung des toten Menschen, was den großen Umbruch in der Medizin ermöglichte: Die Sezierung von Leichen wurde eine Standardmethode, um Studierende der Medizin auszubilden, Kenntnisse über Krankheiten zu erlangen und Möglichkeiten von chirurgischen Operationen weiter voranzutreiben. In den

93 Die Säftelehre ist untrennbar mit dem Namen Galen verbunden. Galen war ein römischer Arzt (129-199 n. Chr.) und geht in seiner Lehre davon aus, dass die Gesundheit des Menschen auf dem Gleichgewicht der vier „Körpersäfte" (Blut, Schleim, schwarze und gelbe Galle) beruht, ein Ungleichgewicht jedoch Krankheiten hervorruft. Die Seele des Menschen wird durch die Substanz des Körpers beeinflusst. je nach Mischung der im Körper eigenen vier „Qualitäten" (Wärme, Kälte, Trockenheit, Feuchtigkeit) verändert sich auch der Charakter der Seele. Das heißt wiederum, dass die Seele durch rechte Ernährung und Lebensweise (Diätetik) beeinflusst werden kann (Hauke 1937).

Vordergrund rückte damit der direkte Augenschein in Teile des menschlichen Körpers, die verborgen gewesen waren. Die Sektion von menschlichen Leichen hatte auch zur Folge, dass die Anatomen zeigen konnten, dass sich der menschliche Körper nur in wenigem von der Tieranatomie unterschied.

Der zweite Markstein in der Entwicklung der Voraussetzungen, die moderne Humantechnologien möglich machten, hängt direkt mit dem Sezieren toter Menschen zusammen: die Auftrennung in einen körperlich-materiellen Körper und einen geistigen Denk- und Erkenntnisbereich:

„Sodann untersuchte ich aufmerksam, was ich denn bin, und beobachtete, daß ich mir einbilden könnte, ich hätte keinen Körper und es gäbe keine Welt noch einen Ort, an dem ich mich befinde, daß ich mir aber darum nicht einbilden könnte, daß ich selbst nicht wäre; ganz im Gegenteil sah ich, daß gerade aus meinem Bewußtsein, an der Wahrheit der anderen Dinge zu zweifeln, ganz augenscheinlich und gewiß folgte, daß ich bin, sobald ich dagegen nur aufgehört hätte zu denken, selbst wenn alles übrige, das ich mir jemals vorgestellt habe, wahr gewesen wäre, ich doch keinen Grund mehr zu der Überzeugung hätte, ich sei gewesen. Daraus erkannte ich, daß ich eine Substanz bin, deren ganzes Wesen oder deren Natur nur darin besteht, zu denken und die zum Sein keines Ortes bedarf, noch von irgendeinem materiellen Dinge abhängt, so daß ich dieses Ich, d.h. die Seele, durch die ich das bin, was ich bin, völlig verschieden ist vom Körper, ja daß sie sogar leichter zu erkennen ist als er, und daß sie, selbst wenn er nicht wäre, doch nicht aufhörte, alles das zu sein, was sie ist."

Der Text, aus dem dieses Zitat stammt, erschien zum ersten Mal 1637 und ist von dem französischen Philosophen René Descartes. Diese Schrift gilt als erstes und wirkmächtigstes Manifest des neuzeitlichen Rationalismus und wissenschaftlichen Methodenbewusstseins. Wie aus dem Zitat deutlich wird,[94] trennt Descartes das Denken vom physischen Körper ab und setzt beides in ein hierarchisches Verhältnis zueinander: den Geist über den Körper. Diese Zweiteilung und diese unterschiedliche Bewertung der beiden Teile hatte weitreichenden Einfluss auf das Bild des Menschen in den westlichen Kulturen, wie wir sehen werden, bis auf den heutigen Tag. In der genannten Schrift führt er den Beweis, dass der menschliche Körper in seiner Anatomie im wesentlichen dem Körper von Tieren entspricht. Diese These, die er aufstellt und zu beweisen versucht, bildet eine Absage an ein metaphysisches Menschenbild. Er beschreibt ausführlich die Sektion eines Tierherzens und eines Menschenherzens und vergleicht die Anatomie beider mitein-

94 Das Zitat stammt aus der Ausgabe von 1997: 53-57.

ander. Er gelangt zum Schluss, dass das Herz eines Menschen und das („eines durch die Lunge atmenden") Tieres ganz ähnlich seien.

Nach Descartes ist es der menschliche Geist, was den Menschen vom Tier unterscheidet bzw. ihn über das Tier erhebt. Er erkennt in der Seele auch die Göttlichkeit des Menschen. Diesen Unterschied zwischen Mensch und Tier begründet er folgendermaßen:

„Wenn es Maschinen mit den Organen und der Gestalt eines Affen oder eines anderen vernunftlosen Tieres gäbe, so hätten wir gar kein Mittel, das uns nur den geringsten Unterschied erkennen ließe zwischen dem Mechanismus dieser Maschinen und dem Lebensprinzip dieser Tiere; gäbe es dagegen Maschinen, die unseren Leibern ähnelten und unsere Handlungen insoweit nachahmten, wie dies für Maschinen wahrscheinlich möglich ist, so hätten wir immer zwei ganz sichere Mittel zu der Erkenntnis, daß sie deswegen keineswegs wahre Menschen sind. Erstens könnten sie nämlich niemals Worte oder andere Zeichen dadurch gebrauchen, daß sie sie zusammenstellen, wie wir es tun, um anderen unsere Gedanken bekanntzumachen. [...] Das zweite Mittel ist dies: Sollten diese Maschinen auch manches ebensogut oder vielleicht besser verrichten als irgendeiner von uns, so würden sie doch zweifellos bei vielem anderen versagen, wodurch offen zutage tritt, daß sie nicht aus Einsicht handeln, sondern nur zufolge der Einrichtung ihrer Organe. Denn die Vernunft ist ein Universalinstrument, das bei allen Gelegenheiten zu Diensten steht, während diese Organe für jede besondere Handlung einer besonderen Einrichtung bedürfen; was es unwahrscheinlich macht, daß es in einer einzigen Maschine genügend verschiedene Organe gibt, die es in allen Lebensfällen so handeln ließen, wie uns, wie uns unsere Vernunft handeln läßt." (1997: 91 ff.)

Diese damals vor 360 Jahren zweifellos revolutionären Gedanken klingen heute höchst aktuell, vor allem auch mit Fragen im Kontext von Xenotransplantation, so wie sie heute diskutiert werden (vgl. etwa Lundin 1999). Der Körper als Objekt von Behandlungen ist in direktes Verhältnis zu setzen mit Descartes' Auftrennung von Geist und Körper, aber auch zum Zugang zur Erkenntnisgewinnung über menschliche und tierische Körper gleichermaßen: über die Anatomie bzw. die Sektion.

Das dritte Kriterium als Voraussetzung für die legitime Anwendung der Humantechnologien bildet der Prozess der Entpersonalisierung von Körpergliedern und -organen. Wie die Kulturwissenschaftlerin Sybille Obrecht (1996) in ihrer Analyse von Zeitungs- und Zeitschriftenberichten über die ersten Herztransplantationen Ende der siebziger Jahre in der Schweiz aufzeigt, setzte dieser Prozess im Umfeld der ersten Herztransplantation ein.[95] Er führte zu

95 Der erste Transplantierte war der weiße Südafrikaner Louis Washansky im Jahre 1967.

einer Transformation des populären Körperbildes. Am Anfang standen Frankenstein-ähnliche Vorstellungen von der Persönlichkeit (etwa eines Verbrechers), die auch in Körperteilen immanent sei. Damit verbunden war die Frage, inwieweit bei Organverpflanzungen (v.a. unerwünschte) Eigenschaften des „Spenders" ebenfalls übertragen würden. Am Ende des Prozesses steht das Bild der entpersonalisierten Körperteile, das sich durch die erfolgten ersten Transplantationen etabliert hat.[96] Wie Obrecht betont, wird in der medizinischen Darstellung von Transplantationen das Konzept des Anderen/Fremden transformiert, indem die Organe nicht fremd bleiben, sondern durch die Unterdrückung der Abwehrreaktion des Immunsystems in den eigenen Körper integriert werden sollen (1996: 97). Die – überzeugende – These Obrechts, dass Körperteile und -organe einst ‚personalisiert' wurden, wird durch die Arbeit Wolfgang Schilds (1998) zu einem auf den ersten Blick ganz anderen Thema gestärkt. Er geht der Frage nach, wie aus heutiger Sicht Verstümmelungen des menschlichen Körpers als Strafe (vor allem im Mittelalter, aber auch weit in die Neuzeit hineinreichend) zu verstehen und interpretieren sind. Betroffen waren von diesen Verstümmelungen nicht nur menschliche Glieder (Finger, Hand, Geschlechtsteile, Zunge, Augen u. a.), sondern auch Organe wie Herz und Niere, die den Verurteilten herausgerissen wurden. Schild gelangt zum Schluss, dass diese Körperteile eigentlich ‚Leibteile' waren, d.h. mit ihnen wurden Eigenschaften in Verbindung gebracht, die den Menschen zum Straftäter werden ließen. Das, was als Verstümmelung bezeichnet werden kann, stellte deshalb nicht bloß eine Todesstrafe dar, sondern diente der Beseitigung des Übels, einer Reinigung der Gesamtperson, des Subjektes, also. Zusammenfassend kann man sagen, dass dieses dritte Kriterium somit in direktem Zusammenhang mit der kontinuierlich weiterschreitenden Auftrennung zwischen Körper und Geist bzw. Körper und Leiblichkeit gesehen werden muss. Pointiert ausgedrückt könnte man deshalb den Prozess der ‚Entpersonalisierung' der Körperteile und -organe als eine Entleiblichung des Körpers bezeichnen.[97]

---

96 Philip Blaiberg erhielt beispielsweise das Herz eines Schwarzen, und ein wichtiger Teil der Berichterstattungen befasst sich mit der Rückkehr zum ‚normalen' Leben des Patienten.

97 Ein umgekehrter Prozess, der Versuch des Verewigens des toten Individuums in seiner charakteristischen Lebensform, sozusagen in Fleisch und Blut, stellt das Einbalsamieren des Leichnams von bekannten Persönlichkeiten, vornehmlich Staatsoberhäuptern, (wie z.B. Lenin, neuerdings auch russische Mafiosi), dar (vgl. dazu Zbarski 1999). Der sterbliche Körper, die ‚Hülle', wird in einen unsterblichen Zu-

Das Individuum, so schreibt der Geschichtsphilosoph Michel Foucault in seinem Werk „Die Geburt der Klinik" (1993), besitzt die Möglichkeit, zugleich Subjekt und Objekt seiner eigenen Erkenntnis zu sein. „Denn die Medizin hält dem modernen Menschen das hartnäckige und beruhigende Gesicht seiner Endlichkeit vor; in ihr wird der Tod ständig beschworen: erlitten und zugleich gebannt; wenn sie dem Menschen ohne Unterlass das Ende ankündigt, das er in sich trägt, so spricht sie ihm auch von jener technischen Welt, welche die bewaffnete, positive und volle Form seiner Endlichkeit ist" (1993: 208). Dies betrifft vor allem seine Endlichkeit/Unendlichkeit: zu wissen um die Endlichkeit des Daseins und gleichzeitig in der Schaffung von Wissen, die diese Endlichkeit aufhält, sie hinausschiebt. Dies gilt in extremer Form für die medizinischen Zweige der Organtransplantation und der Reproduktionsmedizin: Organtransplantation wendet die Endlichkeit, den eigenen Tod, durch eine Verpflanzung fürs erste ab, schiebt das Unabwendbare auf und verlagert es in eine ungewisse Zukunft. Reproduktionsmedizin hebt die eigene Endlichkeit insofern auf, als sie ein Weiterleben in einer nächsten Generation ermöglicht, indem sie zu leiblichen Kindern verhilft, wo von ‚Natur' aus keine möglich wären. Auf diese Weise ist die Dialektik zwischen Subjekt und Objekt – das Wissen um die Endlichkeit, den Tod, und die Behandlung dagegen, das Abwenden des unmittelbar Bevorstehenden – aufs engste miteinander verknüpft. Foucault hat im genannten Werk die kulturellen Grundlagen und die historische Entwicklung des ‚ärztlichen Blicks', der auf dieser Dialektik aufbaut, aufgezeigt. Diese Dialektik zwischen Subjekt und Objekt hat letztlich auch das ‚Individuum' hervorgebracht, den Mann/die Frau mit einem bestimmten Körper, der eine bestimmte Anatomie aufweist und in dem Krankheit verräumlicht ist.

Mit dieser dominanten kulturellen Konstruktion von ‚Körper', die typisch für die westliche Kultur und das Resultat historischer Entwicklungen ist,[98] hängt

setzt – vermutlich, um die Macht des Verstorbenen und seine Präsenz über den Tod hinaus zu dokumentieren, vielleicht vergleichbar mit den „zwei Körpern des Königs", dem sterblichen (*body natural*) und dem unsterblichen (*body politic*) (Kantorowicz 1994). Im Unterschied etwa zu mittelalterlichen Standbildern und Grabskulpturen, die den unsterblichen Körper des Herrschers abbildeten, wird der *body natural*, der eigentlich zerfallen *muss*, durch Einbalsamierung in einen unsterblichen transformiert.

98 Mit den Hinweisen auf Vesalius und Descartes sowie auf Foucaults Arbeit über die Entstehung von Klinik und ‚ärztlichem Blick' ist die historische Begründung des heutigen Körperbildes, wie es in der westlich geprägten Schulmedizin vorherrscht, keineswegs abgedeckt. Sie mögen genügen, um zu verdeutlichen, dass das Bild vom

auch die Trennung zwischen ‚Geist' und ‚Körper' zusammen. Diese Trennung von ‚Geist' und ‚Körper' liegt ebenfalls der Definition des „Hirntodes" zugrunde. Denn gemäß der geltenden Definition stirbt der Mensch mit dem Erlöschen seines Gehirns, das seinen ‚Geist' repräsentiert. Nur aus diesem Verständnis heraus ist es möglich, den Körper als Materie zu betrachten. Gleiches spielt auch in die Reproduktionsmedizin hinein: die Loslösung von Zellen und Gameten von Fragen nach Substanz von ‚Geist' und ‚Seele'. Gleichzeitig wird aber deutlich, dass parallel zu dieser Verkörperlichung des Menschen und seiner Zellen auch neue Definitionen von ‚Identität' auftauchen, Identitäten, die nicht mehr verleiblicht, sondern verkörperlicht sind: Identität, wie sie beispielsweise in Genen lokalisiert wird.

Strategien der Objektivierung und Routinisierung

Wenn der Körper als Gegenstand von Behandlungen das Resultat wissenschaftlicher Objektivierungsmethoden darstellt, so stellt sich die Frage, wie diese im konkreten Umgang mit Menschen umgesetzt werden. Unsere Beschäftigung damit hat gezeigt, dass auf Seiten der medizinischen Fachleute verschiedene Strategien der Objektivierung zur Anwendung gelangen. Die erste und grundlegende besteht in der Umklassifizierung von Menschen generell in Patienten. Daneben wären das Körperbild und der Umgang mit den Körpern von Patienten, so wie er in der Ausbildung von Ärzten vermittelt wird, zu nennen. Dazu gehören visuelle Strategien (der ‚klinische Blick'), verbale (medizinische Fachausdrücke und bestimmte Formen der sachlich-nüchternen Kommunikation) und auch kleidungsmäßige Elemente (Berufskleidung) sowie bestimmte taktile Umgangsformen (standardisierter körperlicher Kontakt im Klinikalltag).

Als erstes wollen wir uns dem Umgang mit Körpern, so wie er in der Ausbildung von Ärzten und Ärztinnen in Deutschland vermittelt wird und in einer Versachlichung vom Körper und Körperteilen mündet, zuwenden: Kurz ge-

---

Menschen, so wie es heute in den Diskussionen um die Anwendung von Humantechnologien vertreten wird, ein *kulturspezifisches* Bild vom Menschen ist. Es ist von Traditionen und Erkenntnissen, wie sie westliche Gesellschaften hervorgebracht haben, geprägt.

fasst ist das Studium der Humanmedizin in Deutschland heute in zwei Abschnitte geteilt. In den ersten drei Jahren wird den Studierenden der Mensch als Körper und der Körper als zusammengesetzt aus verschiedenen Einzelteilen präsentiert. Dieses Bild ist für den Einzelnen im Rahmen des Anatomiekurses, in dem eine Leiche seziert wird, direkt erfahrbar. Im Verlauf der nächsten zwei Jahre liegt der Schwerpunkt auf den einzelnen Spezialisierungen wie zum Beispiel der Inneren Medizin, der Chirurgie, der Augenheilkunde etc. Diese Einteilung in Spezialfächer beruht auf einer Einteilung nach „Organsystemen", und es wird Wert auf diese Art der Spezialisierung gelegt. Im letzten Abschnitt des Studiums werden die Studierenden schließlich auf unterschiedlichen Krankenhausstationen eingesetzt, wo sie arbeiten und den Stationsalltag kennenlernen und häufig erstmals für längere Zeit mit lebenden Menschen im professionellen Kontext umgehen müssen. Nach dieser Ausbildung erfolgt meistens die Anstellung in einem Krankenhaus in einer der medizinischen Disziplinen, innerhalb derer im Verlaufe der weiteren Tätigkeit eine weitere Spezialisierung erfolgt, die auch zur Niederlassung in einer Praxis führen kann.[99] Im konkreten Umgang mit Patienten zeigte sich in der Feldforschung im Krankenhaus, dass diese häufig als Personen ohne oder nur mit eingeschränkten Sozialbeziehungen und daher ohne eigentliche Geschichte (außer der Geschichte durchlebter Krankheiten) gesehen werden.[100] An die Patienten werden auf der Krankenstation zum einen bestimmte Erwartungen bezüglich Verhalten und Eingliederung in den Stationsalltag gestellt, und zum anderen müssen sie bestimmte Prozeduren über sich ergehen lassen. Dabei werden sie in diesen Prozeduren selten als soziales Wesen, sondern mehr als Träger einer Krankheit behandelt. Beispiele hierfür fanden sich in der Feldforschung reichlich, vor allem, wenn es darum ging, die Krankengeschichte zu erfragen. Diese wurde von allen Ärzten/Ärztinnen nach einer persönlichen standardisierten Form durchgeführt. Gemeinsames Charakteristikum ist, dass die verschiedenen Organbereiche nacheinander abgefragt und untersucht wurden. Nur selten blieb in diesem Rahmen die Zeit für ein persönliches Gespräch über die Krankheit, und sehr häufig wurden etwaige Fragen nicht oder nur sehr wortkarg beantwortet. Die eigentliche Führung des Gespräches war dabei fast ausschließlich in der Hand der Ärzte. Dieses

99 Welcher Weg hier konkret eingeschlagen wird, ist nach den Aussagen der Interviewpartner (Ärzte) sehr stark vom Zufall abhängig.

100 Bei dieser sehr pauschalen Aussage gilt es zu bedenken, dass der konkrete Umgang vor Ort sehr facettenreich ist und sich zu fast jeder Aussage ein Gegenbeispiel finden lässt.

Bild ändert sich aber im unstrukturierten persönlichen Umgang von Patienten und Pflegepersonal beziehungsweise Ärzten und Ärztinnen. Gleichzeitig gewinnen andere Kategorien an Relevanz. So spielt das Alter der Patienten mit Intensivierung der Behandlung im professionellen Diskurs eine zunehmende Bedeutung, während sich ebenfalls mit Intensivierung der Behandlung z. B. die Kategorie „Geschlecht" auflöst und der Patient so ‚neutralisiert' wird.[101]

Ein Beispiel für die Strategien der Objektivierung ist der Bereich der Transplantationsmedizin. Etwaige (in der Feldforschung selten beobachtete) Äußerungen der Patienten, die sich auf Probleme mit der Transplantation oder dem transplantierten Organ bezogen, wurden von medizinischer Seite entweder als Nebenwirkungen der Medikamente oder als psychologische Probleme gedeutet. Dies wurde von den Patienten zumeist auch so akzeptiert. Diese Versachlichung findet sich auch im Umgang mit den zu transplantierenden Organen, so zum Beispiel, wenn der Körper eines „hirntoten" Menschen nur noch als „Behälter für die Niere" gesehen wird.[102] Gleichzeitig ist es bei den von uns beobachteten Vorbereitungen zu Explantationen sowie den eigentlichen Explantationen nie von Belang gewesen, aus welchem sozialen Kontext der Mensch auf dem Operationstisch stammte. Von größerer Bedeutung war das Wissen um Vorerkrankungen, Laborwerte und bildgebende Untersuchungen wie die Sonographie. Aus diesen Daten, dem Alter und dem Geschlecht des „Spenders" sowie der Beschreibung des Organs durch den explantierenden Chirurgen leitet sich die Qualität des Organs ab. Dieses Vorgehen unterscheidet sich eindeutig von dem von Linda Hogle (1996) aus den USA beschriebenen Vorgehen, wo von Seiten der Transplantationszentren bei Angehörigen von „Spendern" umfangreiche Erkundigungen über das Leben der „Spender", seine Familiensituation, den Lebensstil und die genauen Umstände des Todes eingeholt und dann als maßgebliche Informati-

---

101 Auf Intensivstationen findet beispielsweise keine – sonst übliche – Unterteilung nach biologischem Geschlecht statt. Ebenso ändert sich die Nomenklatur: Aus „Patient X" wird „Bett Drei". Auf der anderen Seite ist diese Distanz nicht immer aufrecht zu erhalten. Wenn beispielsweise Fotos von Angehörigen neben dem Intensivpatienten stehen oder ein intensiver Kontakt zu den Angehörigen aufgebaut wird, funktioniert die Anonymisierung der Patienten und Patientinnen auf jeden Fall von Seiten des Pflegepersonals nicht mehr. Hier ist auch ein Spannungsfeld zwischen Pflegepersonal und Ärzteschaft zu erkennen, da letztere die Patienten und Patientinnen seltener sehen und so ein solch intensiver Kontakt nicht so häufig ist.

102 Ein anderes Beispiel ist die Behandlung und Lagerung von Herzklappen in der „Herzklappenbank" sowie deren Verwendung als Arzneimittel. Ähnliches gilt für Blutprodukte, Hornhäute etc.

on für die Vorhersage der „Qualität" des Organs herangezogen werden. Dieser Vergleich zeigt, dass der Umgang mit Humantechnologien vor Ort bei gleichen technischen Möglichkeiten stark von kulturellen Faktoren abhängig ist.

Auf der anderen Seite findet sich im zentrumsinternen Diskurs über die „Qualität von Organen" aber auch die Idee, dass eben nicht „nur das Organ" übertragen würde, da die Nieren auf dem Weg der Anonymisierung und Versachlichung, die der „Verpflanzung" in den neuen Körper vorausgeht, zumindest ihre Geschlechtszuschreibung[103] und ihr Alter[104] behalten. Es ließe sich auch umgekehrt formulieren, dass den Nieren aufgrund ihres Alters und des Geschlechts des „Spenders" oder der „Spenderin" eine Qualität zugeschrieben wird. Dieses scheint – sei es medizinisch gerechtfertigt oder nicht – kulturelle Ideen zu reproduzieren. Zu ähnlichen Ergebnissen kommt Hogle, die in ihrer Arbeit mit der Methode des Kulturvergleichs versucht, den Unterschied zwischen der Transplantationsmedizin in Deutschland und den USA herauszuarbeiten (Hogle 1996; Freudenberg 1998: 36-39).

Während der Ausbildung erlernen Mediziner und Medizinerinnen als eine der grundlegenden visuellen Strategien der Objektivierung und damit Distanzierung im Umgang mit Patienten(körpern) den ‚klinischen Blick'.

Die Medizin basiert bekanntlich auf einem analytischen Ansatz vom Körper, der in einzelne Funktionseinheiten zerlegt werden kann. Wir haben diesen Ansatz, der in einer Regionalisierung und Parzellierung des Körpers besteht, bereits beschrieben. Aufgrund dieses Konzeptes ist auch ein Entfernen, Herausschneiden krankhafter, störender oder „funktionsloser" Körperteile wie z.B. Mandeln, Blinddarm oder Gebärmutter erst möglich. Voraussetzung dafür sind auch objektive Meßmethoden, welche die subjektiven Empfindungsorgane wie Augen, Ohren, Nase, taktiles Empfinden ergänzen. Der

---

103 Es konnte gezeigt werden, dass „weibliche" Nieren bei Männern eine schlechtere Funktion haben als „männliche" Nieren bei Frauen. Die Ursache für diese Beobachtung ist allerdings nicht in dem Geschlecht des „Spenders" oder der „Spenderin" zu sehen, sondern darin, dass die Nieren von Frauen (ebenso wie Körpergröße und Gewicht) durchschnittlich kleiner sind als bei Männern. Dementsprechend ist die Wahrscheinlichkeit, dass die Relationen nicht stimmen, sehr groß. Unabhängig davon hat sich aber die Vorstellung, dass „Frauennieren" nicht so gut sind wie „Männernieren" gehalten.

104 Es wird angenommen, dass die Organe von älteren Menschen nicht lange genug in jungen Menschen funktionieren. Unabhängig von Funktionsparametern scheint die Idee dahinter zu stehen, dass die Organe eine „eigene biologische Uhr" haben.

‚klinische Blick' ist das erweiterte Auge des Arztes. Er nimmt Dinge wahr, die das Auge an sich nicht sehen kann. Ohne ihn jedoch ist keine Sparte der „Spitzenmedizin" denkbar. Denn die Kontrolle der körperlichen Funktionen geschieht primär über messende (z.B. Blutdruck, Sauerstoffgehalt des Blutes, Kreatinin, Leukozyten, Bilanzierung des Flüssigkeitshaushaltes, weitere labortechnische Untersuchungen) oder sichtbarmachende Verfahren (Ultraschall, Röntgen, Computertomographie etc.). Dies kann zu der paradoxen Situation führen, dass die objektiven, klinischen Werte der subjektiven Befindlichkeit eines Patienten oder einer Patientin widersprechen, also körperliche Befunde mit leiblicher Befindlichkeit nicht übereinstimmen. So zum Beispiel, wenn ein Arzt oder eine Ärztin gemäß den Parametern feststellt, der Patientin gehe es gut, alles sei in Ordnung und auf dem Weg der Besserung, diese sich aber beschwert, sie fühle sich miserabel und es gehe ihr schlechter. Umgekehrt sind etwa transplantierte Patienten auf diesen ‚Blick' angewiesen, etwa wenn es darum geht, Abstoßungsreaktionen festzustellen, die sinnlich nicht wahrnehmbar sind. Diese messenden bzw. sichtbarmachenden Verfahren ersetzen in diesem Fall alle Sinne und sind ein Indikator für lebensbedrohende Zustände. Der ‚klinische Blick', wie er in den auf Messinstrumenten registrierten Werten und deren Interpretation zum Ausdruck kommt, stellt somit auf nicht-sinnlich fassbare Weise Zustände fest und muss deshalb mit subjektivem Empfinden nicht übereinstimmen. Umgekehrt wirkt der ‚klinische Blick' zurück auf die Patienten, indem diese ihre subjektive Befindlichkeit entweder an den objektiven Werten überprüfen, sogar anpassen – oder sie ihnen gegenübersetzen. Das Übernehmen dieser Indikatoren von Patientenseite ist häufig, sodass eine Intensivschwester berichtete, sie würde nach Möglichkeit die Monitore am Bett der Patienten ausschalten, sodass diese ihre aktuellen Werte nicht wissen und sich bei der Frage nach ihrer momentanen Befindlichkeit nicht erst an den Monitor wenden, um dort abzulesen, sondern ihr subjektives Befinden erspüren.

Der standardisierte körperliche Kontakt im Klinikalltag

Die direkten körperlichen Kontakte zwischen Ärzten, medizinischen Mitarbeitern und Patienten ist eine weitere Ebene, die betrachtet werden soll. Die körperlichen Kontakte finden jedoch beidseitig auf der leiblichen, taktil erfahrbaren Ebene statt, weshalb nach unserer Ansicht besondere Strategien notwendig sind, die eine sachbezogene körperliche Behandlung ermöglichen. Dies gilt vor allem für diejenigen, die aufgrund ihres Amtes und ihrer Arbeit ständig, täglich und stündlich, auch mit Schicksalen von Menschen konfrontiert sind. Diese Schicksale sind Teil der Leiblichkeit. Aber nicht Schicksale stehen im Vordergrund von Behandlungen, sondern körperliche Leiden. Und um diese körperlichen Leiden praktisch als ‚Daueraufgabe' behandeln zu können, ist eine bestimmte Umgangsform notwendig, die auf Routinisierung und Uniformierung aufbaut und Objektivierung und Distanzierung bewirkt. Im Zusammenhang mit der Reproduktionsmedizin sind die Kontakte zwischen Ärzten und Patienten – im Vergleich zur Transplantationsmedizin – relativ kurzfristig. Wie wir sehen werden, sind die Routinisierungs- und Uniformierungsprozesse deshalb auch nicht so komplex wie etwa bei der Transplantationsmedizin, bei der sich Ärzte und Pflegepersonal langfristig mit ‚ihren' Patienten beschäftigen müssen.

Im folgenden sollen zunächst die Mechanismen und Strategien, die der Objektivierung und Distanzierung zwischen Ärzteschaft, medizinischen Mitarbeitern sowie Ratsuchenden und Patienten in der *reproduktionsmedizinischen Praxis oder Klinik* dienen, dargestellt werden.

Kommt ein Paar zu einem Erstgespräch in ein „Kinderwunsch-Zentrum" muss es sich zunächst zur Anmeldung begeben und seine Daten aufnehmen lassen. Dies erfolgt in der Regel durch Arzthelferinnen, die als solche an ihrer Berufskleidung in weißer Farbe identifizierbar sind. Da die Ratsuchenden aus dem Wartezimmer zumeist von dem Arzt, der auch mit ihnen das Erstgespräch führt, direkt in das Sprechzimmer geführt werden, haben sie einen direkten Ansprechpartner. Von diesem werden sie in den überwiegenden Fällen während ihrer Therapie auch betreut. Unseren Interviews konnten wir entnehmen, dass in den Universitätskliniken ein häufiger Personalwechsel (bspw. Assistenzärzte, Ärzte im Praktikum, Ärzte in der Facharztausbildung) dazu führt, dass Beziehungen zwischen Paaren und Ärzten gar nicht erst aufgebaut werden. Die Paare begegnen zum Teil bei jeder Untersuchung einem anderen Arzt und wollen sowohl ihre medizinische, aber erst recht ihre persönliche Situation nicht jedes Mal erneut schildern (siehe auch Kapitel V). Diese Distanz – Unpersönlichkeit – wird von Patienten der niedergelassenen

Praxis, der IVF-Abteilung der Frauenklinik oder Privatklinik[105] selten erwähnt, da die Paare während ihrer Therapie nur von einem oder zwei Ärzten betreut werden.

Wie schon in Kapitel I beschrieben, wird zunächst mit Hilfe eines Fragebogens die Krankengeschichte des Paares erhoben.[106] In vielen Fällen ist anhand der mitgebrachten Vorbefunde seitens des Mannes oder der Frau schon erkennbar, welche Therapie durchgeführt werden wird. Die Erklärungen über das weitere medizinische Vorgehen werden häufig im entsprechenden Fachvokabular gegeben, was dazu führt, dass Paare sich nach dem Gespräch zwar gut beraten, aber durch die vielen verwendeten Fremdwörter oft auch verwirrt fühlen. Ein Erstgespräch dauert ungefähr zwanzig bis dreißig Minuten, in der Privatklinik oft auch länger. Die täglichen Routinesprechstunden sind geprägt von langen Wartezeiten und Zeitknappheit. Zwar besteht von Seiten der Ärzteschaft in vielen Fällen das Bemühen, den Paaren die Möglichkeit zu geben, Fragen zu stellen und über emotionale Schwierigkeiten oder Probleme in der Partnerschaft zu sprechen. Da Ärzte und Mitarbeiter in der von uns besuchten Praxis oder auch der Frauenklinik häufig Überstunden machen müssen, sind sie jedoch einem ständigen Zeitdruck ausgesetzt. Für die subjektiven Befindlichkeiten der Paare bleibt kaum noch Zeit, was als Distanzierung erlebt wird. Von Seiten der (überwiegend weiblichen) medizinischen Mitarbeiter, die mit den Paaren, vornehmlich den Frauen bei Telefonaten, Terminabsprachen, Blutabnahmen, Spritzen oder besonders nach der Punktion oder dem Embryotransfer direkt zu tun haben, konnten wir erfahren, dass es in diesen Situationen des öfteren zu persönlichen Gesprächen kommt. Ein Gesprächsbedarf scheint somit vorhanden zu sein. Die weiße Berufskleidung der Mitarbeiter scheint hier nicht die gleiche Wirkung zu haben wie bei den Ärzten; so erzählte Bettina Klaassen (28):

105 1999 wurde die Deutsche Klinik für Fortpflanzungsmedizin (DKF) neu strukturiert. Der bisherige Bereich der Privatklinik wurde aufgelöst und gehört nun, bis auf eine privatärztliche Praxisgemeinschaft, zum kassenärztlich zugelassenen IVF-Zentrum der Deutschen Klinik.

106 In Feige (1997: 109) wird zu der Erhebung einer lückenlosen Anamnese die Verwendung von Fragebögen empfohlen, jedoch wird gleichzeitig darauf hingewiesen, dass Fragebögen dazu „verführen", das ärztliche Gespräch zu ersetzen und von den Paaren als anonym und „als Fließband-Abfertigung" erlebt werden (doppelte Anführungszeichen im Original).

„Ja, denen kann ich einfach mal aus dem Bauch heraus was erzählen. Die können ja nichts entscheiden. Bei dem Arzt denke ich dann, der meint jetzt bestimmt, ich muss zum Seelenklempner, bevor er die Behandlung hier weitermacht. Dass er vielleicht meint, dass ich seelisch nicht in der Lage wäre, Mutter zu werden. Da halte ich lieber meinen Mund.“[107]

Weitere Paare nannten in Bezug auf Gespräche mit dem Arzt dessen weißen Kittel, die medizinische Fachsprache, aber auch die klinische Atmosphäre als „nicht gerade förderlich“ für Gespräche über die Beziehung oder sexuelle Probleme. Silke Wiselher (25) berichtete über ihre Schwierigkeiten, in den Routinesprechstunden ein Gespräch zu führen:

„Wenn ich da auf dem Stuhl liege und die Beine breit mache, dann kann ich nicht über meine Beziehungsprobleme sprechen. Ich bringe da nichts über die Lippen. Es geht dann eben um meine Eizelle und mehr nicht. Der Arzt ist ja sehr nett, aber ich kann nicht reden. Entweder kommt er gerade aus dem OP angerannt und muss gleich wieder weg, oder er sitzt da hinter seinem Schreibtisch oder ich liege da so vor ihm [...]. Ich verstehe das schon, aber da kann doch keiner glauben, dass ich da mein Innerstes nach außen kehre.“

Hier wird die spezielle Kommunikationsstruktur zwischen Ärzten und Patientinnen besonders deutlich. Bei den Erstgesprächen oder vor den Untersuchungen sitzen alle an einem Tisch. Bei der routinemäßigen Zykluskontrolle während der Behandlungen verändert sich jedoch die Situation, da die Frau sich mit unbekleidetem Unterleib beim Ultraschall in Rückenlage auf dem gynäkologischen Stuhl befindet, während der Arzt in weißer oder zum Teil blauer Berufskleidung zwischen ihren Beinen sitzt oder neben ihr steht. Diese ungleiche Gesprächssituation wird noch offensichtlicher nach den Punktionen und dem Embryotransfer. Die Frauen liegen im Nachthemd oder im Klinikkittel, der an der Rückenseite offen ist, auf einem Bett, wohingegen der Arzt bekleidet neben ihnen steht. Besonders auffällig ist diese asymmetrische Situation in der von uns besuchten Frauenklinik, in der die Eingriffe in Operationsräumen in separaten Gebäudeteilen oder -stationen stattfinden. Diese befinden sich auf einer anderen Ebene, entfernt von der Station, auf der die

107 Zum Schutz der Anonymität unserer Gesprächspartner und -partnerinnen verwenden wir nur Pseudonyme. Des weiteren sind alle Interviewzitate zur besseren Lesbarkeit sprachlich geglättet.

Frauen vor der Punktion und dem Embryotransfer aufgenommen werden. Dort ziehen sich diese auch um und lassen ihre persönlichen Sachen zurück, d.h. sie legen die private Kleidung ab und ziehen nun stattdessen den hinten offenen Kittel an. Die Haare werden unter einer weißen Kappe versteckt. Die Frauen halten sich zunächst auf den Zimmern auf, von wo sie auf Abruf von den Schwestern in liegender Position vor die Operationsräume gefahren werden. Dort bleiben die Betten manchmal noch einige Zeit im Gang stehen. Zum Teil liegen dort bis zu drei Frauen gleichzeitig und warten. Die anwesenden Schwestern sowie die Anästhesisten tragen grüne, der Arzt zumeist weiße oder grüne Berufskleidung. Alle bedecken ihre Haare, verwenden einen Mundschutz und sterile Handschuhe. Die Frauen bekommen eine Teilnarkose, sodass sie zwar schmerzfrei sind, aber ansonsten alles wahrnehmen. Während der Punktionen wird die Frau – mal mehr, mal weniger – von dem Arzt und den Schwestern angesprochen, partizipiert jedoch zumeist eher selten an den stattfindenden Gesprächen. Nach dem Eingriff werden sie von den Stationsschwestern wieder abgeholt und bleiben noch mehrere Stunden auf der Station. Die Ehemänner sind bei der Operation nicht anwesend.

In der niedergelassenen Praxis werden die Eingriffe in einem im hinteren Bereich liegenden Raum durchgeführt. Dieser ist ausgestattet mit einem gynäkologischen Stuhl und den technischen Geräten zur Durchführung der Punktionen und der Embryotranfers. Des weiteren gehört eine Stereoanlage zur Ausstattung, auf der die vom Paar gewünschte Musik gespielt werden kann, sowie Bilder als Wanddekoration. Ziel ist es nach Aussage eines Arztes,

„die ganze Stimmung hier so unverkrampft wie möglich zu gestalten. Das ist doch keine OP, was wir hier machen. Da muss schon mal ein Spaß drin sein, und die Paare sind ja auch dankbar dafür."

Diese Aussage wurde uns von den Paaren überwiegend bestätigt, die auf unsere Nachfrage erzählten, wie froh sie seien, dass es wenigstens ein bisschen persönlich sei, wenn schon alles andere so technisch wäre. Jedoch würden sie in diesen Situationen niemals ihre persönlichen Beziehungsprobleme zur Sprache bringen. Sabine Wellert (32) äußerte ihre Vorbehalte ganz explizit:

„Davon [von Beziehungsproblemen] gibt es ja genug. Man muss sich nur mal vorstellen, dass jetzt wieder eine vierzehntätige Wartezeit auf uns zukommt mit all dem Stress, der dazu gehört. Aber ich sage doch hier nichts.

Ich liege hier so in meinem Nachthemd und erzähle von unseren Sorgen in der Ehe und im Ehebett. Das passt doch überhaupt nicht.“

Die beschriebene räumliche Organisation in einer Klinik im Unterschied zu einer niedergelassenen Praxis, die Aufnahme auf eine Station, die liegende Position der Frauen in den Betten beim Holen und das Zurückbringen auf die Station nach den Eingriffen, das komplette Entkleiden und Tragen eines Klinikhemdes sowie der stationäre Aufenthalt von einer Nacht nach dem Embryotransfer, der in der Praxis nur eine Stunde beträgt, führt in vielen Fällen dazu, dass Paare, und besonders die Frauen, die Situation, in der in ihrem Fall die ‚Zeugung‘ stattfindet, als medizinisch-technisch und distanziert empfinden, auch wenn die Ärzte und medizinischen Mitarbeiter sich überwiegend Mühe geben, die Stimmung etwas aufzulockern und auf die Paare einzugehen.

Auch in der Privatklinik befinden sich die Operationsräume auf einer anderen Ebene als die Sprechzimmer. Die Frauen legen ihre Alltagskleidung ab und wechseln diese gegen ein Nachthemd. Sie betreten selbständig den Operationsraum, zumeist in der Begleitung ihrer Ehemänner. Eine Vollnarkose wird bei einer Punktion nur auf Wunsch der Frau verabreicht. Deshalb findet in den meisten Fällen eine Kommunikation zwischen dem Arzt und dem Paar statt. Ersterer erklärt, was gerade passiert und was auf einem neben dem Bett stehenden Bildschirm zu erkennen ist. Letzteres kann Fragen stellen. Dieser Versuch, das Paar gemeinsam mit in die Vorgänge einzubeziehen und Fragen zu beantworten, wird meistens positiv erlebt. Zum Zeitpunkt unseres Aufenthaltes war der Zeitdruck in der Privatklinik geringer als in den kassenärztlich zugelassenen Zentren, da die Ärzte weniger Patienten zu versorgen hatten.

Festzustellen ist, dass die oben beschriebenen Eingriffe wie Punktionen und Embryotranfers überall unter sterilen Bedingungen in entsprechend eingerichteten Räumlichkeiten stattfinden müssen. Dennoch ist der Umgang damit in den einzelnen Zentren unterschiedlich. So werden in der Frauenklinik u.a. durch die einheitliche Kleidung der Frauen und das Transportieren in Betten schon vor dem eigentlichen Eingriff aus den Frauen Patientinnen gemacht. Zudem wird eine Atmosphäre geschaffen, die eine Entpersonalisierung, eine Objektivierung des Körpers und eine Distanzierung zwischen Patienten und Fachpersonal fördert. Der klinische Charakter der Eingriffe wird noch dadurch verstärkt, dass die Frauen nach einem Eingriff eine Nacht stationär aufgenommen werden, was in den anderen beiden von uns besuchten Zentren nicht der Fall ist.

Diese Grundprinzipien des formalisierten und standardisierten Ablaufs des Klinikalltags sowie des routinisierten Umgangs mit Menschen als Patienten treffen auch auf die *Transplantationsmedizin* zu.

Wer neu auf eine Station kommt, muss sich zunächst in den räumlichen Gegebenheiten orientieren und stellt fest, dass hier eine verwirrende Anzahl von Personen arbeitet, deren Arbeitszeiten, Aufgaben und hierarchische Position nicht sofort zu erkennen sind. Es dauert ein Weile, bis man erfasst, wer für was zuständig ist und wie der Tages- und Nachtrhythmus vonstatten geht. Noch schwieriger gestaltet sich dies im Rahmen einer Intensivstation, wo zwischen Ärzteschaft, Schwestern und Pflegern auch nicht mehr anhand ihrer Kleidung unterschieden werden kann. Zudem erscheinen viele ‚Gäste' in Form von konsiliarischen Diensten von Ärzten anderer Abteilungen, was zur weiteren Verwirrung beitragen kann. Dann fällt auf, wie durchstrukturiert und arbeitsintensiv der Alltag auf einer Station für die Ärzteschaft, Schwestern und Pfleger ist, sodass man sich vorstellen kann, dass manche Patienten auch Schwierigkeiten haben, ihre Wünsche und Bedürfnisse zu äußern, sich eher zurückhalten, da sie fürchten, die festgelegten Abläufe zu stören. Die Arbeit der Pflege in einer Klinik ist äußerst aufwendig und anspruchsvoll. Den Schwestern und Pflegern bleibt hierfür meist nicht viel Zeit. Es bedarf daher großen Engagements und persönlichen Einsatzes, neben den Anforderungen der Pflege auch auf die individuellen Anliegen der Patienten als Personen einzugehen. So berichtete uns Gisela Lemke (46) von ihrer Dialysezeit, dass sie Schwierigkeiten damit hatte, von den Pflegekräften überhaupt nicht als Persönlichkeit gesehen zu werden: *„Es war verpönt, sich mal ans Bett zu setzen und sich mal zu unterhalten. Das ist Faulheit."* Aber die Schwestern und Pfleger verbringen trotz allem die meiste Zeit mit den Patienten und sind damit auch die verfügbaren Ansprechpartner für sie, gerade z.B. auch nach Visiten. Wenn von ärztlicher Seite Diagnosen übermittelt wurden, die bei den Betroffenen Fragen, Ängste und Befürchtungen hervorrufen, werden diese selten während der Visite den Ärzten vorgetragen, sondern kommen häufig „erst später hoch" oder können erst dann artikuliert werden. Denn auch oder gerade die Visiten sind von hohem Zeitdruck geprägt, bei denen die Patienten häufig nicht zu Wort kommen oder sich regelrecht darauf vorbereiten müssen. Gisela Lemke, der nach ihrer Nierentransplantation die persönliche Betreuung zu kurz kam und die sich ein längeres Gespräch mit einem Arzt wünschte, sagte: *„Jedenfalls so ging es, nicht? Man hatte nie Zeit. Man sah nur eine Niere und sonst nichts."* Dies war bei ihr wörtlich zu verstehen, da die Ärzte, die sich auf ihre Niere konzentrierten, trotz ihrer Hinweise einen Tumor auf ihrer Nase ignorierten.

Als weiteres Problemfeld ist hier, wie dies bei den reproduktionsmedizinischen Behandlungen angesprochen wurde, die medizinische Fachsprache zu nennen, die von den Patienten häufig nicht verstanden werden kann. Eine ‚Übersetzung' des Gesagten – was eine Selbstverständlichkeit sein sollte – wird häufig nur nach direkter Einforderung geliefert. Oftmals werden auch diesbezüglich hinterher die Schwestern und Pfleger gefragt, was denn eigentlich in der Visite besprochen wurde. Diese sehen sich dann damit konfrontiert, die medizinischen Fachbegriffe für Laien verständlich zu machen. Dies gilt auch für die Angehörigen „hirntoter Organspender":

> „Beim Aufklärungsgespräch [über den „Hirntod" und „Organspende"] werden häufig komplizierte, medizinische Zusammenhänge erklärt, was dazu führen kann, dass medizinisch nicht vorgebildete Angehörige danach noch Fragen stellen, die sich auf die Organentnahme, aber auch auf das Für und Wider der Organspende beziehen. Diese Fragen stellen die Angehörigen dann oft an die betreuende Schwester oder den betreuenden Pfleger." (Dietmann 1991: 27)

Mit den Ärzten werden primär (aber natürlich nicht nur) die medizinischen Details besprochen. Für die persönlichen, emotionalen und seelischen Aspekte ist hier kaum Raum. Unserer Beobachtung nach verhindert oft auch die klinische Atmosphäre bzw. ‚der weiße Kittel' des Mediziners ein Ansprechen oder Vertiefen dieser Bereiche. So berichteten die Krankenschwestern der ambulanten Sprechstunde für Transplantierte in einer Klinik, dass sie häufig sehr viel intimere Einblicke in das (Er-)Leben der Organempfänger haben als die Ärzte. Im Sekretariat oder bei Anrufen, – falls die Organempfänger und -empfängerinnen unter Symptomen leiden, die sie nicht einschätzen können oder die auf eine Abstoßung hinweisen –, schütten die Betroffenen oft ihr Herz aus, fangen an zu weinen oder berichten von ihrer Angst. Die ambulanten Sprechstunden (für die regelmäßigen Kontrollen, aber auch zur ‚Vorstellung'[108] in einer Klinik) sind von langen Wartezeiten und starker Zeitknappheit geprägt, in der für die subjektive Befindlichkeit nur am Rande Zeit bleibt. Der in hohem Maße durchstrukturierte Arbeitsalltag, der Zeitdruck, die Überbelastung und die Hürde, Fachsprachen für Laien rückzuübersetzen, sind reale Anforderungen und Probleme im Klinikalltag. Dennoch können sowohl der

108 Erstkontakt zwischen Patient und einer Transplantationsklinik.

hohe Zeitdruck, die geforderte Effektivität im Klinikalltag als auch die Verwendung einer für Laien unverständlichen Sprache zur Distanzierung von den Patienten und ihrem persönlichen Schicksal dienen und somit vor einer subjektiven Mitbetroffenheit schützen.

Alle genannten Bereiche werden verstärkt durch das bestehende Abhängigkeitsverhältnis und die Hierarchie zwischen Ärzten und Patienten. Dieses Machtverhältnis ist nicht zu unterschätzen und führt des öfteren dazu, dass es auch Menschen, die ansonsten wenig Durchsetzungsprobleme haben, nicht gelingt, ihre Anliegen vorzubringen und sich Gehör zu verschaffen. Durch die spezifische Kommunikationsstruktur zwischen Ärzten und Patienten im Krankenhaus wird auch dieses Verhältnis wiederum verstärkt. Der Arzt steht in statusträchtiger weißer Kleidung am Bett des zumeist liegenden Patienten. Letzterer ist nur mit einem Nachthemd oder Schlafanzug bekleidet, auf den Intensivstationen nur mit den klinikseigenen, hinten offenen Krankenhaushemden. Er ist somit den Blicken sowie Berührungen von ärztlicher Seite ausgeliefert, ohne komplementär reagieren zu können. Dies liegt in der Kliniksituation sowie in der Formalisierung und Standardisierung der Behandlungsabläufe begründet. Ein derart ungleiches Verhältnis im erlaubten Zugriff auf die Intimsphäre des anderen prägt jedoch die Kommunikationsbedingungen und kann zu einem Gefühl des Ausgeliefertseins und der Machtlosigkeit führen.

Die größte Schwierigkeit im Klinikalltag sehen wir u.a. im Aufeinanderprallen zweier gegensätzlicher Erfahrungswelten. Auf der einen Seite steht der Arbeitsalltag mit seinen routinierten Abläufen, die sich auf die Behandlung der *Körper* von Patienten und Patientinnen konzentrieren. Auf der anderen Seite befinden sich die Patienten und Angehörigen in einer oftmals lebensbedrohlichen Ausnahmesituation, die auch seelisch und psychisch sehr belastend sein kann. Diese Konstellation birgt an sich schon ein Konfliktpotential. Für die Patienten, die in ihrer Situation Zuwendung und Aufmerksamkeit als Person bedürfen, sind Kränkungen fast zwangsläufig vorprogrammiert. Weiter auffällig ist, wie schnell sich bei Betroffenen eigene Ängste und Befürchtungen – sei es vor der Diagnose oder einer Operation, aber auch Verzweiflung über einen Todesfall – in Aggressionen[109] umwandeln können. Wie schwierig muss es für im Krankenhaus Tätige bei gegebener Arbeitsbelastung

109 Zorn ist bei Trauer die Regel, die Aggressionen werden dann oft gegen Dritte (Ärzte und Ärztinnen, Schwestern, Angehörige, Bestatter etc.) gerichtet, besonders bei plötzlichen Todesfällen (Jerneizig 1992: 71).

sein, mit solchen Reaktionen konfrontiert zu werden und sich dennoch nicht persönlich angegriffen zu fühlen, sondern die Situation der Patienten zu verstehen, um auch darauf eingehen zu können. Häufig ist dies nicht möglich, und die Verantwortung wird an Psychologen oder Seelsorger weitergegeben. Diese Weitergabe von Gefühlen an Spezialisten stellt einen weiteren Distanzierungmechanismus dar. Ein weiterer Konfliktbereich ist der sogenannte ‚Klinikzynismus', der häufig als Zeichen der Abstumpfung und Nichtempathie von Seiten der medizinisch professionell Tätigen mit den Patienten gesehen wird. Bis zu einem gewissen Grad ist dies jedoch ein Schutzmechanismus, der dazu dient, in höchst stressvollen und emotional belastenden Situationen, bei denen es um Leben und Tod geht, „die Nerven zu behalten" und mit klarem Kopf die notwendigen Handlungen durchzuführen. Schwierig wird es dann, wenn derartige Bemerkungen, die von Kollegen sehr wohl im oben genannten Kontext eingeordnet werden können, den Patienten und Angehörigen zu Ohren kommen. Dies kann zum Beispiel auf einer mehrbettigen Intensivstation geschehen, in der es mehr Begegnungsraum zwischen Schwestern, Pflegern und den Angehörigen gibt, der Kampf um Leben und Tod dazu aber noch existentieller ist. Auch wenn „es nicht passieren darf", scheint es kaum möglich, derartige Zusammentreffen vollständig zu vermeiden.

Sprache und Kommunikation zwischen Professionalisierung und Intimität in der Reproduktionsmedizin

Mit der Unterscheidung zwischen Leib als subjektivem Erfahrungs- und Empfindungsorgan, von dem aus ein Mensch seine Lebenswelt wahrnimmt und mit ihr interagiert, und dem Körper als objektiviertem und materiellem Leib, wie er Gegenstand in Untersuchungen und Behandlungen ist, sind auch unterschiedliche Diskurse verbunden: die Sprache und Begrifflichkeit von Fachleuten und die Sprache und die Vorstellungen von Laien. Bei letzteren handelt es sich um solche Frauen und Männer, die bei Fachärzten und - ärztinnen um Rat und Hilfe nachsuchen. In der sprachlichen Begrifflichkeit drücken sich unterschiedliche Perspektiven und Selbstverständlichkeiten zwischen Fachleuten und Laien aus, die den Körper als Gegenstand von Behandlungen und den Leib als Ort der Wahrnehmung und der sozialen Interaktionen aufzeigen. Dabei wird auf der Ebene der Sprache und vor allem der Begrifflichkeit ein Oszillieren zwischen objektiviertem Körper und subjektiv erfahrbarem Leib deutlich, sowohl bei Ärzten als auch auf Seite der Patienten und Ratsuchenden. Im Zusammenhang mit der Reproduktionsmedizin ist auffällig, dass Ärzte und Ratsuchende zwar über das gleiche Phänomen – das Suchen und Schaffen eines Weges, der zu einem eigenen Kind führt – sprechen, sich jedoch schwerpunktmäßig unterschiedlicher Begriffe bedienen, wie das nachfolgende Beispiel über Befruchtung und Zeugung zeigt. Fertilisation und Insemination lassen sich zwar mit Befruchtung bzw. Besamung übersetzen; sie stellen jedoch Fachtermini dar, die zwar in den Interaktionen zwischen Ärzten und Paaren verwendet, manchmal allerdings ‚aufgeweicht' werden. Wir sind der Ansicht, dass die Diskurse über Insemination, Fertilisation und Befruchtung Diskurse über den Körper sind. Im Unterschied dazu sind Diskurse über Zeugung eher solche über soziale Beziehungen und Leiblichkeit. Wir wollen im folgenden versuchen, die unterschiedlichen Diskurse nachzuzeichnen:

> Unter Befruchtung wird das Verschmelzen von Samenzelle und Eizelle verstanden. Es gibt eine unterschiedliche zeitliche Befruchtungsfähigkeit der Gameten: für die Samenzellen zwei bis drei Tage nach der Ejakulation, für die Eizellen ca. 12 Stunden nach der Ovulation (vgl. Martins/Breckwoldt/Pfleiderer 1994: 43). Nach der Befruchtung findet in den folgenden 24 Stunden die Teilung in Mehrzeller statt, die im Rahmen der IVF/ICSI-Behandlungen beim Embryotransfer in die Gebärmutter der Frau übertragen werden.

Die Perspektive von Ärzten und Ärztinnen

Im innermedizinischen Diskurs taucht der Begriff der Zeugung hauptsächlich im Zusammenhang mit männlicher Zeugungsunfähigkeit auf. Der Reproduktionsmediziner Prof. Dr. Peter Heise äußerte in einem Gespräch, er habe den Eindruck, dass sowohl auf Fachtagungen als auch in Fachzeitschriften der Begriff der Zeugung vermieden werde. Er wisse nicht genau, warum dies so sei, vermute jedoch, es könne damit zusammenhängen, dass Zeugung nicht genau definiert sei und „irgendwie vielleicht sogar was ‚Mythisches' hat", womit man im (reproduktions-)medizinischen Alltag eigentlich nichts zu tun habe. In der Reproduktionsmedizin gehe es eben in erster Linie um die Befruchtung, das Eindringen der Samenzelle in die Eizelle und deren Verschmelzung. Im folgenden Interviewausschnitt wird deutlich, dass seitens der Ärzteschaft im Rahmen ihrer beruflichen Tätigkeit Zeugung oft als medizinisch-technischer Akt im Sinne einer Befruchtung definiert wird. Die Verwendung der Unterscheidung in „natürlich" versus „künstlich" und das Hervorheben der technischen Eingriffe seitens der Anbieter wird jedoch, so konnten wir feststellen, in der Interaktion mit den Nutzern zumeist eher vermieden. Hier drückt sich eine Ambivalenz in der Terminologie aus, denn in Gesprächen mit den Paaren betonen die Ärzte häufig, dass die sogenannte „Kinderwunsch"-Therapie eben nichts „Künstliches" sei. Aus einem Interview mit dem Reproduktionsmediziner Rolf Wellmann (45) wird überdies deutlich, dass das persönliche Verständnis von Zeugung und vom Zeugungsakt ein anderes ist:

„Es ist etwas Künstliches, darüber brauchen wir nicht zu diskutieren. Das Problem ist aus meiner Sicht ein anderes. Wenn ich mich als Hightech-Kinderproduzierer definiere, dann werde ich in den Vordergrund stellen, welch schwierige hormonelle Konstellationen wir bewältigen müssen, welche technisch aufwendigen Ultraschalluntersuchungen, und dass wir dann auch noch mit Mikroinjektionsapparaten hochsensibles Zellmaterial manipulieren. Das ist die eine Sache. Das liegt an mir. Wenn das für mich wichtig ist, und ich das brauche, es so hoch zu spielen, dann werde ich es als künstliche Befruchtung sehen. Ich sage mir, wir überwinden oder wir helfen an Stellen nach, die in der Natur normalerweise sowieso genauso ablaufen. Wir beheben keine Störung, wir machen in dem Sinne keine Medizin, sondern wir machen ein bisschen Mechanik, ein bisschen Feinmechanik. Wenn man es auf die Mikroinjektion bezieht. Wir helfen ein bisschen nach an den Stellen, wo es bei den Paaren hakt. So sehe ich es! Ich meine, wenn ich für meine Definition der Tätigkeit und für meine Wichtigkeit brauche, es hoch zu spielen, dann muss ich auch lernen, dass ich bei den Patienten Widerstände aufbaue, die sich dann natürlich dagegen wehren und Angst davor haben, ob sie das nun aussprechen oder nicht. Sie werden auf jeden Fall sehr viel kritischer und angstbesetzter damit umgehen. Ich rufe die Geister selber, und wenn ich denen sage, natürlich ist das technisch aufwendig, aber im Grunde genommen tun wir das Sperma da hin, wo es sowieso von

der Natur aus hingehört, dann fühlen sich die Patienten meistens auch ein bisschen lockerer und sagen: ‚Eigentlich haben sie Recht.' (lacht). Das kommt immer darauf an, warum man etwas macht, und was man selber davon hat. Und den Patienten nützt das Hochspielen schon gar nicht. Da werden sie nur mehr Widerstände haben, und wenn sie dann einen einfachen Vorgang wie einen Transfer auch noch bei einer verspannten Patientin erleben müssen, dann ist das für sie [die Frau] in höchstem Maße unerfreulich ist und wird wahrscheinlich auch nicht zum Erfolg führen. Was hinterher aber nur als Beweis angesehen wird, wie schwierig es wirklich ist. Man kann sich das alles immer selber begründen." [...]

Frage: „Ist es nicht so, dass Ärzte diese Begriffe ebenfalls mit prägen?"

Rolf Wellmann: „Klar. Wenn Sie sie darauf ansprechen, werden die das nie zugeben. Sie müssen zuhören, wie die Leute mit den Patienten umgehen, was sie ihnen erklären, mit welch bedeutungsschwangerer Stimme sie dann über Eizellen und Sperma parlieren. Das produzieren die Ärzte selber. Das ist meine Meinung. Zeugung an sich, würde ich nicht unbedingt auf einen Zeitpunkt beschränken. Das ist für mich der formelle Zeitpunkt, wo dann das Leben in Gang gesetzt wird durch eine Samenzelle und eine Eizelle. Wir zeugen letztlich aus meiner Sicht, wir zeugen unter dem Mikroskop. Wenn man das Technische sieht. Aber eigentlich ist die Zeugung die Entscheidung, nichts mehr dagegen zu tun, dass man sich fortpflanzt. Ich würde das als den Punkt nehmen, denn das ist eigentlich ein Konsens, den die beiden Beteiligten haben. Mir wäre die Vorstellung ganz lieb, dass in dem Moment auch wirklich Einigkeit besteht. Ich habe nicht die große Hoffnung, dass das besonders häufig der Fall ist, wenn wir das gerade unter dem Mikroskop machen. Da bin ich mir nicht sicher, was das Paar macht. Der eine liegt im Bett, halb betäubt von der Narkose und der andere blättert lustlos in einer Zeitung herum. Ich weiß nicht, was das für ein Zeugungsakt ist. Ich würde mich dann lieber darauf zurückziehen, dass sie mal eine gemeinsame Entscheidung getroffen haben und den Zeugungsakt so ein bisschen vorverlegen. Wohlwissend, dass das formal natürlich ganz anders ist."

Der unterschiedliche Umgang mit dem Begriff der Zeugung wird in mehreren Interviews mit Ärzten und Ärztinnen deutlich. Als Arzt im konkreten Umgang mit den Patienten wird versucht, den „Mythos Zeugung" aus den Behandlungen herauszulassen („Man muss sich auch mal von dem Mythos Zeugung verabschieden können"). Es geht in erster Linie um die Befruchtung, d.h. um Zellen und deren (erwünschtes) Verhalten. Den intimen emotionalen Teil einer Beziehung, die Intimität des Paares, das Geschehen, das in den Interviews als Zeugung definiert wird, wollen die Ärzte überwiegend nicht berühren. Der Arzt oder die Ärztin sieht sich zuständig für den „mechanischen“ Teil, Hilfestellung bei der Befruchtung zu geben, möchte sich jedoch aus der Zeugung heraus halten: „Ich denke, dass die Zeugung in der Klinik gar nicht stattfindet, das passiert irgendwo anders – hoffentlich.“ Dr. Eva Bircher (39) drückte ihre Vorstellung von Zeugung so aus:

„Die Frage, was Zeugung für mich ist, ist gar nicht so leicht zu beantworten. Sie haben mich ja gestern schon mal angesprochen, da konnte ich schon ein bisschen drüber nachdenken, soweit das ging, und da habe ich plötzlich gemerkt, dass es mir gar nicht so klar ist, wie ich wahrscheinlich immer gedacht habe, dass es mir klar erscheinen würde. Ich weiß nicht, ob das für Sie verständlich ist. Jetzt so spontan, was ich damit assoziiere, das wäre Entstehung neuen Lebens, im weitesten Sinne eine Urkraft. Und das ist auch etwas, was man in eine Behandlung mit hineinnehmen kann, wo die Besonderheit ist, dass das von der Sexualität, von der Erotik und von der Beziehung zwischen den beiden Menschen getrennt wird oder ein Stück weit zumindest.“

Durch die Terminologie der eher nüchternen ‚Befruchtung‘ im Unterschied zur emotionaleren ‚Zeugung‘ drückt sich nicht nur ein Versuch der Objektivierung der Vorgänge aus, sondern zugleich eine emotionale Distanzierung, die, wie Dr. Eva Bircher (39) ebenfalls erzählte, auch erwünscht sei, da eine zu intensive persönliche Auseinandersetzung mit den Paaren auch für die Ärzte und Ärztinnen emotional zu belastend wäre:

„Das ist zum Beispiel auch bei einer Geburt so, dass das auch immer wieder empfohlen wird, der Arzt macht das, was Medizinisches anfällt und ist aber ansonsten mehr eine Randfigur. Er soll das Paar, oder diese Intimität, diese Familienbildung, oder was auch immer, möglichst wenig stören, wenn nicht irgendwas ist, wobei er eingreifen muss. Und auch da hat wahrscheinlich der Arzt das Bedürfnis, dass er in der Vorstellung eben nicht *mit in die Zeugung, in diese Intimität, oder sogar noch in die Sexualität einbezogen wird. Ich glaube, da will er sich ganz deutlich abgrenzen: Er macht die Mechanik am Rande und das andere tangiert er nicht. Vielleicht hat er das*

Bedürfnis, sich stärker abzugrenzen. In der Realität geht das nicht immer. Aber man will nicht emotional mit reingezogen werden.“

Zwei weitere Fragen schließen sich an die Verwendung und Bedeutung der Begriffe ‚Zeugung‘ und ‚Befruchtung‘ an, nämlich die, welcher Zeitpunkt denn als Zeugungszeitpunkt angesehen wird, etwa im Fall der IVF/ICSI-Methode, wo zunächst Eizellen entnommen werden, danach im Reagenzglas mit Samenzellen zusammengeführt und kurz darauf beim Embryotransfer wieder auf die Frau übertragen werden. Hinzu kommt noch die Möglichkeit der Kryokonservierung von befruchteten Eizellen (Vorkernstadien), die in einem späteren Zyklus transferiert werden sollen. Die zweite Frage, die mit der ersten direkt zusammenhängt, ist die nach der Rolle des Arztes bei der Zeugung.[110] Spricht, wie in dem folgenden Interview, Dr. Norbert Krüger (43) von der Befruchtung „als symbolischem Zeugungsakt“ (die ja nur durch seinen Einsatz ermöglicht wird) oder dem Embryotransfer als einem Zeitpunkt, der symbolhaft einen hohen Stellenwert trägt, dann stellt sich die Frage nach seinem eigenen Selbstverständnis als ‚Zeugungshelfer‘. In dem Interviewausschnitt wurden beide Fragen, die des Zeitpunktes der Zeugung und die der Rolle des Arztes thematisiert:

„Es findet natürlich eine gewisse Entkoppelung [zwischen dem Zeitpunkt der Befruchtung und dem des Embryotransfers] statt, das ist korrekt. Gerade wenn man das mit der Kryokonservierung hier mit einbringt. Für die Paare ist es dann meist so, dass der Zeitpunkt der Übertragung ein sehr wichtiger Zeitpunkt ist und eigentlich erst in dem Moment das Gefühl bei vielen Paaren aufkommt, so jetzt ist das meins, jetzt gehört es mir wieder, und von den Paaren, die zumindest IVF machen, ist dieser Embryotransfer ein Zeitpunkt, der symbolhaft einen hohen Stellenwert eben auch trägt.“

Frage: „Es gibt da allerdings auch ganz unterschiedliche Aussagen. Einige Paare sagen, Zeugung ist für sie das rein Technische, die Verschmelzung. Das macht es für sie auch nicht mehr so schwierig damit umzugehen,

---

110 Das Geschlecht spielt dann eine Rolle, wenn es sich bei der Person, welche die ‚Zeugung‘ durchführt, um einen Arzt handelt. Die Situation, dass der Arzt als ‚Erzeuger‘ das ermöglicht, wozu der Ehemann nicht in der Lage ist, führt manchmal – nach Aussage einiger Ärzte – kurzfristig zu unterschwelligen Spannungen, besonders bei den Inseminationen und beim Embryotransfer. Dieser Aspekt ist den Ärzten zwar bewusst, wurde aber zumeist erst auf unser direktes Nachfragen thematisiert.

weil das bei der normalen Zeugung genauso wie bei der sogenannten künstlichen passiert. Da versucht man dann dieses Problem irgendwie zu lösen."

Dr. Norbert Krüger: Ich denke zum Beispiel jemand, der aus der katholischen Glaubenslehre kommt, der sieht das auch noch wieder ganz anders. Auch die Penetration im engeren Sinne ist schon ein Teil des Zeugungsaktes und das ist auch ein längerer Prozess: Aber in der heutigen Zeit können sie durch die Anwendung von Verhütungsmitteln auf der einen Seite ihre Sexualität ausleben, ihre Gefühle ausleben, auf der anderen Seite eben auch terminiert ihren Kinderwunsch erfüllen, wenn sie es gerade möchten, oder wenn sie eben denken, dass es zeitlich günstig ist. Für sie persönlich als Paar [...]."

Frage: „Wenn, wie Sie sagen, der Embryotransfer für die Paare eine besondere Situation ist oder im weitesten Sinne symbolisch die Zeugung, wie sehen Sie da Ihre Rolle?"

Dr. Norbert Krüger: „Im juristischen Sinn bin ich der Erzeuger. Das bin ich auch schon in dem Moment, wo ich eine Insemination durchführe, weil eben diejenige Person, die der Frau beiwohnt innerhalb einer gewissen Zeit vor der Entbindung, – und das kann im medizinischen Bereich ein Mann als auch eine Frau sein, die der Frau beiwohnt –, Erzeuger des Kindes ist, was auch gewisse unterhaltsrechtliche Dinge nach sich ziehen kann. Manchmal kommt mir die Situation ein bisschen vor, wie einst bei der Jungfrau Maria mit der unbefleckten Empfängnis. Es ist die Entkoppelung irgendwo da, weil der Akt der Zeugung außerhalb des Körpers stattfindet, zumindest auf IVF bezogen. Ich versuche das eher so zu betrachten, dass ich mich in den Dienst des Paares stelle. Allerdings ist es eine Gemeinschaftsaktivität, weil noch eine Helferin mit dabei ist, die dann tatsächlich den Stempel auch drückt,[111] *und dann die Flüssigkeit mit den Embryonen eingibt. So gesehen, muss man das eher im Team sehen, wenngleich ich mir bewusst bin, dass ich da eine herausgehobene Position einnehme und ich weiß nicht, ob es vielleicht auch manchmal so ist, dass es für viele dann, nicht dass ich ein Gott bin, das möchte ich mir auch nicht anmaßen, aber dass man vielleicht auch in so eine Rolle hineingedrängt wird, oder dass das so gesehen wird, dass man eine gewisse Allmacht hat. Diese Allmacht, da sehe ich aber noch weitere Bezüge, das ist in der heutigen Gesellschaft aber auch so, dass für al-*

111 Der Embryotransfer erfolgt durch die Scheide, indem durch den Arzt/die Ärztin ein dünner Plastikatheder in die Gebärmutter eingeführt wird. Eine medizinische Mitarbeiterin drückt die Flüssigkeit mit den Embryonen dann direkt in die Gebärmutter hinein.

les, was gemacht wird, auch eine Erklärung angeführt werden muss. Es gibt keine schicksalhaften Verläufe mehr.

Der Erklärungsnotstand ist vor allem dann sehr groß, wenn eine Behandlung nicht ‚geordnet' abläuft, wenn nach einer Eizellentnahme statt vier Eizellen nur eine Eizelle aufgefunden wird. Wenn nach Auffinden von fünf oder sechs Eizellen nur eine befruchtet ist; oder ursprünglich drei befruchtete sich nicht weiter teilen und vielleicht nur eine oder gar keine befruchtet ist. Dann wird auch gleich gesagt, es muss doch irgendwelche Ursachen geben. Es wird aus meiner Sicht heute zu wenig akzeptiert, dass man bestimmte Ursachen auch nicht benennen kann, dass das auch nicht von mir möglich ist und das hilft einem auch dabei, seine eigene Macht zu sehen und zu sehen, dass es keine Allmacht ist. Dass man auch hier nur eine gewisse Begleitung anbieten kann."

Auch Dr. Jan Hagemann wies die Rolle als ‚Erzeuger' von sich:

„Ich sehe mich nicht so. Ich sehe mich eigentlich auch nicht als jemand, der Dinge möglich macht, die dem Herrgott vorbehalten sein sollen, aus welcher Religion man auch kommen mag. Sondern ich sehe eigentlich, dass ich jemand bin, der aufgrund seiner Ausbildung in der Lage ist, dieses Problem in seiner Komplexität zu erfassen und es so zu therapieren, dass das, was durch mechanische oder organische oder sonstige Ursachen nicht möglich ist, doch möglich wird. Der Zeugungsakt selber ist für mich, und das hat sich ja in den letzten dreißig Jahren auch nicht geändert, das ist für mich eine faszinierende Sache. Wir wissen viel zu wenig davon. Gucken Sie, ich bin gelernter Biochemiker, wenn ich mir überlege, wie wenig wir über das wissen, was wir letztendlich hier machen, kann ich sagen, eigentlich bin ich ein Höhlenbewohner, der einen Chagall oder Picasso beschreiben soll."

Im innermedizinischen Diskurs und im konkreten Berufsleben liegt die Betonung in erster Linie auf dem (technischen) Vorgang der Befruchtung. Der Begriff der Zeugung wird überwiegend nicht verwendet. Die Aussagen in den Interviews legen die Vermutung nahe, dass die Definitionen subjektiver und komplexer sind, und auch für Ärzte und Ärztinnen in unterschiedlichem Ausmaß mit Intimität und Emotionen zusammenhängen, die im Rahmen der medizinisch-technischen Behandlungen – zum Teil mehr, zum Teil weniger bewusst – ausgeblendet werden. Als Privatpersonen in einer Partnerschaft mit teilweise eigenen Kindern spielt Zeugung eine andere Rolle. Aber in diesem Zusammenhang stehen die eigene Lebenswelt und die eigene Leiblichkeit im Zentrum und nicht der professionalisierte Umgang mit Körpern von Patienten und Patientinnen. Dies zeigt, wie sehr die unterschiedlichen Diskurse vom jeweiligen sozialen Kontext (Beruf oder Privatleben) abhängig sind.

Die Perspektive von Patienten und Patientinnen

Konkret auf die Begriffe ‚Zeugung' und ‚Befruchtung' angesprochen, verwenden Paare häufig beide Begriffe gleichzeitig oder im Wechsel. Ist für die einen Zeugung „die Verschmelzung von Ei- und Samenzelle" und „nur dafür da, um ein Kind zu machen", so empfinden andere Zeugung als „das, was im Kopf schon vorher stattfindet", oder sind der Ansicht, „da gehört aber noch ein bisschen mehr dazu. Gefühl, Zärtlichkeit, der ganze Rahmen gehört mit dazu".

Im Zusammenhang mit dem Begriff der Befruchtung taucht sehr oft, besonders im öffentlichen Diskurs, die Dichotomie von „natürlich" versus „künstlich" auf. Mit dieser Unterscheidung müssen sich vor allem diejenigen Paare auseinandersetzen, die ihre soziale Umgebung über die reproduktionsmedizinische Behandlung, in die sie sich begeben, informieren. Die Reaktionen des Umfeldes auf diese Nachricht sind oft kritisch oder ablehnend bezüglich einer „künstlich" herbeigeführte Befruchtung. In zahlreichen Fällen wird daher die Behandlung verschwiegen, um sich nicht Kommentare anhören zu müssen, dass „man die Natur künstlich zu etwas zwingt". Überwiegend verneinten die Paare die Frage, ob für sie persönlich ein Unterschied zwischen „natürlicher" und „künstlicher" Befruchtung bestünde. Sie fänden alle die spontane „natürliche" Befruchtung schöner und wären froh, wenn es auf „natürlichem" Wege klappen würde. Da dies jedoch bei ihnen nicht der Fall sei, nähmen sie dafür Hilfe in Anspruch. Da es sich um die Körperzellen beider Partner handele, die, statt im Körper, eben im Reagenzglas zusammengeführt würden, sehen sie nichts „Künstliches" bei diesen Behandlungsmethoden. Diese Aussagen und Ansichten stimmen auch mit denen der behandelnden Ärzte überein. Wenn das Kind dann da sei, sei es sowieso egal, wie die Befruchtung zustande gekommen sei, dann wäre es das gleiche, als wenn es „normal gezeugt" worden wäre. Das Zusammensein der Partner, das Zusammenleben, die gemeinsame Entscheidung für ein Kind, Liebe und

Geborgenheit wurden als wichtige Aspekte genannt. Bei der Verwendung des Begriffs ‚Zeugung' stehen die handelnden Personen im Mittelpunkt bzw. das erwünschte Kind, weniger die Zellen, die sich befruchten sollen. Ein Schwerpunkt in den Aussagen liegt auf der Gemeinsamkeit des Paares, an der ‚Erzeugung' eines Kindes mitzuwirken. So äußerte sich Maria Heider (26), die den zweiten ICSI-Versuch unternahm, folgendermaßen:

„Zeugung, das ist zum einen biologische Zeugung. Aber auch das Zusammenkommen von zwei Menschen mit einer bestimmten Vorstellung, ein Kind zu bekommen. Der Gedanke, der Wunsch an sich ist für mich zwar nicht schon die halbe Miete, aber das andere, wie das dann stattfindet, ist im Endeffekt nicht mehr ausschlaggebend. Das eine ist die Voraussetzung für das andere."

Auch Martin Helming (38) nannte das Zusammenleben als wichtigstes Kriterium:

„Die Punktion war erstmal der erste Schritt, ob es überhaupt weitergehen kann, und das war schon mal positiv. Und dann haben wir gesagt, okay. Das war dann eigentlich die Zeugung. Ist zwar außerhalb passiert, aber zum einen denke ich, dass das Kind das nicht mitkriegt oder auch nicht mitkriegen kann, was in dem Moment passiert, und entscheidend ist das Zusammenleben zwischen uns beiden, das dann zum Erfolg gehört und zum normalen Verlauf, das macht das Reagenzglas mit Sicherheit nicht, egal, wie gut es wäre oder wie schlecht. Wenn wir beide uns nicht verstehen und nicht zärtlich zueinander sind, da hätte auch der ganze Technikeinsatz nichts genutzt."

Die Trennung von Sexualität und Fortpflanzung, die im Rahmen der Therapien vollzogen wird, entspricht, wie das nachfolgende Beispiel zeigt, bis zu einem gewissen Grad auch der Trennung von Zeugung und Befruchtung. Sexualität und Zeugung werden mit intimen sozialen Beziehungen assoziiert, während das Problem Fortpflanzung und damit Befruchtung von Patienten an den behandelnden Arzt oder die Ärztin abgegeben wird. Die Auftrennung von Sexualität und Fortpflanzung und, als Konsequenz der Behandlung, reglementierter, zeitlich vorgeschriebener Geschlechtsverkehr wird von vielen Paaren auch als fast unerträglicher Stress erlebt:

„Früher, als wir damit anfingen, mit den Hormontherapien und Spritztherapien, da hieß es, Sie müssen heute Abend um 22.30 Uhr Geschlechtsverkehr haben. Das war für mich furchtbar. Das war zwar in dem Sinne ein Zeugungsversuch, das hatte aber in dem Fall nichts mit Liebe und nichts mit Schönem zu tun. Das war eine Nummer, die da abgezogen werden musste, um den Zweck zu heiligen. Als das dann nicht mehr nötig war, weil es ja nun nicht mehr ging, ist da ein wahnsinnig großer Umbruch vorgegangen, weil jetzt im Reagenzglas das Leben hervorgebracht wird. Das ist für uns nicht Zeugung. Der Begriff ‚Zeugung', der existiert gar nicht mehr." (Elisabeth Leinemann, 34 Jahre).

Auch Maria Heider (26) schilderte ihre Erfahrungen:

„Bei einer künstlichen Befruchtung ist sechs Wochen permanenter Stress. Weil das Romantische, dieses Natürliche und Lockere, ‚Ach Schatz, ich bin schwanger', das ist nicht gegeben. Zeugung hat mit Intimität und Gefühl zu tun. Wäre auf jeden Fall schöner [...]. Ich verlagere die Zeugung nicht in die Klinik. Auf keinen Fall. Wenn es so wäre, dann müsste auch die Klinik der Vater sein. Es kommt auf das Drumherum an, auf die Partnerschaft, auf das Zueinander. Es ist eine wahnsinnige Belastung, eine extreme Zeit für beide. Das ist wesentlich wichtiger als der Zeitpunkt, wo die Eizelle sich geteilt hat. Auch wenn was wächst, hat man noch lange keine Garantie, dass davon auch irgendwann mal ein Kind auf ihrem Schoß sitzt. Mein Mann hat mal gesagt, nachdem wir uns mal furchtbar gekracht haben nach dem Transfer ‚Das ist wirklich hervorragend. Man kann heute Kinder zeugen, ohne sich zu mögen.' So ist es halt. Und das ist der Punkt, den ich wahnsinnig schade finde. Das ist wahrscheinlich auch der einzige Punkt, unter dem ich leide"

Auffällig ist hier, dass diejenigen Patienten, die zwischen Zeugung und Befruchtung unterscheiden, den ersten der beiden Begriffe mit „Zuhause" und „Partner" oder „Partnerin", also mit Intimität und sozialen Beziehungen in Verbindung bringen, der zweite jedoch mit „Labor" und „Therapie", wie Jutta Tanner (28) im Folgenden nach einem Erstgespräch erzählte:

„Nur von der Zeugung gesprochen, ist es der Beginn eines neuen Lebens. Wenn es in einer natürlichen Umgebung oder ganz natürlich stattfindet, ist

es natürlich optimal und wunderschön. Wenn es so nicht stattfinden kann, weiß ich nicht. Das verdränge ich ein bisschen. Bei Zeugung habe ich im Hinterkopf das ‚Natürliche', nicht das Labor. Was zwischen meinem Mann und mir passiert, hat mit dem Labor nichts zu tun."

In den Behandlungen geht es, wie in Kapitel I ausführlich dargestellt wurde, um die Befruchtung, das Zusammenführen der Zellen und deren Verschmelzung, was mit Hilfe der Medizintechnik erreicht werden soll. Dieser Vorgang, für den die entsprechenden Fachtermini verwendet werden, ist auch Gesprächsthema zwischen Ärzten und Paaren. Ihre Körper und Körperzellen werden zu einem Ort des Diskurses, losgelöst von ihrer Leiblichkeit. Halb lachend, oft auch zynisch, beschreiben sich die Paare „als Experten in Sachen Fortpflanzung" und empfinden ihre eigene Sprache als „total technisch". Sie sprechen mit dem Arzt über Hormonwerte, Eizellen, Zustand der Gebärmutterschleimhaut, Spermiogramme usw. Dies kann zwar zu einer Sensibilisierung dem eigenen Körper gegenüber führen, beinhaltet aber oft eine Distanzierung, das Übernehmen des ‚klinischen Blicks' auf den eigenen Körper. Diese Loslösung ihrer Leiblichkeit wird seitens der Paare überwiegend akzeptiert, da es, wie sie sich ausdrücken, eben anders nicht gehe, und trennen das Befruchten (Körper) vom Zeugen, vom Intimen, Emotionalen (Leib).

„Eine andere Sache, mit der ich noch ein bisschen Probleme hatte, war mit diesem ‚Zeugungsvorgang', der mit Medizintechnik passiert. Ich habe auch schon ein paar Mal davon geträumt, und in dem Traum habe ich mich mit jemand unterhalten, der mich gefragt hat, würdest du, wenn deine Frau einen schweren Unfall hat und lebensbedrohliche Verletzungen hat, würdest du auch auf die moderne Medizintechnik verzichten? Und dann dachte ich, nein eigentlich nicht. Und wo ist dann der Unterschied? Und nach dieser Unterhaltung im Traum war am nächsten Tag klar, dass eigentlich unsere Welt so weit ist. Wir haben Computer, wir sind schon zum Mond geflogen und alles mögliche, und auf der anderen Seite gebe ich der Umwelt auch ein bisschen Schuld daran, dass vielleicht die Spermaqualität schlechter geworden ist. Ich bin Entwicklungsingenieur, sitze den ganzen Tag vorm Computer und das ist der Preis, den man für den Fortschritt zahlen muss. Die Untersuchungen sind prinzipiell für Europa so, dass die Spermaqualiät, über die Fläche gesehen, doch kräftig rückläufig ist. Ich denke, das hängt mit dem ganzen technisierten und gesellschaftlichen Umfeld zusammen, wenn

man sich in dem bewegt und da auch leben muss, dann darf es auch erlaubt sein, auf der anderen Seite solche Mittel wieder einzusetzen. Das war schon ein bisschen meine Rechtfertigung, dass wir so weit gehen. Was ich jetzt noch ein bisschen für mich bearbeiten muss, was das Kind angeht, wenn es sich also in der Gebärmutter einnistet, dann muss man das aus dem Kopf rausschieben, dass es so zustande gekommen ist. Dann muss es so weiterlaufen, als wenn es ganz normal gezeugt wär, normal heranreift und das Thema hier ziemlich weit nach hinten schieben." (Martin Helming, 38 Jahre).

Das Verhältnis der Paare zu den Ärzten ist von der medizintechnischen Anwendung geprägt, d.h. wie kann eine Schwangerschaft möglichst bald mit den zur Verfügung stehenden Methoden erreicht werden. Die meisten von uns interviewten Paare haben damit keine Schwierigkeiten, wie das folgende Zitat zeigt:

„Das sind doch hier keine Psychologen, sondern Ärzte, die sich um das Kinder kriegen kümmern. Ich erwarte auch nicht von denen, dass sie sich mit mir über meine Probleme unterhalten. Da hätten die viel zu tun, wenn sie das mit allen machen würden. Die machen hier ihren Job gut, finde ich. Alles andere muss man sich eben woanders holen. Das ist eben meine Privatsache, und das hier ist die Klinik. So ist das schon korrekt." (Anja Dietrich, 29 Jahre)

Im Falle einer nicht eingetretenen Schwangerschaft zeigt sich die besondere Schwierigkeit, eine Trennung zwischen ‚Befruchtung' und ‚Zeugung' durchzuhalten. Es wird deutlich, dass es sich nicht nur um Körperzellen und um einen bloßen technischen Vorgang gehandelt hat, sondern dass Emotionen damit verknüpft waren. Die Visualisierung der einzelnen Schritte des Fortpflanzungsvorganges kann zu einer besonderen Bindung an die Körperzellen führen, wie Ute Wille erzählte: „Jedes Mal dachte ich, toll, das sind deine Eizellen. Wieviele sind es? Toll! Je mehr desto besser. Wir kannten uns schon richtig gut". Weiterhin entstehen häufig starke Gefühle für die übertragenen Embryonen (siehe dazu auch Feige 1997: 107 f.). Die Rede ist von dem Gefühl, Leben verloren zu haben, von Trauer über den Verlust des potentiellen (leiblichen) Babies.

„Man verlässt schon halbschwanger die Klinik. Wie ein rohes Ei. Das erste Mal war es bei mir sehr schlimm und dieses Mal habe ich mir gesagt, verflucht nochmal, wenn jemand dableiben will, soll er dableiben und wenn er gehen will, soll er gehen. Jetzt habe ich es anders gemacht. Psychisch geht es mir jetzt besser als beim ersten Mal. Da war ich ein Seelchen und habe gelitten, besonders an dem Tag in die Klinik zu gehen und zu hören, dass man doch nicht schwanger ist. Das war eine Katastrophe. Dieses Mal habe ich normal weitergearbeitet, habe normal mein Heu gemacht. Mal schauen, was rauskommt. Diese zwei Wochen sind mir leichter gefallen als das letzte Mal. Man kann sich selbst nicht beeinflussen und sich sagen, lebe normal weiter, in zwei Wochen weiß man ja Bescheid. Aber irgendwo im Hinterkopf ist es doch und je näher der Termin rückt, um so komischer wird es. Ich habe die Embryonen am Bildschirm gesehen." (Maria Heider, 26 Jahre)

Eine intensive Auseinandersetzung mit diesen Gefühlen findet selten statt, sondern oft erfolgt unmittelbar eine erneute Konzentration auf den Körper bzw. die Körperzellen, um schnell wieder einsteigen und die Technik erneut in Anspruch nehmen zu können. Man versucht rationale Erklärungen zu finden („Wieso hat mein Körper so reagiert? Was kann ich beim nächsten Mal besser machen?"), obwohl die Ärzte und Ärztinnen oft keine Erklärungen abgeben können, denn körperlich war alles in Ordnung.

„Man hat ein Bild davon, von dem, was jetzt in einen hineinkommt oder sowas, was man vorher eigentlich überhaupt nicht hatte. Da wusste man, das ist so klein, dass man es unterm Mikroskop sehen kann. Aber so ein richtiges Bild hat man davon gar nicht gehabt. Und das ist schon interessant, ich find das unwahrscheinlich interessant. Ich will aber auch nicht Emotionen oder sowas, darauf aufbauen [...]. Vielleicht, weil ich es [den Embryotransfer] schon dreimal hinter mir habe, und weiß, wie schnell alles wieder vorbei sein kann! Und man weiß überhaupt nicht, wie oder was das ist. Das ist schon komisch, und ich weiß auch nicht, ob ich dann darüber nachdenken soll, ob das jetzt schon Leben ist. Keine Ahnung, das weiß ich auch nicht, da habe ich mir auch schon viele Gedanken darüber gemacht. Aber das kann ich irgendwie nicht so gut hören. Ich überlege halt, was ich beim nächsten Mal noch anders, besser machen kann, mehr denke ich jetzt nicht." (Anja Dietrich, 29 Jahre)

Die Visualisierung des ‚Zeugungsprozesses' bzw. der erfolgten Befruchtung macht Prozesse und ‚Fakten' sichtbar, die ansonsten nicht direkt wahrnehmbar sind, weil sie sich im Körperinnern abspielen. Die Visualisierung macht aus diesen Prozessen ein leiblich erfahrbares Erlebnis, das auch zu einer Transformation des Körpers in einen Leib und umgekehrt führt.[112] Besonders bei negativem Verlauf der „Kinderwunsch-Therapie" (keine Befruchtung der Eizellen, keine Einnistung in die Gebärmutter) wird diese Transformation besonders deutlich, da die erhoffte und mit der Therapie des Körpers angestrebte Leiblichkeit in Form eines eigenen Kindes nicht zustande gekommen ist.[113]

Der Umgang mit Organtransplantation in der Praxis

Wie bereits deutlich geworden sein dürfte, ist die Übertragung menschlicher Organe nur möglich durch die konzeptionelle Loslösung des Leibes vom Körper. Dies gilt für alle drei an diesem Verfahren beteiligten Personenkreise: die gebende, die übertragende und die empfangende Seite. Dies bedeutet, dass sich diese drei Personenkreise aktiv mit der Bedeutung des „Hirntodes" auseinandersetzen müssen, damit sie für sich selbst einen Weg festlegen können, der richtungsweisend für ihren persönlichen Umgang mit dem „Hirntod" ist. Im Folgenden wollen wir zunächst die professionelle Seite zu Wort kommen lassen: Mediziner und Medizinerinnen aus dem Bereich der Transplantationsmedizin.[114]

---

112 Duden hat sich mit Visualisierungsprozessen, der Sichtbarmachung vor allem von Schwangerschaften (z. B. durch Ultraschall, Fotografien vom Foetus etc.) auseinandergesetzt. Sie kam zum Schluss, dass nur dem, was gesehen werden kann, der Status von Realität beigemessen wird (1991).

113 Es sei an dieser Stelle nochmals darauf hingewiesen, dass für den Kontext der Reproduktionsmedizin fast ausschließlich mit Einzelpersonen und Paaren Gespräche geführt werden konnten, die eine Therapie anstreben, sich in der Behandlung befinden oder mindestens eine erfolgreiche Behandlung hinter sich haben. Die vorliegende Untersuchung beschränkt sich deshalb auf diesen Personenkreis, der im weitesten Sinne Erfolgserlebnisse aufzuweisen hat. Darüber, wie Körperbild und Leiblichkeit bei jenen Menschen beschaffen sind, bei denen Behandlungen gescheitert sind, können wir keine Aussagen machen.

114 Die folgenden Darstellungen basieren auf teilnehmender Beobachtung und Interviews in verschiedenen Transplantationszentren von Lutz Freudenberg (1997).

Der „Hirntod" als Legitimation der Chirurgen

Für Chirurgen scheint die Objektivierung des zu transplantierenden Organs bei der Transplantation – soweit dies von außen einschätzbar ist – kein grundsätzliches Problem darzustellen. Die Objektivierung beruht nicht auf einer gesetzlichen Legitimation, sondern ist das Resultat der zuvor beschriebenen Strategien der Objektivierung im Rahmen des professionalisierten Umgangs mit Körpern. Schon vor dem Inkrafttreten des Transplantationsgesetzes war das Konzept des „Hirntodes" sowohl ethisch als auch praktisch die unerlässliche Basis der Transplantationsmedizin, von der die Chirurgen wie der nachfolgend zitierte Dr. Joachim Frehls ausgegangen sind:

„Es kann nur so sein, dass der Hirntod, – und ich denke, dies ist eine sehr gute Einrichtung – die Grundlage sein sollte. Wenn der Hirntod festgestellt ist, dürfen Organe entnommen werden. Alle anderen Organausfälle sind ersetzbar. Wir können theoretisch das Herz auch über eine längere Zeit durch die Herz-Lungen-Maschine, durch Kunstherzen überbrücken. Bis zu einem Jahr ist das heutzutage möglich. Die Nierenfunktion sowieso. Und mit der Herz-Lungen-Maschine kann man natürlich auch die Beatmung [ersetzen], sodass man das nicht gut als Kriterium heranziehen kann für einen Organspender. Meiner Meinung nach überhaupt nicht. Grundlage sollte der Hirntod sein."

Da es jedoch vorher hierfür keine eindeutig geregelte rechtliche Grundlage gab, war die praktische Handhabung von der persönlichen Risikobereitschaft der behandelnden Ärzteschaft abhängig, da eine Organentnahme ohne die juristische Gleichsetzung des „Hirntodes" mit dem Tod des Menschen einer Tötung entsprechen würde. Über die Zeit vor dem Inkrafttreten des neuen Transplantationsgesetzes äußerte sich Prof. Dr. Hans-Martin Kresche:

„Die Aufklärung ist zwar unter den Medizinern weitergegeben worden. Auf der anderen Seite wissen wir, dass sich Chefärzte ganz bewusst nicht auf Risiken eingelassen haben, was die Organspende betrifft, weil sie gesagt haben, es gäbe keine Rechtsgrundlage, sie stünden immer mit einem Bein im Gefängnis, wenn später Angehörige noch kommen und in irgendeiner Weise misstrauen, dass alles rechtens abgelaufen sei. Insbesondere, weil auch der

Tod an sich als Kriterium für die Organentnahme nicht wie jetzt per Gesetz festgeschrieben war.“

Das folgende Zitat von Dr. Heiner Fahrenkamp zeigt, dass es bei der gesetzlich fixierten Akzeptanz des „Hirntodes“ nicht nur, wie oben, um die persönliche Absicherung gegenüber Haftungsfragen geht, sondern auch um den moralischen Rückhalt bei der Überschreitung einer kulturell bestimmten Grenze. Der „Hirntod“ wird durch seine Festschreibung im Gesetz sozusagen gesellschaftlich legitimiert.

„[Das neue Transplantationsgesetz] war erstens dringend notwendig, damit Rechtssicherheit geschaffen wird. Es ist auch wichtig als Signal für die Öffentlichkeit, dass die Transplantationsmedizin eine gewünschte und von der Mehrheit der Bevölkerung und von den Krankenkassen getragenes Verfahren ist, um also mehr Akzeptanz zu schaffen. Auch für die beteiligten Mediziner ist es günstig, weil eben Rechtssicherheit geschaffen wird durch die Todeszeitpunktdefinition, Aufgabenverteilung und so weiter.“

Denn die Akzeptanz des „Hirntodes“ als Tod des Menschen bedeutet nicht nur die Akzeptanz eines neuen Konzepts, sondern stellt im Grunde auch ein altvertrautes in Frage: den Herztod. Nach Meinung der Transplantationschirurgin Prof. Dr. Brigitte Ohlmann-Reiser erfordert diese Neuordnung der Todeskriterien einen gesellschaftlichen Lernprozess, der nicht zwangsläufig auf die Akzeptanz des „Hirntodes“ hinauslaufen muss.

„Entweder, eine Gesellschaft verständigt sich darauf, dass der Hirntod – ein aus meiner Sicht hundertprozentiges – Kriterium eines point-of-no-return *ist und dass der Patient damit sämtliche Steuerungsmechanismen, auch die integrale Persönlichkeitsfunktion, verloren hat, dann sagt die Gesellschaft: wir akzeptieren dies so. Es ist zwar gegen die eigene Wahrnehmung, weil der Patient ja noch beatmet ist. Unser ganzer kultureller Umkreis, unsere Tradition erschwert das ganze. [Denn das] bedeutet, dass wir selbst erleben müssen, dass jemand verstorben ist. Er muss nicht mehr atmen, er muss blass werden, kalt werden. Daraus resultieren die Ängste, dass ich es selbst nicht mehr erfahre. Wenn aber die Gesellschaft umlernt und sagt: ‚Das ist für uns erfahrbar, es ist nachvollziehbar‘, dann wäre es ja in Ordnung. Und sonst muss die Gesellschaft eben für sich auch abwägen, wie viel High-*

Tech-Medizin sie als Gesellschaft tragen und wie viel sie dafür investieren will. Und wenn sie nicht investieren will, dann ist das auch in Ordnung.“

Dass der „Hirntod“ ein Konzept mit Interpretationsspielraum und damit eine Frage der Definition ist, schimmert auch im folgenden Gesprächsausschnitt mit Dr. Joachim Frehls durch:

„Es haben sich einige daran gestört, den Hirntod des Menschen als Tod zu akzeptieren. Es ist für uns Transplantationschirurgen wichtig, dass der Hirntod im Transplantationsgesetz festgeschrieben ist und es somit aus dem rechtsfreien Raum in einen rechtlich geklärten Bereich übergeleitet wurde, um da zu arbeiten. Wenn der Hirntod nicht akzeptiert worden wäre, dann wäre die Transplantationschirurgie zum Erliegen gekommen, weil man von keinem Arzt verlangen kann, einen Lebenden zu explantieren und damit umzubringen.“

Es genügt jedoch nicht das gesellschaftliche Einverständnis, dass bei einem festgestellten „Hirntod“ der Betroffene wirklich ‚tot‘ ist, sodass man ihn durch die Organentnahme unausweichlich dem biologischen Tod zuführen darf. Für Prof. Dr. Brigitte Ohlmann-Reiser bildete dieses Konzept auch das Zentrum ihrer persönlichen Ethik, die ihre Arbeit legitimiert:

„Der Hirntod ist für mich der Tod des Menschen. Wenn er das nicht wäre, dürfte ich und könnte ich auch nicht transplantieren. Denn ich könnte sowohl vom Verständnis und natürlich auch von der emotionalen Einstellung her nicht sagen: Ich explantiere einen Sterbenden, um einem Lebenden zu helfen. Das könnte ich mit meiner Berufseinstellung nicht vereinbaren. Ja, in der sicheren Überzeugung, dass der Hirntod der Tod des Menschen ist, kann ich das. Anders könnte ich es nicht, und das wäre auch nicht konsequent.“

Befragt zur öffentlichen Diskussion, die dem neuen Transplantationsgesetz von 1997 vorausging, zeigte die Interviewpartnerin auch auf, dass das Konzept des Hirntodes seine fragilen Seiten hat. Denn wenn in einer öffentlichen Diskussion ein Hirntodgegner

„[...] eine[m] der ersten Transplantationschirurgen wie Herr[n] Pichlmayr dann einfach mal die Frage stellt, ob er denn nicht vielleicht schon eine

Menge Lebende explantiert hätte, dann führt das genauso ins emotionale Nichts und auch in eine wahnsinnige Abwehr. Der Mann, das sagt jeder Psychologe, muss doch eine Abwehr aufbauen, weil er mit dieser Hypothese überhaupt nicht weiterleben könnte. [...] Das andere ist natürlich, dass für jeden Transplantationschirurgen dies doch ein sehr individuelles Problem ist, und jeder dies sehr persönlich sieht. Aber in der Form der Diskussionsführung [wie oben benannt] werden sofort Feind- oder Freundbild aufgebaut. Je nachdem, wie man jemanden angeht, muss er bestimmte Dinge zurückweisen und immer vehementer werden. Denn allein die Frage, ob es wirklich ein Lebender oder ein Toter ist, den wir hier explantieren, die muss man sich als Transplantationschirurg auch mal stellen. Das tun die wenigsten Kollegen gern, wenn sie es überhaupt tun. Wenn da der geringste Zweifel aufkommt, müssen schon ganz wilde Verdrängungsmechanismen ablaufen, damit der Betreffende weiterarbeiten kann. Ich könnte nie erwarten, dass Herr Pichlmayr sagen würde: Nach neuestem Stand der Dinge und meinen persönlichen Erkenntnissen bin ich jetzt sicher, dass ich in meinem Leben circa fünfhundert bis tausend Sterbende explantiert habe. Damit könnte er nicht leben. Das heißt, wenn ihm jemand in der Diskussion vorwerfen würde, das seien doch gar keine Toten, kann er dies nur, ohne darüber nachzudenken, zurückweisen und sagen: Nein! Diesen Gedanken wird keiner je an sich herankommen lassen in der Situation.“

Die persönliche Überzeugung stellt also bei Transplantationschirurgen einen zentralen Faktor dar. Was verleiht nun dieser Überzeugung ihr Fundament? Dass der „Hirntod“ als Tod akzeptiert werden kann, bedarf der Vorstellung, dass nicht der Funktionszustand von Körperteilen oder Teilsystemen wie die Atmung oder der Herzschlag als Kriterium für Leben oder Tod entscheidend ist, sondern ein übergeordnetes Konzept wie das des „integralen Systems“, wie es Prof. Dr. Brigitte Ohlmann-Reiser im weiteren darlegte.

„Die Argumente [gegen den Hirntod], die aus der Pseudomedizin, sage ich jetzt mal, herangezogen wurden, dass zum Beispiel noch einige Hirnzellen leben könnten, sind Unsinn. Natürlich ist das ein Fakt, aber was passiert mit dem ganzen Körper, wenn das Herz aufgehört hat zu schlagen? Es leben noch Milliarden von Zellen. Selbst im Herzmuskel leben noch bis zu zweiundsiebzig Stunden nach eingetretenem Herzstillstand Zellen, nämlich das ganze Stützgerüst oder die Herzklappen. Das heißt, die funktionelle Einheit

des Herzens ist erloschen, aber nicht jede einzelne Zelle. Und beim Gehirn ist es ganz genauso. Das funktionelle Hirngewebe wie zum Beispiel die Stützzellen, die weniger aktiven Hormonzellen in der Hirnanhangdrüse, die sind auch nicht gleich dahin. Aber mit der Mikrochirurgie auseinander zu dividieren, wie viele Zellen das Leben ausmachen, ist für mich eine unsinnige Diskussion. Und wenn in dem Organ noch fünf Zellen überleben und dem noch drei und dem noch eine, dann ist der Patient noch nicht tot oder gerade tot? So kommt man nicht weiter. Es ist auch eine unsinnige Betrachtungsweise, weil das integrale System nicht mehr funktioniert."

Ein ähnlicher Blickwinkel zeigt sich im folgenden Zitat von Dr. Joachim Frehls, für den mit dem „Hirntod" das abstirbt, was den Menschen erst zum Menschen macht. Auch er sah das Lebensende nicht durch das Absterben aller Zellen markiert.

„Es ist die Frage, ob man den Hirntod als Tod des Menschen akzeptieren kann. Es gibt Menschen, die sagen, man könne einen Menschen erst als tot erklären, wenn die letzte Zelle abgestorben ist. Das kann zwei, drei Wochen nach dem Hirntod der Fall sein, weil die Haarzelle oder die Zelle, die Nagelsubstanz produziert, einen sehr verringerten Stoffwechsel hat und grundsätzlich für eine gewisse Zeit weiterleben kann, ohne dass Herz, Kreislauf und Hirn funktionieren. Aber es kann ja keiner sagen, dass die Nagel- oder die Haarzelle der Mensch ist. Denn der Mensch unterscheidet sich dadurch vom Tier, dass er denken kann, dass er sich aktiv mit der Umwelt auseinandersetzen und vor allen Dingen sein Handeln reflektieren kann. Doch das Kriterium des Hirntods verlangt nicht nur, dass die Großhirnfunktion ausgefallen ist, was den Menschen also vom Tier unterscheidet, sondern dass auch archaische Zentren wie der Hirnstamm ausgefallen sind, der die Atmung, den Wasser-Elektrolyt-Haushalt oder die Wärmeregulation steuert."

Die „integrale Persönlichkeitsfunktion" eines Menschen wird aus Sicht der Medizin in den phylogenetisch jüngeren Strukturen des Gehirns wie der Großhirnrinde verortet. Ein unwiederbringlicher Ausfall dieser Strukturen entspräche also einem Teilhirntod. Doch dieses Konzept wurde von den Befragten durchweg abgelehnt. Für Dr. Joachim Frehls war etwa die Gefahr von Willkür, auch vor dem Hintergrund der speziell deutschen Geschichte, ein gewichtiges Argument dagegen.

„Davon halte ich überhaupt nichts, weil das [Konzept des Teilhirntodes] wiederum einer gewissen Willkür Tür und Tor öffnet. Denn dann ist eine subjektive Betrachtungsweise möglich, wie viele und welche Teile abgestorben sein sollen. Der Mensch unterscheidet sich vom Tier dadurch, dass er intellektuelle Fähigkeiten besitzt, die im Großhirn, in der Großhirnrinde lokalisiert sind. Und wir wissen, dass es Patienten gibt, bei denen Teile des Großhirns abgestorben sind und wirklich nur Stammhirnbereiche funktionieren. Auch bei den sogenannten apallischen Patienten sind wir ja Gott sei Dank weit davon entfernt, sie als hirntot zu bezeichnen. Da kämen wir in Bereiche des Dritten Reiches zurück, und das möge ja nun jeder, der nur Verantwortungsbewusstsein hat, verhindern wollen!"

Prof. Dr. Hans-Martin Kresche präzisierte dies noch, indem er die Implikationen eines „Teilhirntodes" ausführte:

„[Konzepte wie der Teilhirntod sind] letztlich eine Aufweichung der harten Kriterien. Das harte Kriterium heißt, dass der Organismus nicht mehr in irgendeiner Weise existenzfähig ist ohne technische Geräte. Und das ist beim Teilhirntod noch gegeben. Wenn zum Beispiel das Stammhirn noch funktioniert, dann ist es durchaus möglich, dass da irgendwo ein Organismus vegetiert, der zwar gefüttert werden muss, weil er vielleicht selbst nicht in der Lage ist, das Essen zum Mund zu führen, aber er kann atmen, er kann seinen Stoffwechsel und seine Körpertemperatur regeln, kann noch selbsttätig die Kreislaufregulation machen. Es ist also sozusagen eine belebte Materie, die selbstverständlich keine Persönlichkeit mehr ist. Aber wenn man da beginnen würde, in irgendeiner Weise die strengen Regularien aufzuweichen, dann würde man auch die Möglichkeit haben, immer weiter und weiter [aufzuteilen]. Dann ist es nicht nur die Stammhirnfunktion, dann ist es vielleicht auch schon, wenn das Kleinhirn ausgefallen ist, oder Großhirn und Kleinhirn, oder vielleicht nur Großhirn, wenn das Kleinhirn noch funktioniert, dass also nur die zwischenmenschliche Kommunikation aufgehoben ist. Da sollte man hart und kompromisslos bleiben und sich nur auf diese Situation [Hirntod] beschränken."

Auch Prof. Dr. Brigitte Ohlmann-Reiser lehnte den „Teilhirntod" ab, weil damit ihrer Meinung nach die Gefahr, einen „Unschuldigen" zu töten, zu groß wäre:

„Den Teilhirntod würde ich nie akzeptieren, weil jeder vernünftige Neurologe zum Beispiel auch beim apallischen Syndrom sagt, dass wir nur zu 99,99 Prozent wissen, dass dieser Patient nicht wieder zurückkehren wird in irgendeine Form des Wachheitsgrades und des Kooperationsgrades. Aber seine zentrale Steuerung der biologischen Funktionen ist nicht ausgefallen, er atmet allein, die Herztraktion ist regelrecht und die ganze hormonelle Steuerung funktioniert noch. Die Bewusstseinslage [des Patienten] ist vom Neurologen nicht zu klassifizieren, ob dieser nicht zu einem geringem Prozentsatz eine Rehabilitationschance [hat]. Das heißt, es ist kein 100-prozentiger point-of-no-return *gesetzt. Und selbst, wenn es 99,999 Prozent Sicherheit wäre, würde das immer noch bedeuten, dass wir bei 10.000 einen Unschuldigen töten würden. Das ist eine ungesicherte Gewissheit, mit der ich nie arbeiten und leben könnte und die ich immer ablehnen würde."*

Das Pflegepersonal im Umgang mit „hirntoten" Menschen

Wenn ein Mensch die Transformation zum „hirntoten Organspender" durchläuft, ist er bereits einige Zeit in der Obhut der Pflegenden der Intensivmedizin. Das Pflegepersonal befasst sich deshalb mit Menschen in einer Phase der Transformation von der Person zum Körper. Die konzeptionelle Loslösung des Leibes eines Patienten bzw. einer Patientin im irreversiblen Hirnversagen vom „noch funktionierenden" Körper gehört deshalb mit zu ihren (oft unausgesprochenen) Aufgaben, mit denen sie zurecht kommen müssen.

Der Umgang mit solchen Patienten wird weitgehend durch die soziale Nähe zu dem Patienten mit der Diagnose „Hirntod" und späteren „Organspender" bestimmt. So unterscheidet André Korn, Fachpfleger für Anästhesie und Intensivmedizin, zwischen drei Kategorien von Patienten: 1) Patienten, die schon einige Zeit von ihm betreut wurden, bevor sie dem „Hirntod" erlagen. Diese betreut er nach dem „Hirntod" mit dem gleichen pflegerischen Einsatz wie vorher. Der Grund hierfür bestehe einmal in der Beziehung zu dem Patienten, die durch den „Hirntod" nicht beendet sei, weil er ihn noch weiterhin pflegte. Zum anderen halte er den visuell wahrnehmbaren, gepflegten Zustand (Rasieren, Eincremen, Waschen) des Patienten aus Rücksicht auf seine Angehörigen aufrecht. Die anderen Kategorien von Patienten sind diejenigen, die nicht erst durch den „Hirntod" zu „Organspendern" werden, sondern bereits als „Organspender" in seine Obhut kommen, darunter fallen 2) Patienten, die mit infauster Prognose als mögliche „Organspender" stationär aufgenommen werden und 3) diejenigen, die von anderen Kliniken mit einem Leichenschein zur Organentnahme übernommen werden (Korn 1991: 43-53). Er unterscheidet zwischen dem pflegerischen Einsatz, der den Grundbedürfnissen des Menschen gilt und die er Grundpflege[115] nennt, und der Behandlungspflege, die im Falle von „hirntoten" Patienten der Organerhaltung dient.[116] Ist der Bezug zu dem Patienten besonders gering, nimmt der Pfleger nur noch die notwendigsten Handgriffe der Grundpflege vor und konzentriert sich auf die Therapien zur Organerhaltung (Korn 1991: 53). Daher macht es einen grundlegenden Unterschied, in welchem Zustand ein Patient oder eine Patientin auf die Station kommt und wie lange sich das Pflegepersonal mit ihnen schon befasst hat. Brigitte Gerhoff meinte dazu:

„Die meisten Patienten, die dann hirntot sind, kommen als Unfallopfer oder nach einem akuten Ereignis und sind eigentlich nur kurz bei uns, sodass wir zu ihnen gar [keinen] Kontakt aufbauen können, weil wir sie meistens nicht mehr wach erleben, sondern sie gleich schon als ziemlich kritisch krank haben. Wir kennen die Patienten im Prinzip nicht, wie sie vorher waren und stehen von daher schon außen vor."

Die „Hirntod"-Diagnostik stellt zwar den Status des Patienten in Hinblick auf Leben oder Tod fest, dennoch treten für die Pflegenden konkrete Probleme im Zusammenhang mit sinnlicher Wahrnehmung zwischen (lebendiger) Leiblichkeit und ‚bloßer' Körperlichkeit der zu Pflegenden auf, wie es die Krankenschwester Silke Babels schilderte:

„Ich habe mich anfangs sehr schwer damit getan, es zu akzeptieren, wenn es hieß, dass der Patient hirntot, dass er jetzt klinisch tot ist. Und auf dem Monitor hat man dann noch die ganzen Parameter gehabt. Das Herz hat auch

115 Diese beinhaltet die Körperpflege wie Rasieren oder Waschen, was eher Bedürfnisse in Bezug auf soziale Beziehungen sind und Maßnahmen, die der Gesunderhaltung des Körpers dienen wie die Lagerung oder die Erhaltung der Mundflora.

116 Wie entscheidend der soziale Abstand für die Pflegenden in Bezug auf „Organspende" ist, zeigen die Berichte von Operationsschwestern aus dem Buch „Ich pflege Tote" (Striebel/Link 1990). Der Gedanke, während einer Organentnahme auf einen „Organspender" zu treffen, der ihrem eigenen sozialen Netzwerk angehört, ist für dic Operationsschwester Monika Grosser eine furchtbare Vorstellung (Grosser 1991: 58).

geschlagen und der Blutdruck ist noch gelassen worden, das war für mich irgendwie unfassbar."

Über das Vertrauen in den Ablauf der „Hirntod"-Diagnostik und ihre gewonnene Erfahrung gelingt es ihr, den „Hirntod" zu akzeptieren:

„Inzwischen kann ich damit umgehen. Es wurde mir erklärt, dass der Mensch dann wirklich tot ist und man nicht das Gefühl haben muss, der Patient sei vielleicht gar nicht tot, was man im Unterbewusstsein wahrscheinlich immer gedacht hat. Okay, der ist jetzt hirntot, aber wie gesagt, das Herz schlägt ja noch und ich konnte das damals nicht richtig begreifen. Ich konnte es schon verstehen, aber ich dachte immer: Hoffentlich ist er wirklich tot und hirntot! Und dann hat man mir erklärt, was für Maßnahmen getroffen werden müssen, bevor man einen Patienten überhaupt für hirntot erklärt. Und dadurch, dass ich das seither häufiger erlebt und mitgemacht habe, weiß ich, dass das so in Ordnung ist und man wirklich sicher sein kann, dass der Patient hirntot ist. Damit kann ich leben und es akzeptieren."

Denn die Konsequenzen der „Hirntod"-Diagnostik sind für den betroffenen Patienten endgültig und nicht rückgängig zu machen; weshalb für den folgend zitierten Pfleger Udo Riemann ein gewisses Unbehagen zurückblieb.

„Ich glaube schon, dass dieses Schrittverfahren mit zwei voneinander unabhängigen Parteien, die den Hirntod feststellen müssen, relativ sicher ist. Natürlich schwebt da immer so ein gewisses Maß an Restangst mit, ob ich dann wirklich tot bin. Denn, letztendlich, man hat zwar die EEG-Ableitung gemacht, aber für die Person ist es nun mal irreversibel. Wenn man die Entnahme vorgenommen hat, dann ist da einfach nichts mehr."

Für Brigitte Gerhoff, die schon häufiger Patienten mit der Diagnose „Hirntod" gepflegt hat, stellt sich diese Diagnose, die für andere vielleicht unfassbar ist, als konkrete und sinnlich wahrnehmbare Situation dar. Aufgrund ihrer pflegerischen Arbeit an solchen Patienten hat sie weitere körperliche Merkmale von Leben und Tod gesehen, die sie die veränderten Kriterien von Leben und Tod akzeptieren ließ.

„[Der Hirntod] ist einfach eine Diagnose, die wir nachvollziehen können, wenn wir die Patienten versorgen. Sie husten nicht mehr beim Absaugen und haben weite, nicht reagierende Pupillen. Ich meine, das sieht man. Wenn sie sich noch bewegen, ist das immer irgendwie komisch. Aber das hat man ja auch mit einer Leiche, die man fertig macht und die sich dann noch bewegt. Die Diagnose Hirntod wird verstanden und wird auch akzeptiert."

Dennoch bleibt bei manchen Schwestern und Pflegern das Dilemma bei der Pflege von Patienten mit der Diagnose „Hirntod" bestehen: Wer oder was ist es, dem sie da ihre pflegerische Aufmerksamkeit schenken? Denn der Körper, den es zu pflegen gilt, bleibt derselbe, ungeachtet, ob es noch ein Schwerstkranker, ein Sterbender oder nach der „Hirntod"-Diagnostik ein juristisch Toter und damit eine ‚Leiche' ist, wie es der Pfleger Jörg Reuters schilderte.

„Das Problem in der Pflege ist, dass dieser Patient lebt und er genauso gepflegt werden muss wie jeder andere, obwohl man weiß, dass dieser Patient in dem Moment, wo ich ihn in den OP schiebe, eigentlich schon tot ist. Da gibt es eine ganz große Diskrepanz, mit der diejenigen umgehen müssen, die diese Patienten pflegen. Das heißt, ich pflege jemanden, und da ist nichts. Auch der Patient, bei dem die „Hirntod"-Diagnostik schon abgeschlossen ist, ist ein lebender Patient und wird genauso angesprochen wie jeder andere auch, beim Drehen, Wenden, Mundpflege, alles, was dazu gehört. Und das ist der große Konflikt. Er ist ein lebendiger Patient, aber im Endeffekt auch ein toter Patient und ist irgendwann nicht mehr da."

Die Unsicherheiten, inwiefern es sich hier um Menschen im Prozess des unaufhaltsamen Sterbens oder um bereits verstorbene Menschen und damit nur noch Körper im Sinne von sterblichen Hüllen handelt, spiegeln sich etwa in der Anrede, die für solche Patienten gewählt werden. In fast allen Zusammenhängen ist bei den Pflegenden die Rede von „Patienten" oder „Patienten, die hirntot sind", von „Person" oder auch von „Jemand". Demnach stellen diese Patienten keine ehemaligen, sondern noch präsente Menschen dar, auch wenn man für sie nicht mehr viel tun kann, weil sie als tot gelten. Wie man mit einem solchen Menschen umzugehen hat, hängt dabei von der persönlichen Einstellung ab, wie aus dem Zitat von Brigitte Gerhoff hervorgeht, die der Praxis der „Organspende" kritisch gegenüber stand.

„Ich persönlich finde es ganz einfach unmenschlich, eine Leiche, die es im Prinzip ja ist, aufzuschneiden. Sie bekommt zwar zur Explantation noch eine Narkose – aus welchen Gründen auch immer – die sie ja eigentlich gar nicht braucht, die aber alle bekommen. Das ist für mich ein großer Widerspruch. Dann wird es meistens noch nachts gemacht, angeblich, um den OP-Ablauf nicht zu stören. [...] Ich kann das gar nicht weiter ausdrücken, mir ist das Ganze oftmals schleierhaft. Im Nachhinein, wenn die Organe alle raus sind, wird die Leiche zwar wieder ausgefüllt, aber womit? Das ist schon so eine Sache für sich."

Frage: „Dass so die Totenruhe quasi nicht respektiert wird?"

Brigitte Gerhoff: „Ja. Wie gesagt, der Totenschein ist schon seit Stunden ausgefüllt, sie ist eigentlich tot. Denn mit der Hirntodfeststellung ist der Todeszeitpunkt definiert. Aber danach passiert ja noch eine ganze Menge, dann fängt es ja eigentlich erst an."

Mit der Feststellung des „Hirntodes" und der Entscheidung, die Organfunktionen aufrecht zu erhalten, beginnt für die Pflegenden eine intensive Arbeitsphase. Der Körper aber, um den sie sich kümmern, bleibt derselbe wie zuvor. Dies mag der Grund sein, weshalb sich die Arbeit zu eher technischen Aspekten verlagert, wie es die Krankenschwester Angela Gimpe darlegte:

„Von der Pflege her gesehen ist das nur noch Erhaltung. [Es ist dann nicht mehr,] dass man jetzt noch unbedingt Sachen machen möchte wie die ganzen Lagerungen, die Hautdefekte oder Mundpflege, was uns ja in unserem Bereich am Herzen liegt. Die stehen völlig im Hintergrund. Im Vordergrund stehen die Blut-Analysen und die Therapie, die angesetzt wird, um den Patienten noch solange in Funktion und im Gleichgewicht zu halten, dass die Organe noch okay sind, wenn er in den OP geht. Da haben wir pflegerisch an dem Patienten eigentlich nur noch mit der Diagnostik zu tun. Wir sind die Ausführenden, die für die Blutentnahme und all solche Sachen zuständig sind, oder eben die Patienten zu irgendwelchen Diagnostiken fahren, wenn die noch mal gedopplert[117] werden sollen. Es sind eigentlich nur noch technische Sachen und nichts, was die reine Pflege am Patienten betrifft."

---

117 Dieser Ausdruck bezieht sich auf ein spezifisches Ultraschallverfahren (Doppler-Sonographie).

Wenn die Organentnahme unmittelbar bevorsteht, verändert sich nach Angela Gimpe auch der technische Aspekt im Umgang mit den Patienten:

„Man muss jetzt nicht mehr darauf achten, dass die Haut und die Mundflora okay ist, das wird sich innerhalb der nächsten vierundzwanzig Stunden ergeben. Die Patienten liegen dann höchstens noch vierundzwanzig Stunden. Wenn [der Hirntod] einmal feststeht, geht das so schnell, es ist dann eigentlich in den nächsten acht Stunden gelaufen."

Für manche Pfleger und Krankenschwestern wie für Brigitte Gerhoff bleibt jedoch die soziale Beziehung zu den Patienten in ihrer Obhut bestehen:

„Von der Pflege her behandeln wir jeden Patienten mit voller Würde. Er bekommt die komplette Pflege, wird komplett gewaschen, wird zum Teil umgelagert, wenn er irgendwelche Druckstellen aufweist. Wir sagen nicht: ‚Komm, das ist sowieso nichts mehr'. Er wird komplett versorgt, gepflegt, angesprochen. Wir machen da überhaupt keinen Unterschied. Der Verordnungsplan ändert sich, aber ansonsten – von uns, von der Pflege her und von dem Umgang – ändert sich nichts."

Für Silke Babels, eine Schwester auf einer Anästhesie-Intensivstation, ergibt sich dieser würdevolle Umgang mit solchen Patienten nicht nur aus Respekt vor dem Gegenüber, ungeachtet, wie viel noch von diesem Gegenüber vorhanden ist, sondern aus Respekt für sich selbst und ihre Arbeit. Sie tröstet sich nicht damit, dass sie nur noch einen zu erhaltenden Körper pflegt, der mit dem verstorbenen Menschen lediglich die sterbliche Hülle gemein hat. Die paradoxe Situation, einen Patienten zu pflegen, bei dem der „Hirntod" diagnostiziert wurde, wird für sie dadurch erträglich, indem nicht der Patient, also der Mensch ausgeblendet, sondern das harte Adjektiv „hirntot" abgemildert wird. „Hirntot" zu sein, ist ein Merkmal neben anderen und beendet noch nicht sein Dasein als Mensch:

„Ich kann sagen, dass sich bei mir da nichts ändert, sondern dass ich den Patienten, der als hirntot gilt, genauso behandle wie jeden anderen auch. Das tue ich einfach für mich, weil ich dann besser damit umgehen kann. Ich mache das bei wachen, ansprechbaren Patienten, dass ich alles, was ich tue, vorher sage, und das mache ich bei [„hirntoten"] Patienten ganz genauso.

Denn der Patient ist dann zwar klinisch tot, aber ich pflege ihn ja noch. Und weil ich das tue, sage ich auch immer noch, was ich mache. Ich habe ein besseres Gefühl dabei. Denn das hat für mich auch etwas mit der Würde zu tun, der Würde jedes Einzelnen. Ich wollte auch nicht, wenn ich selber da liegen würde, dass man mit mir, was weiß ich wie umgeht. Ich meine, man sollte jeden Kranken oder jeden Patienten akzeptieren, egal, was er hat. Ob er jetzt hirntot ist oder nicht, ist es für mich keine Frage, ihn nur deswegen anders zu behandeln, weil ich weiß, dass er sowieso nichts mehr mitkriegt und ich mal schnell-schnell machen kann, weil es sowie nicht so drauf ankommt.“

Silke Babels standardisiert den Umgang mit diesen Patienten, indem sie jeden ihrer Handgriffe ankündigt, sei der Patient wach, im Koma oder „hirntot“ und distanziert sich somit auch von der konkreten Situation. Ein Pfleger, der ebenso Patienten mit der Diagnose „Hirntod“ bei all seinen Handlungen an ihrem Körper anspricht, schreibt, dass er sich in Acht nehmen muss, dies nicht in Anwesenheit von Angehörigen zu tun, die darin einen Zweifel am tatsächlichen Tode sehen könnten (Petri 1991: 36). Dieses Konzept des noch immer anzusprechenden Patienten kommt dann an seine Grenzen, wenn die Pflegenden den Übergang des Patienten aus dem Zwischenstadium des „Hirntodes“ zum vollständig Toten am Ende der Entnahme selbst mitverfolgen müssen, was eindrücklich Jörg Reuters schilderte.

„Dann kommt noch die große Tragik, dass wir einen Patienten in den OP bringen und ihn anschließend auch wieder herausholen müssen. Das ist bei uns im Hause so, und das ist für manche sehr schwierig, vor der OP einen lebenden Körper hereingebracht zu haben und danach einen sterbenden oder einen verstorbenen wieder herauszuholen. Das heißt, für mich ist nicht Schluss, sobald er im OP ist. Für mich ist wirklich Schluss, wenn er unten auf der Bahre liegt.“

Am Schluss dieser Aktionen ist dann auch nicht mehr die Rede von einem Menschen mit einem unklaren Status, sondern wie bei Brigitte Gerhoff von einem endgültig totem Körper.

„Wir mussten die dann wieder aus dem OP abholen und in die Leichenhalle bringen. Wenn wir dann quasi die ausgeräumte Leiche noch in die Leichenhalle bringen müssen, da schaudert es eben auch viele davor.“

Trotz aller Schwierigkeiten, die für die Pflegenden im Umgang mit Patienten mit der Diagnose „Hirntod“ auftreten können, stellt deren spezielle Pflege einen Teil ihres Alltags dar, jedoch den schwierigsten Teil davon:

„Nur um die Organe zu kriegen, wird noch dieses und jenes an Therapie angesetzt, müssen wir noch Blut abnehmen und Sekret einschicken, muss umintubiert werden; es muss auch viel häufiger die Kreislaufüberwachung gestartet werden. Für uns ist das vom Arbeiten her eine Belastung. Es wird zwar immer wieder gesagt, dass wir vom Transplantationszentrum Personal anfordern können. Aber wir machen das eigentlich immer aus den eigenen Reihen, obwohl es eine große Arbeitsbelastung ist.“ (Brigitte Gerhoff)

Es ist eine Arbeit, die nach Brigitte Gerhoff oft „mit gemischten Gefühlen“ geleistet wird:

„Die Meinung zur Organspende hier auf Station ist geteilt. Nichts desto trotz bereiten wir alle Patienten zur Organtransplantation vor, mit mehr oder weniger gemischten Gefühlen vielleicht, aber die Arbeit wird von allen verrichtet. Je nachdem, in welchem Zimmer [jemand] gerade tätig ist, und so ein Patient dorthin kommt, macht derjenige auch die Arbeit. Wir werden auch nicht gefragt, wir stehen im Prinzip nur als handelndes Neutrum zwischen den Fronten, zwischen den Angehörigen und den Ärzten. Die Ärzte sagen uns, was wir zu tun und zu lassen haben, und je nachdem, wie das ausfällt, verhalten wir uns eben und machen diese oder jene Arbeit.“

Diese Arbeit steht von dem Moment an, in dem ein potentieller „Organspender“ zur Organentnahme freigegeben wird, unter äußerstem Zeitdruck, der sich aus der Koordination von Entnahme und Übertragung ergibt, was Angela Gimpe schilderte.

„Da werden auf einmal irgendwelche Mechanismen in Gang gesetzt und man wuselt dann herum, weil dies noch gemacht werden muss und das und jenes. Bis der Patient dann in den OP geschoben wird und wir damit nichts mehr zu tun haben, das geht alles so schnell.“

Die Zeitknappheit birgt zwar indirekt die Möglichkeit der Distanzierung in sich (keine Zeit zu haben, sich mit dem, was passiert, ‚hautnah‘ auseinander zu setzen), führt aber wegen der intensiven Arbeitssituation auch zu Konflikten, indem etwa der eine Patient wegen eines anderen vernachlässigt werden muss. Jörg Reuters sagte dazu:

„Der normale Stationsablauf bleibt für uns. Das heißt, er [derjenige, der sich um einen „hirntoten" Patienten kümmert] wird immer wieder herausgerissen. Es hat sicherlich auch etwas Gutes, aus diesem Zimmer mal herauszugehen, aber er muss nach wie vor auch andere Patienten pflegen und diesen anderen Patienten auch sagen: ‚Ich muss jetzt hier wieder raus, denn ich habe dort meinen lebendsterbenden Patienten'. Auf der einen Seite möchte man gerne; auf der anderen Seite möchte man aber auch, dass der normale Stationsablauf nicht gehandikapt wird mit allem, was da kommt, mit Notfällen, dass andere Leute versterben. Das bleibt ja ständig bestehen."

Die Perspektive, dass jedoch die zu verrichtende Arbeit einem anderen sterbenskranken Menschen zugute kommen wird, trägt nach Udo Riemann zur positiven Motivierung von Schwestern und Pflegern bei:

„Grundsätzlich denke ich, ist [die „Organspende"] eine gute Sache, und ich glaube, deswegen sind die meisten auch bereit, diese Arbeit, diese Mehrarbeit auf sich zu nehmen. Wir haben im Prinzip die Personen im Hintergrund oder im Auge, die später von dieser Person profitieren können, die durch den Hirntod verstorben ist."

André Korn, der bereits genannte Fachpfleger für Anästhesie und Intensivmedizin, versucht, mit diesem Konflikt umzugehen, indem er seine Priorität zugunsten der ihm anvertrauten, schwerkranken Patienten mit einer Chance auf Heilung setzt, auch wenn ihm die Verantwortung gegenüber den unbekannten Organempfängen bewusst ist (Korn 1991: 49). In der Abwägung, die Korn vornehmen muss, offenbart sich ein Dilemma für die Pflegenden, für das es keine einfache Lösung gibt. Die verschiedenen Arten der Distanzierung, die Internalisierung der „Hirntod"-Diagnose, die Standardisierung der Handlung an lebenden und „hirntoten" Patienten, das Ansprechen mit Namen, das rasche Handeln unter Zeitdruck erfahren auch einen Bruch, sobald Angehörige anwesend sind. Denn diese verkörpern das soziale Dasein des Menschen, seine Beziehungen zu anderen Menschen also, seine Emotionen und seine Leiblichkeit – und damit eine Dimension, die beim professionalisierten Umgang mit einem „hirntoten“ Körper[118] sonst ausgeblendet wird. Die konzeptionelle Loslösung des Leibes eines Patienten vom „noch funktionierenden“ Körper wird dann für Silke Babels schwierig:

„In Zusammenwirkung mit den Angehörigen, erfährt man ziemlich viel über den Patienten. Dann fängt man an, darüber nachzudenken. Wenn das dann über Tage hinweg geht, sich immer wieder mit den Angehörigen auseinander zu setzen, das nimmt einen ganz schön mit.“

Lässt sich zwar der Kreislauf des Patienten noch aufrechterhalten, aber sein Leben nicht mehr retten, sodass nur noch der „Hirntod“ diagnostiziert werden kann, tritt eine weitere Dramatik im Umgang mit den Angehörigen hinzu, die Brigitte Gerhoff schilderte.

„Da steht man manchmal so ein bisschen im Ungewissen, was will man sagen, was darf man sagen, was können die Angehörigen noch verkraften? Aber im großen und ganzen müssen wir die Hoffnungslosigkeit unterstützen, die die Angehörigen eben oftmals nicht wahrhaben wollen.“

Das folgende Zitat von Jörg Reuters zeigt auf, dass für sie als Pflegende nicht nur der Umgang mit den Angehörigen belastend ist, sondern die Situation selbst auch in ihnen Gefühle hervorruft, mit denen sie fertig werden müssen.

„Das ist für uns das Andere, was auch immer recht schwer zu verarbeiten ist. Es ist gibt Verwandte oder Angehörige, die schreien und weinen dabei. Das ist eigentlich noch ganz gut, das kann man ganz gut verdauen. Man möchte zwar gerne selbst mitmachen, es gibt aber auch einige, die gehen ganz still hin und gehen einfach wieder ganz, ganz still heraus. Und da weiß man nie, ob sie das verkraftet haben und ob sie überhaupt wissen, was los ist. Man muss sich einmal vorstellen, das geht ja innerhalb von nur wenigen Stunden.“

---

118 Auch ein Körper erzählt eine Geschichte, ohne dass der Mensch selbst sich äußert, ob er zum Beispiel gepflegt oder vernachlässigt, alt oder jung, vernarbt oder tätowiert ist. Die Lebensdimensionen, die durch die Angehörigen verkörpert werden, gehen jedoch hierüber weit hinaus.

Ist der Patient nach klinischen Gesichtspunkten als „Organspender" geeignet, steht die Frage nach einer Einwilligung zur „Spende" an. Hat er seine Einstellung zur „Organspende" nicht zu Lebzeiten in seinem Umfeld erklärt, erschwert auch dies den Umgang mit den Angehörigen:

„[Stellen Sie sich vor] Sie kommen ins Krankenhaus [wo man Ihnen sagt]: ‚Ihre Freundin oder Frau ist nicht mehr so, wie Sie sich das vorstellen, kann dieser Mensch Organe spenden?' Ich denke schon, dass das für die Angehörigen wahnsinnig schwer ist, wenn man nicht vorher darüber gesprochen hat. Manchmal kommt es vor, das alles klar ist, dann läuft das auch sehr gut ab. Aber vorher das Theater ist schwer." (Jörg Reuters)

Doch auch wenn die Pflegenden das leibliche Weiterbestehen eines Patienten mit der Diagnose „Hirntod" akzeptieren können, so ist doch der Umgang für Brigitte Gerhoff mit den Angehörigen problematisch, die eben keinerlei Erfahrung mit diesem ungewöhnlichen Tode haben.

„Hinzu kommt, dass die Angehörigen meist doch sehr geschockt sind, vielmals auch den Hirntod anzweifeln, nach dem Motto: Das stimmt doch gar nicht, das kann doch gar nicht sein. Und dass man ihnen sagen muss, dass es aber tatsächlich so ist. Und weil das so ist, könnte er Organe spenden. Da kommt man manchmal schon in einen ziemlichen Konflikt mit den Angehörigen, weil sie das in ihrer Trauer oder in ihrem Schmerz gar nicht verarbeiten können oder auch wollen."

Denn gerade, wenn die Pflegenden feinfühlig sind und sich in die Tragik der Situation für die Angehörigen eines Patienten mit der Diagnose „Hirntod" hineinversetzen können, sehen sie wie Silke Babels, was auch die Angehörigen sehen, und zwar die sonst untrüglichen Merkmale des Lebens.

„Was für mich schwer ist, ist die Betreuung der Angehörigen, weil man es ihnen nicht plausibel machen kann – das ist genau das gleiche, wie das bei mir am Anfang war – wenn der Patient als hirntot gilt, den Tod auch so zu akzeptieren, dass der Patient tot ist. Denn die Angehörigen sehen auch, dass das Herz noch schlägt."

Dieser Herzschlag ist in der Situation der Intensivstation als optisches und visuelles Signal über den Monitor der Kreislaufüberwachung präsent. Diese Signale können ohne direkten Körperkontakt mit dem Patienten wahrgenommen oder aber auch ausgeblendet werden. Wer den Patienten jedoch berührt, wird eine sinnliche Wahrnehmung machen, der man sich schwer entziehen kann. Er wird, wie es Jörg Reuters schilderte, die Wärme des durchbluteten Körpers fühlen.

„Da sind die Angehörigen [konfrontiert mit der Tatsache, dass ihr Angehöriger tot ist] das erste Mal wie vor den Kopf geknallt. Dann kommen sie noch in dieses Zimmer herein mit der riesigen Maschinerie, aber dieser Patient oder dieser Angehörige ist noch warm und sieht im Endeffekt genauso aus wie wir, außer dass er an den Schläuchen angeschlossen ist. Und wie kann man von so einem Patienten Abschied nehmen? Das ist die große Schwierigkeit, da gibt es auch nichts, wie man jemandem helfen kann. Kann man diesen Angehörigen helfen, indem man sagt: Sie sehen ihn jetzt das letzte Mal? Und der ist warm und hat eventuell die Augen auf oder geschlossen, und die Hände sind ganz warm, sind auch durchblutet. Das ist für die ganz, ganz schwer.“

Daraus entsteht für Angehörige von „Organspendern“ ein Dilemma: ihnen ist eine ‚Objektivierung‘ des Leibes ihres Verwandten nicht möglich, was wir im nächsten Kapitel beleuchten werden.

Die Übernahme des ‚klinischen Blickes‘ von „Organempfängern“

Unsere Untersuchungen zeigten, dass Organempfänger selbst, vor allem durch die lebenslang notwendigen medizinischen Nachkontrollen ihren eigenen Leib objektivieren. Die klinischen Nachuntersuchungen sind stark angstbesetzt (deuten die Werte auf eine nicht erspürbare Abstoßung hin?). Sie können aber auch schmerzhaft und körperlich anstrengend sowie risikobehaftet (z.B. Biopsie beim Herz) sein. Weiter ist auch ein persönliches Engagement der Organtransplantierten (*compliance*) in der Kontrolle und Beobachtung des eigenen Körpers gefragt, damit Hinweise auf mögliche Abstoßungen frühzeitig erkannt werden. Je nach Organ kann dies durch Abtasten (z.B. der Niere),

Gewichtskontrolle, Blutdruck-, Urin-, und Temperaturkontrolle geschehen.[119] Diese Kontrolle von körperlichen Parametern kann zwar zu einer Sensibilisierung der Wahrnehmung dem eigenen Körper und körperlichen Empfindungen gegenüber führen (im Sinne eines Hineinhorchens in den eigenen Körper), aber auch zu einer Distanzierung, der Übernahme des ‚klinischen Blicks' auf (und in) den eigenen Körper. Es stellt sich die Frage, ob dies mit einem gesamtgesellschaftlich veränderten, vom dominanten Diskurs der Naturwissenschaften bestimmten Umgang mit dem eigenen Körper zusammenfällt, wie er sich auch in anderen Bereichen finden lässt.[120]

Weiteren Aufschluss über einen objektivierten Umgang mit dem eigenen Körper auf Seiten der Organempfänger geben konkrete Äußerungen zum transplantierten Organ. Die Bezeichnung des „neuen" Herzens als „reiner Muskel", „nur eine Pumpe", oder anderer Organe als „Ersatzteil" weisen stark auf einen objektivierten Umgang mit dem Körper hin. Mit dem neuen Herz sei es wie mit einem reparierten Auto, erläuterte Rainer Petersen (56). Wenn man in einen Dreizylinder einen Fünfzylinder einbaue, funktioniere das auch zunächst nicht. Die Systeme müssten erst aufeinander abgestimmt werden, und so müsse sich auch sein Körper erst an das leistungsstärkere neue Herz gewöhnen. Gisela Lemke (46) berichtete:

„Ich habe noch nie mit der Niere gesprochen. Nein, ich habe sie erst als Fremdkörper empfunden, rein anatomisch. Ich war sehr dünn und auf einmal war da mehr als sonst im Bauch und wenn ich mich bückte, ist da irgendwie so etwas Festes. Und mit der Zeit habe ich das nicht mehr gespürt, sodass ich die Niere eigentlich gar nicht mehr wahrnehme. Ich habe sie immer nur dann wahrgenommen, wenn es mal weh tat, bei Wetterwechsel vielleicht, da bin ich mir nicht so sicher. Aber wenn ich Fieber hatte, – ich hatte viel Harnwegsinfekte gehabt – und bei Fieber tut das eben auch weh.

---

119 Die wohl extremste Form der Kontrolle, welche die raumübergreifenden Dimensionen der technologischen Überwachungsmöglichkeit verdeutlicht, ist durch ein neues Computersystem möglich. Per Telefon und ‚Datenautobahn' können selbst nachts die physischen Werte von Transplantierten an das Deutsche Herzzentrum übertragen werden, was somit eine ständige Kontrolle und sofortiges Handeln bei abweichenden Parametern ermöglicht (Keil 1999).

120 Weiteres Indiz könnte sein, dass eine immer steigende Zahl von Frauen eine exakt geplante Kaiserschnittgeburt auch ohne spezifisch medizinische Indikation einer Spontangeburt vorziehen (z.B. in größeren Städten wie München und Berlin ca. zwei bis drei Prozent aller Schwangeren). Als Ursache wird „ein verändertes Körpergefühl und ein neues Frauenbild" angegeben (Frankfurter Rundschau vom 05.06.1999).

Dann habe ich gefühlt: ‚Wird sie hart'? Weil das dann doch [...] ein kritisches Zeichen sein kann. Weil ich auch noch dünner war als jetzt, konnte ich die auch richtig gut *fühlen! So dieses Bohnenförmige etwa, und dass sie sehr groß ist. Aber es ist für mich immer trotzdem was ganz Nüchternes geblieben."*

Auch für Veränderungen im psychischen Empfinden (Stimmungsschwankungen, Depressionen, Nahtoderlebnisse) werden rationale Erklärungen über physische Parameter gesucht, was – wie im Falle der Nebenwirkungen von Kortison – auch zutreffend sein kann. Gerade eine Erhöhung der Kortisondosis kann sich bei empfindlichen Patienten stark auf die Psyche auswirken. Manche macht es stark depressiv, andere wiederum euphorisch oder einfach unruhig und nervös. Ausführlich beschrieb dies der 56-jährige herztransplantierte Rainer Petersen:

„Ja, da muss man seine Gedanken auf positives Denken *umstellen. Denn man kann nicht umhin, dass man manchmal doch so Phasen bekommt. Das liegt auch an den Medikamenten. Wenn ich diesen Beipackzettel lese, was da so alles mit mir passiert, dann tritt das auch ein. Aber das buche ich einfach unter Befindlichkeitsstörung ab. Das koppele ich gedanklich ab und gucke nicht in mich hinein und sage, ‚oh Gott, oh Gott, jetzt bin ich sterbenskrank, jetzt passiert dies und jenes'. Sondern ich sage mir einfach, ‚das muss so sein, und wenn es dramatisch wird, kannst du dich an die Klinik wenden und die helfen dir dann'."*

Frage: „Haben Sie denn nach der Transplantation, gerade als alles gut gelaufen war, so eine Art Einbruch gehabt und gemerkt, irgendwie geht es doch noch nicht so recht und dann eher eine depressive Phase bekommen?"

Rainer Petersen: „Ja, das gab es schon. Depressiv auch, die habe ich eigentlich jetzt noch regelmäßig. Aber ich weiß, wenn ich so einen depressiven Tag habe, dann setze ich mich hin und sage, ‚jetzt ist die Phase wieder' und dann reite ich die ab. [...] Dann mache ich diese Ruhephase und konzentriere mich, in dem ich diese wirren Gedanken ordne und mich zur inneren Ruhe bringe, bis sich das alles glättet. Dann steht man auf und sagt sich, ‚ach, super'!"

Frage: „Es sind also keine konkreten Sachen, die Sie dann haben?"

Rainer Petersen: „Nein, nein, konkret ist es nicht, das kommt von dieser Fehlsteuerung. Irgendeine Fehlsteuerung ist einfach da. Das kann technisch gar nicht anders sein, aber die versuche ich dann mit dem Verstand auszubügeln und das funktioniert auch."

Frage: „Und warum muss die so sein?"

Rainer Petersen: „Weil diese Hormone, die Information, die vom Körper ausgesandt werden, vom Signal her, durch diese Medikamente manipuliert werden und in die falschen Richtungen gehen. Der Körper reagiert durch irgendwelche Empfindlichkeiten, die eigentlich gar nicht da sind, aber der Mensch bildet sie sich teilweise ein, im Unterbewusstsein oder wie auch immer. Es ist also eine relative Unordnung in einem, die sich mit Sprunghaftigkeit, Aggressivität, Unzufriedenheit und so weiter äußert. Das ist ein ganz blödes, mieses Gefühl. Wenn man sich mal fragt, warum bist du so pessimistisch, dann finde ich dafür keinen Grund."

Frage: „Sie glauben also, dass das zum Teil auch an den Medikamenten liegt?"

Rainer Petersen: „Ja, so sehe ich das."

III. Der Leib

Leib und Leiblichkeit

Wie wir schon in der Einleitung dargelegt haben und auch im vorigen Kapitel deutlich geworden ist, verwenden wir zwei verschiedene Begriffe: ‚Leib' und ‚Körper'. Damit sollen verschiedene Aspekte der leiblich-körperlichen Einheit bezeichnet werden: Körper als objektivierbares und materiell Konkretes, wie wir dies bereits ausführlich geschildert haben (siehe Kapitel II); Leib als subjektives Wahrnehmungs- und Empfindungsorgan, als verkörpertes Selbst. Vom Sprachlich-Begrifflichen her geht ‚Leib' auf das mittelhochdeutsche *lip* zurück und ist auf das engste verwandt mit dem niederländischen *lijt*, dem englischen *life* und dem schwedischen *liv*, gehört also in die Bedeutungsfelder von ‚Leben'. In den erwähnten Sprachen hat sich diese Bedeutung bis auf den heutigen Tag erhalten (im Deutschen nur in einigen Wendungen, wie z.B. Leibrente). Mit ‚Leib' hängt auch ‚Leiche' zusammen, dessen ursprüngliche Bedeutung v. a. Leib, Körper, Leibesgestalt war und sich im Verlauf immer mehr zu ‚totem Körper' verschob. In seiner alten Bedeutung ist es z. B. in ‚Fronleichnam' vorhanden: der *vrone licham*, der ‚göttliche Leib', d. h. die ‚Hostie als Leib des Herrn.'[121] Der Begriff ‚Körper' ist in der deutschen Sprache erst seit dem 13. Jahrhundert belegt. Er ist dem lateinischen *corpus* entlehnt und bedeutete ‚Körper, Leib; Masse; Gesamtheit, Körperschaft'. Das Lehnwort trat als Bezeichnung für den tierischen und menschlichen Körper anstelle des älteren einheimischen Begriffes, der sich bis heute mit veränderter Bedeutung in ‚Leiche' erhalten hat. Gerade in seinen übertragenen Verwendungen zeigen sich die Dimensionen von Körper, die sich auch deutlich von Leib absetzen: etwa Körper als ‚Stoffmasse', ‚Körper als Bezeichnung für jedes Gebilde

121 All diese und die folgenden etymologischen Angaben stammen aus dem Duden Herkunftswörterbuch (1997).

räumlicher Ausdehnung‘[122] und ‚Körper‘ auch im Sinne von ‚Körperschaft‘, ‚Korps‘ etc. Diese summarische Übersicht über ursprüngliche Bedeutungen der beiden Begriffe ‚Leib‘ und ‚Körper‘ soll zweierlei verdeutlichen: Begriffe und deren Bedeutungen sind Veränderungen und Wandel unterworfen, und es wäre interessant der Frage nachzugehen, mit welchen kulturellen Veränderungen bzw. Neuerungen diese miteinander in Verbindung zu bringen wären.[123] Wichtiger erscheint uns die *Art* der Veränderung, schwerpunktmäßig bedeutet sie eine Aufteilung zwischen dem Leiblich-Lebendigen-Subjektivierbaren und dem Körperlich-Abtrennbaren-Objektivierbaren.

Der Leib ist das Wahrnehmungsorgan des erfahrenden Subjektes, schreibt Husserl (1993: 144).[124] Leib ist deshalb bei jeder Erfahrung mit dabei, d.h. jede Erfahrung ist eine sinnliche, leibliche, geprägt durch die entsprechenden Sinne, etwa das taktile Empfinden mittels der Hand, die es erlaubt, Dinge wahrzunehmen, wie die kalte, harte Glasplatte eines Tisches oder die Wärme und die Weichheit der anderen Hand. Auch der eigene Körper ist ertastbar, den das verleiblichte Subjekt nie in seiner ganzen Körperform sieht. Der Leib konstituiert sich auf doppelte Weise. Er ist ein physisches Ding, Materie, die eine bestimmte Beschaffenheit aufweist. „‚Auf‘ ihm und ‚in‘ ihm empfinde ich,“ so schreibt Husserl weiter, „die Wärme auf dem Handrücken, die Kälte in den Füßen, die Berührungsempfindungen in den Fingerspitzen. Ich empfinde ausgebreitet über die Flächen weiter Leibstrecken den Druck und Zug der Kleider, die Finger bewegend habe ich Bewegungsempfindungen [...].“ Gleichzeitig ist der Körper auch Willensorgan, „das einzige Objekt, das für den Willen meines reinen Ich unmittelbar spontan beweglich ist und Mittel, um eine mittelbare spontane Bewegung anderer Dinge zu erzeugen“ (1993: 150). Diese Leiblichkeit ist auch die Grundlage der Begegnung mit dem Anderen, durch den ich mich selbst wieder erfahre. Husserl hat den Begriff der Lebenswelt geprägt: die Welt der subjektiven, leiblichen Erfahrung, im Unterschied zum mathematisch-naturwissenschaftlichen Weltbegriff, der das von den Wissenschaften objektivierbare Universum umfasst.

---

122 Der englische Philosoph Thomas Hobbes (1588-1679) definierte ‚Körper‘ auch als einen physikalischen Begriff: „Körper ist, was von unserem Denken unabhängig ist und mit irgend einem Teil des Raumes zusammenfällt und von gleicher Ausdehnung ist wie er.“ (1997: 107)

123 Heute findet – so postulieren wir – ein Wandel im alltäglichen Sprachgebrauch statt, der unter dem Eindruck des medizinisch-naturwissenschaftlichen Diskurses steht: Die zunehmende Verdrängung bzw. Ersetzung von ‚Leib‘ durch ‚Körper‘.

124 Der Philosoph Edmund Husserl (1859-1938) gilt als Begründer der Phänomenologie.

Ausgehend von Husserl hat Merleau-Ponty (1966: 180) das Verhältnis zwischen Ich und Leib folgendermaßen beschrieben: „[...] mein Leib steht nicht vor mir, sondern ich bin in meinem Leib, oder vielmehr ich bin mein Leib. [...] Wir betrachten nicht lediglich die Verhältnisse zwischen Körpersegmenten und die Korrelationen zwischen sichtbarem und taktilem Leib: wir sind es selbst, die diese Arme und Beine zusammenhalten, sie zugleich sehen und berühren". Damit hat Merleau-Ponty indirekt auch ‚Leib' vom ‚Körper'[125] abgegrenzt, nämlich der Leib als Gesichtspunkt zur Welt. Jede Wahrnehmung geht von einem Leib, d.h. von einem (verleiblichten) Subjekt aus und besitzt deshalb eine eigene Räumlichkeit. Es gibt keine Wahrnehmung jenseits davon. An anderer Stelle (1966: 123) erklärt uns Merleau-Ponty die Räumlichkeit des eigenen Leibes folgendermaßen: „Wenn mein Arm auf dem Tisch ruht, werde ich nie auf den Gedanken kommen, zu sagen, er liege *neben* dem Aschenbecher, so wie der Aschenbecher neben dem Telefon steht. Der Umriss meines Leibes bildet eine Grenze, die von gewöhnlichen Raumbeziehungen unüberschritten bleibt. Der Grund ist der, dass die Teile des Leibes in einem ursprünglichen Verhältnis zueinander stehen: sie sind nicht nebeneinander ausgebreitet, vielmehr ineinander eingeschlossen." Was der Autor damit beschreibt ist, dass jedes Subjekt sich (und seine Mitwelt) wahrnimmt auf dem Hintergrund seines Körperschemas.[126] Dieses lässt es als selbstverständlich erscheinen, dass man ‚weiß', wo sich sein Fuß, sein Ohr etc. befindet, ohne dass der betreffende Körperteil jedes Mal ‚gesucht' werden muss. In diesem Sinn ist auch die Aussage ‚ich bin mein Leib' (s.o.) zu verstehen. Indirekt hat Merleau-Ponty in diesen Zitaten aus seinem Buch „Phänomenologie der Wahrnehmung" auch auf die Abgrenzung zur Betrachtungsweise eines Körpers hingewiesen: Die (objektivierte!) Betrachtung etwa der Verhältnisse zwischen Körpersegmenten oder von Körperteilen wie ‚Dinge'. Auch der deutsche ‚Leib-Philosoph' Hermann Schmitz macht eine Unterscheidung zwischen Leib und Körper, die wir für zentral halten. Schmitz hat die „Örtlichkeit" zu dem Bestimmungskriterium zwischen Leiblichem, Körperlichem und Seelischem erklärt.

125 Obwohl in anderen auch europäischen Sprachen z. T. keine separaten Begriffe analog zu ‚Leib' und ‚Körper' existieren, bestehen die unterschiedlichen Bedeutungsspektren offensichtlich dennoch.
126 Gemeint ist damit das Raumbild, das jeder von sich selbst hat.

In seiner Abhandlung „Der Leib“ hat er es folgendermaßen formuliert:

„Leiblich ist das, dessen Örtlichkeit absolut ist, Körperlich ist das, dessen Örtlichkeit relativ ist, Seelisch ist, was ortlos ist.“ (1965: 6)

Damit sind klare Unterscheidungsmerkmale gegeben. Dennoch kann etwas gleichzeitig leiblich und körperlich sein. Eine Reaktion auf einen plötzlichen Schmerz, z.B. das Berühren eines glühenden Gegenstandes, ist zuerst leiblich, d.h. man zuckt zusammen, weicht zurück und stößt vielleicht einen Schrei aus. In einem zweiten Schritt wird das Leibliche zum Körperlichen, nämlich in der Feststellung, dass man sich beispielsweise nur die Fingerkuppe verbrannt hat. Die anfängliche Schmerzempfindung, die ‚total‘ ist, ist deshalb absolute Örtlichkeit. Die Feststellung, dass es nur die verbrannte Fingerkuppe ist, macht das Absolute zu einem relativ Örtlichen. Die Naturwissenschaften gründen sich auf Messungen und erreichen deshalb nur das Geschehen an relativen Orten, also das Körperliche. Durch die Unterscheidung zwischen absoluter und relativer Örtlichkeit des Leibes bzw. des Körpers, könne an das Leibliche, so betont Schmitz, als „objektive, von allem subjektiven Belieben unabhängige leibliche Tatsachen geglaubt werden, so gut, wie an Tatsachen der naturwissenschaftlich zu erforschenden Natur“ (1965: 10).

Diese Unterscheidung zwischen ‚Leib‘ und ‚Körper‘, wie sie implizit von Merleau-Ponty und explizit von Schmitz vorgenommen wird, halten wir deshalb für zentral, weil sich an ihr auch die in der Medizin und Soziologie so wichtige Unterscheidung zwischen ‚Kranksein‘ (*illness*) und ‚Krankheit‘ (*disease*), wie sie David Mechanic (1962) vorgenommen hat, festmachen lässt. ‚Kranksein‘, oder auch ‚sich krank fühlen‘, knüpft an der subjektiven Wahrnehmung und Empfindung an (also an Leiblichkeit) und drückt Befindlichkeit aus. ‚Krankheit‘ jedoch geht vom Diagnostizierbaren, objektiv Feststellbaren an einem Körper aus.[127] Ersteres hat mit dem zu tun, an dem ein Individuum leidet und über das es sich beklagt. Letzteres mit intersubjektiver Überprüfbarkeit und dem Erkennen selbst von Krankheiten, von denen das Subjekt noch nichts zu spüren braucht, sie also noch nicht wahrgenommen hat. Wir sind der Ansicht, dass das ‚Zuhausesein‘ im Leib, die Leiblichkeit des Subjektes, des fühlenden und denkenden Menschen, und die objektivierbare Welt

127 Arthur Kleinman, der oft als Schöpfer dieser Unterscheidung beschrieben wird, hat schließlich (1988) auch die medizinische Kategorie der *disease* als kulturell geprägtes Konzept nachgewiesen.

der Naturwissenschaften, die einen Umgang mit Körpern (und nicht mit Leibern!) möglich machen, das Dilemma ist, in welchem sich Menschen befinden, die mit Humantechnologien direkt zu tun haben. Denn der Körper ist ‚Behandlungsgegenstand' *und* verkörpertes Selbst, das sich auch über die Kontrolle des eigenen Körpers konstituiert. Regelmäßiges Überprüfen und Korrigieren des Körpers (z. B. der prüfende Blick in den Spiegel „ob alles stimmt", bevor man das Haus verlässt, das vielleicht wöchentliche Sich-auf-die-Waage-stellen etc.), so sagt Giddens (1991: 57), ist auch ein grundlegendes Mittel, durch das die Biographie der Selbst-Identität aufrecht erhalten wird. Gleichzeitig präsentiert sich dieses Selbst in seiner verkörperten Form auch kontinuierlich anderen Menschen und tritt ihnen entgegen. Körperkontrolle und Verkörperung des Selbst nach außen sind die beiden Konstituenten von körperlicher Integrität. Und diese basiert ihrerseits auf der (subjektiven) Leiblichkeit, dem Leib als Wahrnehmungs- und Empfindungsorgan.

In diesem Kapitel nun wollen wir Leib und Leiblichkeit nachspüren im Sinne von Empfindungen und Erfahrungen von Menschen in ihrer Leiblichkeit im Zusammenhang mit Reproduktionsmedizin und Organtransplantation. Selbstverständlich gibt es auch bezüglich der Leiblichkeit und deren Verhältnis zu beiden Technologien Unterschiede. Im ersten Fall empfinden sich die Ratsuchenden, die dadurch zu Patienten werden, zuerst nicht als krank. Dann aber, etwa durch die präzise Diagnose einer bestimmten Form von „Sterilität", erfahren sie von der ‚Mangelhaftigkeit' oder ‚Unzulänglichkeit' ihres Körpers, was ihre Leiblichkeit, d.h. ihre Befindlichkeit, in Mitleidenschaft zieht.

Wenn von Leiblichkeit die Rede ist, dann liegt auch die Frage nah, wie denn etwa leibliche Kinder (im Unterschied zu nicht-leiblichen) verstanden werden und welche leiblichen Eigenschaften ihnen zugeschrieben werden. Aus diesem Grund werden wir auch dieser Frage nachgehen. Beim zweiten Fall, bei Patienten und Patientinnen der Transplantationsmedizin, handelt es sich um Befindlichkeiten, die – meist seit langem – von Krankheit und Leiden geprägt waren, also um eine davon geprägte Leiblichkeit. Die Leiblichkeit erfährt mit der Transplantation eines Organs bei vielen Empfängern und Empfängerinnen eine nachhaltige Veränderung. Bei einigen deshalb, weil der eingepflanzte Fremdkörper ja nicht nur Physis, sondern auch Teil einer fremden Leiblichkeit war. Viele aber nehmen das neue Organ anfangs primär als noch nicht integrierte neue ‚Materie' auf, als ausgewechseltes, fremdes Teil in ihrem Körper. Beides aber ist Teil der leiblichen Wahrnehmung und Erfahrung der Patienten.

Kinderlosigkeit und Leiblichkeit

Im Zusammenhang mit der Reproduktionsmedizin hat sich in Gesprächen mit Paaren gezeigt, dass diese sich als gesund und in ihrer Leiblichkeit nicht gestört oder beeinträchtigt fühlten, solange sie nicht zielgerichtet versuchten, ein Kind zu zeugen. Die subjektive Befindlichkeit war zunächst positiv, da selbst eine gestörte Ovarialfunktion, ein Tubenfaktor, eine Endometriose oder eine eingeschränkte oder nicht vorhandene Zahl an befruchtungsfähigen Spermien im Ejakulat nicht unbedingt Konsequenzen auf die leibliche Empfindung haben müssen. Die ,Mängel' blieben unentdeckt, wenn sie keine körperlichen Schmerzen verursachten. Ausnahmen bildeten bewußte Entscheidungen – meist in vorausgegangenen Beziehungen – zu Sterilisationen, frühere Unterleibsentzündungen oder -operationen, Chemotherapien sowie Krankheiten wie beispielsweise Hodenhochstand oder Mumps in der Kindheit, die zu Unfruchtbarkeit führen (können). In diesen Fällen fand eine Auseinandersetzung mit der eingeschränkten oder fehlenden Möglichkeit zur Fortpflanzung zumeist schon zu einem früheren Zeitpunkt statt. Viele Paare, die nicht wussten, warum keine Schwangerschaft eintrat, nutzten die Möglichkeit, die Ursache medizinisch abklären zu lassen und suchten deshalb einen Arzt auf. In dem Augenblick, in dem sie erfuhren, dass ein ,normales' Funktionieren der Geschlechtsorgane des einen oder anderen Partners nicht gegeben war, also etwas an ihrem Körper nicht stimmte, veränderte sich die Befindlichkeit. Mit der Diagnostizierung einer spezifischen „Sterilität" fand oft eine personenbezogene Zuweisung derselben, d.h. auf den Mann oder die Frau, statt. Inwieweit dies auch die Beziehung zwischen den beiden Partnern belastete (,Schuldzuweisung') war nicht direkt Gegenstand unserer Untersuchung. Dennoch wurde deutlich, dass die endgültige Zuweisung von „Unfruchtbarkeit" bei einem der beiden Partner nicht nur den einen oder anderen betraf, sondern auch das Verhältnis zwischen beiden, wie Martin Schmidt (33) berichtete:

„Und als dann plötzlich klar war, es liegt an mir, da wollte ich mich spontan von ihr trennen. Ich dachte, über kurz oder lang verläßt sie mich sowieso und geht zu einem Mann, der Kinder zeugen kann. Das war eine miese Situation. Weil ich so frustriert war, war ich auch besonders eklig zu meiner Frau und bin oft grundlos ausgeflippt. Dann hat sie sich auch zurückgezogen. Aber nicht weil ich nicht zeugungsfähig bin, sondern weil ich

so gemein war. Ich dachte aber wieder, sie zieht sich zurück, weil ich nicht zeugen kann. Ein totaler Teufelskreis. Gott sei Dank haben wir uns wieder zusammen gerauft und überlegt, was es für Möglichkeiten zusammen *gibt."*

In früheren Zeiten wurde im gesellschaftlichen Umgang meist davon ausgegangen, dass es die Frau sei, die unfruchtbar ist (siehe z. B. Fleischer 1993).[128] Selbst heute erleben Frauen immer wieder, wie Winkler (1994: 25) zeigt, dass die „Unfruchtbarkeit" ihrer Partner von der Umwelt nicht zur Kenntnis genommen wird, obwohl die Ursache (z. B. bedingt durch frühere Krankheiten) bekannt ist (vgl. auch Fränznick/Wieners 1996: 76-81). Von ärztlicher Seite werden Mann und Frau gleichermaßen in die Diagnostik mit einbezogen. Internationalen Untersuchungen zufolge liegt die Ursache für die Kinderlosigkeit zu ca. 40% beim Mann, in derselben Größenordnung ist die Frau betroffen, und in 20% der Fälle liegt die Ursache bei beiden. Bei der sogenannten ungeklärten, idiopathischen, „Sterilität" handelt es sich um eine Ausschlussdiagnose oder – umgekehrt ausgedrückt – um eine Zusammenfassung noch nicht diagnostizierbarer „Sterilitätsfaktoren" (Würfel 1990: 35). Der Anteil der ungeklärten „Sterilität" wird mit bis zu 10% angegeben (Kaiser/Pfleiderer 1989: 170 f.). Die in unserer Studie befragten Paare empfanden „Sterilität" als das Nichtvorhandensein eines Potentials, das man zu besitzen glaubte. Aus diesem Grund stellt sich nach der Diagnose ein Gefühl von Unzulänglichkeit und von Verlust ein (Hölzle 1987: 23). Nicht in der Lage zu sein sich fortzupflanzen, führt zu Selbstzweifeln und stellt oft die eigene Identität in Frage (Delaisi de Parseval 1985).

Barbara Berger (33), deren Mann aufgrund einer Erbkrankheit keine Kinder zeugen kann, erfuhr 1993 von ihrer eigenen Sterilität. Um einen Eisprung herbeizuführen, waren bei ihr Hormongaben notwendig. Das Paar nutzte die Methode der heterologen Insemination mit gleichzeitiger hormoneller Stimulation; 1995 kam ein Sohn zur Welt. Frau Berger erzählte, wie der Prozess der Entdeckung der eigenen „Unfruchtbarkeit" die Beziehung zum Leib und damit die Wahrnehmung des Selbst veränderte:

128 Bis zur Jahrhundertwende wurde den Frauen die alleinige Schuld zugewiesen (Stauber 1979: 3). Die große Anzahl an fruchtbarkeitsstimulierenden Riten, Wallfahrten, Badekuren und Nahrungsmitteln (Hauser 1994: 159) zeugen davon, wie angstbesetzt Kinderlosigkeit für Frauen war.

„Ich habe eine Periode ohne Eisprung. Ich kann eben nur mit Medikamenten eine Ovulation haben. Ich bin also eine taube Nuss. Meine Sterilität schlägt mich stark. Wie oft habe ich schon an mir gezweifelt und mit mir gehadert. Seitdem ich wusste, dass ich steril bin, fühlte ich mich wie ein körperliches Wrack."

Auch Berit Schreiber (35) konnte zunächst mit der Diagnose „unfruchtbar" nicht umgehen und erzählte von ihren Gefühlen:

„Ich dachte, ich falle in einen tiefen Brunnen. Es war schrecklich. Damit hatte ich nie *gerechnet. Ich wollte zwei Kinder nach meiner Ausbildung und dann zuhause bleiben. Und was sollte nun werden? Ich kam zum einen nicht damit klar, dass meine oder besser unsere Lebensplanung zusammenbrach. Denn wir hatten uns alles so gut überlegt. Tja, und was war ich denn überhaupt. Ich war ein ausgetrockneter Boden, nicht fruchtbar. Da wird nie was wachsen. Alle Hoffnungen waren zerstört. Ich hatte das Gefühl, die ganze Welt kriegt Kinder, nur ich nicht. Zuerst habe ich mich und meinen Körper gehasst. Es hat lange gedauert, bis ich wieder klar denken konnte und neue Pläne hatte."*

Auffallend an unseren Interviews ist die Tatsache, dass wir weit häufiger Aussagen von Frauen über die Veränderung ihrer subjektiven Befindlichkeiten erhielten als von den männlichen Interviewpartnern. Dies trifft mit den Untersuchungsergebnissen anderer Wissenschaftlerinnen überein, dass die „ungewollte Kinderlosigkeit" und das Ausbleiben einer Schwangerschaft in vielen Fällen für Frauen eine spezifischere Bedeutung hat als für ihre Partner (Fränznick/Wieners 1996; Nave-Herz/Onnen-Isemann/Oßwald 1996; Winkler 1994). So berichtete Ute Wille (36), die nach vielen Versuchen mit anderen Behandlungsmethoden mit Hilfe der IVF/ICSI-Therapie schwanger wurde, davon, wie stark sie lange Zeit die Tatsache getroffen hat, nicht schwanger zu werden und zu gebären:

„Die [Vorstellungen von einem Kind] haben sich immer mehr fanatisiert. Die wurden immer stärker, ich fing an und habe mich noch gefreut, wenn einer schwanger ist. Da war meine Schwägerin, also die Frau von meinem Bruder, das zweite Mal schwanger. Und dann war meine Tante schwanger. Und da freue ich mich, ich werde ja auch bald schwanger. Und dann fingen

die monatlichen Behandlungen an mit den Hormonen, die bei mir explosionsartige Entwicklungen erzeugt haben. Und dann erzählte mir meine Schwägerin, dass sie das dritte Mal schwanger ist, da bin ich ausgeflippt. Da konnte ich schon keinen Kinderwagen mehr sehen, ich konnte keinen schwangeren Bauch mehr ertragen. Da bin ich richtig fanatisch geworden. Warum ich nicht, warum alle anderen. Ich habe geheult, wenn Madonna im Fernsehen gesagt hat, dass sie schwanger ist."

Die Diagnostizierung von „Sterilität" hat jedoch nicht nur Auswirkungen auf die Selbstwahrnehmung, sondern auch auf die Eigen- und Fremdwahrnehmung bezüglich der Rolle, die eine verheiratete Frau und ein verheirateter Mann einnehmen sollen, nämlich Eltern eines Kindes zu werden. Nicht nur Vorstellungen von sich selbst und der Partnerschaft wurden deshalb oft hinterfragt, sondern auch die gesellschaftlichen Erwartungen an die eigene geschlechtliche und soziale Rolle waren von großer Bedeutung. Die Frauen und Männer, die wir befragten, hatten in den seltensten Fällen an ihrer Fruchtbarkeit gezweifelt und ein Kind in ihre Vorstellung über ihr Leben fest eingeplant. Oft wurde die „Sterilität" anderen Personen gegenüber verschwiegen, um nicht den Eindruck zu erwecken, man wäre ‚anormal' oder ‚krank'. Dabei wurde deutlich, dass die Diagnose „Unfruchtbarkeit" – und als Folge Kinderlosigkeit – nicht nur das Selbst, sondern auch die Person betraf. Die Einschätzungen und die Erwartungen, die andere Menschen an das Paar richteten (z.B. Kinder zu bekommen und dadurch zu Eltern zu werden) waren untrennbar damit verbunden. Inge Groß (38), die ihren Sohn nach acht Versuchen mit Hilfe der heterologen Insemination bekam, schilderte ihre Situation:

„Ich beneide jeden, bei dem es spontan klappt. Ist alles nicht so einfach. Und wissen Sie, was auch noch so weh tut, wenn sie verheiratet sind und sie kriegen kein Kind und kein Kind. Egal, ob es Freundschaft ist, Verwandtschaft oder Nachbarschaft alle fragen ‚Was Ihr habt noch kein Kind? Wollt Ihr Euch nicht mal ranhalten? Wieso klappt's denn nicht?' Und sie selbst wissen ja, dass es nicht klappt. Wissen Sie, wie weh das tut? Ich bin froh, dass es Möglichkeiten gibt. Dass man sagt, man kriegt ein Kind, man ist schwanger. Ohne ein Kind adoptieren zu müssen. Sondern, wenn es so [mit Spendersperma] geht."

Die Ursache einer „ungewollten Kinderlosigkeit" kann nur in einem geschlechtlichen, das heißt in einem weiblichen bzw. einem männlichen Körper verortet werden. Die Bedeutung von „Unfruchtbarkeit" hat deshalb auch unterschiedliche Auswirkungen auf die Leiblichkeit von Frauen und Männern. An körperlichen Zeichen – dem Eintritt oder dem Ausbleiben der Menstruation – ist die Erfahrung, endlich schwanger oder wieder nicht schwanger geworden zu sein, bei der Frau von Monat zu Monat erfahrbar und erkennbar. Dies wirkt direkt auf die subjektive Befindlichkeit, die damit unmittelbar vom körperlichen Zustand abhängig ist. Der Mann, auch wenn er mit seiner Partnerin noch so sehr mitzuleiden vermag, erlebt diesen Prozess des periodischen Hoffens und Bangens nicht am eigenen Leib, ist also davon anders betroffen. Oft hatte dies Auswirkungen auf die Beziehung zwischen den Partnern, wie der folgende Interviewausschnitt mit Maria Heider (26) zeigt:

„Man kann sich das Kind auch richtig verleiden. Die erste Zeit geht ja noch. Aber ab der Punktion, wo einem ein paar Tabletten in die Scheide eingeführt werden, da mag man sich zum Schluss selbst nicht mehr. Der Bauch schwillt an, egal ob schwanger oder nicht. Man wird unförmig und passt nicht mehr in die Hosen rein. Es ist einfach zum Durchknallen. Da leidet natürlich die Beziehung drunter, die Sexualität und diese Tipps ‚Leben Sie so natürlich weiter' ist zwar ein netter Satz, aber nahezu unmöglich. [...] Die Belastung, die auf eine Ehe zukommt, ist wirklich immens. Der Mann versteht nicht, dass die Frau sich 14 Tage nach dem Transfer bremsen will, sich bremsen muss, der sagt ‚Du bist schon schwanger, bevor es überhaupt richtig losgeht'. Es ist ein wahnsinniges Problem, das haben auch andere Paare schon gesagt, weil die Frau sich so sehr auf sich selber konzentriert, und der Mann sich vernachlässigt fühlt, als ob schon ein Kind da wäre. Es ist eine absolut verrückte Situation, mit der man nicht umzugehen weiß."

Die Leiblichkeit von Männern ist aufgrund ihres männlichen Körpers anders beschaffen. Das Wissen um die biologische Fähigkeit, mit dem eigenen Sperma die Eizelle der Frau befruchten zu können, ist in vielen Fällen für die geschlechtliche Identität und das Selbstbild eines Mannes von besonderer Bedeutung. Männliche „Sterilität" wird in der Öffentlichkeit häufig in einem Atemzug mit Impotenz, d.h. die Unfähigkeit zum Geschlechtsverkehr, genannt. Zitate aus den Interviews belegen, wie die langfristige Kinderlosigkeit eines Paares mit Sprüchen kommentiert wurde, die sich auf die vermeintlichen Schwierigkeiten des Mannes bei der Zeugung eines Kindes bzw. dem Geschlechtsverkehr bezogen: „Na, klappt's bei Euch nicht? Du brauchst wohl ein bisschen Hilfe?", „Soll ich da mal ran? Ich kann immer", „Du schaffst es wohl nicht richtig?" u.ä.

Obwohl in den überwiegenden Fällen andrologischer „Sterilität" keine körperliche Dysfunktion vorliegt und beim Sexualverkehr alles richtig ‚funktioniert', muss der Mann sich hier mit impliziten Erwartungen an seine soziale Rolle und an die Leistung seines geschlechtlichen Körpers („der schießt mit Luft") auseinandersetzen. Das Dilemma und damit die leibliche Betroffenheit besteht aus der Diskrepanz des Wissens um die prinzipielle ‚Funktionstüchtigkeit' einerseits, und andererseits aus dem Ausbleiben eines ‚Resultates', das die soziale Umgebung erwartet und aus der Unmöglichkeit, über das Dilemma zu sprechen.

Wie wir gesehen haben, bewirkt der Nachweis von „Unfruchtbarkeit" eine veränderte Leiblichkeit. Mit Hilfe der verschiedenen Behandlungen kann die männliche und weibliche „Sterilität" bei ungefähr einem Drittel der Paare überwunden und eine Schwangerschaft erreicht werden.[129] Die Ursachen der „ungewollten Kinderlosigkeit" werden in den meisten Fällen nicht behoben,[130] d.h. es erfolgt keine Heilung eines ‚nicht funktionierenden' Körpers im medizinischen Sinne. Vielmehr findet eine Überbrückung statt: Trotz „Sterilität" kann eine Schwangerschaft herbeigeführt werden! Subjektiv, d.h. gefühlsmäßig werden jedoch eine Schwangerschaft und die Geburt eines Kindes als Heilung empfunden. Diese Heilung des Symptoms der „ungewollten Kinderlosigkeit" ist gleichzeitig die Erfüllung einer – von den Paaren internalisierten – gesellschaftlichen Erwartung. Der körperliche ‚Defekt' der „Unfruchtbarkeit" an sich bleibt weiterhin bestehen, aber der Umgang damit wird erleichtert. Daraus kann man schließen, dass es nicht der ‚Defekt' an sich ist, der den Paaren langfristig zu schaffen macht, sondern die sozialen Konsequenzen davon: kein eigenes Kind haben zu können.

---

129 Anhand der Daten, die von den reproduktionsmedizinischen Arbeitsgruppen an das IVF-Register (siehe dazu auch Kapitel I) abgegeben werden, lässt sich feststellen, dass die erzielten Schwangerschaftsraten bei ca. 20-25% liegen. Es handelt sich hierbei jedoch um die Rate klinischer Schwangerschaften, die nicht gleichzusetzen sind mit Geburtsraten (sogenannte *baby-take-home-rate*).

130 Außer beim Öffnen eines Eileiterverschlusses, der Entfernung von Myomen, Zysten oder Endometrioseherden, die eine „natürliche" Empfängnis erschweren oder verhindern, wie auch eine erfolgreiche Refertilisierung.

Die Inanspruchnahme fortpflanzungsmedizinischer Möglichkeiten zur Überbrückung von „Unfruchtbarkeit" führt zu einer Reihe von Veränderungen, die direkt sowohl den Körper als auch den Leib betreffen. Die Therapie besteht in jedem Fall aus einem Regime des Körpers, d.h., dass vor allem der Körper Frau einer zeitlich und räumlich synchronisierten Behandlung unterworfen wird (siehe Kapitel I), die von der subjektiven Leiblichkeit losgelöst ist. Dieser Umstand führt auch zu einer Fremdwahrnehmung des eigenen Körpers, die mit dessen Fremdbestimmung und -kontrolle zusammenhängt: Das Einnehmen von Medikamenten, Geschlechtsverkehr nach verordneter Uhrzeit, die vom Arzt ausgeführte Insemination, die operativen Eingriffe, das Warten und innere Horchen auf den Eintritt einer Schwangerschaft bzw. das Ausbleiben der monatlichen Blutung und, damit zusammenhängend, der Kampf gegen das Gefühl, ‚defekt' oder gar ‚krank' zu sein. Je nach Persönlichkeit wurde diese Fremdbestimmung und Kontrolle über den eigenen Körper als unterschiedlich einschneidend erlebt, wie die folgenden Interviewausschnitte zeigen. Marion Wieger (34), die nach zwei Inseminationstherapien einen Sohn bekam und sich jetzt für ein zweites Kind wieder in Behandlung befindet, erzählte von den besonderen Schwierigkeiten und wie sie versuchte, diese zu bewältigen:

„Für meinen Mann ist es, glaube ich, schwieriger als für mich. Weil ich mittlerweile so oft beim Gynäkologen gewesen bin, und für was man auf diesen Stuhl steigt, wird einem dann irgendwann egal. Das hat mir von Anfang an relativ wenig ausgemacht. Wo ich heute immer noch daran kaue, ist mehr so dieses Gefühl, nicht zu funktionieren oder nicht perfekt zu sein, und dieses Gefühl wird durch die ständigen Arztbesuche und Kontrollen und Untersuchungen nicht gerade besser. Es gibt einfach Dinge, die nicht gehen, das versuche ich mir immer klarzumachen. Das Schlimme ist, da ist die eigene Ohnmacht, dieses Gefühl, man kann machen, was man will, es geht einfach nicht. Das ist viel belastender als der Vorgang [die Inseminationstherapie] an sich. Ich kenne ja gar nicht dieses Gefühl, plötzlich morgens aufzuwachen und zu denken, bist du vielleicht schwanger? Ich kriege meine Tage nicht, bin ich schwanger? So habe ich mir das immer vorgestellt, aber so kenne ich es ja nicht. Diese Inseminationen (seufzt) [...] So bin ich auch nicht unbedingt, ich bin ein Kopfmensch, kein Gefühlsmensch. Und ob ich nun so oder normal human way *schwanger werde, da denke ich eigentlich nicht darüber nach. Das ist nichts, was mir Kopfzerbrechen macht. Nur das*

ewige Kontrollieren von meinem Körper. Ich gucke mich schon an wie meine Ärztin: Was machen die Hormone denn heute und wie geht es wohl den Eizellen? Gute Werte heißt gute Gefühle. Das ist nun mal so. Und dann kommt die Zeit, wo man meint, jetzt könntest du schon mal merken, ob du schwanger bist oder nicht. Und dann sucht man wirklich nach jedem *kleinen Anzeichen. Und dann gegen Ende des Zyklus, wo es dann auch spannend wird, weil man dann denkt, es sind ja nur noch fünf, sechs Tage, dann wird es relativ unerträglich. Weil man dann auch den Kopf nicht mehr freikriegt davon. Aber auch das geht vorbei, und das Blöde ist auch, dass ich eigentlich jedes Mal relativ schnell sicher war, wenn ich nicht schwanger war. Aber man lässt sich immer so ein Hintertürchen auf, dass man sagt, ach, es muss ja nicht jedes Mal gleich sein, und es gibt Frauen, die merken überhaupt erst ganz spät, dass sie schwanger sind, und du könntest ja* doch *schwanger sein. Wenn man den Schwachsinn hier nicht machen würde, wäre es gar nicht schlimm. Weil dann nach einer knappen Woche spätestens die Luft raus wäre und man würde sagen, auf zu neuen Ufern, wir versuchen es nächsten Monat nochmal. Aber dadurch, dass man eben noch diese Kinkerlitzchen [Hormoneinnahme] macht und sagt, ich fress jetzt das Dufaston*[131] *zu Ende, auch wenn ich's eigentlich nicht brauche, weil ich ja nicht schwanger bin. Ich könnte ja doch schwanger sein [...] An dem Schwachsinn ist man selber schuld. Wenn man auf seinen Körper hört, und sagt, okay, du bist nicht schwanger [...] Aber man traut dem eigenen Körpergefühl ja nicht mehr. Man hört auf das, was die Ärzte sagen. Fühlst Du Dich schlecht, was soll es. Sagt der Arzt ‚Ihre Eizelle entwickelt sich prima', dann muss es einem doch gut gehen. Also was soll das Hineinfühlen in sich, das ist doch egal. Ich bin auch dieses Mal eigentlich sicher, dass ich nicht schwanger bin, aber vielleicht bin ich ja doch schwanger."*

Ira Wagner (33), die drei IVF-Therapien hinter sich hat und Elisabeth Leinemann (34), die nach 13 IVF-Versuchen einen Sohn bekam und nun wieder schwanger ist, akzeptierten die Behandlungen an sich und fanden sich damit ab, „dass ein bisschen nachgeholfen werden muss". Trotz – oftmals wiederholter – Enttäuschungen nach erfolglos verlaufenen Zyklen, hatten sie immer wieder neue Hoffnungen und wollten alle Möglichkeiten, welche die Repro-

131 Dufaston ist ein Gelbkörperhormon, das in der zweiten Zyklushälfte gegeben wird, um die Gebärmutterschleimhaut für eine Schwangerschaft aufzubauen.

duktionsmedizin bot, nutzen, um sich später nicht vorzuwerfen, sie hätten nicht alles versucht:[132]

„Bei uns geht es eben nicht normal, da müssen wir ein bisschen nachhelfen. Ist doch nichts Schlimmes. Es ist doch ein Segen, dass es die technischen Möglichkeiten gibt. Außerdem, was stört es die anderen. Es ist doch mein Körper, den ich spritze, und der kommt damit klar. Ich weiß ja, wofür ich es tue." (Ira Wagner)

„Wenn es nun von oben so gewollt ist, dass ich nun nicht auf einfache Art und Weise zu einem Kind komme, dann machen wir es eben auf die kompliziertere. Kriegen wir auch hin. Ein Versuch, noch einer, noch ein Versuch. Ich habe zack, zack, zack, alle hintereinander weggeknallt. Angefangen 1992, 1995 ist der Junge geboren. In der Zeit habe ich 13 Versuche durchgeknallt. Es ist für mich Routine. Ich habe schon Schmerzen, und es ist mir auch unangenehm, und es ist sehr lästig. Aber es gibt für mich schlimmere Sachen. Zahnarzt ist mir viel unangenehmer, als wenn ich da auf den Stuhl muss. Die Versuche sind an mir vorübergezogen. Jedes Mal mit furchtbarer Trauer, aber keinen Depressionen. Das würde ich rundum ablehnen. Die habe ich nie gehabt. Okay ist in die Hose gegangen, in vier Wochen komme ich wieder.[...] Weil ich gesagt habe, das klappt irgendwann. Ich hatte immer Hoffnungen. Noch gebe ich nicht auf. Der Arzt hat ja auch nicht aufgegeben, obwohl er nach dem zehnten Mal skeptisch war. Aber ich habe gesagt, weiter. Ich ziehe das jetzt noch ein paar Mal durch. Wir haben die medizinischen Möglichkeiten und ich will mir nicht irgendwann vorwerfen müssen , ich hätte nicht alle versucht." (Elisabeth Leinemann)

Auch wenn eine erfolgreiche Therapie, die zu einer Schwangerschaft und Geburt führte, von den betroffenen Paaren als äußerst positiv angesehen und als Heilung verstanden wurde, so wird das Problem des eigentlichen ‚Defektes' dann wieder akut, wenn der Wunsch nach einem zweiten Kind auftauchte. Es handelte sich nicht mehr um den Zustand der „ungewollten Kinderlosigkeit", der verändert werden sollte, sondern zumeist bestand der Wunsch nach einem Geschwisterkind. Manche Frauen gaben an, dass sie Schwangerschaft und Geburt unbedingt noch einmal erleben wollten, weil es für sie beim

132 Vgl. dazu auch Franklin (1997).

ersten Mal von besonderer Bedeutung gewesen wäre. In den Interviews mit den Frauen und Paaren, die sich für ein zweites Kind in Behandlung befanden, wurde deutlich, dass der Druck sich im Laufe der Zeit wieder aufbaute. Die positive Wahrnehmung des eigenen Leibes und des Selbst, mit der in den meisten Fällen eine Therapie begonnen wurde („Jetzt haben wir ja schon ein Kind, das gibt Sicherheit"), veränderte sich proportional zu den Enttäuschungen, wenn in einem Zyklus wieder keine Schwangerschaft entstand. Erneut mussten sich die Paare mit dem ‚nicht normal' funktionierenden Körper auseinandersetzen, wieder wurde ein ‚Mangel' festgestellt, aufgrund dessen sich die Befindlichkeit neu konstituierte. Auch das engere soziale Umfeld reagierte zum Teil, wie im Fall von Barbara Berger (33), mit Unverständnis auf die Behandlung für ein zweites Kind.

„Von der Unterstützung hat sich das sehr verändert mit dem ersten Kind. Vor dem Max war das so, dass ich von den Menschen, mit denen ich eine solche intime Verbindung und Auseinandersetzung hatte, schon immer eine Ermunterung und auch eine gewisse Teilnahme an diesem Dilemma hatte. [...] Die haben mich nicht so gelöchert, die haben, wenn ich wieder eine Krise hatte und rumheulte, gesagt, komm, dann gehen wir ein Bier saufen oder sonst irgendwie was, und waren ganz goldig. Die haben versucht, mich auch abzulenken. Mit dem Max hat sich das geändert. In der jetzigen Lage, in der ich eigentlich wieder in der gleichen Situation bin, sagen diese Leute ‚Sag' mal, bist Du größenwahnsinnig geworden? Du hast doch ein Kind, was willst Du noch? Das hat der doch gar nicht verdient, dass Du Dich jetzt so nach einem zweiten sehnst. Hast Du den nicht mehr lieb?' Solche Sachen muss ich mir dann anhören. Das heißt, das ist eigentlich so, dass für diese Leute das Problem gelöst ist, und dass ich kein Recht habe, mir noch einmal Gedanken zu machen, dass ich gerne nochmal ein Kind hätte. Aber ich möchte eben unbedingt ein zweites. Wenn ich nicht so steril wäre, würde ich über noch mehr Kinder nachdenken. Jetzt kommt der ganze Frust wieder hoch, dass es nicht normal geht."

Auch wenn reproduktionsmedizinische Behandlungen in erster Linie einer Überbrückung von „Sterilität" dienen, darf nicht vergessen werden, dass die Diagnose „Unfruchtbarkeit" auch früher nicht zwangsläufig eine „ungewollte Kinderlosigkeit" bedeutete. So gab es schon immer gesellschaftliche Mechanismen zur Überwindung derselben: durch Adoption und Pflegschaft. Durch die neuen Möglichkeiten zur Zeugung eines Kindes besteht für die meisten Paare heute jedoch das Problem darin, keine eigenen Kinder *bekommen* zu können und nicht unbedingt darin, generell keine Kinder *haben* zu können.

Wie im einleitenden Kapitel dieses Buches beschrieben wurde, hat der Sozialanthropologe Jack Goody (1989) nachgewiesen, wie sich im Verlauf von Jahrhunderten Vorstellungen und *Bewertungen von leiblichen und nicht-leiblichen Kindern* in unserer Kultur verändert haben, und dass sich durch den Einfluß der Kirche größere Verwandtschaftsgruppen durch Eheverbote auflösten. Mittels neuer kirchlicher Bestimmungen zu Heirat und Vererbung setzte sich eine Verwandtschaftsregelung durch, die nicht mehr die Kollateralität, sondern die Linearität und Deszendenz (Abstammung) als Hauptprinzip betonte:

> „Die Bemühungen der Kirche zielten hingegen darauf ab, die auf der Geschwistergruppe basierende Berechnungsweise durch eine Methode zu ersetzen, die auf der Einheit des Fleisches (*unitas carnis*) beruhte und durch den Akt der Eheschließung (oder *copula*) eingesetzt wurde; ein System also, das auf dem verheirateten Paar und seinen Kindern fußte. Eine derartige Berechnungsmethode war darauf ausgerichtet, die Bedeutung der Nachkommen innerhalb der direkten Linie besonders hervorzuheben und Verwandte der Seitenlinien auszuschließen." (Goody 1989: 158; Hervorhebung im Original)

Verwandtschaft wird seitdem über die biologische Reproduktion definiert, d.h. ‚Blutsverwandte' gelten als die wahren Verwandten, mit denen man eine gemeinsame – heute biogenetisch definierte – Substanz, das Blut, teilt und durch die man unauflöslich miteinander verbunden ist. Der Kulturanthropologe David Schneider, der sich 1968 aus ethnologischer Perspektive mit der amerikanischen Verwandtschaftsvorstellung beschäftigte, stellt fest, dass Verwandtschaft in der amerikanischen Gesellschaft ebenfalls von Vorstellungen des gemeinsamen Blutes dominiert wird. Der Geschlechtsverkehr zwischen Ehepartnern gelte – so Schneider – als Ausdruck ihrer sozialen Beziehung und stelle die biologische Identität zwischen Eltern und ihren Kindern her. So werde die kulturelle Einheit der Kernfamilie aus dem Paar mit seinen Nachkommen begründet, weil sie zum einen über Körperlichkeit, zum anderen durch das Bewußtsein ihrer geteilten Körperlichkeit emotional miteinander verbunden seien (Schneider 1980: 50). Angeheiratete Verwandte und andere Formen von Verwandtschaft, wie bspw. Adoption und Pflegschaften, erfahren somit eine andere kulturelle Bewertung.

„Die Idee der Blutsverwandtschaft besitzt eine doppelte Macht, weil sie real *und* zugleich metaphorisch gedacht ist. Zum einen ist das konkrete Blut in den Adern gemeint, die Physis, der menschliche Körper im Sinn ‚von gleichem Fleisch und Blut', zum anderen ist es die metaphorische Dimension, die mindestens ebenso stark und wichtig ist: das physische Blut, das Menschen verbindet, verbindet sie auch in sozialer Hinsicht ebenso unauflöslich." (Hauser-Schäublin 1996: 1 f., Hervorhebung im Original)

Anhand der von uns empirisch erhobenen Daten lässt sich feststellen, dass nicht mehr ‚Zeugung' im Sinne eines Geschlechtsaktes, sondern das konkrete Zusammenführen von Körpersubstanzen eines Paares und deren Verschmelzung als konstituierend für Leiblichkeit definiert wird. Im Rahmen der Reproduktionsmedizin wird Sexualität (Geschlechtsbeziehungen) von der Fortpflanzung bzw. Befruchtung (die erst durch den Arzt möglich wird) getrennt. Dementsprechend gewinnt der Akt der Verschmelzung der Gameten immer mehr an Bedeutung für die Begründung von Verwandtschaft (vgl. auch Franklin 1995). Dies bedeutet: Verwandtschaft wird je länger je mehr als eine biologisch-genetische Tatsache interpretiert und beschränkt sich auf leibliche Verwandtschaft. Der Wunsch nach Weitergabe der eigenen Gene und des darin enthaltenen erbbiologischen Materials sowie der Gedanke, dass damit ein Teil von einem selbst weiterlebt, war untrennbar verknüpft mit der Vorstellung von einem leiblichen Kind.

„Und dann haben wir gesagt, neugierig sind wir eigentlich schon darauf, was bei so einem Kind rauskäme, was es vom wem erbt, wie es sich benimmt. Jetzt mal ein bisschen steril ausgedrückt, dieses Reproduzieren, was jetzt vom wem reinkommt und wie das Kind dann wäre, da waren wir schon sehr neugierig darauf. Und von daher haben wir gesagt, probieren wir es doch mal, es ist doch lohnenswert, wenn da etwas rauskommen kann." (Ehepaar Martin und Tatjana Helming, 38 und 36 Jahre)

Auch Sophie Jansen (30) erzählte von der besonderen Bedeutung eines eigenen Kindes, besonders betonte sie den Aspekt des Fortbestandes der Familie:

„Ich möchte einfach, dass unsere Familie fortbesteht, dass es nicht einfach irgendwann zu Ende ist. Außerdem fragt man sich ja doch, was kommt denn dabei raus, also ich meine, so von einem selbst. Sieht das Kind vielleicht aus wie ich, oder wie mein Mann, oder wird es eine Mischung aus uns beiden. Das wünscht man sich doch, dass die Eigenschaften, die man an dem

Partner so liebt, dass die sich auch in dem Kind wiederfinden. Ja, und die eigenen natürlich auch. Eben eine Mischung wäre das Optimale. [...] Mit einem eigenen Kind wäre nach einem auch nicht einfach alles vorbei, da kommen vielleicht noch Enkel und so geht die Familie weiter."

Dieses Entdecken des ‚Eigenen', der physischen Ähnlichkeiten sowie charakterlichen Eigenschaften, in dem leiblichen Kind, führte, wie Marion Wieger (34) im folgenden Interviewausschnitt erzählte, zu einem Gefühl von besonderer Vertrautheit und könnte auch dazu beitragen, dass Eltern bereit wären, eventuell ungewöhnliches Verhalten eines Kindes zu entschuldigen bzw. zu akzeptieren.

„Weil man doch unwillkürlich in einem Kind, in einem leiblichen Kind, nach Ähnlichkeiten sucht, und wenn man dann gewisse Dinge wiederentdeckt, macht es einem so ein Kind auch vertrauter. Nun ist Michael meinem Mann als auch meinem ältesten Schwager sehr, sehr ähnlich, nicht nur optisch, sondern auch in so vielen Kleinigkeiten. Der ist zum Beispiel völlig närrisch auf gelb. Das waren die beiden auch. Das sind solche Sachen, wo meine Schwiegermutter, jetzt wo er größer wird, immer wieder voll Begeisterung Bekanntes entdeckt. Das ist schon etwas ganz Besonderes, das geht eben nur bei dem eigenen Kind. Bei einem Adoptivkind würde man, glaube ich, sobald es Schwierigkeiten gibt, überlegen, wer weiß, wo das herkommt. Man würde sich vielleicht selber gar nicht so die Mühe machen, irgendwelche Probleme zu lösen, sondern würde selber unwillkürlich zu der Entschuldigung greifen, na ja, wer weiß, wo das herkommt."

Auch von Ute Wille (36) wurde das (potentielle) Problem der ‚fremden' Eigenschaften eines Adoptivkindes im Unterschied zu den vertrauteren eines eigenen Kindes angesprochen:

„Die [Ungewißheit] ist bei einer Adoption extrem groß. Über die macht man sich bei einer Adoption bestimmt bis zu 40% Gedanken. Wer weiß, ob es [das Kind] Verbrechergene hat oder ob es nicht so intelligent ist, zu intelligent ist, sportlich oder unsportlich ist. Also man macht sich schon Gedanken, was da auf einen zukommt. Weil man von sich selbst ausgehend und dem Partner vielleicht schon eher Eigenschaften abschätzen kann, so wird es [das Kind] vielleicht jähzornig. Das Kind wird das und das. Aber

wenn man praktisch die Eltern, die das Kind gezeugt haben, gar nicht kennt, weiß man gar nicht, was da für Wurzeln dahinter stecken. Sensibilität gehört – glaube ich – auch zu den Sachen, die angeboren sind. Es gibt auch Eigenschaften, die angeboren sind, die man nicht erziehen kann. Nicht Ordentlichkeit, nicht so lapidar. Ich meine jetzt schon feste Verhaltensregeln."

Ein weiterer Aspekt, der sich aus den Interviews mit „ungewollt kinderlosen" Paaren herauskristallisierte, ist die vorherrschende ideale Vorstellung von der sozialen und biologischen Einheit der Kernfamilie. Den Aussagen zufolge wurde ein Paar mit seinen Nachkommen als Familie definiert, die auch als emotionale Einheit mit engen und intimen Bindungen gilt. Ein gemeinsames Kind wurde oft als „Zeichen der Liebe" bezeichnet, d.h. Kinder als Teil der Beziehung der Erwachsenen, entweder aus einer Liebesbeziehung oder aufgrund der persönlichen Lebenssituation bzw. gesellschaftlichen Position heraus (vgl. auch Stein/Sproll 1995: 61).

Sabine Hiller: „Ich wollte schon immer eine Familie mit Kindern. Jemanden, mit dem ich mich ganz tief verbunden fühle. Und dann ein gemeinsames Kind. Also schon eine Erweiterung, eine Bereicherung. Ich könnte mir nicht vorstellen, ein Kind zu kriegen ohne meinen Mann. Für mich ist das eine Erweiterung der Partnerschaft. Ich glaube, mit ihm *ein Kind zu haben und von ihm. Das ist es beides. Das ist auch eine Bewusstseinserweiterung, eine Erweiterung der eigenen Person, sich selber in neuen Räumen erleben. Sich selber auch als Paar erleben."*

Stefan Hiller: „Außerdem weiß man dann, wem man sein Haus und all den Kram vererben kann. Das ist doch ein ganz anderes Gefühl, als wenn man weiß, dass alles, was man sich aufgebaut hat, an andere Leute geht." (Ehepaar Sabine und Stefan Hiller, 33 und 38 Jahre)

Auch Markus Treis (30) erzählte uns von seinen Vorstellungen von ‚Familie':

„Zu einer Familie gehören für mich Kinder. Als Paar bleibt man doch immer zu zweit, zwei einzelne Personen. Es wird nie als so etwas Festes und Verbundenes angesehen, als wenn man Kinder hat. Aber mit Kindern wird man zu einer Familie. Man wird zu einer Einheit, man gehört zusammen. Und dieses Gefühl von Zusammengehörigkeit als Familie gibt nochmal eine

andere Geborgenheit als vorher. Die Situation verändert sich, es beginnt irgendwie ein neuer Lebensabschnitt.“

Ein wichtiger Aspekt, der uns immer wieder genannt wurde, insbesondere im Zusammenhang mit der Frage nach Alternativen zum leiblichen Kind wie Adoption oder Pflegschaften, ist der Aspekt der Zugehörigkeit: Ein Kind ist eine Person, die zu einem gehört – emotional und rechtlich. Obwohl zumindest adoptierte Kinder, rechtlich gesehen, den leiblichen Kindern vollständig gleichgestellt sind, spielt dennoch der Aspekt der biologischen Zugehörigkeit eine Rolle. Bei einem eigenen Kind gibt es keine anderen biologischen Wurzeln und damit ‚richtige‘ Eltern, die – erzählt man dem Kind von der Adoption – immer eine Rolle spielen werden.[133] Das Gefühl, man müsste sich mit diesen gegebenenfalls zu einem gewissen Zeitpunkt konkret auseinandersetzen und die Angst vor dem, was dann geschehen könnte, beschäftigte die von uns befragten Paare sehr. Noch ‚realer‘ waren die biologischen Eltern im Falle von Pflegekindern, die in der Regel nur für einen begrenzen Zeitraum zur Pflegschaft von ihren Eltern getrennt wurden, später aber wieder zu diesen zurückkehren sollten (wobei sich auch aus Pflegschaften zum Teil Adoptionen oder Dauerpflegschaften ergeben können). Diese Bedingungen waren für alle Interviewpartner unerträglich, weshalb sie Pflegschaften ablehnten.

Anhand dieser Aussagen läßt sich feststellen, dass das leibliche Kind assoziiert wird mit besonders enger Zusammengehörigkeit und Verbundenheit, verstanden als ‚echte‘ Verwandtschaft. Schneider hat gezeigt, dass die euro-amerikanischen Vorstellungen von Verwandtschaft sich mit dem englischen Sprichwort „Blut ist dicker als Wasser“ zusammenfassen lassen (1984: 165). Auch im Bereich der Reproduktionsmedizin findet sich die Dominanz der Vorstellung von Blutsverwandtschaft. Sie erst setzt die Maschinerie der Reproduktionsmedizin in Bewegung, damit Männer und Frauen zu einem eigenen, leiblichen Kind gelangen können. Im Zusammenhang mit der Vorstellung von leiblicher Verwandtschaft wird, wie schon gezeigt, besonders die physische und intellektuelle Ähnlichkeit zwischen Eltern und dem Kind hervorgehoben. Dieser Aspekt spielte eine besondere Rolle im Falle der heterologen Insemination, der Befruchtung mit „Spendersperma“. Von Seiten der Ärzteschaft wurde zugesichert, daß ein „Samenspender“ ausgewählt würde, der

133 „Das Recht auf Kenntnis der genetischen Abstammung“ ist im allgemeinen Persönlichkeitsrecht (Art. 2 Abs. 1) des Grundgesetzes der Bundesrepublik verankert (siehe Kapitel VI).

dem Ehemann, also dem zukünftigen sozialen Vater, möglichst ähnlich sehe bezüglich Augenfarbe, Haarfarbe und körperlicher Statur. So sollte zumindest der Anschein einer leiblichen – genetischen – Verwandtschaft erweckt werden, was für die betroffenen Paare von großer Bedeutung war. Thomas Berger (35), steril aufgrund einer Erbkrankheit, berichtete:

„Ich musste mich darauf verlassen, was die Ärztin uns gesagt hat. Dass er mir ähnlich sieht. Das war schon wichtig für mich. Man kennt das doch, alle unsere Verwandten suchen dann nach Ähnlichkeiten. Ich hör das doch immer bei Festen ‚Ganz der Papa'. Und wie soll ich denn reagieren, wenn das Kind nun ganz anders aussehen würde als ich. Das wäre doch jedes Mal ein Spießrutenlaufen."

Das Streben der Eltern, eine möglichst große körperliche Ähnlichkeit zwischen ihnen und ihrem heterolog gezeugtem Kind zu erzielen, dient auch dazu, die soziale Umgebung in ihrer Annahme zu bestärken, dass es sich um ein leibliches Kind beider Eltern handelt.[134] Denn bei allzu großen Unterschieden in den äußeren Merkmalen zwischen Eltern (v.a. Vater!) und Kind beginnen Verwandte und Bekannte sich zu wundern und zu fragen, woher das Kind dieses und jenes Merkmal habe. Implizit schwingt immer die Vermutung eines Ehebruchs mit – ein Tatbestand, den die heterologe Insemination in sozialer Hinsicht vollständig ausblendet. Einerseits, indem die Zeugung durch Vermittlung des Arztes ohne Geschlechtsverkehr zustande kam, was bedeutet, dass keine direkte leibliche oder gar emotionale Beziehung zwischen „Spender" und Empfängerin bestand. Andererseits, indem der „Spender" völlig anonym bleibt und der Ehemann mit dem Transfer des fremden Spermas einverstanden ist. Wird die Ähnlichkeit zwischen Eltern und Kind vom sozialen Umfeld bestätigt, ist auch das Ziel der sozialen Akzeptanz erreicht.

Der Wunsch nach dem Erleben von Schwangerschaft seitens der Frauen, aber auch die damit verbundene öffentliche Darstellung von „Fruchtbarkeit"

---

134 Haimes (1990: 154-172) zeigt auf, wie wichtig es für ein Paar in ideologischer und struktureller Hinsicht ist, eine ‚normale' Familie darzustellen, wenn auch die genetische Verbindung zwischen beiden Elternteilen und dem Kind nicht vorhanden ist. In diesem Zusammenhang spielt die Anonymität zwischen „Samenspender" und dem Paar eine bedeutende Rolle. Auch Thorn (1999) hat sich in ihrer Diplomarbeit ausführlich mit der Motivation der Geheimhaltung bezüglich der Zeugung mit Hilfe von „Spendersamen" beschäftigt und dazu Ärzte und Paare befragt.

beider Ehepartner, war ebenfalls ein Aspekt, der bei der heterologen Insemination von Bedeutung war. Im Unterschied zur Adoption eines schon geborenen Kindes wurde von Seiten der Ärzteschaft, aber auch der betroffenen Paare eindeutig die gemeinsame Schwangerschaft als Vorteil der heterologen Insemination gesehen. Barbara (33) und Thomas Berger (35) schilderten ihre jeweilige Sichtweise:

Barbara Berger: „Ich bin davon überzeugt, dass die Möglichkeit einer gemeinsamen Schwangerschaft, also dass man schwanger sein kann als Paar, ein Riesenvorteil gegenüber einer Adoption ist. Ich bin sicher, dass Vater werden dadurch erst möglich wird. Viel besser möglich wird. Dass es auch für den nicht zeugungsfähigen Mann eine unheimliche Erleichterung ist, eine Beziehung zu dem Kind aufzubauen."

Thomas Berger:„ Ja, das unterschreibe ich so. Wenn die eigene Frau schwanger ist und irgendwann dieses Kind zur Welt bringt, dann ist man eben Vater. Für sich selbst und für alle anderen auch. Da gibt es keine Frage nach Abstammung, da ist klar, das ist mein Kind. Und alle Welt erklärt Dir, dass er [der 1995 geborene Sohn] Dir völlig aus dem Gesicht geschnitten ist."

Wenn man die Bestrebungen der Ärzte um größtmögliche Ähnlichkeit zwischen heterolog gezeugtem Kind und sozialen Eltern und die Aussagen der Interviewten zusammenfassend interpretiert, so zeigt sich folgendes Bild: Alle Bemühungen im Zusammenhang mit der Reproduktionsmedizin, sowohl von Seiten der Ärzteschaft, des Gesetzgebers wie auch der rat- und hilfesuchenden Paare zielen auf die Schaffung von *leiblichen* Kindern ab. Äußerlich betrachtet, gilt die Übereinstimmung v.a. körperlicher Merkmale als wichtigstes Kriterium, sowohl bei der sozialen Umgebung als auch beim Paar selbst. Diese Merkmale werden als erkennbare soziale Zeichen der Zugehörigkeit betrachtet ungeachtet der ‚genetischen Information', die in anderen Zusammenhängen als entscheidend angesehen werden kann. Als leiblich gelten also auch Kinder, deren Mutter die leibliche ist, deren Ehemann jedoch ‚nur' der soziale Vater bzw. der Stiefvater ist. Zentral in der kulturellen, vom Gesetz her bestimmten Konstitution von Leiblichkeit ist in Deutschland die Mutter. Eine gespaltene Mutterschaft ist laut des Embryonenschutzgesetzes nicht erlaubt. Aushandelbar und damit modifizierbar dagegen ist die Vaterschaft. ‚Gespaltene' Vaterschaft – d.h. die Auftrennung in biologische und soziale Vaterschaft – dient nur der Verstärkung der sozialen, denn in Deutschland hat der „Samenspender“ rechtlich keine Möglichkeit, Ansprüche auf ein Kind zu stellen.[135]

Die Leiblichkeit des Nächsten im Zustand des „Hirntodes“

In diesem Abschnitt soll zunächst der Frage nachgegangen werden, was die subjektive Erfahrungsdimension der Leiblichkeit im Zusammenhang mit einem engen Angehörigen, der als „hirntot“ diagnostiziert wurde, bedeutet. Für die meisten Angehörigen eines sich im Sterbeprozess befindlichen Patienten geschah die Auseinandersetzung mit dieser Problematik zum ersten Mal auf einer Intensivstation in der Klinik. Die Gespräche mit Angehörigen von „Organspendern“ wiesen darauf hin, dass sie noch größere Schwierigkeiten hatten, die Leiblichkeit des „hirntoten“ Menschen auf der Intensivstation zu ‚objektivieren‘ als dies bei den im vorigen Kapitel geschilderten Erfahrungen des Pflegepersonals der Fall war. So berichtete uns eine Krankenhausseelsorgerin von der Mutter eines verunglückten Kindes, bei dem der „Hirntod“ diagnostiziert wurde:

„Er liegt an Maschinen und ist noch warm, sein Herz schlägt noch. Die Mutter hat sich mit ihrem Ohr auf die Brust des Jungen gelegt und gesagt: ‚Sein Herz schlägt noch, er ist warm, er hat rosige Wangen, wie könnt Ihr sagen, er ist tot‘?“

Die Angehörigen sahen einen warmen, beatmeten Menschen vor sich, der mit der rationalen Erklärung des „Hirntodes“ als dem Tod des Menschen nicht übereinstimmte:

„Ich war zweimal [bei meiner Mutter auf der Intensivstation]. Ja, und es war schrecklich, weil sie war schon da, du konntest sie anfassen, aber irgendwie wusstest du, dass sie tot ist. Und das hat nicht zusammengepasst. […]

135 Nach § 1600 ff BGB ist die Vaterschaftsanfechtung begrenzt. Berechtigte Personen, welche selbst die Vaterschaft anfechten können, sind: der Mann, dem das Kind zugerechnet wird, die Mutter und das Kind. Biologische Väter (wie zum Besipiel ein „Samenspender“) können ihre Vaterschaft nicht feststellen – und damit einfordern – lassen. Anders sieht die Situation des Kindes aus, dem das Recht auf Kenntnis der (biologischen) Vaterschaft zugestanden wird (siehe Kapitel VI).

Andererseits, klar, du hast es gewusst, aber irgendwie hätte sie da auch nur schlafen können. Ja, das war schon schlimm." (Christine Menge, 35 Jahre)

Wie erwähnt, lag hier in dieser Ambivalenz zwischen Fühlen (Erfühlen der Leiblichkeit) und ‚Wissen' (um den „Hirntod", d.h. das Vorhandensein des bloßen Körpers) die Hauptschwierigkeit in der Verarbeitung eines Trauerfalles bei durchgeführter „Organspende". Sehr eindrücklich schilderte Tanja Deneke (28), Mutter eines im Alter von zwei Jahren bei einem Autounfall verunglückten Jungen, unter Tränen ihre Wahrnehmung auf der Intensivstation:

„Sicherlich, ein Hirntoter atmet nicht mehr. [...] Das ist auch das, woran ich mich halte. Wenn man die Geräte abschaltet, dann wäre Michael auch gestorben. Aber das letzte Bild, das ich von meinem Kind habe, ist ein atmendes Kind. Das ist ganz schwer später, damit zu leben. [...] Der Tod wird, das klingt jetzt vielleicht komisch, nicht mehr sinnlich erfahrbar. Man kriegt ihn nicht mehr zu fassen. [...] Man kann es nicht begreifen. Ich habe noch eine Stunde mit meinem Sohn auf dem Schoß gesessen oder noch länger. Und man wusste, er ist jetzt tot, aber er hat ja geatmet. Und er muss ja atmen, sonst kann man die Organe nicht mehr verwenden. [...] Ich meine, dass das nicht geht, dass man es eigentlich nicht tun kann. Denn es macht, es entzieht uns den Tod, die Erfahrung des Sterbens. [...] Das macht es sehr viel schwerer, den Abschied, den man nehmen muss, wirklich zu gehen."

Einige berichteten, den Verwandten im „Hirntod" noch angesprochen und um ‚Erlaubnis' gefragt zu haben. Darin drückt sich unseres Erachtens diese Ambivalenz aus und zugleich der Versuch, die Diskrepanz zwischen ‚tot' gesagtem Menschen und sinnlich wahrgenommenen lebendigem Leib mittels einer verbalen Kommunikation zu überbrücken, sozusagen um vom verleiblichten Angehörigen selbst die Einwilligung für die Verfügung über dessen Körper zu erhalten. In einem Brief, den Milena Gerke (38) an ihren Bruder (22) nach dessen Tod schrieb,[136] erzählte sie:

„Du liegst genauso da wie gestern, nur dass jetzt ums Bett eine ‚Spanische Wand' aufgestellt ist. Ich spreche mit Dir. – Du, ich habe ja gesagt zur Organ-

136 Sie stellte uns diesen Brief dankenswerterweise zur Verfügung.

entnahme, was meinst Du dazu; ich habe das Gefühl Du sagst zu mir – es ist in Ordnung ‚Kleine'."

Manche empfanden es verkehrt, wenn ihnen die Bitte um „Organspende" direkt am Bett des oder der „Hirntoten" gestellt wurde, zum Teil aus Pietät, aber auch aus der Befürchtung heraus, er oder sie könnte eben doch noch etwas „mitkriegen". Auch bei intellektueller Akzeptanz des „Hirntodes" und auch bei einer retrospektiv positiven Einschätzung der „Organspende" trat immer wieder eine Unsicherheit bezüglich des Todeszeitpunktes auf. Dazu berichteten Brigitte Nowak (34), Mutter eines im Verkehr verunglückten siebenjährigen Kindes, und ihr Mann (38):

Brigitte Nowak: „Wir haben gedacht, es würde jetzt sofort losgehen, aber uns war der Ablauf gar nicht richtig klar. Es muss ja erst mit Leiden [dem Sitz von Eurotransplant] alles abgestimmt werden. Und dass es Stunden dauern würde, auch Tage dauern könnte, bis diese Organentnahme stattfindet und dann eben auch erst das Todesdatum, der Zeitpunkt bestimmt würde".

Martin Nowak: „Das war ein Punkt, der uns sehr arg gestört hat, dass der Todeszeitpunkt nicht das Unfalldatum war, an dem auch der Hirntod festgestellt wurde, sondern ein Tag später. Dann kamen wir nämlich in diesen Konflikt, dass wir das mit der Organspende bis auf den Verwandtschaftskreis, aber im Freundeskreis gar nicht großartig erzählt hatten,[137] *aber dann Erklärungen abliefern sollten, wieso ist er denn erst einen Tag später gestorben?"*

Brigitte Nowak ging im Verlauf des Gesprächs noch einmal auf diesen Punkt ein und merkte in Bezug auf die schweren Verletzungen ihres Sohnes an:

„Weil ich wusste, so was kann nicht reparabel sein, wenn Hirnmasse aus Nasen und Ohren fließt. Obwohl ich Laie bin und nichts mit Medizinischem zu tun habe. Aber ich muss sagen, in diesem Nicht-zu-wissen, wann ist er wirklich gestorben? Da habe ich immer noch Schwierigkeiten mit, das eben nicht einordnen zu können."

---

137 Dies geschah aus Rücksicht auf ein weiteres Kind, dem von der Tatsache der „Organspende" zunächst nichts berichtet wurde.

Dieses Nicht-einordnen-können kam auch in dem Moment zu tragen, indem die Angehörigen den „Hirntoten“ verabschiedeten und die Intensivstation verließen, bevor die Organentnahme stattfand. So Brigitte Nowak:

„Ja, dass ich auch nicht genau weiß, als ich mich verabschiedet habe, lebte er da noch? War das nur durch die Maschine? Hat er danach gelebt und ich war schon weg? Habe ich ihn da liegengelassen und er hat dann irgendwas empfunden? Das ist für mich schwer einzuordnen, dieses Nicht-fassen-können.“

Auch die Zeit des Wartens auf den Anruf aus der Klinik, dass die Organentnahme beendet wäre und der Leichnam vom Bestattungsinstitut abgeholt werden könnte, wurde als sehr belastend geschildert. Christine Menge (zum damaligen Zeitpunkt 29 Jahre alt), deren Mutter im Alter von 52 Jahren den Folgen eines Asthmaanfalles erlag, berichtete:

Christine Menge: „Ich weiß nicht, ich habe da sehr, sehr rational reagiert. In den dreimal, wo ich da war, hatte ich das Gefühl, ich sehe auch ihren Verfall. Also, wie die Reflexe immer mehr nachlassen. Beim zweiten Mal hatte ich das Gefühl, ihre Zunge hängt aus dem Mund, was vorher noch nicht war. Einfach so, dass da immer weniger ist. Wir waren dann nachmittags oder frühen Abend alle [die Geschwister] da, und haben von ihr Abschied genommen. Ich weiß, dass mein Vater irgendwann mittags, als wir alle Geschwister auch zusammen waren, sagte, dass die Ärzte ihn angesprochen hätten wegen einer Transplantation, also einer Organspende. Da gab es eigentlich gar keine Diskussion bei uns. Es war eigentlich klar, dass das in Ordnung ist. Manchmal denke ich, vielleicht hätten wir mehr darüber reden sollen in dem Moment, aber wir waren alle so unter Schock. Das finde ich sehr schwierig. Es war dann so, ich kann mich an den zeitlichen Ablauf nicht mehr ganz erinnern, dass meine Mutter im Prinzip tot ist. Das war Montagmittag, -nachmittag. Jetzt müssen aber noch zwei Ärzte kommen, und das abschließend beurteilen [die „Hirntoddiagnose“]. Und dann müssen ihr noch die Organe entnommen werden. Und irgendwann ist sie dann richtig tot. Das hat zwei Tage gedauert. Das war schon belastend. Ich glaube, für meinen Vater am belastendsten: dies Gefühl, auf einen Anruf zu warten, dass sie jetzt wirklich tot ist. Für mich war es, glaube ich, nicht so schlimm, weil ich das Gefühl hatte, sie ist schon irgendwie tot.“

Frage: „Weil Sie das Gefühl hatten, es wird immer weniger...?"

Christine Menge: „Ja, für mich war das in dem Moment schon klar. Es ist natürlich schon was Komisches, sie zu sehen an diesen Geräten und sie atmet. Und man hat das Gefühl sie lebt und sich gleichzeitig zu sagen, das ist eine Maschine und da ist nichts mehr. Aber diese Abläufe haben bei mir ganz gut funktioniert, hatte ich das Gefühl. Einerseits zu denken, sie lebt doch noch und andererseits zu sehen, nein, sie lebt nicht mehr. Also dieses Rationale, das so von außen zu beurteilen."

Letztlich ging es hierbei um den Zeitpunkt, zu dem sich auf sinnlich erfahrbarer Ebene der „hirntote" Mensch in eine Leiche verwandelt hatte. Es lässt sich der Versuch einer Rationalisierung des Erlebten durch intellektuelle Erklärungen erkennen:

„Obwohl das dann so nebeneinander steht. Dies Gefühl, man kann ihre Hand halten und sie ist warm und man sieht sie atmen und alles. Ja, und trotzdem ist sie tot. Das ist, glaube ich, auch das Komische. Wenn sie nicht die Geräte hätte, wäre sie ja einfach schon tot gewesen. Also diese Sache, die Kombination, warum hat sie daran gehangen? Natürlich auch aus diesem Grunde einer möglichen Organspende. Das ist so dies... was es einem selber so schwierig macht, das zu verstehen." (Christine Menge)

Es stellte sich heraus, dass in den Fällen, in denen die Angehörigen den „Organspender" nicht im Zustand des irreversiblen Hirnversagens auf der Intensivstation gesehen hatten, sie den Tod besser akzeptieren konnten. Dies bedeutet, dass sie die Mitteilung vom Tod ihres Angehörigen nicht als Widerspruch zu ihrer sinnlichen Wahrnehmung erfahren mussten. Um den Tod in seinem überlieferten Gewand zu erleben und damit besser begreifen zu können, suchte Tanja Deneke (28) später nach Erfahrungen mit Sterben im ‚herkömmlichen' Sinne. Beim Tod einer ihr nahestehenden älteren Frau konnte sie die Veränderungen, die im Sterben auf körperlicher Ebene vor sich gehen, miterleben, womit der Tod an Schrecken verlor:

„[...] nach Michaels Tod habe ich das eine Zeitlang richtig gesucht, bei anderen Menschen, bei älteren Menschen, die gestorben sind. Da habe ich mir angeguckt, wie sieht ein toter Mensch aus. [...] Und habe dann auch gesehen, gerade bei einer Frau, an der ich sehr gehangen habe, die nun im

hohen Alter verstorben ist, das ist sie gar nicht mehr. Also das ist, was der Tod mit dem Menschen macht. Ja, wie das ist, wenn nur noch der physische Leib zurückbleibt und die Seele eben nicht mehr da ist, das Leben einfach aus dem Menschen rausgegangen ist. Das hat es für mich bei anderen Menschen so viel leichter gemacht, zu kapieren."

Das „Hirntod"-Konzept beruht auf dem Konzept des Körpers und ist nur intellektuell zu verstehen und anhand medizintechnischer Ableitungen nachzuweisen. Die Angehörigen nehmen jedoch diesen Körper des „Hirntoten", den lebenden *corpus,* als sinnlich wahrgenommenes verleiblichtes Subjekt wahr. Insofern erscheint die Idee der Leiblichkeit, also der leiblich-empfindungsmäßigen Einheit, als Schlüssel zum Verständnis der besonderen Problematik, mit der sich Angehörige von „Hirntoten" bei der Frage nach einer „Organspende" konfrontiert sehen. Die naturwissenschaftlich messbaren Kriterien des „Hirntodes" sind nicht mit den Sinnen wahrzunehmen, zu begreifen. Daraus entsteht für Angehörige ein Dilemma: die Diskrepanz von Körper und Leib.

Veränderte Leiblichkeit nach der Transplantation

Neben der sinnlichen Wahrnehmung der Leiblichkeit des Anderen, des „hirntoten" Nächsten, so wie sie im vorangegangenen Abschnitt zum Ausdruck kam, erlangt die Leiblichkeit, die subjektive Befindlichkeit von Betroffenen, vor und nach einer Transplantation eine hervorragende Bedeutung. Die meisten Menschen, die vor einer Organtransplantation stehen, haben zumeist schon eine längere Krankheits- und Leidensgeschichte hinter sich, d.h. ihre Leiblichkeit ist davon geprägt. Aus diesem Grund wirken Alter, Geschlecht und Krankheitsverlauf sowie der Gesundheitszustand kurz vor der Transplantation auf komplexe Weise zusammen.

Bei der Frage nach der Befindlichkeit von Organtransplantierten muss – abgesehen vom transplantierten Organ – grundsätzlich die Art der Erkrankung sowie der Krankheitsverlauf vor einer Transplantation berücksichtigt werden. Handelt es sich um eine plötzliche, unerwartete Erkrankung, welche die Betroffenen wie „aus heiterem Himmel trifft"? Oder handelt es sich um eine chronische Krankheit mit langem bzw. langsamen, auf den Tod zusteuernden

Verlauf, der den Erkrankten bewusst ist, wie zum Beispiel bei Mukoviszidose,[138] und damit auch Anlass zur Auseinandersetzung mit der eigenen Endlichkeit und begrenzten Lebenszeit gibt. Dies schilderte Walter Meinhardt (30):

„Wenn man als chronisch Kranker lebt, das heißt sein ganzes Leben lang krank ist, entwickelt man natürlich auch eine spezifische Identität. Man kann ja nicht immer in der Spannung leben, so zu sein, oder anders sein zu wollen, also identifiziert man sich damit, wie man ist und hat dann auch eigene Wertmaßstäbe und eine eigene Weltanschauung. Diese ganze Chronischkranken-Identität gerät natürlich ins Wanken, wenn man transplantiert wird oder könnte beziehungsweise sollte auch ins Wanken geraten [...].“

Des weiteren wird die leibliche Befindlichkeit auch vom jeweils transplantierten Organ beeinflusst, da bei Herz, Leber und Lunge keine alternativen Behandlungsmöglichkeiten gegeben sind. In Kapitel I haben wir bereits auf die Hierarchisierung von Organen, so wie sie im gesellschaftlichen Umgang definiert und von der „Hirntod“-Diagnose abhängig gemacht werden, hingewiesen. Beim konkreten Umgang mit Organen aus der Sicht von Organempfängern (sowie den Angehörigen von „Organspendern“) muss auch die unterschiedliche metaphorische Besetzung der Organe, so wie sie für unsere Kultur typisch ist,[139] in Betracht gezogen werden.

Von der Transplantation, dem Ersetzen eines kranken Organs durch ein gesundes, hängt in einem ersten Schritt das (Über-)Leben ab; in einem zweiten Schritt kann das transplantierte Organ nur durch eine erfolgreiche Unterdrückung einer Abstoßungsreaktion durch das Immunsystem erhalten werden. Hinzu kommt der konkrete Gesundheitszustand kurz vor der Transplantation. Die Zeit auf der sogenannten Warteliste stellt für die Patienten und ihre Familien eine überaus belastende Phase dar. Bei langen und schweren Erkrankungen ist diese Zeit vor der Transplantation oftmals von Todesangst und dem Gefühl der Todesbedrohung geprägt. Martina Mecke (38), die im

---

138 Mukoviszidose (auch zystische Fibrose) gehört zu den häufigsten angeborenen Stoffwechselkrankheiten, die sich u. a. durch zäh- oder dickflüssige Lungensekrete äußert, welche zu massiven Atembeschwerden und Lungenproblemen führen. 80% der Patienten werden 19 Jahre und älter (Pschyrembel 1993).

139 Es sei auf Märchen, Sprichwörter und ähnliches verwiesen, in denen Organe in einem metaphorischen Sinn für Gefühle und Empfindungen verwendet werden, vgl. z.B. „Das eiserne Herz“, „von Herzen“, „es geht mir an die Nieren“ u.a.m. Eine Anthologie zum Herzen erschien von Heide Hollmer (1997), vgl. dazu auch Obrecht (1996).

Alter von 35 Jahren einen schweren Herzinfarkt erlitt, schilderte diese Wartezeit und die Ängste, die sie dabei bewegten.

„Das war so ein Zweizimmer-Appartement,[140] *natürlich entsprechend dürftig und trist. Ja, da habe ich gewartet mit meinem Citypiepser*[141] *und dem Fernseher. Das war die einzige Beschäftigung, weil das Lesen einfach nicht mehr klappte. Ich konnte mich nicht konzentrieren. Ich war so müde, konnte ein bisschen telefonieren, so eine halbe Stunde, dann war es mir zu anstrengend. Das war wirklich der einzige Kontakt zur Außenwelt, mich zu bedödeln mit dem Fernseher und hoffen, immer wieder ein Stückchen schlafen, und hoffen, dass es noch rechtzeitig klappt. Es kam jeden Tag ein Arzt vorbei und hat das Marcumar*[142] *getestet, die Lunge abgehorcht, den Wasserstand gemessen. Ja, das war schon ziemlich hart, weil ich immer geträumt hatte, dass sie mich vergessen hatten, dass der Computer mich aus der Liste ‚rausgeschmissen' hätte oder dass ich diesen Citypiepser nicht gehört hätte. Das habe ich mir eingebildet. Oder dass die Batterien leer sind oder dass sie vergessen, mich anzurufen und so weiter. Die absurdesten Geschichten. Ich habe eigentlich schon immer geglaubt, dass es irgendwie funktioniert mit der Transplantation. Sozusagen den zweiten Schritt, den habe ich plötzlich für sehr realistisch gehalten, aber ich habe zunehmend daran gezweifelt, dass der erste Schritt eintritt, was natürlich eine total absurde Situation ist. Ich war mir immer sicher, ich kriege das Herz nicht rechtzeitig, aber wenn ich es kriegen würde, dann würde das vielleicht klappen."*

Es kann aber auch sein, dass erst der zunehmende körperliche Verfall, die massive Verschlechterung zu der Entscheidung für eine Organtransplantation führt – oftmals zu spät. So merkte Walter Meinhardt, selbst Herz-Lungentransplantiert, an, dass viele Mukoviszidose-Patienten und Patientinnen, deren Leben seit Anbeginn von ihrer chronischen Erkrankung und der Perspektive eines frühen Todes geprägt wäre, oftmals erst dann zu einer Entscheidung bezüglich einer Transplantation kämen, wenn sich ihr körperlicher Zustand schon so verschlechtert hätte, dass zum einen eine Transplantation

140 Eine Wohnung, welche die Patientin in der Stadt angemietet hatte, bevor sie in der dortigen Klinik transplantiert werden sollte.

141 Damit sie jederzeit benachrichtigt werden konnte, wenn ein geeignetes Organ plötzlich zur Verfügung steht.

142 Marcumar ist ein Medikament zur Verringerung der Gerinnungsfähigkeit des Blutes.

häufig abgesagt werden müsse, da der medizinische Eingriff physisch nicht zu verkraften wäre, aber auch die Wartezeit auf ein neues Organ zu lange wäre, um bis dahin zu überleben. Dazu Walter Meinhardt:

„Die Mukoviszidose-Patienten hören das ja heute schon sehr früh, weil es jetzt das Thema [die Herz-Lungen-Transplantation] seit acht Jahren gibt. Deswegen wissen viele längst bevor es ihnen schlecht geht, dass das geht. Es gibt einige, die sagen, für mich kommt das nicht in Frage. Die allermeisten ändern ihre Meinung dann, wenn es ihnen richtig schlecht geht.“

Bei plötzlichen Erkrankungen bzw. ‚Zufallsbefunden' bei Routineuntersuchungen entsteht das Paradox, dass der Patient oder die Patientin sich zwar „immer noch gut fühlt“, aber sich mit einer tödlichen Diagnose und der Option einer Transplantation konfrontiert sieht. Es handelt sich, wie wir weiter oben erörtert haben, um die Diskrepanz zwischen subjektiver Wahrnehmung, Leiblichkeit, und diagnostiziertem kranken Körper. Gerade bei kurzen und plötzlichen Krankheitsverläufen und gerade dann, wenn man „immer kerngesund war“ oder „noch so jung ist“ scheint es schwieriger, das Ausmaß der Erkrankung wirklich zu erkennen und auch die Schwere der Erkrankung für sich anzunehmen. Die Krankheitsgeschichte von Jörg Paschke (24) begann im Alter von 18 Jahren, davor war er „wirklich nie krank“. Er bekam innerhalb weniger Tage einen plötzlichen Leistungsabfall und der „endgültige Zusammenbruch“ ereilte ihn während seiner schweren körperlichen Arbeit, als er starke Magenschmerzen bekam:

„Die Magenschmerzen kamen von einer Stauungsgastritis, das ganze Wasser hatte sich innen angesammelt. Denn am Herzen hatte ich ja weiter überhaupt nichts gespürt. Mir ging das nachher schon so schlecht, dass ich kaum aufstehen konnte. Das Lustige für mich an der Sache war, als ich ins Krankenhaus rein kam, hab ich sofort strikte Bettruhe verordnet gekriegt. Dann lag ich da in meinem Bett und ich habe mich wirklich pudelwohl gefühlt. Das ging mir so gut. *Ja, und das Krankenbett stand so, dass ich direkt auf die Toilettentür gucken konnte. Nun hatte ich aber striktes Verbot: Du bleibst im Bett und du stehst überhaupt nicht auf! Na ja, nie im Krankenhaus gewesen, habe ich doch versucht, heimlich auf die Toilette zu gehen. Aber das war nicht. Kaum dass ich aus dem Bett draußen war, ging es mir auf deutsch gesagt so beschissen, dass mir schwarz vor Augen wurde. Mir*

ging es wirklich schlecht! Ja, die Diagnose war auch noch nicht so, dass es auf eine Transplantation hinausläuft. Davon war nie die Rede am Anfang. Und dann, na ja, als junger Mensch, wenn man nie irgendwas damit zu tun hatte, dann denkt man ja, das geht schon wieder vorbei."

Gerade den sehr jung Erkrankten fällt es oftmals schwer, ihren Status als chronisch Kranke und die damit verbundene Veränderung ihrer Lebensperspektive anzunehmen. Da solche Patienten noch nicht von lang anhaltender chronischer Krankheit geschwächt und belastet sind, haben sie allerdings nach einer Transplantation oftmals schnellere und bessere Genesungschancen. Bei Nierenerkrankungen steht vor einer Transplantation (und auch im Falle eines Versagens der transplantierten Niere) als Alternative die Hämodialyse zur Verfügung. Mit der Blutwäsche wird das Überleben der Patienten gesichert. Ein Auslassen der Dialyse würde den sofortigen Tod bedeuten, sie stellt aber auch eine starke körperliche, psychische und seelische Belastung dar. Sie kann zu trockener Haut, ständigem Hautjucken, Knochenschmerzen und anderen Gebrechen führen. An der Dialysemaschine selbst kommt es häufig zu massiven Kreislaufproblemen und Krämpfen bis zum Erbrechen und Kollabieren. Die Dialyse ist also kein Heilverfahren, sondern eine „Ersatzfunktion" auf Dauer. Auf die Frage, wie sie die Zeit „an der Maschine" empfunden hat, antwortete Gisela Lemke:

„Diese Abhängigkeitsgefühl, dieses Festgebunden-Sein. Man kann nur mit rechts essen, wenn man dann links den shunt *hat. Man kann nur in einer gewissen Richtung liegen oder schlafen, wenn man überhaupt schlafen kann. Ja, man ist irgendwie gefesselt. Nicht nur, weil man an einer Maschine ist, weil man ganz konkret die Nadeln mit dem Schlauch dran [hat], sodass man körperlich sich nicht so richtig regen kann, weil man auch Angst hat, dass die Kanüle durchsticht."*

Die Dialyse nimmt viel Zeit in Anspruch: meist dreimal die Woche bzw. jeden zweiten Tag für jeweils drei bis fünf Stunden. Rechnet man die An- und Abfahrt noch hinzu, so ist ein Dialysetag „wie ein richtiger Arbeitstag". Das ganze Leben strukturiert sich nach der Dialyse, sodass Gisela Lemke das Gefühl hatte, ein Doppelleben mit zwei getrennten Bereichen zu führen. Dialysepatienten müssen eine strenge Diät einhalten, vor allem wenig Trinken, was zu häufigem Durstgefühl führt. Das Leben ist geprägt von Abhängigkeit,

Kontrolle und Verzicht. Auch die Sexualität lässt durch die Dialyse stark nach. Die Belastung der Dialyse kann so groß sein, dass PatientInnen an Selbstmord denken und die seelischen Wunden der Dialysezeit lange nicht verheilen:

„Man sagt da so, ich kriege Zustände. Das ist mir auch wörtlich so gegangen. Ich saß zitternd im Bett vor Nervenstress und wollte von der Maschine ab, aber es waren noch 5 Minuten. Dann sagte der Pfleger, ‚Ach die 5 Minuten brauchen wir doch noch'. Da habe ich mir gedacht, so jetzt weiß ich wie Folter sein kann. Obwohl Folter schlimmer ist, aber ich dachte ja, das ist Folter. Das kann man sich gar nicht vorstellen, fünf Minuten, was ist das schon. Aber so schlimme fünf Minuten! Können eine Ewigkeit sein! Ich habe insgesamt wirklich das Gefühl, dass ich durch manches in der Dialyse traumatisiert worden bin. Das brennt immer noch in mir."

Patienten erleben in dieser Zeit oft Todesbedrohung und Todesangst (vgl. Engelke 1998: 16), sei es durch das Miterleben von Todesfällen bei Mitpatienten bzw. eigenen körperlichen Zusammenbrüchen während der Dialyse wie uns Gisela Lemke (46) erzählte:

„Die Ängste wurden am größten, als ich erlebt habe, wie eine Frau in der Dialyse behandelt wurde. Es ging ihr sowieso nicht gut und sie wurde dann reanimiert. Aber was mir vorher Angst machte, war die Tatsache, dass man eine Schwester, die noch neu, aber voll ausgebildet war, neben sie setzte. Die sollte Blutdruck messen und auf einmal sagt die, ‚Ich hör' jetzt keinen Blutdruck mehr.' *So quer durch den Raum zu ihren Kolleginnen. Da war ich geschockt, wie die das sagte, mit welcher Seelenruhe. Und dann rannten sie alle. Die Anästhesisten wurden gerufen. Man stellte mir eine spanische Wand vor die Augen, damit ich nur noch hörte, wie es dann so knallt, bei diesen Gerätschaften. Na ja, für mich war die Frau tot. Sie starb aber erst am nächsten Tag. Da war für mich die Angst auf einmal total da. Da stirbt man ja, das war für mich ganz neu. Ich habe gar nicht gedacht, dass man in der Dialyse* so *dahin siecht, wie es mir dann auch passiert war und dass man ganz konkret* da *sterben kann. Einmal war ich eingeschlafen in der Dialyse, weil die Angst noch nicht so total war. Ich wurde wach und da hing das Blut da oben und mir ging es so schrecklich. Ich konnte auch gar nicht beschreiben, was es war. Jedenfalls ich fühlte mich nicht mehr normal und richtig. Ich dachte, ich wäre am Sterben. Da habe ich gesagt, das Blut sollten*

die wegnehmen, ich will das nicht haben. Ich dachte, dass mir das schadet, obwohl ich vorher auch Blut gekriegt hatte und da hatte ich die Angst nicht. Aber ich dachte, dieses Blut ist es jetzt, was meinen jetzigen Zustand so macht. [...] Da dachte ich, als diese Frau schon tot war, dass ich *jetzt sterben würde. Und von da ab, von* diesem *Tag, habe ich alle Tage in meiner Dialyse-Zeit an meinen Tod gedacht. Ich habe den Tod so in mein Leben einbezogen, dass ich jeden Tag daran dachte, weil es mich auch furchtbar erschreckt hat. Das war für mich neu, weil ich wirklich ohne Angst in die Dialyse gekommen bin."*

Durch die Zeit „an der Maschine" wird das Selbst- und Körperempfinden der Patienten bereits stark beeinflusst, wie dies ebenfalls eingehend in der medizinischen und psychologischen Literatur zu dieser Thematik behandelt wird.

„Dass ich so unheilbar, nicht mündig, nicht als Person gesehen wurde, sondern als jemand ‚an der Maschine'. Aber auch, dass einen die Pflegekräfte überhaupt nicht als Persönlichkeit sehen. Es war verpönt, sich mal ans Bett zu setzen und sich mal zu unterhalten. Wenn man so jahrein, jahraus da ist, und die reden nicht mit einem mal mehr als zwei Sätze, dann fühlt man sich verachtet. Das Gefühl habe ich besonders am Anfang sehr oft gehabt, dass ich da gar nicht wahrgenommen wurde." (Gisela Lemke)

Todesangst und Grenzerfahrung sind also oftmals vor einer Transplantation bestimmende Lebenselemente. Um so deutlicher wird dann auch der qualitative Unterschied in der Befindlichkeit nach der Transplantation im Vergleich zum vorherigen Zustand erlebt.

Ein Leben nach gelungener Transplantation und Genesung ist jedoch von weitreichenden Begleiterscheinungen geprägt, die sich auf die subjektive Befindlichkeit der Betroffenen auswirken. Hierzu zählen – wie geschildert – die Notwendigkeit einer kontinuierlichen Kontrolle des Körpers durch die Klinik als auch täglich durch die Patienten selbst sowie die Immunsuppression (siehe Kapitel I). Die genaue Beobachtung der physischen Parameter und die Kontrolluntersuchungen können zu einer Distanzierung vom Leib und zu einem Vertrauensverlust in den eigenen Leib führen. Sie halten den Organempfängern immer wieder vor Augen, „ein Leben auf des Messers Schneide" (Wiebel-Fanderl 1997: 6) zu führen. Ständiger Begleiter des „neuen Lebens" ist die Angst, primär vor einer Abstoßung, aber auch vor Folgeerkrankungen sowie vor erhöhter Ansteckungsgefahr durch die Immunsuppression. Die tägliche Medikamenteneinnahme, die zu festen Uhrzeiten zu geschehen hat, ist dabei die ständige Erinnerung, dass „doch nicht mehr alles so ist wie vorher."

„Das [der Gedanke an die Abstoßung] ist schon rund um die Uhr da. Wer das abstreitet, der lügt." (Nierentransplantierter, zitiert nach Engelke 1998: 115)

Ein Faktor der Verunsicherung, auch gerade dem eigenen Körper und dem transplantierten Organ gegenüber, ist die Tatsache, dass eine chronische Abstoßung nicht erspürt werden kann, sondern nur durch eine Biopsie nachzuweisen ist. Dieses für Selbst und Identität so wichtige Gefühl der Kontrolle über den eigenen Körper erfährt damit eine Erschütterung durch die Notwendigkeit einer Fremdkontrolle. Umgekehrt muss ein Transplantierter erst erspüren lernen, inwieweit dem „neuen Organ" zu vertrauen ist. So schilderte der herztransplantierte Rainer Petersen (56), wie er seinen Körper mit dem transplantierten Herz und dessen Leistungsfähigkeit vertraut machte:

„Dann bin ich wirklich über diese Düne hinüber, kam oben an und hatte keine Luft. Da dachte ich, ‚ach, nun mach mal weiter'. Das neue Herz und das alte System, der alte Sack, der ist 56 Jahre alt, und der da drin ist jung. Ihr müsst euch aneinander gewöhnen. Die Ärzte haben auch gesagt, ‚Trainieren, trainieren, trainieren'. Denn es ist ja verständlich, der Vorhof oben des alten Herzens ist stehen geblieben und das neue ist da angenäht, also sind die Vorhöfe relativ groß. Somit ist das Lungenvolumen etwas gering. Daher die Luftnot, und durch Training kannst du den Herzmuskel wieder neu formen in deinem alten Körper und dann normalisiert sich das. Das habe ich innerlich verarbeitet und hab gesagt, ‚nun gib Gas'. Und dann bin ich wirklich diese elf Kilometer, nicht am ersten, aber am zweiten Tag, gelaufen."

Sportliches Training wirkt sich diesbezüglich sehr förderlich aus, da es Ängste in Bezug auf die eigene Leistungsfähigkeit abbaut (Ärztliche Praxis 52/98, 30.06.98) und damit auch das Vertrauen in das „neue Organ" sowie in die eigene Leiblichkeit steigern kann. Ein 34-jähriger nierentransplantierter Teilnehmer bei den Weltspielen der Organtransplantierten[143] 1997 in Sydney

143 Vergleichbar den Paralympics, gibt es nationale und internationale Sportwettkämpfe für Organtransplantierte. Die Weltspiele, organisiert von der *World Transplant Games Federation* (WTGF), finden alle 2 Jahre statt.

berichtete, dass er zur Zeit der Transplantation vor fünf Jahren starke Schwierigkeiten hatte, seinen Status als junger Schwerbehinderter zu akzeptieren. Durch intensives Sporttreiben (er trainiert intensiv und regelmäßig in einem ‚normalen' Sportverein) hätte er seine damalige Lebenskrise überwinden und neuen Lebensmut schöpfen können. Auch andere aktiv sporttreibende Transplantierte verzeichneten ein positiveres Lebensgefühl sowie mehr Zutrauen in den eigenen Körper und das ‚neue' Organ .

Auch die beträchtlichen Nebenwirkungen der Medikamente beeinflussen die leibliche Befindlichkeit von Transplantierten, was zum Teil bis zur Trennung des Leiblichen vom Körperlichen, zur eigentlichen Trennung von sich selbst, führen kann. Einmal, da sie sich (v.a. durch das Kortison) auf das körperliche Erscheinungsbild auswirken können, wie zum Beispiel verstärkter Haarwuchs, oder starke Gewichtszunahme durch ständiges Hungergefühl und daraus folgend das kortisontypische „Mondgesicht". „Huch, wer bist Du denn?", fragte sich ein Nierentransplantierter eines morgens vor dem Spiegel, „ich kenne Dich zwar nicht, aber ich rasiere Dich trotzdem." Er fing daraufhin an, regelmäßig Sport zu treiben und eine strenge Diät einzuhalten. Oft, so berichtete er, fand er sich plötzlich vor dem Kühlschrank wieder und bemerkte erst in dem Moment, was er tat. Er ging dann eine Zeitlang dazu über, sich in diesen Heißhungerphasen primär von Sauerkraut zu ernähren, da es „gut sättigt und keine Kalorien hat".

Häufig ist kurz nach einer Transplantation eine Art „euphorischer Schub" zu bemerken, in dem die Patienten ihre neu gewonnenen Möglichkeiten austesten. So können bei Herztransplantierten mitunter kurz nach einer Transplantation massive Verbesserungen der körperlichen Leistungsfähigkeit auftreten. Eine unglaubliche Erfahrung ist es für Herzpatienten, wenn sie vor der Transplantation lange Zeit nur liegen bzw. halb sitzen konnten und einige Tage nach der Operation, manchmal noch auf der Intensivstation, bereits wieder auf einem Trimmrad trainieren können, wie es Rainer Petersen (56) möglich war:

„Nach der Transplantation, am andern Tag, bin ich schon auf dem Fahrrad gefahren auf der Intensivstation. Ja, mit den ganzen Schläuchen, das sah aus wie so ein Weltraumfahrer, und das ging alles."

Besonders positiv und befreiend wurde das Leben nach einer gelungenen Transplantation von denjenigen erlebt, die oftmals jahrelang von einer Dialysebehandlung abhängig waren. Sie waren nun von dem Zwang befreit, regelmäßig zur Dialyse fahren zu müssen und konnten nach Jahren restriktiver Diätführung wieder essen und trinken, was sie mochten. Vor allem nicht mehr unter ständigem Durst zu leiden, was auf die Dauer sehr belastend und quälend war, stellte eine große Verbesserung im subjektiven Lebensgefühl dar. Hierzu gehörte auch eine wiederkehrende Sexualität. Der größte Teil der interviewten Transplantierten berichteten von einer höheren Sensibilität nach der Transplantation, einer neuen Wertschätzung des Lebens an sich. So der 58-jährige Uwe Lüdecke, der nach einer missglückten Bypassoperation mit einem neuen Herzen aufwachte:

„Das kriegte ich mit, als wir raus gingen in die Natur. Einmal weil ich feststellte, dass sich das Sehen verbesserte, aber auch zum anderen, dass ich doch sagte, Mensch du bist davon gekommen, Du lebst wieder! Ich habe mir alles wesentlich genauer angesehen und auch verfolgt, Bewegungsabläufe, das Fallen der Blätter von den Bäumen oder die Vögel, wie sie da fliegen. Was vorher so selbstverständlich war, das fing ganz langsam erst wieder an selbstverständlich zu werden. Durch das vorher, wie ein Neuling, der so etwas zum ersten Mal betrachtet. Das ist mir sehr haften geblieben."

Organtransplantierte sprachen auch häufig von einem gesteigerten Harmoniebedürfnis:

„Wenn man von der Zeit nach der Transplantation spricht, muss ich sagen, meine Verhaltensweise ist die geworden, dass ich ein sehr großes Harmoniebedürfnis habe. Das Harmoniebedürfnis geht sogar so weit, dass ich sehr viel nicht auf anderer Leute Kosten mache, sondern auf meine eigenen" (Wolfgang Wirth, 55 Jahre),

aber auch davon „näher am Wasser gebaut zu sein" was sich bei Wolfgang Wirth zum Beispiel darin zeigte, dass er sich keine Krimis oder Katastrophenberichte im Fernsehen mehr anschauen konnte, ohne zu weinen.

Das subjektive Hochgefühl, wieder in einem ‚gesunden' Körper verleiblicht zu sein, verschwand jedoch, wenn erste Rückschritte oder Komplikationen auftraten, die deutlich machten, dass der Weg nach einer Transplantation kein einfacher sein würde. Sehr anschaulich beschrieb dies Martina Mecke (38):

„Es ist ziemlich schnell wieder aufwärts gegangen. Ich dachte mir, das ist so. Am Anfang bist du ganz schwach und hilflos und so weiter, und es geht eben so langsam den Berg wieder rauf. Und dem ist nicht so! *Man geht bis zur Mitte des Berges, dann fällt man wieder runter und dann fällt man wieder ein bisschen rauf. Ich denke, man erreicht ungefähr eben dreiviertel des Berges wieder. Man ist* nie wieder *richtig gesund, weil man nie wieder richtig normal und unbefangen mit sich und seinem Körper und auch mit der Umwelt umgehen kann."*

Die Transplantation stellt einen Wendepunkt in der Biographie des Individuums dar: Aus einem todkranken Menschen, dessen Identität und Selbst vom Leiden geprägt waren, kann plötzlich ein Mensch werden, der aufgrund seiner veränderten Körperlichkeit eine ganz andere Lebensperspektive erhält.[144] Dieser Bruch bzw. die abrupte Wende bedeutet deshalb auch immer, das alte Selbstverständnis mit der neuen Situation zur Übereinstimmung zu bringen. Das heißt, die alte Leiblichkeit muss transformiert werden. Dazu gehört die Integration des fremden Organs in die eigene Leiblichkeit. Dieser Prozess (und auch diese Erfahrung) werden nicht von allen Patienten gleichermaßen durchlebt. Monika Wiese, eine 58-jährige Lebertransplantierte, schilderte in der Retrospektive, wie sie sich vor der Operation, als es ihr noch relativ gut ging, mit dem Gedanken eines fremden Organs im eigenen Leib nicht anfreunden konnte:

„Ganz zuerst empfand ich Ekel bei dem Gedanken an eine Transplantation. Ganz zuerst habe ich an Frankenstein gedacht. Dann hab ich an die Operation gedacht: die Öffnung des Körpers, das Herausnehmen des Organs von einem anderen Menschen. Das war so abstoßend, dass ich nun mit dem Fleisch eines anderen leben sollte, das war ein völlig fremder Gedanke. Aber heute ist das nicht mehr so."

Nach einer Nierentransplantation kann zum Teil das Transplantat auch ertastet werden, da die übertragene Niere nicht an den ursprünglichen Platz eingesetzt wird, sondern – wie geschildert – vorne unter die Bauchdecke. Damit findet eine Veränderung des Körperschemas und damit der Leiblich-

144 Für viele ist aber auch das Leben nach einer Transplantation weiterhin vom Leiden geprägt.

keit insofern statt, als nun Körperteile, Organe, ertastet werden können und zusätzlich an einem anderen Ort. Vor dem Ertasten der ‚neuen' Niere scheute sich jedoch Eva Vogt (65):

„Ich weiß wohl, dass ich einmal bei einer Nachsorgeuntersuchung gefragt wurde, ‚Hier, spüren Sie mal, ob die Niere sich verändert, ob sie hart oder wie auch immer ist.' Da hab ich dem Arzt ganz klar gesagt, ‚Ich achte da überhaupt nicht drauf. Das ist meins und da fummle ich auch nicht dran!' Denn dann weiß ich nicht, war sie gestern nicht anders? Heute fühlt sie sich doch ganz anders an? Da macht man sich doch ganz verrückt. Das habe ich grundsätzlich nicht gemacht, das war nun eben meines und so hab ich das auch akzeptiert."

Monika Wiese (58), die – wie erwähnt – bei dem Gedanken an eine Transplantation zunächst Ekel empfand, beschrieb das Gefühl hinterher folgendermaßen:

„Die Leber schwappt ja immer noch hin und her. Wenn man sich dreht, rutscht das Organ hin und her. Es ist noch nicht verbunden mit der Umgebung. Das hab ich so ähnlich wie eine Schwangerschaft empfunden. Dann funktioniert es so schön. Zunächst ist das ein euphorisches Gefühl nach der Operation."

Bei einer Herz-, aber auch Herz-Lungen-Transplantation wird die nervliche Verbindung zwischen Herz und Gehirn durchtrennt. Auch damit geschieht eine grundsätzliche Veränderung der Leiblichkeit, indem sich die körperliche Rückkopplung emotionaler Erregung verändern kann.[145] Rainer Petersen (56) erklärt, dass die bei Gefahr vom Gehirn ausgesandten Impulse das Herz nicht erreichen und damit bei ihm auch die somatische Folgeerscheinung des erhöhten Herzschlages nicht auftreten würden:[146]

„Ich rege mich nicht mehr auf. Das heißt, es kann etwas knallen hinter mir, andere erschrecken sich und fallen gleich um. Das spüre ich nicht mehr, weil keine Verbindung zum Nervensystem besteht. Ich bin insofern ruhig.

145 Obrecht (1996: 106) bezeichnet diesen Verlust der körperlichen Verankerung des Gefühlslebens als eine symbolische Abkoppelung des Verstandes vom Gefühl. Sie nennt es „das verbindungslose Herz".

146 Siehe auch Wellendorf (1993: 123).

Ich kann auf der Autobahn Auto fahren, wenn andere dann einen Puls haben von 180, dann geht meiner ganz locker, 60, 70, ganz ruhig vor sich hin."

Dieser Aspekt wurde in dieser Form nur in einem Gespräch mitgeteilt. Auf Nachfrage berichtete eine weitere Herztransplantierte, dass bei ihr die somatische Folgeerscheinung z.B. eines Erschreckens sehr wohl noch eintritt, jedoch mit einer gewissen Verzögerung. „Aus einer Schrecksekunde werden zwei". Das läge daran, dass der ausgesandte Impuls sozusagen einen Umweg über die hormonelle Ausschüttung der Nebennierenrinde nehme. Es dauert, ihrer Erfahrung nach, auch etwas länger, bis diese Erscheinung wieder abklingt. Wolfgang Wirth wurde von einer Schwester in der Transplantationsambulanz erzählt, sie hätten schon des öfteren herztransplantierte Patienten gehabt, die – obwohl sie gemäß den naturwissenschaftlichen Erklärungsmustern betreffend Übermittlung von Informationen über Nervenbahnen nicht hätten spüren können – mit dem Verdacht auf einen Herzinfarkt die Klinik aufsuchten und dieser sich dann auch bestätigte. Dass die Verankerung von Gefühlen im Körper mit der nervlichen Abtrennung des Herzens nicht aufgehoben ist, zeigt darüber hinaus auch die Erfahrung, die Claire Sylvia nach ihrer Herz-Lungen-Transplantation machte. Sie beschreibt die emotionale Reaktion auf den Besuch ihres Exmannes nach ihrer Transplantation:

„Als David eintrat, bekam ich heftiges Herzklopfen. [...]

Dann wurde mir bewußt, daß ich tatsächlich mit meinem neuen Herzen fühlte. Dieses Herz, das vor weniger als einer Woche noch im Körper eines anderen Menschen geschlagen hatte, fühlte jetzt meine Gefühle. Und es schien sie stärker zu fühlen als mein eigenes Herz, zumindest in den letzten Monaten." (Sylvia 1998: 126 f.)

Ein weiterer Aspekt der leiblich-gefühlsmäßigen Befindlichkeit nach einer Organtransplantation ist die von Transplantierten geäußerte Erfahrung, man müsse sich das transplantierte Organ zunächst aneignen und kennen lernen. Dies ist auch Teil eines existenzanalytischen Konzeptes für Transplantierte, das unter anderem zum Ziel hat: „den Charakter der Fremdheit des neuen Organs [zu] verringern, um in der Folge weniger Immunreaktionen zu evozieren [...] sich das fremde Organ vertraut zu machen, damit der Körper darauf nicht weiter wie auf einen Fremdkörper reagiert." (Hohmeyer 1996: 6)

Allerdings ist dies ein Erfahrungsbereich, der zumeist von nur wenigen Betroffenen angesprochen wurde. Man könnte dies als einen Prozess der Inkorporation bzw. der Verleiblichung bezeichnen, bei dem das ‚Fremde' zum

‚Eigenen' wird. Noch seltener scheint ein Erfühlen des neuen Organs mit seinen vom „Spender" geprägten Qualitäten zu sein. Dabei handelt es sich nicht um den Prozess der Verleiblichung, sondern um die Akzeptanz *geteilter* Leiblichkeit, der Koexistenz von zwei verleiblichten Selbst in der Hülle eines Körpers. Pearsall, ein Psychoneuroimmunologe aus den USA, führte Interviews mit 73 Herz- und 67 anderen Organtransplantierten sowie 18 Familien von „Organspendern", von denen 17 „kardio-sensitive" seien und eine Verbindung zu ihren „Organspendern" erspürten (Pearsall 1998). Zu einem ähnlichen Ergebnis kommt die Psychologin Bunzel in ihrer Studie zu Herztransplantierten. 6% der von ihr befragten Patienten berichten von Persönlichkeitsveränderungen, die sie eindeutig auf das transplantierte Herz zurückführten (Bunzel 1993: 162). Einen ausführlichen Bericht zu solchen Empfindungen gibt Claire Sylvia in ihrer Autobiographie „Herzensfremd" (1998), die nach ihrer Transplantation Wesensveränderungen bei sich feststellt, die sie sich nicht über medikamentöse Nebenwirkungen und die Verbesserung ihres Gesundheitszustandes erklären kann:

„Manchmal hatte ich das Gefühl, daß noch jemand anders bei mir war und daß auf irgendeine nicht näher bestimmbare Weise mein Ichgefühl zu einer Art von Wir geworden war. Zwar konnte ich diese zusätzliche Präsenz nicht immer wahrnehmen, doch manchmal fühlte es sich fast so an, als ob ich meinen Körper mit einer zweiten Seele teilte." (1998: 136)[147]

Nur einmal berichtete uns in diesem Sinn ein Herztransplantierter, er hätte eine Ahnung, was die Herkunft seines transplantierten Herzens anginge. Auf die Frage, ob er Informationen über den „Organspender" hätte, antwortete Rainer Petersen (56):

„Nein, habe ich nicht. Ich habe auch oft gedacht, ‚wie kannst du das, ob du da ran gehen solltest und wie'. Ich finde es eigentlich auch ganz gut so. Aber irgendwie spürt man das. Ich könnte ungefähr ahnen, aus welcher Ecke er kommt, wie er gelebt hat und so weiter. Irgendwie gibt es so eine innere Verbindung, die ich auch nicht erklären kann. Vielleicht ist das Gehirn dadurch [durch Informationen eines Arztes zu Alter und Größe des Herzens

147 Sowohl Pearsalls Forschungsergebnisse als auch der Bericht Sylvias stoßen auf großen Widerspruch und Ablehnung sowohl von ärztlicher Seite als auch von Seiten Transplantierter.

von Seiten eines Arztes, Anm. d. Verf.] auch ein kleines bisschen in der Phantasie angeregt worden."

Ein Leben mit einem transplantierten Organ bedeutet also – bei gutem Verlauf – ein Leben mit neuer Lebensqualität, Lebensfreude und stark verbesserter Befindlichkeit. So positiv für viele ein Leben nach Organtransplantation aussieht, haftet diesem neuen Leben auch eine Schattenseite an, die jedoch häufig nicht thematisiert oder offen besprochen wurde. Letztlich könnten die Belastungen einer Transplantation, vor allem in der Wartezeit sowie bei Nierentransplantierten, ob die transplantierte Niere „auch anspringt", das heißt zu funktionieren beginnt, auch durchaus zu der Einschätzung führen, bei nochmaligem Transplantatversagen keine weitere Transplantation mehr zu wünschen,[148] wie dies bei Hans Wegener (47) der Fall war:

„Ich war immer dialysepflichtig. Dann '83 das zweite Mal [transplantiert] mit dem gleichen Ergebnis,[149] '84 bin ich das dritte Mal transplantiert und die Niere ist 8 ½ Jahre gelaufen. Und jetzt bin ich wieder dialysepflichtig seit '92."

Frage: „Haben Sie sich jetzt noch einmal auf die Warteliste setzen lassen?"

Hans Wegener: „Nein. Es müssten zu umfangreiche Voroperationen gemacht werden, auch Untersuchungen wie Herzkatheter und Angiographie und so weiter. Das will ich nicht mehr machen. Ich mache jetzt so lange wie es geht und dann [...], ich glaube, ich würde das auch nervlich gar nicht mehr durchhalten. Denn diese Transplantationen, vor allem die ersten beiden, wo man immer so gehofft hat, die Niere fängt irgendwann noch mal an zu laufen und das war nicht, und die dritte lief auch erst nach 42 Tagen. Da hatte ich die Hoffnung auch schon aufgegeben, und dann fing sie doch noch an zu laufen. Ich glaube, das halte ich nicht noch mal durch."

Nach einer Transplantation müssen sich die Organempfänger mit zusätzlichen physischen und psychischen Belastungen und Ängsten auseinandersetzen. Die Befindlichkeit nach Transplantation ist stark von Gegensätzen geprägt. So schwanken die Einschätzungen des Lebens nach einer Transplantation von den Betroffenen zwischen einem betonten „ich bin wieder gesund" und

148 Siehe auch Wiebel-Fanderl (1997: 6).
149 Auch die zweite transplantierte Niere hat ihre Funktion nicht aufgenommen.

der realistischeren Einschätzung, chronisch krank zu sein. Zumindest bleibt die Ahnung, dass es nicht mehr so sein wird wie früher. Ein zwölfjähriger transplantierter Junge, der von seiner Krankenhausseelsorgerin eine Glasmurmel geschenkt bekam „damit Dein Leben wieder so schön rund und bunt wird wie diese Glasmurmel", bemerkte, nachdem er diese ganz nachdenklich betrachtet hatte: „Nein, ein bisschen eckig bleibt sie doch". In Anbetracht der Auseinandersetzungen, die Transplantierte auf physischer, psychischer und seelischer Ebene zu leisten haben, kann die durch eine Transplantation gewonnene Lebenszeit und Lebensqualität nicht nur als „geschenktes Leben", sondern als ein Leben, das schwer erarbeitet ist, betrachtet werden.

IV. Prozesse der Schaffung gesellschaftlicher Akzeptanz

Wissenschaftliche Erkenntnis und politische Meinungsbildung

Die medizinisch-technischen Entwicklungen, wie sie u.a. in Reproduktions- und Transplantationsmedizin für eine breite Öffentlichkeit nutzbar gemacht werden, bilden, wie wir gesehen haben, das Resultat von Forschungsarbeiten verschiedenster Expertensysteme, die zum Teil staatlich, in großem Maß jedoch auch privatwirtschaftlich industriell organisiert sind. Die Forschung basiert, wie wir zu Beginn des Kapitels „Der Körper“ (Kapitel II) dargestellt haben, auf einem naturwissenschaftlich bestimmten Menschenbild, das in unserer Kultur von drei Säulen getragen wird: Der Trennung von Geist und Körper, der Sektion als erstem ‚klinischen Blick‘ ins materielle Innere des Menschen und der Schaffung eines naturwissenschaftlich begründeten Weltbildes, das auf Objektivierung und Objektivität abzielt und von der subjektiven sinnlichen Lebenswelt abstrahiert. Diese drei Pfeiler sind historisch verankert. Sie haben den medizinisch-technischen Fortschritt, so wie er in Behandlungen von Krankheiten heute besteht, erst möglich gemacht. Gleichzeitig haben diese grundlegenden (kulturspezifischen) Erkenntnisse und Werte das Denken der Menschen in den westlichen Gesellschaften namhaft beeinflusst. Aus diesem Grund müssen auch die gesellschaftspolitischen Diskussionen auf diesem ideen- und wissenschaftsgeschichtlichen Hintergrund gesehen werden. Dies bedeutet, dass die zentralen Punkte der gesellschaftspolitischen Diskussionen sich nicht mit Fragen des Menschen generell und wertfrei befassen und dementsprechend allgemeingültige Entscheidungen treffen können, sondern beides, Fragen und Entscheidungen für Lösungen auf eben diesen kulturellen Hintergrund zurückbezogen werden müssen.

Die Anwendung der medizinisch-technischen Forschung ist, wie in Kapitel I dargestellt, von kulturellen Rahmenbedingungen verschiedenster Art abhängig. Hinter diesen veränderbaren und sich auch ständig wandelnden Rahmenbedingungen stehen vielfältige soziale Prozesse, die zu deren Schaffung dienen. Wir wollen uns deshalb in einem ersten Schritt mit der Frage nach der sozialen und interessensmäßigen Verankerung der wichtigsten Akteure im gesellschaftspolitischen Diskurs befassen, so wie dieser über Parlamentsdebatten zur Ausarbeitung und schließlich Verabschiedung von Gesetzen – also zur Schaffung der juristischen Rahmenbedingungen – führt. Wie aufzuzeigen sein wird, spielen hierbei die Charakteristika, die Anthony Giddens für die spätmoderne Gesellschaft benennt, eine entscheidende Rolle (vgl. Einleitung): Die Autoritäten, welche die Richtung der gesellschaftspolitischen Meinungsbildung weitgehend bestimmen, rekrutieren sich v.a. aus Vertretern der Expertensysteme. Politiker instrumentalisieren dieses ihnen präsentierte Expertenwissen, indem sie deren Erkenntnisse für ihre Positionen und Argumentationen auswählen. Der Soziologe Ulrich Beck (1986: 256 f.) macht deutlich, dass damit die Politiker als Adressaten und Verwender wissenschaftlicher Ergebnisse zu aktiven Mitproduzenten gesellschaftlicher Erkenntnisdefinitionen werden, was die „Hirntod"-Debatte sehr gut veranschaulicht. Diese neue Einfluss- und Entfaltungsmöglichkeit eröffnete sich den Politikern allerdings erst, als die Wissenschaft ihr Monopol auf die gesellschaftlich verbindliche Definition von ‚Wahrheit' verloren hatte.[150] Die Akteure im spätmodernen Prozess der gesellschaftspolitischen Meinungsbildung können somit wissenschaftlich argumentieren, auch wenn Interessen oder Ideologien ausgetragen werden.

Parlamentsdebatten, in denen gesetzliche Regelungen vorbereitet und verabschiedet werden, sind Ergebnisse institutioneller Prozesse des Deutschen Bundestages. Die inhaltliche Auseinandersetzung, die in diesem institutionellen Rahmen stattfindet, ist gleichzeitig auch ein Prozess der Meinungsbildung. Die Selektion von Meinungen durch Politiker aus einem in der Öffentlichkeit vertretenen breiten Spektrum bestimmt, welche Standpunkte in der politischen Diskussion zugelassen werden und Gehör finden. Maßgebend für die politische Entscheidung ist letztlich die Argumentation, die sich durchsetzen kann. Zunächst möchten wir anhand der Interaktion zwischen Politikern und Sach-

150 Die Wissenschaftskritik, welche die Wissenschaft selbst zum Gegenstand der Untersuchung macht, hat diesen Prozess der Demystifizierung der Wissenschaften eingeleitet, den Beck (1986: 255 f.) mit der Entwicklung der Wissenssoziologie, der Ideologiekritik, dem wissenschaftstheoretischen Fallibismus und der Expertenkritik auf Anfang des 20. Jahrhunderts datiert.

verständigen die Mechanismen der Meinungsbildung in einem Überblick darstellen, um dann an Beispielen aus den Parlamentsdebatten zum Embryonenschutzgesetz und zum Transplantationsgesetz strukturelle und inhaltliche Aspekte des politischen Meinungsbildungsprozesses aufzuzeigen. Da die Inhalte der Gesetzentwürfe in den Ausschüssen beraten werden, skizzieren wir im Folgenden den politischen Entscheidungsprozeß anhand der Ausschussarbeit.

Für die Beratungen der Gesetzentwürfe führen die Ausschüsse in der Regel öffentliche Anhörungen durch, um sich über den Verhandlungsgegenstand der Gesetzentwürfe informieren zu können. „Sachverständige, Interessenvertreter und andere Auskunftspersonen“ (§ 70 Abs. 1 Geschäftsordnung des Bundestages) werden vor den Ausschuss geladen und zu den Gesetzesvorlagen befragt. Öffentliche Anhörungen dienen einerseits der Information der Abgeordneten und schaffen gleichzeitig Verbänden und gesellschaftlichen Interessengruppen ein Forum für eine Stellungnahme, die zuvor in der Gesetzentwurfsarbeit nicht beteiligt waren. Auch wenn öffentliche Anhörungen eine ausschließlich beratende Funktion besitzen, geht von ihnen eine inhaltliche Wirkung aus, da grundlegende Argumentationen der Politiker häufig auf Anhörungen zurückzuführen sind (Beyme 1997: 241).

Um sich umfassend informieren zu können, ist jedoch zunächst die Auswahl der Sachverständigen entscheidend. Zu kritisieren ist, wenn z.B. Einladungslisten folgende Kriterien nicht erfüllen: 1. Die Auswahl der Befragten ist für das Thema nicht repräsentativ: Eine große Interessengruppe stellt nur einen geringen Anteil der Sachverständigen oder umgekehrt; 2. Die Auswahl ist zu beschränkt: Wichtige Sachbereiche werden nicht miteinbezogen; 3. Die Auswahl ist zu einseitig: Der Ausschuss übergeht Verfechter von Gegenpositionen (Tenhaef 1992: 73). Die Einladung der Sachverständigen erfolgt nach einer Vorschlagsliste der Fraktionen, wobei die Anzahl der Vorschläge, die eine Fraktion einreichen kann, im Verhältnis zu deren Stärke im Parlament steht.[151] Die Sachverständigen werden dabei in Verbandsvertreter und Einzelsachverständige differenziert. Verbandsvertreter sprechen als Repräsentanten des Verbandes, d.h. sie sind Sprachrohr der Verbandsinteressen und -positionen. Die Einladung wird gegenüber dem Verband ausgesprochen, der dann die personelle Vertretung in der öffentlichen Anhörung selbst entscheiden kann. Einzelsachverständige werden dagegen persönlich eingela-

151 Die nachfolgenden allgemeinen Darstellungen der Anhörungen beruhen auf persönlichen Beobachtungen und informellen Gesprächen mit den Ausschusssekretären des Gesundheitsausschusses in Bonn im Juni 1999.

den, können aber auch auf ihre Verbandseinbindung hinweisen und sich als Interessenvertreter einer Institution oder Gruppe darstellen.

Während der Anhörung lassen sich Unterschiede in der Akzeptanz und Beachtung der Sachverständigen erkennen. Zum einen haben die Einzelsachverständigen schon von vornherein eine exponiertere Position als die Verbandsvertreter, da sie aufgrund ihrer Autorität eingeladen worden sind. Auch wenn in der Anhörung gebeten wird, dass Verbandsvertreter und -vertreterinnen sich vor Beantwortung der Frage mit Namen vorstellen, richten sich die Fragen auch nach einer Nennung des Namens weiterhin oftmals an den Verband („ich hätte gerne den DGB und die KKV gehört"). Dies kann dagegen einem Einzelsachverständigen nicht passieren, da seine Stellungnahme stets an seine Person geknüpft ist. Anhand der Anrede in einer Anhörung werden jedoch auch Ungleichbehandlungen sichtbar: Denn nicht jede Verbandsvertreterin und jeder Verbandsvertreter wird kontinuierlich nur mit dem Namen seines Verbandes angesprochen. Es gibt auch Verbandsrepräsentanten, die unter Nennung ihres persönlichen Namens zur Beantwortung aufgerufen werden. Hierbei kann von einem hohen Bekanntheitsgrad der Persönlichkeit ausgegangen werden, deren Meinung sehr viel Aufmerksamkeit entgegengebracht wird. Anhörungen sind keine Diskussionen, sondern Frage-und-Antwort-Runden. Der oder die Vorsitzende, der bzw. die die Anhörung leitet, erteilt das Wort an die Redner und bestimmt somit den Redeablauf. Grundsätzlich obliegt es den Absprachen eines Ausschusses, wie eine Anhörung im einzelnen gestaltet wird, z.B. ob die Redezeit begrenzt wird oder Zeitkontingente für die Fragen der Fraktionen vereinbart werden. Zu Beginn der Anhörung kann den Sachverständigen die Möglichkeit einer fünf- bis zehnminütigen Stellungnahme gewährt werden, was auf die Einzelsachverständigen beschränkt werden kann. Andernfalls wird gleich mit den Fragerunden begonnen. Die Fragerunden orientieren sich an den Schwerpunkten der Problematik. Die Parlamentarier richten ihre Fragen an die Sachverständigen im Raum, von denen sie ihre Fragen beantwortet haben möchten. Sachverständige können nicht auf andere Sachverständige antworten, wenn sie nicht dazu aufgefordert werden. Sie haben nur das Mittel, während der Beantwortung der Fragen auf Positionen von anderen zu verweisen. Von den Sachverständigen wird erwartet, dass sie direkt auf die gestellte Frage antworten; Kommentare, die sich nicht auf die Frage beziehen, werden unterbrochen. Wird eine Frage für den Politiker nicht zufriedenstellend beantwortet, ist es durchaus üblich, dass der oder die Fragende nochmals eine Antwort einfordert.

Der institutionelle Rahmen der Gesetzgebung gibt zwar einen strikten Rede- und Diskussionsablauf vor, dennoch vermögen sich einzelne Sachverständige mit ihren Argumentationen und Meinungen während der öffentlichen Anhörungen durchzusetzen. Zum einen bringen die eingeladenen Sachverständigen bereits einen unterschiedlichen Bekanntheitsgrad in die Anhörung mit, da ihre Kontakte und ihre Position sich in anderen gesellschaftlichen Kontexten sowie die gesellschaftliche Bedeutung der repräsentierten Verbände sich auch in den Anhörungen fortsetzen. Ein Faktor für den Bekanntheitsgrad ist jedoch auch die personelle Kontinuität im politischen Kontext: Einige Sachverständige nehmen immer wieder an Anhörungen zu einem sachpolitischen Themenbereich teil. Während der Anhörung wird den einzelnen Sachverständigen ein unterschiedlicher Grad an Akzeptanz und Beachtung entgegengebracht. Die Einladung als Einzelsachverständiger oder Verbandsrepräsentant sowie das Ungleichgewicht in den Fragerunden der Politiker charakterisieren die Bedeutung und Wirkung, die von den einzelnen Sachverständigen ausgeht: Einige werden, über Fraktionsgrenzen hinweg, immer wieder befragt, andere Sachverständige dagegen übergangen. Die Meinungen, die oft eingefordert und gehört werden, werden Teil des Ideen- und Argumentationspools der politischen Entscheidungen und liefern grundlegende Argumentationen für die politische Diskussion.

Embryonen und reproduktive Technologien

Auf dem Hintergrund dieser Informationen über Prozesse in der politischen Meinungsbildung wenden wir uns nun der politischen Diskussion zum Embryonenschutzgesetz zu. Die Anfänge einer gesellschaftspolitischen Diskussion, die auf die Dynamik in der Entwicklung der Reproduktionsmedizin reagierte, wurden von Seiten der Ärzteschaft initiiert, die bereits 1959 auf dem 62. Deutschen Ärztetag auf mögliche Missbrauchgefahren im Bereich der Fortpflanzungsmedizin hinwiesen. Jedoch erst die Geburt des ersten ‚Retortenbabys' in Großbritannien 1978, an der die Öffentlichkeit großen Anteil nahm, löste eine nachhaltige Diskussion um die Notwendigkeit einer rechtlichen Regelung aus, die zum Inkrafttreten des Embryonenschutzgesetzes am 1.1.1991 führte. Die Parlamentsdebatten, die in Bundestag, Bundesrat und im Rechtsausschuss des Bundestages geführt wurden, um die Verabschiedung des Embryonenschutzgesetzes vorzubereiten, offenbaren, dass für die Bewertung der reproduktiven Technologien die Frage nach dem Lebensbeginn des Menschen im Mittelpunkt steht. Schwerpunkte in der politischen Diskussion waren die Forschung an Embryonen und Regelungen zur künstlichen Befruchtung sowie Embryoübertragung, wobei insbesondere die Frage nach dem Personenkreis, bei dem die fortpflanzungsmedizinischen Maßnahmen angewendet werden dürfen, kontrovers diskutiert wurde.

Eine inhaltliche Auseinandersetzung über die Themenschwerpunkte präsentierte sich in der öffentlichen Anhörung des Rechtsausschusses am 9.3.1990, in der 19 eingeladene Sachverständige die vorgelegten Gesetzentwürfe der damaligen Bundesregierung (Bundestags-Drucksache [BT-Drs.] 11/5460) und der SPD-Fraktion (BT-Drs. 11/5710) diskutierten.[152] Mehr als die Hälfte der Auskunftspersonen, die von den Politikern eingeladen und angehört wurden, repräsentierten die Medizin und die medizinische Forschung (insbesondere waren die Bundesärztekammer und die Deutsche Forschungsgemeinschaft vertreten) sowie den juristischen Sachverstand (Strafrecht, Familienrecht und Medizinrecht). Auch während der Anhörung schenkten die Politiker diesen beiden Sachverständigengruppen die größte Aufmerksamkeit, da sie zwei Drittel ihrer Fragen an sie richteten. Vertreter und Vertreterinnen der evangelischen und katholischen Kirche, von zwei Betroffenenverbänden (der „Evangelischen Aktionsgemeinschaft für Familienfragen“ und „Pro Familia“) sowie eine Biologin und eine Soziologin, die ebenfalls zur Diskussion eingeladen worden waren, wurden wesentlich weniger befragt und in die thematische Auseinandersetzung mit einbezogen. Politiker und Politikerinnen suchten somit Antworten für die Problematik, die sich aus den neuen Machbarkeiten im Bereich der Fortpflanzungsmedizin ergeben, bei Medizinern und Juristen. Es bleibt damit fraglich, ob die rechtliche Regelung weitere Aspekte, wie ethische und soziale, genügend berücksichtigt hat. Jene Argumente, welche im Einzelnen von den Sachverständigen und Politikern in der inhaltlichen Auseinandersetzung eingebracht und positioniert wurden, um das gesetzliche Handeln zu legitimieren, werden nun im Diskussionsverlauf zunächst unter dem Aspekt „ungewollte Kinderlosigkeit“ näher betrachtet.

152 Für die Einzelheiten des Debattenverlaufs siehe Petersen (2000).

„Ungewollte Kinderlosigkeit wird von den Betroffenen häufig als schwere Belastung erlebt. Ein Kind zu haben, bedeutet für viele Menschen eine zentrale Sinngebung ihres Lebens." (BT-Drs. 11/1856: 2)

In den Gesetzesanträgen legitimierten diese oder ähnliche Worte die Anwendung reproduktiver Technologien, die als Chance für unfruchtbare Paare dargestellt wurden, sodass sie künftig nicht mehr auf leibliche Kinder verzichten müssten. Da von 10 bis 15% kinderlosen Ehepaaren in der Bundesrepublik ausgegangen wurde, verwiesen die Gesetzesanträge auf die gesellschaftliche Relevanz der Reproduktionsmedizin. Ziel und Legitimation der reproduktiven Technologien ist die Geburt eines Kindes, mit der die „Sterilität" eines Paares überwunden wird. Die medizinischen Ursachen der „Sterilität", so wurde in den Gesetzesanträgen betont, könnten mit den neuen Verfahren allerdings nicht beseitigt werden. Trotzdem sei es „eine legitime Aufgabe der Medizin" (Bundesrats-Drucksache [BR-Drs.] 535/88: 11), „Sterilität" durch die Erfüllung des „Kinderwunsches" zu therapieren. Da nur bei medizinisch indizierter Kinderlosigkeit eine „künstliche" Befruchtung zugelassen werden soll, gilt die medizinische Diagnose für die Sterilitätsursache als notwendige Voraussetzung einer Behandlung. Damit die medizinische Diagnostik gewährleistet ist, dürfen nach § 9 EschG nur Ärzte und Ärztinnen reproduktionsmedizinische Behandlungen durchführen. Die artifizielle Insemination *post mortem* oder bei einer alleinstehenden Frau scheidet demnach für eine „künstliche" Befruchtung aus, da keine medizinische Indikation für die „Sterilität" eines Paares vorliegt. Dies macht deutlich, dass die Anwendung der „künstlichen" Befruchtung kein Mittel der Familienplanung sein soll (BT-Drs. 11/1856: 3), sondern eine medizinische Heilmethode.[153]

Während der öffentlichen Anhörung der 73. Sitzung des Rechtsausschusses [11/73. SdRA] verwehrten sich geladene Experten und Expertinnen gegen die Gleichsetzung von „Sterilität" mit Krankheit, da mit den reproduktiven Technologien Funktionsstörungen der natürlichen Fortpflanzung nur umgangen werden. Die Sterilitätsbehandlung sei deshalb keine Therapie, sondern in der Medizin nur mit „Eingriffen kosmetischer Art" (Münder: 32, 11/73. SdRA) vergleichbar, da andernfalls das Kind zu einem „therapeutische[n] Mittel, vom Mediziner hergestellt und verabreicht" (Renesse: 236, 11/73. SdRA)

153 Die Behandlung medizinisch indizierter Kinderlosigkeit wurde auch in den Leistungskatalog der gesetzlichen Krankenkassen aufgenommen (siehe Kapitel I).

werde. Diese Reflexionen lösten jedoch keine Reaktionen aus: In der politischen Diskussion hatte sich „Sterilität" bereits als Krankheit etabliert.

Große Unstimmigkeiten bestanden dagegen bei den statistischen Angaben für die Nutzung der reproduktiven Technologien. Das Ministerium der Justiz Rheinland-Pfalz (1987: 123) gab zum Beispiel für die Bundesrepublik über 200 „Retortenbabies" an. Laut des Kabinettberichtes der Bundesregierung zur „künstlichen" Befruchtung beim Menschen (BT-Drs. 11/1856: 3) kamen aber 624 im Reagenzglas gezeugte Kinder bis 1986 zur Welt. Auch wurden unterschiedlichste Prognosen für die Anzahl der Paare gemacht, die sich zukünftig um eine In-vitro-Fertilisation pro Jahr bemühen werden: Die Bayerische Interministerielle Arbeitsgruppe (1987: 123) ging von einem jährlichen ‚Bedarf' von 12.000 „Retortenbabies" für die Bundesrepublik aus, das Ministerium der Justiz Rheinland-Pfalz (1987: 123) erwartete dagegen nur 1.500 Paare. Auch über die tatsächliche Erfolgsrate bei der In-vitro-Fertilisation herrschte unter den Experten der öffentlichen Anhörung des Rechtsausschusses Uneinigkeit. Krüsmann (17, 11/73. SdRA) referierte Zahlen aus seiner Klinik für Reproduktionsmedizin in München und gab an, dass 24% der durchgeführten Embryotransfers zur Geburt eines Kindes führten.[154] Die Biologin Bradish (123, 11/73. SdRA) verwies dagegen auf eine Studie der Weltgesundheitsorganisation der Vereinten Nationen (WHO) und machte darauf aufmerksam, dass unterschiedliche Erfolgsangaben auf unterschiedliche Vergleichsgrößen zurückzuführen seien, da in den Statistiken auch schon erfolgreiche Teilschritte der IVF-Behandlung, wie z.B. der des Embryotransfers oder der Eizellentnahme, für die Berechnung zugrunde gelegt würden, was aber nicht in Geburten resultieren müsse. Wenn die IVF-Geburten auf die Hormonbehandlungszyklen bezogen werden, dann läge die Erfolgsquote in jedem Fall unter 10%. Das Leid der über 90% erfolglos behandelten Paare, das Handlungsmotiv für die „Sterilitätsbehandlung" war, vergrößere sich nach Bradish noch erheblich, da zu ihrem alten Leidensdruck noch weitere psychische und körperliche Probleme als Folgen der Behandlung hinzukämen. Die Vertreterin von Pro Familia, Adam, schilderte das Leiden der Paare, die nach langjährigen und zum Teil auch erfolgreichen „Sterilitätstherapien" Hilfe in der Beratungsstelle suchen, da die psychischen Folgen der Behandlung ihre persönliche Lebenssituation, insbesondere ihre Partnerschaft, in die Krise geführt haben. Durch die

154 Für die bundesdeutschen Zentren der Reproduktionsmedizin insgesamt seien 1988 bei 18% der Embryotransfers erfolgreiche Schwangerschaften entstanden (Krüsmann: 133, 11/73. SdRA).

Möglichkeiten der Reproduktionsmedizin sei der Druck auf Frauen „von innen und außen“ (Adam: 46, 11/73. SdRA) größer geworden. Zur Akzeptanz von Kinderlosigkeit fühlten sich Frauen gegenüber sich selbst, dem Partner und der gesellschaftlichen Umgebung heute erst berechtigt, wenn sie nichts unversucht gelassen hätten (Bradish: 169, 11/73. SdRA).

„All diese neuen Behandlungsmethoden haben den Betroffenen eine neue Last auferlegt, nämlich die Last, sich immer weiter bemühen zu müssen.“ (Beck-Gernsheim: 8, 11/73. SdRA)

Diejenigen, die aufgeben, bevor sie nicht die neuesten Methoden versucht haben, fühlten sich dann „selber schuld“ (ebd.), denn sie hätten es ja weiter versuchen können. Dies resultiere in einer Neudefinition von „Unfruchtbarkeit“, an der nicht zuletzt die Mediziner Anteil tragen, weil sie ihre aufwendigen Forschungen legitimieren müssten und deshalb die besondere Bedeutung der Fruchtbarkeit und den zentralen Stellenwert von Mutterschaft im Leben einer Frau herausstellten. Das Ergebnis sei eine soziale Reduzierung der Frau auf die Mutterschaft, welche die Frauen weiter von den reproduktiven Technologien abhängig mache, und sie für „den Kreislauf der Patientenkarriere einfangen“ (Beck-Gernsheim: 9, 11/73. SdRA). Auch die Abgeordnete von Bündnis 90/Die Grünen, Schmidt, warf während der ersten Beratung des Embryonenschutzgesetzes den anderen Parteien vor, dass der „Kinderwunsch“ weder in Frage gestellt noch problematisiert werde:

„Statt dessen lässt die Bundesregierung keine Gelegenheit aus, Menschen ohne Kinder als verantwortungslos, egoistisch und unsozial erscheinen zu lassen. Damit schafft sie ein Klima, das Frauen derartig unter Druck setzt, dass diese sich Torturen unterwerfen, an deren Ende mit großer Sicherheit weiterhin die Kinderlosigkeit steht.“ (14173, 11/183. Sitzung des Bundestages [SdBT])

In der politischen Diskussion über Kinderlosigkeit offenbart sich der „Kinderwunsch“ steriler Paare als *die* Legitimation der reproduktiven Technologien. Alle Gesetzesanträge haben die Sterilitätsbehandlung als Heilmethode für „ungewollt kinderlose“ Paare anerkannt. „Sterilität“ wurde demnach von den Parlamentariern als Krankheit definiert. „Ungewollte Kinderlosigkeit“ als Folge der Krankheit „Sterilität“ habe erhebliche Auswirkungen auf das Leben der Betroffenen, da sie die Sinngebung im Leben stark einschränke (siehe Kapitel III). Der „Kinderwunsch“ wird somit mit der Befriedigung der eigenen Bedürfnisse des Paares in Beziehung gesetzt und ist ein Teil der bewussten Lebensplanung. Gesellschaftlich wird ihr Leben mit Unerfülltheit stigmatisiert. Betroffene leiden unter der „ungewollten Kinderlosigkeit“, indem sie Makel, Schuld, Unzulänglichkeit und eine Kränkung des Selbstwertgefühls empfinden (siehe Kapitel III und V). Aufgrund dieses Leidensdruckes erscheint die Medizin berechtigt, die „Sterilität“ eines Paares mittels der „künstlichen“ Befruchtung zu umgehen und den „Kinderwunsch“ zu erfüllen, auch wenn die Ursache der Fertilitätsstörung mit den reproduktiven Technologien nicht beseitigt wird. Entscheidendes Kriterium der Anwendung, die sich aus der Legitimation ableitet, ist die medizinische Indikation, sodass die „künstliche“ Befruchtung nicht als Familienplanung ‚missbraucht‘ werden kann.

Das erhoffte Resultat reproduktiver Technologien, die Entstehung menschlichen Lebens wird von den Politikern im allgemeinen Konsens dem jetzigen naturwissenschaftlichen Erkenntnisstand entsprechend definiert.

„Embryologie und Humangenetik haben uns inzwischen die Kenntnis verschafft, dass bereits die Verschmelzung der Kerne von Ei- und Samenzelle das Genom des späteren geborenen Menschen endgültig festlegt.“ (Günther: 242, 11/73. SdRA)

Mit der Verschmelzung der je 23 Chromosomen der Mutter und des Vaters entstehe demnach ein neues artspezifisch menschliches Leben, das, wenn es sich entwickelt, „gar nichts anderes werden kann als ein Mensch“ (Rat der Evangelischen Kirche in Deutschland: 306, 11/73. SdRA). In der Kernverschmelzung werde die genetische Identität des neuen Individuums endgültig festgelegt, da „alle Anlagen ‚im Kern‘ bereits vorhanden sind und nur noch zur Entfaltung zu kommen brauchen“ (Eser: 212, 11/73. SdRA). Menschliches Leben erscheint damit von Anfang an als individuelles Leben, dessen weitere Entwicklung ein kontinuierlicher Entfaltungsprozess der genetischen Information ist. Weitere qualitative ‚Sprünge‘ im Sinne einer Menschwerdung seien nicht mehr festzumachen. Daraus ergibt sich, dass dem Vorkernstadium noch nicht die Qualität menschlichen Lebens zugeschrieben wird, da die Kernverschmelzung, welche die genetische Identität determiniert, noch nicht stattgefunden habe. Der Rechtswissenschaftler Eser (30, 11/73. SdRA) verglich deshalb den Status des Vorkernstadiums im menschlichen Entstehungsprozess mit menschlichen Keimzellen. Trotz dieser Differenzierung warnte Eser (29, 11/73. SdRA) allerdings davor, ‚Leben‘ gesetzlich definieren zu wollen. Eine überzeugende Lösung sei schwierig, da auch andere Auffassungen über die Frühphase der menschlichen Entstehung existierten.[155] Der Gesetzgeber könne Lebensschutz auch ohne gesetzliche Definition garantieren, indem er Aktivitäten verhindert, die menschliches Leben verletzen können. Auch die Abgeordnete Schmidt (Bündnis 90/Die Grünen: 108, 11/73. SdRA) bezweifelte, dass es einen Konsens über den Beginn des Lebensschutzes gebe. 1987/88 sei es einem englischen Forscherteam gelungen, den Beginn der Aktivität des embryonalen Genoms auf das vier- bis achtzellige Stadium zu terminieren. Wissenschaftler argumentierten aufgrund der neuen Forschungsergebnisse, dass erst mit der Tätigkeit der Gene und nicht mit der Kernverschmelzung der Embryo seine Identität erhalte. Leben beginne nach dieser Auffassung erst mit der Genexpression, sodass auch der augenblickliche Forschungsstand, der den Lebensbeginn mit der Kernverschmelzung definiert, nur eine vorläufige Definition liefern könne.

Die Parlamentarier und Parlamentarierinnen haben sich jedoch für eine biogenetische Definition der menschlichen Entstehung entschieden, indem die Kernverschmelzung von Ei- und Samenzelle als Zeitpunkt der Embryoentstehung festgesetzt wurde. In § 8 des Embryonenschutzgesetzes wurde diese Definition von ‚Leben‘ durch den Terminus des ‚Embryo‘ gesetzlich verankert, der dementsprechend definiert wird als „die befruchtete, entwicklungsfähige menschliche Eizelle vom Zeitpunkt der Kernverschmelzung an, ferner jede einem Embryo entnommene totipotente Zelle, die sich [...] zu einem Individuum zu entwickeln vermag“. Es ist jedoch zu betonen, dass mit der Definition des Embryos nicht gleichzeitig die Definition des menschlichen Lebensbeginns festgelegt worden ist. Nicht der Mensch an sich ist definiert worden, sondern der Zeitpunkt der menschlichen Lebensentstehung, der den Gesetzgeber auf den Zeitpunkt des menschlichen Lebensschutzes festlegt. Diese Differenzierung ist entscheidend, wenn man den rechtlichen Status des

155 Befürworter und Befürworterinnen der Embryonenforschung, wie z.B. die Bundesärztekammer oder die Deutsche Forschungsgemeinschaft (178-195 und 196-207, 11/73. SdRA), formulierten allerdings keine andere Definition, sondern legitimierten die Einschränkung des Lebensrechtes mit hochrangigen Forschungszielen, unter denen die Ursachenforschung zur hohen präimplantiven Verlustrate, zur Entwicklungs- und Krebsgenetik, zur Mehrfachbefruchtung, zur Verbesserung der IVF-Methode und zu neuen Verfahren der Kontrazeption angegeben wurden (vgl. Bundesärztekammer: 179 ff. 11/73. SdRA).

Embryos in der verfassungsrechtlichen Ordnung betrachtet. Da nicht der ‚Mensch', sondern nur der ‚Embryo' definiert worden ist, ist die Rechtsnatur des Embryos nicht abschließend geklärt. Es kann nicht davon ausgegangen werden, dass der Embryo wie der lebende Mensch Grundrechte für sich geltend machen kann. Trotzdem besitzt der Embryo nach Auffassung aller Gesetzesanträge einen schutzwürdigen Status in der verfassungsrechtlichen Ordnung, der allerdings aus den objektiven Wertentscheidungen der Grundrechte abgeleitet wird.[156] Der Gesetzgeber wurde damit verpflichtet, den Schutz der Menschenwürde, das Recht auf Leben und körperliche Unversehrtheit und die Wahrung des Kindeswohles auch dem Embryo gegenüber zu gewährleisten (BT-Drs. 11/5460: 6), der strafrechtliche Eingriffe in die Forschungsfreiheit rechtfertigt. Besonders die Diskussion um die Zulässigkeit der Embryonenforschung wurde im Kontext der Schutzpflichten, die der Gesetzgeber gegenüber dem Embryo gewährleisten muss, geführt. In den Gesetzesanträgen wurde einheitlich ein Forschungsverbot an Embryonen ausgesprochen, da ‚verbrauchende Embryonenforschung' mit dem Verfassungswert des Rechtes auf Leben und körperliche Unversehrtheit unvereinbar erschien.[157] Da wegen der Unantastbarkeit der Menschenwürde „menschliches Leben grundsätzlich nicht zum Objekt fremdnütziger Zwecke gemacht werden darf" (BT-Drs. 11/5710: 14), wird auch die gezielte Erzeugung von Embryonen zu Forschungszwecken verboten. Schon im Vorfeld soll die Produktion sogenannter ‚überzähliger' Embryonen verhindert werden, indem eine „künstliche" Befruchtung nur zum Zweck der Übertragung auf eine Frau durchgeführt werden darf, was in § 1 und § 2 des Embryonenschutzgesetzes umgesetzt wurde.

Auch das Klonen und die Produktion von Chimär- und Hybridwesen wurden in Bezug auf die Verletzung der Menschenwürde beurteilt und aus diesem Grund unter Strafe gestellt. Da ein gezielter Gentransfer in menschliche Keimbahnzellen derzeit noch nicht möglich ist und irreversible Schäden für

---

156 Grundrechte sind primär subjektive Abwehrrechte der Bürger und Bürgerinnen dem Staat gegenüber. Gleichzeitig enthalten die Grundrechte jedoch auch objektive Wertentscheidungen, die den Gesetzgeber ebenfalls verpflichten, Schutz zu gewährleisten, wenn Verfassungswerte wie die Menschenwürde gefährdet sind (vgl. z.B. Seibert 1986: 62).

157 Die Bundesrepublik schlug mit einem Totalverbot der Embryonenforschung einen Sonderweg ein. Das Embryonenschutzgesetz gilt als eines der restriktivsten Gesetze im internationalen Vergleich. In Großbritannien beispielsweise sind Forschungen an Embryonen unter einem Genehmigungsverfahren bis zum 14. Tag möglich (Seesing (CDU): 18208, 11/230. SdBT).

die Embryonen auftreten könnten, sind nach einstimmiger Auffassung in den Gesetzesanträgen, künstliche Veränderungen menschlicher Keimbahnzellen mit dem objektiv-rechtlichen Gehalt des Lebensschutzes und der Menschenwürde nicht zu vereinbaren, zumal auch künftige Generationen betroffen sein können. Dies wurde noch mit der Argumentation bekräftigt, dass „das Grundgesetz von einem Menschenbild ausgeht, bei dem der Mensch ein nicht in seinen Erbanlagen manipuliertes Wesen ist" (BR-Drs. 535/88: 41). Ein effektiver Schutz dieses Menschenbildes verlange bereits im Vorfeld ein Verbot, Keimbahnzellen künstlich zu verändern, und nicht erst ein Verbot, künstlich veränderte Keimbahnzellen zu verwenden. In diesem Konsens der Totalverbote genmanipulativer Eingriffe wird die Bedeutung der genetischen Identität für das Menschsein offensichtlich.

„Über Generationen hinweg ist es [...] zu Mutationen – also Veränderungen innerhalb der einzelnen Gene – gekommen, die sich nicht nachteilig im Sinne eines Erbleidens ausgewirkt haben, wohl aber für die Individualität des einzelnen Menschen bedeutsam sein können. Ein Austausch von Genen mit dem Ziel, ein monogenes Erbleiden zu verhindern, kann deshalb zugleich dazu führen, die Ausprägung eigener individueller Merkmale auszuschließen." (Bundesministerium der Justiz 1987: 361)

Da eine gentechnologische Heilbehandlung auch in individuelle Merkmalsausprägungen der genetischen Identität eingreifen kann, die nicht im Zusammenhang mit einem Erbleiden stehen, wurde die künstliche Veränderung menschlicher Keimbahnzellen schon vor der Experimentierphase abgelehnt.

Mit der Bereitschaft aller Politiker, die menschliche Entstehung nach dem biogenetischen Zeugungsmodell zu definieren, ist die Gametenverschmelzung der eigentliche Zeugungsakt (siehe Kapitel II), der neues menschliches Leben hervorbringt. Da mit der Kernverschmelzung die genetische Identitätsbildung abgeschlossen ist, wurde dieser Zeitpunkt als Zeitpunkt der menschlichen Lebensentstehung in der Definition des Embryos (§ 8 ESchG) festgelegt. Damit hat der Gesetzgeber den Beginn des menschlichen Lebensschutzes – nicht aber den Beginn des Menschseins an sich – terminiert. Auch wenn das Embryonenschutzgesetz damit nicht den rechtlichen Status des noch nicht geborenen Menschen abschließend klärt, hat der Gesetzgeber anerkannt, dass menschliches Leben von der Kernverschmelzung an den Schutz der Verfassung genießt.

„Hirntod“ und die Auseinandersetzung um das Lebensende

Die politische Diskussion um ein bundesdeutsches Transplantationsgesetz hatte bereits in den 70er Jahren begonnen. 1979 legte die damalige Bundesregierung einen Gesetzentwurf (BT-Drs. 8/2681) vor, der die Widerspruchslösung favorisierte, wonach Organe entnommen werden können, wenn der „Hirntote“ nicht zu Lebzeiten Widerspruch eingelegt hat. Der Bundesrat unterbreitete daraufhin dem Plenum in einer Stellungnahme einen Gegenentwurf zugunsten einer erweiterten Zustimmungslösung (BR-Drs. 395/78). Die intensive Plenaraussprache und die darauffolgende Überweisung an den Rechtssausschuss führten jedoch nicht zu einem Ende des Gesetzgebungsverfahrens, da die Gesetzesinitiative vor Ende der Legislaturperiode nicht mehr in den Bundestag zurückkehrte.

Die Wiedervereinigung 1990 ließ eine einheitliche bundesweite gesetzliche Regelung notwendig werden, da in den neuen Bundesländern durch die DDR-Gesetzgebung nach der Widerspruchslösung transplantiert wurde, in den alten Bundesländern sich dagegen die erweiterte Zustimmungslösung in der medizinischen Praxis etabliert hatte (siehe Anhang 3). Die Transplantationsmedizin in Ost und West differierte somit in der Frage der Zustimmungsvoraussetzung für eine Organentnahme, die eine der großen Kontroversen in der gesellschaftspolitischen Diskussion ausgelöst hatte. Die andere große Kontroverse, die Bewertung des „Hirntodes“ für die Zulässigkeit einer Organentnahme, hatte zu einer derartigen Polarisierung in der Öffentlichkeit geführt, dass sich in den Parlamentsdebatten zum bundesdeutschen Transplantationsgesetz ein Grabenkampf in der Auseinandersetzung über den Tod des Menschen entwickelte. Analog zur Darstellung des interessengeleiteten Diskussionsverlaufes für ein Embryonenschutzgesetz (siehe „Embryonen und reproduktive Technologien“) wird zunächst auf die gesellschaftspolitische Meinungsbildung für ein Transplantationsgesetz eingegangen, da aufgrund der diametralen Wertpositionen, die sich in der Kritik oder Befürwortung des „Hirntodes“ sowie der engen oder erweiterten Zustimmungslösung äußern, der Prozess der politischen Entscheidungsfindung besonders anschaulich analysiert werden kann.

Die politische Entscheidung für ein bundeseinheitliches Transplantationsgesetz konkretisierte sich in der 99. Sitzung am 19. April 1996, in welcher der Deutsche Bundestag zwei Gesetzentwürfe in erster Lesung beriet und an den Gesundheitsausschuss[158] federführend überwies: Einen Entwurf von der Fraktion Bündnis 90/Die Grünen und einen interfraktionellen Entwurf von CDU/CSU, SPD und F.D.P., der als „Omnibus-Modell" zwei Lücken aufwies, die durch gesonderte Gruppenanträge im Verlauf des Gesetzgebungsverfahrens ergänzt werden sollten. Die beiden Lücken klammerten die strittigen Fragen der Bewertung des „Hirntodes" und der Einbeziehung der Angehörigen bei der Zustimmung für eine Organentnahme aus, über die keine interfraktionelle Einigung erreicht werden konnte. Um die Lücken zu füllen, wurden von einzelnen Abgeordneten drei unterschiedliche Entschließungsanträge eingebracht (s. Tabelle 2 auf der folgenden Seite).

Um sich über die Problematik informieren zu können, hat der Gesundheitsausschuss insgesamt drei öffentliche Anhörungen durchgeführt.[159] Diskutierte Anhörungsthemen waren die Bewertung des „Hirntodes", die Einbeziehung der Angehörigen bei der Zulässigkeit einer Organentnahme, die Bewertung der „Lebendspende" und Verteilungskriterien für Transplantate.

Zu der öffentlichen Anhörung am 28.06.1995, die wir im folgenden exemplarisch analysieren werden, hatte der Gesundheitsausschuss 64 Sachverständige eingeladen, um sich ein Meinungsbild zur Vorbereitung des Transplantationsgesetzes zu verschaffen. Im Mittelpunkt standen die kritischen und sehr kontroversen Alternativen für die Bewertung des „Hirntodes" und die Einbeziehung der Angehörigen bei der Zulässigkeit der Organentnahme. Die Einladungsliste, die im Anhang eingesehen werden kann (siehe Anhang 5), lässt erkennen, dass schon im Vorfeld der politischen Diskussion nicht nur eine (notwendige) Begrenzung der Diskussionsteilnehmer und -teilnehmerinnen stattfand, sondern zudem die ausgewählten Auskunftspersonen im Übergewicht Interessenverbänden angehörten, die am Transplantationssystem selbst beteiligt sind. Die Auflistung der Verbände, die vom Gesundheitsausschuss eingeladen wurden, zeigte ein eindeutiges Übergewicht an Interessengruppen, die für die heutige Etablierung und Praxis der Transplantationsmedizin verantwortlich sind. Eine abweichende ethische Perspektive war aufgrund der ausgesprochenen Verbandseinladungen nur von den

158 Der Rechtsausschuss, der Ausschuss für Familie, Senioren, Frauen und Jugend, der Innenausschuss, der Ausschuss für Bildung, Wissenschaft, Forschung, Technologie und Technikfolgenabschätzung wurden als mitberatende Ausschüsse eingesetzt.

159 Eine Anhörung fand bereits in der Vorbereitung zum Gesetzesverfahren am 28.06.1995 statt, zwei weitere wurden am 25.09. und 09.10.1996 durchgeführt.

Kurzbezeichnung	Gesetzentwurf der Grünen	Entschließungsantrag, ethikorientiert	Entschließungsantrag, ethikorientiert	Entschließungsantrag, praxisorientiert	interfraktioneller „Omnibus"-Gesetzentwurf
Nr.	BT-Drs. 13/2926	BT-Drs. 13/4114	BT-Drs. 13/6591	BT-Drs. 13/4368	BT-Drs. 13/4355
Einreichende Abgeordnete	Knoche, Häfner, Fraktion Bündnis 90/Die Grünen	Wodarg, Däubler-Gmelin, Schmidbauer u. a.,	v. Klaeden, Schmidt-Jortzig, Götzer u.a.	Dreßler, Scharping, Kirschner u. a.	Fraktionen der CDU/CSU, SPD und F.D.P.
Inhalte					
a) Anwendungsbereich	Definition unzulässiger Transplantate: Gehirn, Hirnteile oder Hirngewebe, Organe von Föten und Embryonen sowie innere Geschlechtsorgane				menschliche Organe, Organteile und Organgewebe, ausgenommen Blut, Knochenmark sowie embryonale und fetale Organe
b) Voraussetzung für Organentnahme	irreversibler Ausfall aller messbaren Hirnfunktionen und/oder irreversibler Herz-Kreislaufstillstand Der Hirntod ist legales Entnahmekriterium, aber nicht der Tod des Menschen	Feststellung medizinisch und gesellschaftlich anerkannter Todeszeichen bei empfindlichen Organen wie Herz, Leber, Lunge, Niere etc. Feststellung des Hirntods, der als Beginn des irreversiblen Sterbeprozesses definiert wird	Nachweis des irreversiblen Atmungs- und Kreislaufstillstand und/oder Nachweis des irreversiblen Ausfalls aller Hirnfunktionen Akzeptanz des Hirntodes als Entnahmekriterium, keine Definition des Todes	Feststellung des Todes durch Nachweis des irreversiblen Ausfalls der Hirnfunktionen und/oder irreversibler Herz-Kreislaufstillstand Anerkennung des Hirntodes als sicheres Todeszeichen, Definition des Todes wird gesetzlich festgelegt	
c) „Lebendspende"	nur unter Verwandten 1. und 2. Grades zulässig				unter Verwandten 1. und 2. Grades sowie Personen in offenkundiger Verbundenheit zum Empfänger
d) Zustimmungslösung	enge Zustimmungslösung; Ausnahme: stellvertretende Zustimmung der Eltern bei Kindern unter 16 Jahren	enge Zustimmungslösung; Ausnahme: Eltern können auf Wunsch eine stellvertretende Zustimmung bei Kindern geben	enge Zustimmungslösung, die in schriftlicher Niederlegung angestrebt wird; Angehörige können jedoch eine mündliche Erklärung bezeugen	erweiterte Zustimmungslösung	
Abstimmung	abgelehnt	abgelehnt	abgelehnt	angenommen	angenommen

Tabelle 2: Inhalte der Gesetzentwürfe und Entschließungsanträge zum Transplantationsgesetz von 1997.

beiden Interessenvertretungen „Kontaktstelle Organspende“ und „Interessengemeinschaft Angehörige“ sowie von den gesellschaftspolitischen Interessenverbänden (wie z.B. dem „Gen-Archiv Essen“) zu erwarten. Innerhalb der Einzelsachverständigengruppe war der Anteil der Mediziner besonders markant. Die Wahl und Anzahl von Vertretern anderer Disziplinen, die als Einzelsachverständige eingeladen wurden, war ebenfalls sehr begrenzt. Neben dem medizinischen Fachpersonal waren von weiteren Gruppierungen lediglich noch Juristen und Theologen in die öffentliche Anhörung eingeladen. Die Einladungsliste zeigt allerdings nur auf, welche Sachverständigen als Auskunftspersonen und Diskussionspartner ausgewählt wurden. Anhand einer Auszählung der Fragen, die an die einzelnen Sachverständigen während der Anhörung gestellt wurden, eröffnet sich darüber hinaus im Detail, welche Meinungen von den Politikern gehört und schließlich von diesen z.T. übernommen wurden.

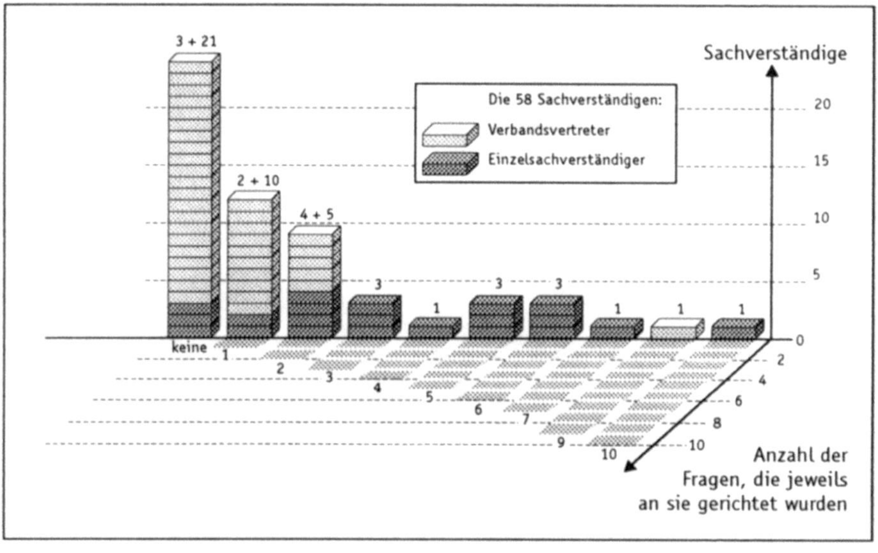

Abb. 6: Die Sachverständigen und die Anzahl der jeweils an sie gerichteten Fragen in der öffentlichen Anhörung am 28.06.1995.

Die Auszählung der Frageverteilung in der Frage-Antwort-Runde (siehe Abb. 6) ergibt, dass die Politiker und Politikerinnen letztlich nur 14 (13 Einzelsachverständige und 1 Verbandsrepräsentant) der insgesamt 58 anwesenden Sachverständigen als aktive Diskussionsteilnehmer und Ansprechpartner auswählten, indem sie mehrere Fragen an sie richteten. Damit liegt ein großes Ungleichgewicht in der Befragung der Einzelsachverständigen und Verbandsvertretern vor: Von den 36 anwesenden Verbandsvertretern wurden an 21 keine Frage gerichtet, 14 von ihnen wurde nur ein- oder zweimal das Wort erteilt. Somit nahmen 35 Verbandsrepräsentanten schweigend oder nur sehr marginal an der öffentlichen Anhörung teil; sie bildeten jedoch insgesamt die Mehrheit der Sachverständigen. Einzige Ausnahme war der Transplantationsmediziner Pichlmayr, der als Sprecher der „Deutschen Stiftung Organtransplantation" geladen war. Er war mit acht Redebeiträgen die zweithäufigst geforderte Auskunftsperson in der gesamten Anhörung. Dies begründet sich allerdings nicht nur mit der Bedeutung des Interessenverbandes, sondern vor allem mit seiner Bekanntheit als einer der profiliertesten Verfechter der Transplantationsmedizin in Deutschland. Dies lässt sich auch mit unserer dargelegten Beobachtung skizzieren: Pichlmayr wurde immer unter Nennung seines persönlichen Namens angesprochen und nie mit der Verbandsbezeichnung. Anhand der Auszählung der Fragen (siehe Abb. 6) ergeben sich noch Abstufungen in der Aufmerksamkeit, die den einzelnen Verbandsgruppierungen entgegengebracht wurde (siehe Anhang 5). Insbesondere Repräsentanten der Verbände, die in Organisationen der bestehenden Transplantationspraxis arbeiten (z.B. die „Eurotransplant International Foundation"), der Gruppe der Berufsverbände (z.B. die „Bundesärztekammer") und der Fachverbände (z.B. die „Deutsche Gesellschaft für Neurochirurgie") waren die meisten Sachverständigen, die der Anhörung nur passiv beiwohnten. Andere Verbandsvertreter hatten dagegen die Möglichkeit, eine einmalige, grundsätzliche Stellungnahme (z.B. die kirchlichen Organisationen) oder eine kurze Darstellung ihrer Situation (z.B. die Interessenverbände der Betroffenen) abzugeben.

Insgesamt spielten die Verbände im Prozess der politischen Meinungsbildung der öffentlichen Anhörung keine Rolle. Vielmehr konzentrierte sich das Interesse der Politiker auf die Einzelsachverständigen. Nur an drei Einzelsachverständige wurden keine Fragen gerichtet (siehe Abb. 6). Der Anteil der Einzelsachverständigen der Gruppe, die nur eine Frage beantwortet haben, ist auch geringer im Vergleich zu den Verbänden (zwei von zwölf) und nimmt in der Gruppe von zwei beantworteten Fragen schon zu (fünf von neun). Die Kategorie von drei beantworteten Fragen wird bereits allein von Einzelsachverständigen gefüllt, was sich in allen höheren Fragen-Kategorien fortsetzt. Die Sachverständigen, die drei oder mehr als drei Fragen beantwortet haben und die deshalb die Gruppe der aktiven Diskussionsteilnehmer bilden, gehören somit alle der Gruppe der Einzelsachverständigen an – abgesehen von der bereits genannten ‚Verbandsausnahme' Pichlmayr. Aber auch innerhalb dieser kleinen Gruppe der aktiven Diskussionsteilnehmer gibt es noch Differenzierungen, die sich anhand der Frage-Auszählung nachweisen lässt: Die 14 Gesprächspartner waren zwei Theologen, drei Juristen und acht Mediziner. Neben dem Strafrechtler Schreiber waren die Sachverständigen, denen das größte Interesse und die meiste Aufmerksamkeit von Seiten der fragenden Politiker und Politikerinnen entgegengebracht wurde, Mediziner: Mediziner, die an der Entwicklung und Etablierung der Transplantationsmedizin selbst beteiligt waren, hierbei sind vor allem Pichlmayr (Transplantationszentrum Hannover, acht Fragen/Antworten), Angstwurm (Neurologische Universitätsklinik München, sieben Fragen/Antworten) und Gubernatis (Transplantationszentrum Hannover, sechs Fragen/Antworten) zu nennen.

Zu der öffentlichen Anhörung hatte der Gesundheitsausschuss 64 Sachverständige eingeladen (von denen 58 der Einladung folgten), damit sich die Ausschussmitglieder ein Meinungsbild über die Bewertung des „Hirntodes" und die Einbeziehung der Angehörigen bei der Zulässigkeit der Organentnahme für die Vorbereitung zu einem Transplantationsgesetz verschaffen konnten. Die Analyse der Einladungsliste sowie das Ungleichgewicht in den Fragerunden der Politiker offenbart, dass kein Gleichgewicht in der Interessenvertretung gegeben war: Wie aufgezeigt werden konnte, setzte sich eine transplantationsmedizinischen Beurteilung der Thematik von vornherein durch. Einfluss und Autorität im politischen Diskurs über Organtransplantation hatten Mediziner, die in der Transplantationsmedizin arbeiten und Interesse an deren Fortbestehen und Entwicklung in Deutschland haben. Die Befürworter der Organtransplantation haben sich somit aufgrund der Akzeptanz und der Bevorzugung, die ihnen von Seiten der Parlamentarier und Parlamentarierinnen entgegengebracht wurde, mit ihren Argumenten durchsetzen können und die Inhalte des Transplantationsgesetzes wesentlich bestimmt. Wir haben somit aufzeigen können, dass die gesellschaftspolitische Meinungsbildung weitgehend auf der Rekrutierung des dominanten Expertenwissens beruht, das von den Politikern aufgegriffen und in rechtliche Normierungen umgesetzt wurde. Man könnte jedoch die sinkende Spendebereitschaft und die öffentlichen Proteste, wie beispielsweise die Klagen vor dem Bundesverfassungsgericht (siehe Kapitel I), dahingehend interpretieren, dass Meinungen, die mit dem dominanten Diskurs nicht konform sind, in der politischen Diskussion nicht berücksichtigt wurden. Die Politik hat somit den dominanten Diskurs aufgegriffen und gesetzlich umgesetzt, ohne jedoch dem gesamtgesellschaftlichen Meinungsbild nachzuspüren und diesem gerecht zu werden.

Die inhaltliche Auseinandersetzung der Parlamentsdebatten zum Transplantationsgesetz konzentrierte sich auf das menschliche Lebensende. Da die Berechtigung, einem Menschen durchblutete Organe zu entnehmen, von den Kriterien des irreversiblen Hirnversagens abgeleitet wird, ist die Bewertung und letztlich die Definition dieses körperlichen Zustandes für die Organtransplantation grundlegend. Wie in der Diskussion um das Embryonenschutzgesetz stand somit nicht nur die zeitliche Dimension des Lebens (Eintritt und Austritt) im Mittelpunkt der politischen Auseinandersetzung, sondern die Politiker verhandelten vielmehr über die Kriterien, die das Leben an sich ausmachen. In der Abgrenzung von Leben zum Tod wurde in der Diskussion zum Transplantationsgesetz der Mensch als „leiblich-seelische Einheit" beschrieben, auf der sich sowohl die Befürwortung als auch die Ablehnung des Hirntodkonzeptes gründet, wie im einzelnen nun nachgezeichnet werden soll.

In den Argumentationen der beiden diametralen Positionen wird die „leiblich-seelische Einheit" als ein „biologischer Sachverhalt" (Angstwurm: 21, 13/64. Sitzung des Gesundheitsausschusses, öffentliche Anhörung [SdGA]) beschrieben, der von der Gesamtmedizin anerkannt wurde (Dörner: 19, 13/64. SdGA). Auch dem verfassungsrechtlichen Menschenbild wurde die ganzheitliche Konzeption der „leiblich-seelischen Einheit" zugrunde gelegt (Knoche (Bündnis 90/Die Grünen): 8825, 13/99. SdBT). Der Mensch wird nach diesem zugrundeliegenden, gemeinsamen Körperbild nicht dualistisch als eine Zusammenführung von einem leiblich-körperlichen und einem seelisch-geistigen Teilaufgefasst, sondern als Einheit in einem dialektischen Spannungsverhältnis. Der Mensch sei damit weitaus mehr als die Summe seiner Teile (Schockenhoff: 381-82, 13/17. SdGA). Die „leiblich-seelische Einheit" erfährt damit eine überragende Bedeutung, da sie sich als Grundlage und Wesensmerkmal des Menschen darstelle und den Menschen als Individuum konstituiere:

„Der Mensch als einmaliges und unverwechselbares Geschöpf wird nicht nur durch sein Gehirn sondern auch durch seinen Leib repräsentiert." (Geisler: 365, 13/17. SdGA)

Die politischen Meinungen schieden sich jedoch an der Frage, ob diese „leiblich-seelische Einheit“ zerbrechen und sich auflösen könne. Dies ist – in unserer Terminologie – die Frage nach der Parzellierung des Körpers und nach der Möglichkeit einer Trennung des Körpers vom Leib. Die „Hirntod“-Befürworter bejahten diese Frage, indem sie auf die herausragende Bedeutung des Gehirns für das Gesamtsystem verwiesen: Das Gehirn steuere die übrigen Organsysteme des Körpers und ermögliche damit erst die Integration des Menschen zu einer Einheit (Schockenhoff: 381, 13/17. SdGA). Darüber hinaus seien neben der Steuerungsfunktion auch das Bewusstsein, Empfindung, Wahrnehmung und Selbstwahrnehmung an das Gehirn gebunden (Phillips (CDU/CSU): 8820-21, 13/99. SdBT). Das Gehirn sei „die notwendige und unersetzliche körperliche Grundlage für alles, was an ihm unstofflich ist“ (Angstwurm: 357, 13/17. SdGA), sodass das Gehirn über seine Funktionen die ‚Geistigkeit‘ des Menschen möglich mache.

„Mit dem Hirntod fehlt dem Menschen die unersetzbare und nicht wiederzuerlangende körperliche Grundlage für sein geistiges Dasein in dieser Welt. Der unter allen Lebewesen einzigartige menschliche Geist ist körperlich ausschließlich an das Gehirn gebunden“ (gemeinsame Erklärung der Deutschen Bischofskonferenz und des Rates der Evangelischen Kirche in Deutschland, zitiert von Phillips. (CDU/CSU): 8820-21,13/99. SdBT)

Von anderen „Hirntod“-Befürwortern wurde allerdings vermieden, das Gehirn als ‚Sitz‘ des Geistes oder der Seele zu bezeichnen. Ausgehend vom medizinischen Erkenntnisstand wurde stattdessen allein auf die Bedeutung des Gehirns verwiesen. Insbesondere auf eine Auseinandersetzung um Nachweis und Lokalisierung der ‚Seele‘ ließen sich die Parlamentarier nur vorsichtig ein.

„Dem belebten Körper, also dem, der durch meine stoffliche Körperlichkeit mein geistiges Dasein ermöglicht – dazu brauche ich das Gehirn –, kann ich als Christ, als Person eine Seele zusprechen. Dazu können Sie sagen: ‚Ich glaube daran‘ oder ‚Ich glaube nicht daran‘. Das regelt hier nicht der Gesetzgeber. Das ist ein anderer Sachverhalt.“ (Hintze (CDU/CSU): 16443, 13/183. SdBT)

Auch wenn andere Redebeiträge eine Seele als metaphysischen Teil des Menschen anerkannten (vgl. Schmidt-Jortzig (FDP): 16418, 13/183. SdBT), sei eine wissenschaftsgeprägte Argumentation nicht das Medium, um darüber Aussagen machen zu können:

„Die metaphysische Dimension des Menschen lässt sich aber nicht in einem Organ lokalisieren. Sie ist etwas grundsätzlich anderes als seine Bewusstseinsfähigkeit oder Geistigkeit. Die Behauptung, diese Lokalisierung medizinisch-naturwissenschaftlich nachweisen zu können, hat die Qualität eines Gottesbeweises." (Klaeden (CDU/CSU): 16413, 13/183. SdBT)

Die Entwicklung der modernen Medizin hin zur Transplantationsmedizin nicht zu akzeptieren, bedeute vielmehr „die Medizin auf den Kopf zu stellen und wieder zu dem zurückzugehen, was im Mittelalter vertreten wurde, als die Medizin noch der Meinung war, dass im Herzen die Seele oder der Geist des Menschen ihren Sitz hätte. Das wäre nicht moderne Medizin, sondern Rückschritt" (Knaape (SPD): 16448-9, 13/183. SdBT).

Die entscheidende Schlussfolgerung der „Hirntod"-Befürworter war, dass bei Eintreten des irreversiblen Hirnversagens (dem „Hirntod") das Gehirn biologisch nicht mehr in der Lage sei, seine Aufgaben für den übrigen Körper und für den Menschen als Ganzes zu erfüllen. Dies gehe demnach über ein Organversagen hinaus, da nach Ausfall der Hirnfunktionen keine intensivmedizinische Maßnahme diese das Menschsein charakterisierenden Wesensmerkmale ersetzen könne (Vilmar: 386, 13/17. SdGA): Die geistige Steuerung als Ausdruck des Menschseins werde unmöglich.

„Das Gehirn ist von der Durchblutung abgekoppelt, seine Zellen zerfallen, auch wenn der übrige Körper noch künstlich durchblutet wird. Die Situation wird von Medizinern mit dem Begriff ‚Innere Enthauptung' umschrieben. Anders als andere Organe wie das Herz, Lunge, Niere, usw. ist das Gehirn in seiner Funktion insgesamt weder durch technische Apparate noch durch eine Transplantation ersetzbar. Die intensivmedizinische Aufrechterhaltung von Kreislauf und Atmung für einen begrenzten Zeitraum ändert an dieser Unersetzlichkeit des Gehirns nichts." (BT-Drs. 13/4368: 4)

Schlussfolgerung ist, dass damit die „leiblich-seelische Einheit" des Menschen zerbrochen sei:

„Der Hirntod beendet die Einheit von Geist und Körper, die erst den Menschen ausmacht. Der Hirntod ist das Ende des Menschen, sein Tod. Das Lebewesen Mensch ist eine Einheit und eben nicht nur die Summe verschiedener Körperteile. Mit Eintritt des Hirntodes ist die Rückkehr zum Leben mit absoluter Sicherheit ausgeschlossen. Es ist weltweit kein Fall bekannt, wo nach Feststellung des Hirntodes eine Besserung eingetreten ist." (Schäfer (SPD): 16433, 13/183. SdBT)

Es wurde allerdings eingeräumt, dass die Medizin heute noch nicht bestimmen könne, „zu welchem Zeitpunkt der Tod exakt eintritt, wann also die Verbindung von Geist und Körper aufgehoben wird und was dabei genau vorgeht" (Hintze (CDU/CSU): 16441, 13/183. SdBT). Das entscheidende Faktum jedoch, dass mit der Diagnose des „Hirntodes" der Tod bereits eingetreten ist, sei gesicherter Erkenntnisstand der heutigen Medizin.

„Die Wirklichkeit des Hirntods beweist sich aus der unterschiedlichen Auflösung der Leichenteile; beim Hirntod ist die dem Tod folgende Zersetzung am Gehirn weiter als im übrigen Körper fortgeschritten." (Angstwurm: 356,13/17. SdGA)

Mit Hilfe der Intensivmedizin leben die Organe im noch durchbluteten Körper weiter, was eine Verpflanzung von einzelnen Organen in einen anderen Menschen überhaupt erst möglich macht. Dieser „organlebende Körper" (Hirsch (FDP): 16440, 13/183. SdBT), der jedoch nicht mit dem Menschen an sich gleichzusetzen sei (Eigler: 362, 13/17. SdGA), weist noch Reaktionen auf, die Verunsicherungen über den „Hirntod" als Tod des Menschen hervorrufen, jedoch aufgrund der noch bestehenden Organfunktionen medizinisch erklärt werden könnten.[160] Beispielsweise könnten auch nach Eintritt des „Hirntodes" noch spontane oder auf äußere Reize ausgelöste Bewegungen der Extremitäten auftreten.

„Diese Phänomene, wie zum Beispiel das langsame Hochheben der Arme und Gehbewegungen, finden ihre Erklärung in einem Wegfall hemmender Einflüsse des Gehirns auf das Rückenmark. Dies führt zu einer ‚Enthemmung' spinaler Reflexschablonen, wie sie auch nach einem vorübergehen-

160 Siehe hierzu auch die Aufklärungsschriften der DSO.

den Schockzustand bei einer Querschnittslähmung beobachtet wird. Es spricht nicht gegen den Hirntod, sondern eher für ein für diesen typisches Zeichen, wenn die Muskeleigenreflexe normal oder sogar gesteigert auslösbar sind." (Phillips (CDU/CSU): 8821, 13/99. SdBT)

Auch ein Blutdruckanstieg, der häufig bei der Organentnahme beobachtet wird, sei kein Ausdruck einer Schmerzreaktion, da das Empfinden von Reizen zu Angst oder Schmerz an ein funktionierendes Gehirn gebunden sei. Neurologisch werde dies aufgrund der Erfahrungen mit Querschnittsgelähmten, die eine komplette Durchtrennung des Halsmarkes erlitten haben, bewiesen. Diese Patienten könnten am Bauch operiert werden, ohne dabei Schmerzen zu empfinden, obwohl auch die Querschnittsgelähmten mit hohem Blutdruckanstieg reagierten.

„Das ist das gleiche wie bei Hirntoten, die, weil das Rückenmark im Gegensatz zu den klassisch Toten durchblutet ist, eben auch über solche Rückenmarksreflexe solche – von den Hirntod-Kritikern Schmerzreaktionen genannte – Blutdruckanstiege aufweisen können." (Link: 14, 13/64. SdGA)

Auch das Auftreten von Hypophysenhormonen im Blutspiegel eines „Hirntoten" widerspreche nicht der „Hirntod"-Diagnose, da medizinisch nachgewiesen worden sei, dass diese Hormone durch die Hypophyse abgegeben werden, ohne dass Gehirnzentren die Hormonausschüttung steuerten (vgl. Pichlmayr: 427/28, 13/17. SdGA). Nach dem „Hirntod" bleibe somit ein noch durchbluteter Körper zurück, der auf der Ebene des vegetativen Nervensystems reagieren und auch Schwangerschaften austragen könne. Diese „leere Körperhülle" (Schöne-Seifert: 384, 13/17. SdGA) habe jedoch ihre Beseeltheit verloren, da „mit dem irreversiblen Hirnversagen geistige Steuerungsfähigkeit als Ausdruck des Menschseins unmöglich wird" (Schmidt-Jortzig (FDP): 8839, 13/99. SdBT). Eine Rückkehr zum Leben sei danach nicht mehr möglich: Der Mensch ist auf Grundlage dieses additiven Körperbildes durch den Eintritt des „Hirntodes" tot.

Die *„Hirntod"-Kritiker* warfen dieser Argumentation einen Rückfall in einen kartesischen Dualismus vor: Das Gehirn sei wichtiger als der Körper (Mieth: 378, 13/17. SdGA). Ihrer Ansicht nach beinhaltet das ganzheitliche Konzept der „leiblich-seelischen Einheit" des Menschen, dass das Menschsein nicht mit der Tätigkeit des Gehirns ende, da „der Mensch sich nicht nur in seinem Bewusstsein verwirklicht, sondern auch in seiner körperlichen Erscheinung, in seinem Körper“ (Häfner (Bündnis 90/Die Grünen): 16444, 13/183. SdBT). Diese „leiblich-seelische Einheit“ könne deshalb nicht in Geist und Körper aufgebrochen werden (vgl. Höfling: 5, 13/64. SdGA). Nach dem ganzheitlichen Körperbild ist und bleibt der Mensch die Summe seiner Teile bis zu seinem Tod. Auch wenn ein Patient aufgrund eines Hirnversagens beatmet werden muss, da er bewusstlos und tief komatös ist, seien seine Körperreaktionen mit Todeszeichen unvereinbar:

„Reflexe, die auf ein intaktes Rückenmark schließen lassen, zeigen sich noch: der Kniesehnenreflex zum Beispiel, eine Erektion ist noch möglich und andere im Rückenmark koordinierte Reaktionen. Aber Reflexe sind Reaktionsweisen von Lebewesen, von Lebenden. Das heißt, sie zählen eindeutig zu Lebenserscheinungen. Sogenannte Hirntote zeigen weitere Lebensäußerungen, wie Herztätigkeit, Stoffwechsel, sie schütten Hormone aus, Blutbildung und Blutgerinnung funktionieren noch. Falsch ernährt, können diese Patienten Durchfall oder Verstopfung bekommen. Zudem sind an ihnen vegetative Reaktionen, zum Beispiel Hautrötung, Schwitzen und unkoordinierte Bewegungen, zu beobachten. Selbst Wunden können sie noch ausheilen. Dass und wie stark lebenswichtige Körperfunktionen gestört sind, lässt Rückschlüsse auf den Schweregrad einer Erkrankung zu. Es besagt jedoch nicht, dass der Mensch tot ist. Wird ein Patient im Hirnversagen operiert, um ihm Organe zur Transplantation zu entnehmen, so reagiert er in vieler Hinsicht, wie jeder Mensch, der operiert wird, der unbewusst Schmerz erlebt. Er zeigt Reaktionen: Die Pulsfrequenz schnellt hoch, der Blutdruck bewegt sich, Hormone werden ausgeschüttet. Zu solchen Reaktionen ist ein Leichnam nicht mehr in der Lage.“ (Wodarg (SPD): 16409, 13/183. SdBT)

Von Seiten der „Hirntod“-Kritiker wurde befürchtet, „dass der Spender oder die Spenderin die Organentnahme nicht doch in irgendeiner Weise wahrnimmt“ (Schenk (PDS): 8841, 13/99. SdBT). Aus der Tatsache, dass ein Reiz nicht beantwortet werde, könne nicht abgeleitet werden, dass dieser Reiz nicht wahrgenommen werde. „Die Annahme, ein hirntoter Mensch würde nichts mehr empfinden, kann sich als furchtbarer Irrtum erweisen“ (ebd.). Insbesondere das Phänomen einer möglichen Schwangerschaft bei Hirntoten ließ „Hirntod"-Kritiker zweifeln, den „Hirntod" als Tod des Menschen anzuerkennen.[161]

„Man braucht kein Mediziner zu sein, um zu wissen, dass eine Schwangerschaft ein höchst irritierbarer Vorgang ist, der voraussetzt, dass alle Organe subtil aufeinander abgestimmt funktionieren. Von dem ‚Ende des Organismus in seiner funktionellen Ganzheit' kann daher keine Rede sein. Bei einer Enthauptung tritt aber der Tod unter anderem durch den mit dem hohen Blutverlust verbundenen Zusammenbruch von Herz und Kreislauf ein. Damit ist klar: Eine ‚innere Enthauptung' gibt es nicht. Nun wird eingewandt, dass eine Schwangerschaft prinzipiell auch in der Retorte möglich wäre und dass die erwähnte Schwangerschaft nur mit intensivapparativer Unterstützung aufrechterhalten werden konnte. Aber auch die Tatsache der apparativen Unterstützung oder Imitierbarkeit von Vitalfunktionen kann doch unmöglich zur Todesfeststellung ausreichen; sonst müssten alle Patienten einer Intensivstation für tot erklärt werden, denn sie werden geradezu typischerweise in ihren Vitalfunktionen unterstützt." (Klaeden (CDU/CSU): 16413, 13/183. SdBT)

Die Möglichkeit einer „Hirntod"-Schwangerschaft wird somit zum Gegenbeweis dafür, dass das Gehirn allein für die Integration des Gesamtorganismus verantwortlich sei. Ergänzend wurde auch auf andere Organsysteme verwiesen, die eine sehr stark integrierende Funktion besäßen.

161 Der Fall des ‚Erlanger Babys' ist wohl das bekannteste Beispiel einer „Hirntod"-Schwangerschaft. Eine 19-jährige Frau erlitt 1992 in der 14. Schwangerschaftswoche bei einem Verkehrsunfall schwerste Schädelverletzungen. Nach drei Tagen wurde sie für „hirntot" erklärt, dennoch blieb ihr Körper an Maschinen, um das Leben des Fötus retten zu können. Nach fünf Wochen intensiv-medizinischer Betreuung kam es jedoch zum Spontanabort (vgl. die Darstellungen in der Literatur: Bockenheimer-Lucius/Seidler 1993; Hauser-Schäublin 1995: 171 f.; Peters 1993: 157-173; Schlake/Roosen o.J.: 66-69). In der politischen Diskussion zum Transplantationsgesetz wurden ein mitbetreuender Arzt und eine Musiktherapeutin über eine weitere „Hirntod"-Schwangerschaft angehört, die 1991 mit der Geburt eines gesunden Sohnes endete (vgl. Beiträge der Einzelsachverständigen Bisseger, Filderstadt-Bonladen und des Verbandspräsidenten Bavastro, Gesellschaft Anthroposophischer Ärzte in Deutschland, Filderstadt-Bonladen, 13/17. SdGA). Der Verlauf dieser Schwangerschaft hatte jedoch kein Medienspektakel ausgelöst wie beim ‚Erlanger Baby'. Inzwischen sind jedoch Erfahrungsberichte eines betreuenden Arztes (Bavastro 1994: 141-153) und des Vaters des Sohnes (Siegel 1994) veröffentlicht.

„Wir haben das Immunsystem, welches genetisch die Identität der Menschen festlegt, das im Laufe des Lebens lernt und das sich sogar an Dinge, die im Laufe des Lebens passiert sind, erinnern kann. Es kann darauf reagieren, was der Mensch erlebt hat. Es gibt ein Immungedächtnis. Das ist ein ganz komplexes System, das unsere Identität einmalig ausmacht. Dieses Immunsystem arbeitet ja auch weiter, das wird keiner der hier anwesenden Kollegen bestreiten, wenn das Gehirn ausgefallen ist." (Wodarg (SPD): 17,13/64. SdGA)

Schlussfolgerung davon ist, dass das Versagen des Gehirns nicht mit dem Tod des Menschen gleichgesetzt werden könne, sondern lediglich eine Zäsur in der Unumkehrbarkeit des Sterbeprozesses darstelle. Noch einmal soll in diesem Zusammenhang darauf hingewiesen werden, dass Sterben primär über kulturelle Bedeutungszuweisung definiert ist. In der Soziologie wurde der Begriff des sozialen Sterbens geprägt, das als gesellschaftlicher Mechanismus der ‚sozialen Ausgrenzung' verstanden wird: einem „[...] (in der Regel) physisch noch lebenden, aber als ‚sterbend' definierten Subjekt [wird] die Mitgliedschaft in der Gemeinschaft entzogen" (Schneider 1999: 23).[162] „[D]er Hirntod [ist] ein Übergangszustand im Sterbeprozess [...], der technisch festgehalten wird. Der Sterbeprozess selbst ist aber dem Leben zuzurechnen" (BT-Drs. 13/2926: 12 f.). Die „Hirntod"-Konzeption versuche dagegen, per Definition die Zäsur zwischen Leib und Geist an die Funktionsfähigkeit des Gehirns zu binden (Knoche (Bündnis 90/Die Grünen): 8826, 13/99. SdBT). Da das Stadium des Sterbens dem Leben zugeordnet wird, genieße ein „Hirntoter" als Grundrechtsträger das uneingeschränkte Recht auf Respektierung seiner Würde und körperlichen Integrität (Knoche (Bündnis 90/Die Grünen): 16432, 13/183. SdBT). Die „Hirntod"-Kritiker akzeptierten damit nicht den „Hirntod" als Tod des Menschen, sondern kritisierten vielmehr, dass diese Todesdefinition „Hirntote" zu Leichen deklarierten, da es nur möglich sei, durchblutete Organe einem ‚lebendigen Leib' zu entnehmen: „Tot bei lebendigem Leib, es ist ein definitorischer Kunstgriff, der aber nichts am Zustand des Menschen ändert. Kein Mensch wird durch Definition zu einem Verstorbenen" (Knoche (Bündnis 90/Die Grünen): 16432, 13/183. SdBT, vgl. auch Däubler-Gmelin (SPD): 16424, 13/183. SdBT).

162 Sudnow ([1967] 1973) hat dies in seiner soziologischen Studie zum Sterben im Krankenhaus dargelegt (vgl. auch Schneider 1999: 23, FN 28).

„Der Mensch als einmaliges und unverwechselbares Geschöpf wird nicht nur durch sein Gehirn, sondern auch durch seinen Leib repräsentiert. So nehmen wir uns auch wahr. Dieser Leib lebt bei hirntoten Menschen zu 97%. Die Organe, die ihm entnommen werden, können Jahre und Jahrzehnte in einem fremden Organismus leben. Ein Toter lässt sich also aufteilen in eine Zahl lebender funktionstüchtiger Organe, die selbst wiederum ein Garant des Lebens anderer Menschen werden." (Geisler: 365, 13/17. SdGA)

Darüber hinaus wurde auf eine weitere logische Schwierigkeit aufmerksam gemacht, die mit dem Standpunkt, dass der Geist des Menschen den alleinigen Sitz im Gehirn habe, entsteht. Es gebe kein Kriterium, „Hirntote" von tiefkomatösen Patienten zu unterscheiden, wie beispielsweise Apallikern, die mit einem Funktionsausfall der Großhirnrinde noch Jahre weiterleben oder Anenzephalen, Neugeborene, denen große Teile des Gehirns fehlen. Demzufolge gebe es keine logischen Einwände, diese Patienten für die Organentnahme freizugeben (Geisler: 365,13/17. SdGA).

Dass das Menschsein nicht in Lebende, „Hirntote" und Tote aufgeteilt werden kann, ist gemäß „Hirntod"-Kritikern durch das Menschenbild des Grundgesetzes geschützt.

„Dem Geist des Grundgesetzes nach ist das Menschenbild ganzheitlich. Das Mensch- und Personsein ist nicht an Geistigkeit gebunden. Es ist deshalb nicht vertretbar, das Bewusstsein als Kriterium für das Personsein zu qualifizieren. Der Mensch ist Zweck an sich. Sein Noch-Person-Sein setzt nicht den Nachweis voraus, ob ihm noch kognitive Leistungsfähigkeiten nachgewiesen werden können. Die Hirntodkontroverse ist, seit die verfassungsrechtlichen Anforderungen bekannt sind, entschieden." (Knoche (Bündnis 90/Die Grünen): 8825, 13/99. SdBT)

Trotz der fundamentalen Auseinandersetzungen, welche die Politiker und Politikerinnen in den öffentlichen Anhörungen mit den Sachverständigen und in den Plenardebatten über den Tod des Menschen geführt haben, konnte kein Konsens über den „Hirntod" gefunden werden. In den Gesetzanträgen, die in den Bundestag zur Abstimmung eingereicht wurden, wurden beide Positionen über den „Hirntod" vertreten: Der „Hirntod" als der Tod des Menschen und der „Hirntod" als eine Zäsur in der Unumkehrbarkeit im Sterbeprozess. Mit der Abstimmung über die Gesetzentwürfe zum Transplantationsgesetz am 25.6.1997 hat sich jedoch eine Mehrheit im Bundestag für die Position der „Hirntod"-Befürwortung gefunden. Die politische Entscheidung war zugleich auch eine Entscheidung für die Aufrechterhaltung der bestehenden Transplantationspraxis, da Transplantationsmediziner in aller Deutlichkeit die gesetzliche Todesdefinition als Legitimation für ärztliches Handeln gefordert haben:

„[...] wenn die gesetzliche Regelung nicht einbezieht, daß die Hirntodsituation gleich der Todesfestsetzung für den Organspender ist, ich als Herzchirurg und als Lungentransplanteur mich ebenso wie Herr Professor Pichlmayr weigern werde, Organe bei diesen zu entnehmen. Ich denke, hier spreche ich für die gesamte Herzchirurgie mindestens insoweit als Transplantationen durchgeführt werden." (Haverich: 69 f., 13/17. SdGA)

Die Organtransplantation wäre bei einem anderem politischen Votum zum Erliegen gekommen, wenn die Ärzteschaft ihre Drohung wahrgemacht und sich verweigert hätte: „Ich möchte sagen, dies kommt nicht Betracht. Ich verstehe nichts von diesen juristischen Formulierungen aber von ärztlicher Sicht ist dies Tötung und wir tun das nicht" (Pichlmayr: 49, 13/17. SdGA). Somit wurde seit Inkrafttreten des Transplantationsgesetzes vom 1.12.1997 erstmals in der Bundesrepublik eine Todesdefinition gesetzlich festgeschrieben. Auch wenn die Definition nur aus dem Gesetzestext geschlussfolgert werden kann, und die Diagnose des „Hirntodes" von dem jeweiligen „Stand der Erkenntnisse der medizinischen Wissenschaft" (siehe Kapitel I) abhängig gemacht wurde, war die Entscheidung des Bundestages eine eindeutige Entscheidung zugunsten der Hirntoddefinition als ‚neuer' Tod des Menschen.

Das Menschenbild in der politischen Diskussion

In den politischen Diskussionen über Leben und Tod sprachen die Politiker und Politikerinnen über Lebensanfang und Lebensende des Menschen – und damit auch über das Menschsein an sich. Wie die skizzierten politischen Positionen zeigten, wurde die Frage „Was macht den Menschen aus?" nach dem naturwissenschaftlich relevanten Menschenbild entschieden: ‚Der Körper' war die dominante Erkenntnisgrundlage für die Legitimation der gesetzlichen Entscheidungen.

In der Diskussion um den Lebensanfang übernahmen die Politiker Erkenntnisse der Embryologie und Humangenetik und definierten die Kernverschmelzung von Ei- und Samenzelle als Zeitpunkt der menschlichen Embryonalentstehung. Die Diskussion um technologische Eingriffe in die Gene des Menschen wie die künstliche Veränderung menschlicher Keimbahnzellen oder das Klonen offenbarte, dass diese genetische Konzeption für das Menschsein als wesensbestimmend anerkannt wurde: Denn diese genetische Einzigartigkeit des Individuums schafft eine Identität, welche der Individualität und Persönlichkeit des einzelnen zugrunde gelegt wird. Jeder Eingriff in den genetischen Bauplan wäre somit ein Eingriff in die zukünftige individuelle Persönlichkeit, der von den Parlamentariern kategorisch abgelehnt wurde. In diesem Stadium der menschlichen Entwicklung stelle die genetische Identität jedoch nur ein ‚Potential' des Menschseins dar: Die soziale Persönlichkeit des Menschen entsteht erst im Leben nach der Geburt, in der Interaktion mit der soziokulturellen Umwelt.

In der Diskussion um das Lebensende machten die Politiker und Politikerinnen den Zeitpunkt des Todes von dem Verlöschen der Persönlichkeit abhängig. Analog zur Bewertung des Embryos als potentielles ‚personales Leben' charakterisiert sich das Menschsein in der Bewertung des „Hirntodes" durch seine Persönlichkeit, die das geistige Dasein des Menschen ausmacht. Das Menschenbild, dem sich die Mehrheit im Deutschen Bundestag angeschlossen hat, teilt somit den Menschen in zwei Konstituenten auf: Den Körper als materielle Basis, der den Geist, und damit auch die Persönlichkeit beherbergt. Das Menschsein repräsentiert sich ausschließlich im Geist, der an die Funktionen des Gehirns gebunden ist. Der Körper ist dabei nur der additive Teil, der ohne die Funktionsfähigkeit des Gehirns nicht mehr als Mensch bezeichnet wird. Menschsein bedeutet, Körper und Geist zu einer Einheit, der sogenannten „leiblich-seelischen Einheit", zu vereinigen. Die genetische Identität, die dem Menschsein in den Parlamentsdebatten zum Embryonenschutzgesetz zugrunde gelegt wurde, wurde in den Debatten zum Transplantationsgesetz nicht thematisiert: Sie kann anscheinend nicht verhindern, dass sich diese Einheit von Körper und Geist nach der Hirntodkonzeption auflösen kann, wenn das Gehirn abgestorben ist. Es bleibt ein noch durchbluteter Körper zurück, der keine Persönlichkeit mehr in sich trägt: Da das Gehirn nicht mehr regeneriert werden kann, ist auch das Potential des Menschseins mit Eintritt des „Hirntodes" endgültig verloschen.

Vergleicht man die Parlamentsdebatten über Lebensanfang und -ende des Menschen, drängt sich die Frage auf, warum die Politiker die Definition von Leben offengelassen, den Tod des Menschen jedoch gesetzlich definiert haben. Betrachtet man die proklamierten politischen Ziele, offenbart sich jedoch, dass im Embryonenschutzgesetz die Definition des Embryos ausreichend war, um den geforderten Schutz der menschlichen Lebensentstehung legitimieren zu können. Aber auch der „Hirntod" hätte nicht als Todesdefinition gesetzlich festgeschrieben werden müssen, da die rechtliche Anerkennung des „Hirntodes" als legales Entnahmekriterium ebenfalls eine Legitimationsgrundlage für die Organentnahme darstellt. Da jedoch namhafte Transplantationsmediziner in den öffentlichen Anhörungen zum Transplantationsgesetz darlegten, dass sich die Ärzteschaft für die Zukunft verweigern werde, Organtransplantationen durchzuführen, wenn die gesetzliche Regelung nicht den Tod der „Organspender" und „Organspenderinnen" eindeutig definiert, gerieten die Politiker unter massiven Druck dieser Interessengruppe. Für das politische Ziel, durch Rechtssicherheit einen Beitrag zur Aufrechterhaltung der transplantationsmedizinischen Praxis zu leisten, bildete somit die Gewährung dieser Rechtssicherheit die Grundvoraussetzung, die von medizinischer Seite verlangt worden war. Auch in der Diskussion zum Embryonenschutzgesetz forderten medizinische Sachverständige in der öffentlichen Anhörung ein politisches Votum zugunsten der ‚verbrauchenden' Embryonenforschung. Diese Forderung wurde jedoch nicht politisch umgesetzt, da sich der Lebensschutzgedanke vorrangig durchsetzte. In dieser Auseinandersetzung waren die Befürworter der Embryonenforschung in einer anderen Position als die Befürworter des „Hirntodes", da reproduktionsmedizinische Behandlungen nicht konkret von der Embryonenforschung abhängig sind.

Der skizzierte Vergleich der gesetzlichen Lebens- und Todesdefinition zeigt auf, dass die Parlamentarier in den institutionellen Prozessen der politischen Meinungsbildung Positionen und Interpretationen auswählen, welche die politischen Entscheidungen legitimieren. Ihre Argumentationen können sich – wie die Hirntoddebatte zeigt – auf unterschiedliche wissenschaftliche als auch ethisch-moralische Standpunkte beziehen. Die unterschiedliche Interpretation der vegetativen Reaktionen eines „Hirntoten" veranschaulicht, wie ein Phänomen als ‚wissenschaftlicher Beweis' in zwei gegensätzlichen Argumentationen herangezogen werden kann. Welche Position sich in der politischen Argumentation letztlich durchsetzt, wird in einer Auseinandersetzung mit den gesellschaftspolitisch relevanten Interessengruppen ausgehandelt. Die Politiker werden insofern „aktive Mitproduzenten im gesellschaftlichen Prozess der Erkenntnisdefinitionen" (Beck 1986: 257), da sie die Beteiligung und Relevanz der Interessengruppen auswählen. Interessen bestimmen folglich das politische Handeln, wobei die politischen Entscheidungen von den Interessen geleitet werden, die für die Durchsetzung des jeweiligen politischen Zieles relevant sind.

Begrifflichkeiten zwischen konkurrierenden Werten

Zu den Prozessen der Meinungsbildung, die den Umgang mit Humantechnologien auf der gesellschaftlichen Ebene festlegen, gehört auch ein spezifisches Vokabular. Es sind dies in erster Linie Schlüsselbegriffe, die mit bestimmten – positiven! – soziokulturellen Werten belegt sind und implizit die Verwendung anderer Begriffe ausschließen: Es handelt sich – wie wir meinen – um Euphemismen (‚Hüllwörter').[163] Zu diesen Schlüsselbegriffen gehören etwa „Kinderwunsch", „Organspende", aber auch „Aufklärung".

„Kinderwunsch" suggeriert ein an das Menschsein generell gebundenes und somit in seiner Natur verankertes Grundbedürfnis, unabhängig von jeglicher kulturellen Formung oder Beeinflussung. Bei der Reproduktionsmedizin dient dieser Begriff jedoch vor allem dazu, das Angebot verschiedenster Fortpflanzungstechniken legitimieren zu können. Denn „Kinderwunsch" beinhaltet die Natürlichkeit und damit auch den Wunsch nach einem eigenen leiblichen Kind; das heißt er fördert gerade die Biologisierung von Verwandtschaft – und dies ist das, was Reproduktionsmedizin bieten kann. Damit wird deren Legitimation in einen Bereich des ‚Natürlichen' verschoben, der jede kritische Diskussion darüber unterbinden soll. Der Begriff „Kinderwunsch" verhindert damit auch, dass das Angebot und die Nutzung der Technologien mit Wünschen und Bedürfnissen, die Teil der Konsumgesellschaft sind, in Zusammenhang gebracht werden.[164]

Der Begriff „Spende" impliziert ein bewusst altruistisches Handeln, ein Handeln, das ‚höheren Werten und Zielen' dient und mit ‚Menschlichkeit' und ‚Barmherzigkeit' assoziiert wird. Er verhindert die Frage nach einem Organ-

---

163 Diese Euphemismen haben wir in der Regel in doppelte Anführungszeichen gesetzt.
164 Auf den Bezug zur Konsumgesellschaft haben Edwards u.a. (1993) hingewiesen.

markt, nach Preis bzw. Kosten und Entlohnung bezüglich Angebot und Nachfrage. Die gesellschaftliche Bewertung einer „Spende"[165] ist hoch. Jeder, der spendet, verdient ein Lob. Das Gegenteil wird im ‚Organhandel' gesehen, der als verwerflich gilt!

Der Begriff der „Aufklärung" taucht v.a. in den „Aufklärungsschriften" für „Organspende" auf. Warum wird nicht das unverbindlichere Wort ‚Information' verwendet? „Aufklärung" setzt eine Wissenshierarchie voraus: Wer in Unwissenheit befangen ist, muss von (Besser-) Wissenden „aufgeklärt" werden. Und wer könnte *gegen* etwas sein, wenn er „aufgeklärt" ist? Nur Unwissende können also gegen „Organspende" sein! Die Einstellung und Werthaltung für oder gegen „Organspende" wird damit zu einem einzig intellektuellen, wissensmäßigen Problem gemacht. Bei den Schlüsselbegriffen handelt sich also um eine besonders geschaffene Sprache, die in der Vermittlung zwischen den Anbietern der Humantechnologien und den potentiellen Nutzern eine bestimmte Rolle spielt. Sie wird von den Nutzern auch größtenteils – unhinterfragt – übernommen. Auch die parlamentarischen Debatten zeigen, dass sich Politiker „von tagesaktuellen Schlagwörtern gefangen nehmen lassen" (Schlosser 1998: 265), die sich im politischen – und rechtlichen – Gebrauch als gesellschaftliche Schlagworte weiter verfestigen können und damit als ‚selbstverständliche' Begriffstermini in den Sprachgebrauch überwechseln. In den Parlamentsdebatten um das Transplantationsgesetz war dieser Prozess beispielsweise in dem Schlüsselwort der „Organspende" zu erkennen, das unter dem Oberbegriff der toten und lebenden „Organspender" im Gesetzestext installiert wurde, obwohl nach dem herkömmlichen Begriffsverständnis nur entscheidungsfähige Personen etwas spenden können.

„In jedem Fall wirft die neue gesetzliche Regelung die Frage auf, ob hiermit der im allgemeinen Sprachgebrauch verankerte semantische Kern des Wortes *spenden,* also eine reflektierte Entscheidung und freiwillige Handlung eines *Spenders,* von Medizinern und Politikern bewusst pervertiert werden sollte oder ob – was kaum weniger schlimm wäre – der tote Mensch terminologisch als ‚Organquelle' auf eine Stufe mit technischen Artefakten wie *Handtuch-, Honig- oder Seifenspender* gesetzt werden soll." (Schlosser 1998: 269, Hervorhebung im Original)

165 Die „Spendenaffäre" in der deutschen Politik Anfang 2000 zeigt den euphemistischen Charakter von ‚Spende' besonders deutlich. Er wurde verwendet, um nicht von Bestechung und Korruption sprechen zu müssen.

Den konkurrierenden Werten der „Organspende“ soll nun im einzelnen nachgegangen werden.

„Es gibt im ganzen Hause, soweit ich das wahrnehmen kann, niemanden, der Organtransplantation ablehnt und dieses vielleicht größte Geschenk, das ein Mensch in seinem Sterben einem anderen Menschen machen kann, ihm die Hilfe zu geben, mit seinen Organen weiterzuleben, in irgendeiner Weise schlecht machen, dem Menschen ausreden oder verhindern möchte. Im Gegenteil: Ich glaube, uns alle eint das Bemühen, dies zu ermöglichen und [...] Vertrauen zu schaffen, als Grundlage für die Gesetzgebung; mehr noch: Es gehört in den Mittelpunkt unserer Gesetzesarbeit gestellt.“ (Häfner (Bündnis 90/Die Grünen): 8837, 13/99. SdBT)

Die Motivation für die politische Initiative, ein Transplantationsgesetz zu verabschieden, wurde offiziell mit einem zunehmenden Rückgang der „Spendebereitschaft“ in der Bevölkerung (siehe Kapitel I), begründet.[166] Die Politiker und Politikerinnen hofften, mit einer eindeutigen gesetzlichen Regelung die Rechtsunsicherheiten beseitigen und damit Vertrauen in der Bevölkerung schaffen zu können, um ihren Beitrag für ein Fortbestehen der transplantationsmedizinischen Praxis zu leisten. Transplantationsmedizin als „eine ethisch gerechtfertigte und medizinisch gebotene Möglichkeit, Leben zu retten oder Leben in seiner Qualität völlig neu zu schenken“ (Fuchs (PDS): 16429, 13/183. SdBT), wurde ausdrücklich von allen Parteien anerkannt. Die Politiker begrüßten Organtransplantation als eine wünschenswerte Entwicklung in der Medizin, die gegenwärtig die größten Chancen für die Patienten biete. Die Parlamentarier und Parlamentarierinnen haben auch die Ausweitung der Organtransplantation anerkannt, indem Prognosen für Fortschritte in der Transplantationsmedizin akzeptiert wurden, nachdem der ‚Bedarf‘ an transplantierbaren Organen systembedingt permanent wachse (Grewel: 32, 13/64. SdGA): „Wir brauchen mehr Organe, weil immer mehr Menschen lebensnotwendig auf eine Organtransplantation angewiesen sind“ (Götzer (CDU/CSU): 16428 13/183. SdBT). Unter den Parlamentariern bestand jedoch Konsens darüber, dass niemand ein Recht auf ein fremdes Organ habe.

---

166 Daneben werden noch andere Gründe, z.B. die geringe Meldebereitschaft der Krankenhäuser, eine Rolle gespielt haben.

„[N]iemand, egal in welcher Notsituation er sich befindet, [besitzt] einen Anspruch auf Organe oder Körperteile eines anderen Menschen. Anders formuliert: Eine Bringschuld zur Organspende kann und darf es nicht geben." (Thomae (F.D.P.): 8829, 13/99. SdBT)

Demnach kann niemand rechtlich gezwungen werden, sich zu einer Organentnahme zu verpflichten (Süßmuth (CDU/CSU): 8842, 13/99. SdBT). Kranke, die auf ein Organ warten, hätten nicht ein Recht auf Organe, „sondern sie haben die Hoffnung und bestenfalls das Glück, ein Organ zu bekommen" (Dreßen (SPD): 16438, 13/183. SdBT).[167]

In den Beschreibungen der „Organspende" als beispielsweise das „vielleicht größte Geschenk, das ein Mensch in seinem Sterben einem anderen Menschen machen kann" (s.o.) wird immer wieder deren Geschenkcharakter betont. Damit wird ein Begriff verwendet, der eine Einseitigkeit des sozialen Handelns suggeriert, nämlich die Idee eines großzügigen Gebers und eines passiven, zu Dank verpflichteten Empfängers. Spenden setze immer „freiwilliges, gebendes Spenden voraus" (Schmidbauer (SPD): 8848, 13/99. SdBT). Die „Organspende" als ‚freiwillige Gabe' dürfe demnach nur erbeten aber nicht erzwungen werden, was sich ebenso an das dargelegte Postulat anschließt, keiner habe ein Recht auf ein fremdes Organ. „Organspende" dürfe deshalb nicht zu einer rechtlichen oder moralischen Pflicht erklärt werden, denn dann würde diese Entscheidung ihrer Autonomie und Freiwilligkeit beraubt und ihres eigentlichen Geschenkcharakters genommen. Weder dürfe es einen Erklärungs- und Rechtfertigungsdruck bei der Ablehnung einer „Organspende" geben (Thomae (F.D.P.): 8829, 13/99. SdBT), noch dürfe die Ablehnung moralisch abgewertet oder gar missbilligt werden (Seehofer (CDU/CSU): 8831, 13/99. SdBT).[168] Auch für die Organempfänger sowie für die Menschen, die bei der Organentnahme tätig sind, sei es moralisch entlastend, wenn sie wissen, dass die „Organspende" freiwillig und selbstbestimmt gegeben worden ist (Geisler: 37, 13/17. SdGA). Die enge Zustimmungslösung werde dem Geschenk- bzw. Spendencharakter vollends gerecht, da die poten-

167 Künstliche Transplantate werden wegen ihrer Replikationsmöglichkeit anders bewertet. Ein Patient hat beispielweise ein Recht darauf, ein neues Hüftgelenk zu bekommen (Dreßen (SPD): 16438, 13/183. SdBT).

168 Dies wird jedoch von einer Verpflichtung zu Erklärung differenziert. Es wurde diskutiert, ob den Bürgern und Bürgerinnen eine Entscheidung über die Zustimmung oder Ablehnung einer „Organspende" abverlangt werden kann, beispielsweise bei der Verlängerung des Führerscheins (vgl. Gubernatis: 2 f., 13/67. SdGA).

tiellen „Organspender“ selbst über ihren Körper verfügen und einer Organübertragung persönlich zugestimmt haben (Höll (PDS): 16448, 13/183. SdBT).

„Organspende ist aber nicht irgendeine Spende, Organspende bedeutet, einen Teil von sich selbst zu geben, persönlich, freiwillig, informiert und bei vollem Bewusstsein. Beim Fehlen der persönlichen Zustimmung kann nicht von einer Organspende, sondern von einer Organentnahme gesprochen werden.“ (Schmidbauer (SPD): 8848, 13/99. SdBT)

Auch für die „Lebendspende“ wurde die Garantie einer freiwilligen und autonomen Entscheidung gefordert. Da die Kommerzialisierung von „Lebendspenden“ in jeglicher Form verhindert werden sollte, wurden von vornherein enge Kriterien für ihre Zulässigkeit diskutiert. Um einen finanziellen Ausgleich für eine „Lebendspende“ auszuschließen, wird sie auf einen sich verbunden fühlenden Personenkreis begrenzt.[169] Gleichzeitig postulierten die Politiker, dass jeglicher psychischer Druck zugunsten einer „Organspende“ ausgeschlossen werden muss (vgl. Philipps (CDU/CSU): 8821, 13/99. SdBT). Da die Freiwilligkeit aber auch nicht notwendigerweise in der Familie gegeben sein muss, begutachtet – trotz „Aufklärung“, persönlicher Einwilligung und Bereiterklärung zur psychologischen Nachbetreuung – eine nach Landesrecht zuständige Kommission die Einwilligung in die „Lebendspende“, damit keine begründeten Anhaltspunkte dafür vorliegen, dass die Einwilligung in die Organentnahme nicht freiwillig erfolgt oder das Organ Gegenstand verbotenen Organhandels ist (§ 8 Abs. 3 TPG).

Die Darstellung der „Organspende“ in der politischen Diskussion hat jedoch noch weitere Facetten. Eine davon konzentriert sich auf die Rolle, welche die „Organspender“ und „Organspenderinnen“ mit ihrem ‚Geschenk‘ einnehmen. Sie erscheinen dabei in einem selbstlosen altruistischen Licht, das über ihre Existenz hinausreicht, da sie Teile von sich selbst, von ihrem Körper ‚verschenken‘, ohne zu wissen, welche Konsequenzen damit für ihren Tod verbunden sind. „Organspende“ ist eine Entscheidung, das Leben eines anderen zu retten (Philipps (CDU/CSU): 8822, 13/99. SdBT). „Organspende“ ist

169 Die Übertragung von Organen ist nur auf Verwandte 1. oder 2. Grades, Ehegatten, Verlobte sowie auf Personen, die dem Spender in persönlicher Verbundenheit offenkundig nahestehen, zulässig (Kapitel I). In der öffentlichen Anhörung des Gesundheitsausschusses am 9.10.1996 wurde allerdings von Sachverständigen die anonyme „Lebendspende“ favorisiert, gerade aufgrund der Argumentation, dass diese die altruistischste und damit die freiwilligste Form der „Lebendspende“ sei (32 ff., 13/67. SdGA).

ein ganz persönliches Beispiel praktizierter Nächstenliebe – die „letzte gute Tat" (Elyas: 28, 13/64. SdGA) –, was die angehörten Vertreter der evangelischen, islamischen, jüdischen und katholischen Kirche ausdrücklich bestätigten.[170] „Organspende" ist motiviert durch christliche und ethische Verantwortung, solidarisches Handeln, Mitmenschlichkeit und Nächstenliebe. „Organspende" wird damit zu einem „besondere[n] Ausweis menschlicher Würde" (Klaeden (CDU/CSU): 8849, 13/99. SdBT).

Da „Organspende" mit derartigen Attributen besetzt wird, bedarf es „stärker als bisher des öffentlichen Vorbildes und der öffentlichen Ermutigung sowie der Verbreitung des Arguments, dass das eigene Sterben für die Angehörigen vielleicht erträglicher werden kann, wenn mit ihm zumindest die Möglichkeit verbunden ist, einem anderen Menschen das Leben zu retten oder seine Leiden erheblich zu mindern" (Klaeden (CDU/CSU): 8850, 13/99. SdBT).[171]

Der Politiker Klaeden machte damit auf einen reziproken Aspekt aufmerksam, denn „Organspende" gebe in der Trauer den Angehörigen auch etwas zurück: Das eigene Leid des Verlustes werde durch die ‚gute Tat' gemindert. Dem meist unerwarteten Tod werde dadurch eine Sinngebung und letztlich eine Form des Trostes abgewonnen (vgl. auch z.B. Hintze (CDU/CSU): 16440, 13/183. SdBT). In der Gesamtdarstellung der „Organspende" überwiegt jedoch die Einseitigkeit des Altruismus auf Seiten der Geber, insbesondere wenn man bedenkt, dass nur die Angehörigen in der „Organspende" nach dem Tod des Verstorbenen einen neuen Sinn erleben können, nicht aber der „Spender" selbst. Der Aufruf zur „Organspende" ist damit auch ein Aufruf zu einem altruistischen, einem ‚wertvollen' Menschen, und zeichnet ein positives Beispiel für unser gesellschaftliches Menschenbild. Wenn man die aufgeführten Eigenschaften für sich beanspruchen will, wird „Organspende" damit zur Pflicht. Denn nur ein Mensch, der christliche und ethische Verantwortung, solidarisches Handeln, Mitmenschlichkeit und

170 Die Politikerin Schuchhardt ((CDU/CSU): 16446, 13/183. SdBT) berief sich beispielsweise auf die Grundsätze der evangelischen Kirche: „Bischof Engelhardt hat mir persönlich vor wenigen Tagen auf meine Anfrage noch einmal versichert, dass die Evangelische Kirche in Deutschland an ihrer Kernaussage festhalte, die lautet: Nach christlichem Verständnis ist das Leben und damit der Leib ein Geschenk des Schöpfers [...], das er aber aus Liebe zum Nächsten einsetzen darf."

171 Der Politiker Möllemann ((F.D.P.): 16437, 13/183. SdBT) rief seine Kollegen nicht nur dazu auf, einen Organspendeausweis zu besitzen, sondern hätte es gerne gesehen, wenn alle Politiker, die mit ihrer Stimmkarte zur namentlichen Abstimmung über die Gesetzesanträge zum Transplantationsgesetz gehen, vorher ihren Organspendeausweis vorzeigen, um geschlossen als Bundestag mit gutem Beispiel voranzugehen.

Nächstenliebe in der Bereitschaft zur „Organspende" lebt, gilt als ein altruistisch handelnder und damit besonders wertvoller Mensch.

Beim *Konzept der „Spende"*, wie es in den öffentlichen Diskussionen propagiert wurde, spielte die Frage der Verfügbarkeit über den eigenen bzw. den fremden Körper eine zentrale Rolle. Im wesentlichen ist es die Frage der erfolgten Zustimmung des potentiellen „Spenders", an der begrifflich und ideell der Unterschied zwischen (bloßer) ‚Organentnahme' einerseits und „Organspende" andererseits festgemacht wurde.

„Die einzige Entscheidung, die wir gesetzgeberisch treffen können, ist, ob wir die Entscheidung darüber, was mit dem Körper in seinem Prozess des Sterbens wird, ob er den normalen Weg des Todes geht oder nicht, zu irgendeinem Zeitpunkt irgendeinem anderen, einem Dritten, übertragen können. Die Übertragung auf einen Dritten bedeutet gleichzeitig, dass wir diesen Körper zu einem verfügbaren Gegenstand machen, dessen weiteres Schicksal nicht mehr im Willen des Sterbenden selbst, sondern in der Entscheidung eines anderen liegt, mag er verwandt sein oder nicht und aus welchen Motiven auch immer er entscheidet." (Hirsch (F.D.P.): 16440, 13/183. SdBT)

Die Frage, wer berechtigt ist, über eine Organentnahme zu entscheiden, war eine der großen Kontroversen in der politischen Diskussion. In dem Leitgedanken waren sich die Politiker und Politikerinnen einig: Die Organentnahmen müssen unter der Achtung des Willens und der Würde der „Organspender" durchgeführt werden. Dies bedeutet, dass in der Entscheidung über eine Organentnahme die zu Lebzeiten abgegebene Erklärung absoluten Vorrang hat und strikt zu beachten ist (vgl. Seehofer (CDU/CSU): 8831, 13/99. SdBT). Auch ein Nein muss vom Gesetzgeber respektiert und gewährleistet sein. Die individuelle Entscheidung, sich über eine „Organspende" nicht entscheiden zu können oder zu wollen, gehört auch zu den Rechten, die der Gesetzgeber zu respektieren hat (vgl. Knoche (Bündnis 90/Die Grünen): 8827, 13/99. SdBT). Die Entscheidungsfreiheit der „Organspender" ist verfassungsrechtlich durch das Selbstbestimmungsrecht geschützt, was einen wesentlichen Bestandteil der Würde des Menschen darstellt (vgl. z.B. Schmidbauer (SPD): 8847, 13/99. SdBT).

Die Politiker und Politikerinnen, welche die *enge Zustimmung* favorisieren, forderten die absolute Selbstbestimmung in der Frage der Zulässigkeit einer Organentnahme, da sie die zweite große politische Kontroverse – die Bewertung des „Hirntodes" – hieran anknüpften:

„Die Bereitschaft zur Organspende ist eine Entscheidung in einem eigenen persönlichen Bereich, wo es überhaupt keine Gewissheiten gibt. Die leiblich-seelische Integrität gehört zu diesem ureigenen Bereich, in dem es keine Stellvertretung geben kann. Von daher kann es auch keine Stellvertretung der Entscheidung über eine Zustimmung geben." (Knoche (Bündnis 90/Die Grünen): 16432, 13/183. SdBT)

Für die „Hirntod"-Gegner unter den Parlamentariern war ohne Zweifel, dass „Hirntote" als Sterbende das uneingeschränkte Recht auf Respektierung ihrer Würde und körperlichen Integrität genießen, da das Stadium des Sterbens dem Leben zugeordnet wird.[172] Es sei unmöglich, „den Schutz des Grundgesetzes für das Leben – einschließlich des Sterbeprozesses – zu verkürzen und den Menschen vorzeitig zur Sache zu machen, deren man sich dann leichter bedienen kann" (Kunick (SPD): 16450, 13/183. SdBT). Die Organentnahme sei demnach ein Eingriff in den Sterbeprozess. Da die Mediziner lebende Organe für die Übertragung benötigten, werde das Sterben für die „Organspender" um die Organentnahme verlängert, was sich nur aufgrund der Einwilligung der Betroffenen rechtfertige (Götzer (CDU/CSU): 16428, 13/183. SdBT). Das Selbstbestimmungsrecht verleihe den Grundrechtsträgern das Recht, über grundrechtliche Positionen selbst verfügen zu können (vgl. hierzu BT-Drs. 13/2629: 13, Höfling: 416, 13/17. SdGA), was hier die Preisgabe des eigenen Lebens darstellt. Die Organentnahme als Eingriff in das Leben der „Organspender" sei somit legitimiert, obwohl die Verfassung das Leben durch Artikel 2 Absatz 2 Satz 1 i.V.m. Artikel 1 Absatz 1 GG schütze. Da mit der „Hirntod"-Diagnose mangels therapeutischer Aussichten auch der Behandlungsauftrag des Arztes erlösche (Götzer (CDU/CSU): 16428, 13/183. SdBT), bestehe auch für den Staat keine Verpflichtung mehr, das

172 „Wann endet die Würde des Menschen, die untrennbar mit dieser Entscheidung [über eine Organentnahme] verbunden ist? Ich glaube, dass sie nicht mit dem Bewußtsein endet, dass sie nicht mit der Tätigkeit des Gehirns endet, sondern dass der Mensch sich nicht nur in seinem Bewußtsein verwirklicht, sondern auch in seiner körperlichen Erscheinung." (Hirsch (SPD): 16440, 13/183. SdBT)

Leben gegen den Willen des Betroffenen zu schützen. Somit könne der Betroffene vorab für diesen Zustand sein Einverständnis mit der Organentnahme erklären, wodurch nicht der Behandlungsabbruch auf der Intensivstation, sondern die Explantation auf dem Operationstisch sein Leben beende (Höfling: 7 f., 13/64. SdGA).

„Hirntod"-Befürworter sahen in dieser Position einen Paradigmenwechsel und bezweifelten, dass das Grundgesetz ein Verfügen über Grundrechte legitimiere. Auch wenn bei der Organentnahme auf einen ganz konkreten Anwendungsfall (den „Hirntod") abgestellt wird, befürchtete die Gegenposition, dass damit einer grundsätzlichen Verfügbarkeit von Leben Tür und Tor geöffnet werde:

„Hier wird von einer leichthändigen Verfügbarkeit von Leben ausgegangen, die doch gerade die Hirntodkritiker nicht wollen. Ich würde warnen, diesen Weg zu gehen. Eine solche Einwilligung ist eine notwendige aber nicht hinreichende Bedingung [...]. Dann kommen wir mit dieser Verfügbarkeit von Leben in fremdem Interesse, die ja weit über die aktive Euthanasie hinausgeht, in Gebiete, die, glaube ich, gefährlich sind. Die Tatsache, dass die Hirntodkritiker einer Entnahme zustimmen wollen, wenn der Hirntod vorliegt, zeigt meiner Meinung nach ganz deutlich, dass sie dieses Leben eben nicht mehr als Leben im vollem Sinne ansehen. [...] Ich meine, wir dürfen nicht zwischen Leben und minderen Leben unterscheiden. Eine Zustimmung würde ich hier als einen Schritt in eine ganz gefährliche Richtung halten, die menschliches Leben verfügbar macht." (Schreiber: 21, 13/17. SdGA)

Für die „Hirntod"-Befürworter ist die entscheidende Voraussetzung für eine Organentnahme die Akzeptanz des Hirntodes als Todesdefinition, da der Tod diese erst rechtfertige. Alles andere wäre verfassungswidrig, da der Grundrechtsschutz des Art. 2 Abs. 2 S. 1 GG bis zum Erlöschen des Lebens reiche und eine Tötung auf Verlangen nach § 216 StGB untersagt sei. Es sei ein deutlicher Unterschied zwischen der Beendigung einer laufenden Behandlung und dem aktiven Eingreifen, das dann zum Tode führe: „Ich halte es immer noch für einen juristischen salto mortale, [...] dass man sagt, weil wir ja sein Leben durch Beatmung verlängern, können wir es dann anschließend durch aktive Explantation eines Organs nehmen. Die Verlängerung durch Beatmung gibt mir nicht das Recht, dieses doch gerade nach den Thesen der Hirntodkritiker geschützte Leben dann aktiv zu beenden" (Schreiber: 412, 13/17. SdGA).

Die Parlamentarier, die sich für die Fortsetzung der bestehenden Praxis der *erweiterten Zustimmungslösung* eingesetzt haben, rückten die Rolle und die Bedeutung, welche die Angehörigen bei der „postmortalen Organspende" einnehmen können, in den Vordergrund; sie kamen zu anderen Schlussfolgerungen. Für sie ist die Organentnahme auch dann eine „Spende", wenn sich die Betroffenen zu Lebzeiten nicht selbst über die Verfügbarkeit oder Nicht-Verfügbarkeit von Teilen ihrs Körpers entschieden haben.

Ein Argument, das hervorgebracht wurde, betonte, dass eine fehlende schriftliche Erklärung nichts über die Bereitschaft zur „Organspende" aussage, da sich der menschliche Wille nicht auf eine schriftliche Äußerung reduzieren lasse. Insbesondere auch Eintragungen in Spenderausweisen, die eine lange Zeit zurück liegen, ließen Zweifel aufkommen, sodass man dem aktuellen Willen des „Hirntoten" eventuell näher komme, wenn man die Angehörigen befrage (Schreiber: 30, 13/64. SdGA).

Menschen lebten ihr Leben immer in einem Netz von sozialen Beziehungen, sodass gerade die Beantwortung der Frage nach dem eigenen Willen in den engsten Lebenskreis hineingehöre: „Der Sozialverbundsgedanke legt nahe, dass dies Inhalt von Gesprächen eng verbundener Menschen ist. Wenn sie über Leben und Tod nicht sprechen, dann frage ich mich, was das dann eigentlich für ein enger Verbund ist" (Süßmuth (CDU/CSU): 8842, 13/99. SdBT).

„Jeder Mensch stirbt seinen ureigenen Tod. Der Tod ist immer ein Ende der Lebensgeschichte. Jede Lebensgeschichte ist einzigartig und gleichzeitig ein Teil des gemeinsamen Lebens aller. Unser Leben ist immer ein Leben in Beziehungen. Jeder von uns weiß das und hat das auch persönlich erfahren. Die Beziehungen, die ein Mensch zu Lebzeiten geknüpft hat, haben über seinen Tod hinaus Bestand. Aus diesem Grunde bin ich für die erweiterte Zustimmungsregelung. Ich halte es für vertretbar, dass die engsten Verwandten – gleichsam als Treuhänder – auch diese letzte Verantwortung übernehmen. Ich glaube, dass der letzte Wille eines Verstorbenen im Herzen seiner Angehörigen aufgehoben ist. Die Angehörigen allein können den mutmaßlichen Willen beurteilen, falls der Betreffende sich vorher selbst nicht geäußert hat. Kann die Grenzsituation Organspende -- auch diese Frage stellt sich – eigentlich schon zu Lebzeiten genau beurteilt werden? Ich glaube, nein. Deswegen meine ich, dass die treuhändlerische Interpretation naher Menschen den Willen eines Verstorbenen ebenso authentisch

zeigt wie eine vor dem Tod schriftlich erklärte Bereitschaft zur Organspende." (Rüttgers (CDU/CSU): 16426 f., 13/183. SdBT)

Die Einbeziehung der Angehörigen erscheint in dieser Perspektive geboten, um dem Willen – und damit dem Selbstbestimmungsrecht – des potentiellen „Organspenders" tatsächlich gerecht zu werden. Die erweiterte Zustimmungslösung wurde darüber hinaus für deren Verfechter notwendig, da die Patienten, die auf „Spenderorgane" und auf Hilfe angewiesen sind, in die Bewertung miteinbezogen wurden. Blieben die vielen Fälle ungeregelt, in denen die potentiellen „Spender" zu Lebzeiten keine Erklärung abgegeben haben, könnten viele Organe nicht zur Entnahme freigegeben werden, denn auch jahrzehntelange Bemühungen mit dem Spenderausweis hätten in Deutschland nicht weit geführt.

„Die Zahlen mögen verdeutlichen, um was es geht: Im vergangenen Jahr sind in Deutschland 3228 Organe – das waren Nieren, Herzen, Leber, Lungen und Bauchspeicheldrüsen – transplantiert worden. Nur in 34 Fällen lag eine höchstpersönliche Zustimmung der Betroffenen vor, also in gerade 1 Prozent der Transplantationsfälle. Selbst eine Verdoppelung, eine Steigerung um 100 Prozent, würde uns zwingen, Tausende von Organen aus anderen Ländern, die wesentlich größere Öffnungen unter der Bezeichnung ‚Widerspruchslösung' kennen, nach Deutschland zu importieren. Wer will das ernsthaft verantworten?"(Dreßler (SPD): 16411, 13/183. SdBT)

Nach den Prognosen von Transplantationsmedizinern in der öffentlichen Anhörung vom 28.6.1995 werde die Organtransplantation in Deutschland mit einer engen Zustimmungsregelung beendet werden (vgl. Neuhaus: 57, 13/17. SdGA). Die erweiterte Zustimmungslösung schaffe dagegen den ‚notwendigen' Ausgleich zwischen den Interessen der „Organspender" und den Menschen, die auf Organe angewiesen sind, so die Position der erweiterten Zustimmung.

Die Forderung nach einer erweiterten Zustimmung offenbart, dass dem *‚Organbedarf'* faktisch eine geringe Spendebereitschaft – selbst unter Einbeziehung der Angehörigen – gegenübersteht.

„Nach Schätzung der Deutschen Stiftung Organtransplantation stehen für die Übertragung von Niere, Leber, Herz und Augenhornhaut nur etwa die Hälfte der benötigten Transplantate zur Verfügung. Da pro Jahr zirka 2.000

Organspender benötigt werden, zirka 50% der im Prinzip geeigneten Spender wegen verweigerter Zustimmung, die respektiert wird, wegen Kreislaufversagens oder aus anderen Gründen ausscheiden, müsste es in der Bundesrepublik zirka 4.000 potentielle Spender pro Jahr geben, um die Zahl der benötigten Organe zu erreichen. In 1995 waren es aber nur 2.038, das heißt, knapp die Hälfte. Wir brauchen also eine Verdoppelung der Meldungen." (Philipps (CDU/CSU): 8818 f., 13/99. SdBT)

Dem ,Organbedarf' steht somit ein geringes ,Organangebot' gegenüber. Die Zahlen der durchgeführten Transplantationen sind aufgrund der sinkenden Spendebereitschaft und der steigenden Indikationen rückläufig: Der ,Organbedarf' kann nicht gedeckt werden, es herrscht ein großer Mangel an Organen. Dies hat zu einer Entwicklung in der Bundesrepublik geführt, durch die deutsche Transplantationszentren auf „Spenderorgane" aus den Nachbarländern angewiesen sind, in denen die Spendebereitschaft höher ist als bei uns. Deutschland hat sich damit zu einem „Organimportland" entwickelt, das „vom Wohlwollen bzw. der Solidarität der uns umgebenden Länder abhängig [ist], die sehr viel kleiner sind als wir" (Philipps (CDU/CSU): 8818, 13/99. SdBT).[173] Dies sei auf Dauer moralisch nicht vertretbar (Eigler: 62, 13/17. SdGA), was insbesondere auch gegen eine Einführung der engen Zustimmungslösung spreche, da dies zu „eine[r] extremen Verknappung der Ressourcen" (Gubernatis: 73, 13/99. SdBT) führe. Zusätzlich sei problematisch, dass in europäischen Nachbarländern wie Österreich oder Belgien nach der Widerspruchslösung transplantiert wird, sodass importierte Organe unter anderen Zustimmungskriterien entnommen worden sind. Bei einer weiteren Verknappung der ,Organressourcen', beispielsweise durch eine weiter sinkende Spendebereitschaft bei Einführung der engen Zustimmungslösung, drohe jedoch nach diesen Prognosen das Erliegen der Transplantationsmedizin in Deutschland, der eine Zwei-Klassen-Medizin folgen werde: Die Zahlungskräftigen gehen ins westliche Ausland oder nach Fernost.

„Wenn man sich aber vorstellt, dass eben in China auch Organe von Hingerichteten sozusagen programmgemäß verwendet werden und sich hieran

173 Eurotransplant hatte bereits in seinen Richtlinien das Kriterium der nationalen Austauschbilanz eingeführt, nach dem die zum Vermittlungskreis gehörenden Länder künftig nur so viele Spenderorgane erhalten, wie sie selber aufbringen (Philipp (CDU/CSU): 24, 13/67. SdGA).

deutsche Patienten als Nutznießer beteiligen könnten, das ist doch eine ziemlich gruselige Vorstellung. Sie beklagen immer die Zustände in der Dritten Welt. Aber wenn wir hier nicht zu einer entsprechenden Regelung kommen, dann fürchte ich, dass deutsche Patienten sich daran in Zukunft noch wesentlich mehr beteiligen." (Gubernatis: 62, 13/99. SdBT)

Das Schreckensszenario wurde damit von den ärztlichen Sachverständigen gezeichnet: Wird der ‚Organbedarf' nicht in ausreichender Weise von den deutschen „Spender" selbst gedeckt werden, ist dem Missbrauch Tür und Tor geöffnet. Zum Verhältnis von „Organbedarf" und „Organspende" meint die Transplantationschirurgin Prof. Dr. Brigitte Ohlmann-Reiser:

„Was man im Moment vergisst, ist, was wir eigentlich in der ganz großen Sicht wollen. Da habe ich es mal am Beispiel der Lebertransplantation durchgerechnet. Letztes Jahr [1997] haben wir 700 Lebern transplantiert. Dafür hat Deutschland auch die Ressourcen. Jetzt versterben ungefähr 20.000 Patienten an einer chronischen Leberinsuffizienz, also ohne Tumor pro Jahr. Wenn wir jetzt alle mit einer Lebertransplantation versorgen wollten, bräuchten wir 20.000 Organe. Ich habe mal gerechnet, dass das bei 50% der Patienten aus medizinischen Gründen gar nicht geht, weil Begleiterkrankungen bestehen, die eine Kontraindikation sind. Dann hätten wir noch 10.000 Patienten. Dafür haben wir die Ressourcen nicht, weder krankenhausmäßig [noch] kostenmäßig. Die Basisversorgung Transplantation kostet 200.000 Mark. Wenn sie 10.000 transplantieren wollen, völlig unabhängig, ob sie die Organe von Spendern bekommen oder aus der Massentierhaltung, dann sind wir bei zwei Milliarden Basisversorgung, die Folgekosten pro Monat, die stationären Aufenthaltskosten, Investitionskosten für Krankenhäuser, die Intensivstation – das alles nicht mitgerechnet. Ich muss nachgucken, wie hoch das jährliche Budget der Bundesrepublik überhaupt ist für stationäre Behandlung. Ich glaube neunzig Milliarden oder hundertzwanzig Milliarden. Man hat da schon viele Prozente, um einen *Patienten gut mit* einer *Grunderkrankung überhaupt zu sanieren. [Wenn wir] Medizin in dem Bereich [praktizieren], dass wir die Großtierfarmen haben, wo alle Lebern warten für jeden, der eine braucht, das hätten wir dann ja für Herzpatienten oder für Nieren. Und das ist nur ein ganz kleiner Ausschnitt aus dem behandlungswürdigen Repertoire medizinischer Möglichkeiten. Wohin soll das führen? Wer soll es bezahlen? Gut, und wenn es da ist, dann kommt*

man mit dem Bezahlen an die Grenzen des Bezahlbaren, und dann müssen wir selektionieren. Das heißt, wir haben dann das nächste Problem.

Frage: „Stimmt. Aber wenn jetzt 700 transplantiert werden und 10.000 [wären es] potentiell, oder seien es auch nur 5.000 [...].“

Prof. Dr. Brigitte Ohlmann-Reiser: „Man schätzt 1.500. Diese Kapazität wäre sicher noch vorhanden. Nur, wenn man sich überlegt und sagt: wir möchten genügend Transplantate vorrätig haben, dann muss doch die Frage sein, für wen grundsätzlich. Für die 1.000 Patienten, die jetzt im Moment den Transplantationszentren vorgestellt werden oder aber um jeden Kranken mit einer solchen Erkrankung in der Bundesrepublik heilen zu können? Man muss ja erst mal eine Zielfrage haben. Und wenn wir wissen, dass 20.000 Menschen pro Jahr in der Bundesrepublik an einer chronischen Lebererkrankung versterben und davon die Hälfte wahrscheinlich transplatabel wäre. Die werden derzeit nicht alle den Transplantationszentrum vorgestellt. Woran das liegt, ist schwer zu mutmaßen. Entweder gibt es hierüber keine Zahlen, aber der größte Teil sind Alkoholkranke. Die meisten Hausärzte werden sagen: Der hat nun schon so lange [getrunken], den schicke ich doch in kein Transplantationszentrum. Das würde also schon eine Art Selektion auf Hausarzt-Ebene ergeben, weil Alkohol ja ein Riesenproblem ist. Wenn man jetzt mal die Kampagne laufen lassen würde, Alkohol[ismus] ist eine Krankheit, kein Missbrauch, und keiner ist in dem Sinne verantwortlich, dass er damit rechnen muss, dass er von irgendwelchen Therapieverfahren ausgeschlossen wird. Und die Abgrenzung dagegen: sollen wir diese Kosten in Transplantation oder Prävention stecken? Alles völlig offene Fragen, [mit denen] sich meiner Meinung nach weder die Gesellschaft noch die Politik oder sonst wer bisher auseinander gesetzt hat. In der Forschungsentwicklung ist klar, worauf geforscht wird. Aber was die Gesellschaft daraus machen wird und ab wann sie vielleicht eine ganz andere Richtung einschlagen wird, warum nicht Milliarden in die Prävention geben, sowohl auf dem Gebiet der Hepatitis als auch auf dem Gebiet des Alkoholkonsums, bessere soziale Strukturen, Betreuung, Jugendliche frühzeitig aus dem Abusus herausholen, und nicht durch die Transplantation. Das sind doch gesellschaftspolitische grundsätzliche Fragen, die nicht getroffen werden. Wenn man es kritisch überdenkt, denkt man: Mein Gott, was will man eigentlich mit Transplantationsmedizin machen? Gut, manche Dinge kann man nicht verhüten [wie] angeborene Stoffwechselerkrankungen, aber wohin soll das Ganze gehen? Darüber gibt es kein Diskussionsforum. Das müsste dann auch wieder über mehrere Ebenen hinweg gehen. Also noch viele offene Fragen."

Die politische Diskussion zeigt, dass über Organe auch als Ware verhandelt worden ist, da der von der Medizin postulierte ‚Organbedarf' mit den vorhandenen knappen Ressourcen in Beziehung gesetzt wurde. Auch wenn die Politiker und Politikerinnen forderten, dass Organe gerade keinen Warencharakter bekommen dürften (vgl. Knoche (Bündnis 90/Die Grünen): 8825, 13/99. SdBT) und ein finanzielles Entgeld für die „Organspende" kategorisch ablehnten, wurden Organe in der Diskussion um „Ressourcenknappheit" trotzdem nach ökonomischen Kriterien, nämlich nach Angebot und Nachfrage im Sinne eines ökonomischen Marktes, bewertet. Das Ergebnis ist paradox: Über „Organspende" wurden zwei Diskurse geführt, nämlich sowohl ein ökonomischer als auch ein altruistischer. „Organspende" ist Ware und Geschenk zugleich!

Der ökonomische Diskurs wurde von Seiten der Transplantationsmediziner geführt, die unmissverständlich in den öffentlichen Anhörungen Position bezogen haben: Es wird keine Transplantationsmedizin mehr in Deutschland geben, wenn der „Hirntod" nicht als Tod des Menschen gesetzlich festgeschrieben wird, da sich die Ärzteschaft für eine Organentnahme als Tötung auf Verlangen verweigert. Bei einer engen Zustimmungslösung werden keine Organtransplantationen mehr durchgeführt werden können, da durch die ‚Ressourcenknappheit' nicht mehr eine ausreichende Anzahl an Organen zur Verfügung stehen wird. Auch die deutsche Beteiligung an Eurotransplant schafft dabei nicht den notwendigen Ausgleich, da der ‚Organimport' auf Dauer von den Nachbarländern nicht akzeptiert wird. Der Bundestag schloss sich mit seinem Abstimmungsvotum zugunsten des „Hirntodes" als Todesdefinition und der erweiterten Zustimmung den Forderungen des ökonomischen Diskurses der Transplantationsmedizin an. Da die Politiker sich den betroffenen Patienten gegenüber verantwortlich fühlten, die auf Organtransplantationen hoffen, war das vornehmliche Motiv für die politische Initiative die Erhöhung der Spendebereitschaft. Indem die Politiker den ‚Organbedarf' akzeptierten, den die Transplantationsmedizin vorgibt, war der Warendiskurs letztlich ausschlaggebend für die politische Entscheidung.

Nichtsdestotrotz war der Diskurs über „Organspende" aber ein gebrochener Diskurs, da parallel der Geschenkdiskurs in den Debatten geführt wurde. Der Charakter der „Organspende" als ‚freiwilliges gebendes Spenden' zeichnete das Bild altruistischer „Organspender", die über ihren Tod hinaus christlich ethische Verantwortung, solidarisches Handeln, Mitmenschlichkeit und Nächstenliebe praktizieren. Die Menschen werden dabei um ein sehr persönliches Opfer gebeten, das jedoch in dem Gesamtsystem der Organtransplantation kein Gegenüber mehr findet, da die Verbindung der individuellen Tat der „Organspende" zu der Gruppe der Empfänger nicht hergestellt wird und nicht erwünscht ist, was sich in der Anonymisierung und fehlenden gesellschaftlichen Würdigung der individuellen „Organspender" niederschlägt. Die beiden skizzierten Diskurse ‚Ware' und ‚Geschenk' trennen somit die beiden an der Transplantationsmedizin beteiligten Gruppen der Anbieter und Nutzer voneinander. Und doch bedingt der Ware-Diskurs den Geschenk-Diskurs wiederum, denn ohne die gesellschaftliche Akzeptanz, welche durch den Geschenk-Diskurs geschaffen wird, könnte der Bedarf der Organtransplantation nicht befriedigt werden. Und ohne den nicht zu befriedigenden Bedarf des Waren-Diskurses müssten die Anstrengungen um die Bereitschaft zur „Organspende" nicht auf den Altruismus in der Gesellschaft zurückgreifen.

„Spenden" und „Geschenke" zwischen sozialen Beziehungen und Waren

Das Oszillieren der „Organspende" zwischen Geschenk und Ware findet sich auch bei „Blutspende" und „Samenspende" wieder.[174] Die Humantechnologien entwerfen somit eine gemeinsame Perspektive, die der „Spende" für die Beziehung zwischen „Spendern" und Empfängern. Körperteile und -substanzen, Organe, Samen, Blut, werden „gespendet", obwohl sich unsere Gesellschaft als eine Konsumgesellschaft (siehe z.B. Strathern 1997) durch den Warentausch auszeichnet. Der Tausch von Waren gegen Geld und Geld gegen Waren ist Teil eines ökonomischen Marktes, in dem die Wahl und die dahinterstehende Nachfrage des Konsumenten über die Tauschtransaktion entscheidet. Waren haben einen Wert, der über Angebot und Nachfrage ausgehandelt und als Preis für die Ware bezahlt wird. Nach der Transaktion hat die Ware zwar den Besitzer gewechselt, ohne jedoch etwas zur Beziehung zwischen Geber und Empfänger jenseits der Transaktion beigetragen zu haben. Damit steht

174 Die „Eizellenspende" und „Leihmutterschaft" werden in dieser Betrachtung ausgeklammert, da sie aufgrund des Embryonenschutzgesetzes in der Bundesrepublik verboten sind (siehe Anhang 1).

die Beziehung des Konsumenten zum ausgewählten Objekt, der Ware, im Vordergrund (Gregory 1982: 41). Anders verhält es sich bei eigentlichen Tauschhandlungen; bei diesen stehen soziale Beziehungen zwischen Gebern und Empfängern im Vordergrund. Sie werden in ethnologischen Studien als „Gabentausch" bezeichnet. Typisch dafür ist, dass die Annahme einer Gabe immer auch das Geben einer „Gegengabe" (Mauss [1968] 1990) erfordert. Dadurch entsteht ein Kontinuum von wechselseitigen Beziehungen, bei denen ein Geber auch immer wieder selbst zu einem Empfänger wird, entweder einer gleich- oder einer andersartigen Gabe.

Auch wenn wir der Beschreibung unserer Gesellschaft als Konsumgesellschaft folgen, ist nicht von vornherein ausgeschlossen, dass neben Waren nicht auch Gaben in unserer Gesellschaft getauscht werden: Sind „Spenden" und Geschenke auch als Gaben zu verstehen?[175] Um dieser Frage nachzugehen, wird die Beziehung zwischen Individuum und Gesellschaft relevant: In unserer Kultur bildet das Individuum eine individuelle, autonome Persönlichkeit, die sie von anderen Individuen unterscheidet. Durch soziale Beziehungen sind jedoch diese Einzelindividuen miteinander verbunden (Cheal 1988: 11). Gleichzeitig schafft die Vorstellung von sozialen Interaktionen das soziale Umfeld eines Individuums als Gruppe. Individuen werden somit nicht in Beziehung zu anderen Individuen, sondern zur Gesellschaft als solcher wahrgenommen (Cheal 1988: 297 f.). Das Individuum im Zentrum unserer Vorstellung von Gesellschaft ist damit in zwei soziale Kategorien eingebunden: 1) persönliche Beziehungen zu anderen Personen; 2) Beziehungen zu einer sich abstrakt vorgestellten sozialen Gemeinschaft, der Gesellschaft.

Wie verhält es sich unter diesen Bedingungen mit der wichtigen kulturellen Vorstellung des Geschenkes? Geschenke haben, wie dies bei Gaben der Fall ist, die Funktion, soziale Beziehungen zwischen Gebern und Empfängern zu festigen. Geschenke werden meistens in persönlichen Beziehungen zu konkreten Personen oder zusammengehörigen Personengruppen, wie etwa zwischen Freunden oder Verwandten, gegeben. Auch das Prinzip der ‚Gegengabe' ist im Geschenk enthalten, da beim Geschenk eine moralische Verpflichtung zum Gegengeschenk besteht, was auch eine abstrakte Gabe oder Leistung abgelten oder antizipieren kann. Die moralische Verpflichtung zum

175 Ethnologische Studien haben aufzeigen können, dass in der kulturellen Praxis häufig verschiedene Formen des Tausches nebeneinander bestehen, wobei auch ein Objekt innerhalb kurzer Zeit nacheinander Gegenstand eines Warentausches und eines Gabentausches werden kann. (Gregory 1994: 928).

Gegengeschenk, wird jedoch – anders als beim Gabentausch traditionaler Gesellschaften – im kulturellen Diskurs ausgeblendet, da beim Schenken die Dimension der freiwilligen und autonomen Handlung in den Vordergrund gerückt wird. Dies bedeutet, dass das Geschenk eine idealisierte Gabe ist: Die Einseitigkeit des Gebens wird betont. Tatsächlich gilt jedoch das Prinzip der Gegenseitigkeit, das Geben und Empfangen einschließt.

Die „Spende" folgt dagegen in unserer Gesellschaft nicht dem Prinzip der Gabe, da die „Spende" eine faktisch einseitige Transaktion des Gebens darstellt. Die „Spende" erfolgt von einer Person an eine sich vorgestellte Gemeinschaft. Die „Spende", die im herkömmlichen Sprachgebrauch mit ‚Almosen' gleichbedeutend war, konzentriert sich auf ein, zumeist einmaliges Geben für einen wohltätigen, gemeinnützigen Zweck.[176] Grundlage dafür ist die Vorstellung von einer unpersönlichen Beziehung zwischen Individuum und Gesellschaft, da die „Spende" nicht in einer persönlichen Beziehung gegeben wird, sondern sich an einen auf Hilfe und Unterstützung angewiesenen Personenkreis richtet, den der „Spender" nicht persönlich kennt. Über Spendenaufrufe wird beispielsweise auf Menschen, die in Not geraten sind, aufmerksam gemacht. „Spenden" werden in der Regel an gemeinnützige Organisationen gegeben, welche die „Spenden" kollektiv sammeln und Hilfe vor Ort – beispielsweise in Überschwemmungsgebieten oder Flüchtlingslagern – organisieren. „Gespendet" werden in der Regel Geld, aber auch Gegenstände, die der „Spender" abgeben kann, da er sie nicht mehr braucht (z.B. abgelegte Kleidung). Mit der „Spende" äußert der „Spender" oder die „Spenderin" Mitgefühl gegenüber anonymen Empfängern. Die Anonymität betont die Motivation des „Spenders", lässt dabei aber keine persönliche Interaktion des Empfängers, wie beispielsweise das Geben einer Gegengabe, zu.

Im Kontext der Organtransplantation hat der Begriff der Spende eine mehrfache Bedeutung. Organe werden „gespendet", indem sie vom Körper des „Spenders" oder der „Spenderin" getrennt, dadurch anonymisiert und dann an Hilfebedürftige weitervermittelt werden. Wie wir aufgezeigt haben, wurde bei der „postmortalen Organspende" Altruismus als Hauptmotiv zugrunde-

176 Die Einseitigkeit auf Seiten des „Spenders" lässt sich an dem Unterschied einer einmaligen „Spende" im Gegensatz zum monatlichen Mitgliedsbeitrag veranschaulichen: Durch eine „Spende" solidarisiert sich der „Spender" beispielsweise mit einer Wohltätigkeitsorganisation oder der Kirche, ohne jedoch eine dauerhafte Verpflichtung einzugehen.

gelegt, da davon ausgegangen wird, dass der „Spender“ oder die „Spenderin“ weder für sich noch für einen Nahestehenden mit der „Spende“ eine direkte Gegengabe erwartet. Die „Spender“ bzw. deren Angehörigen waren aus Gründen der Hilfeleistung gegenüber einem unbekannten Empfänger bereit, der Organentnahme zuzustimmen.

Doch damit sind die Facetten im Prozess der Organübertragung noch nicht erschöpft. Die politische Diskussion offenbarte, dass die „Organspende“ nicht mit dem Konzept der „Spende“, sondern mit dem Konzept des Geschenkes verglichen wurde! Es wird dabei auf den (passiven) Akteur des „Organspenders“ fokussiert, was das Ideal des Schenkens als freiwillige Entscheidung des Gebers hervorhebt. Geschenk und „Spende“ ähneln sich in der positiven Motivation des Gebenden, was diesen Vergleich – wie die Parlamentsdebatten zeigen – möglich macht. „Spenden“ jedoch als Geschenke zu deklarieren, bedeutet, dass die „Spende“ auf die persönliche Beziehungsebene verlegt wird. Die Werbung für „Blut- und Organspende“ (siehe Kapitel V) veranschaulicht, dass mit Slogans wie „Mein Blut für Dich“ oder „Verschenken Sie noch einmal Ihr Herz!“ die Vision eines persönlichen Gegenübers evoziert wird, das in Stellvertretung für den anonymen, namenlosen Empfänger steht. Auf der persönlichen Ebene soll eine größere Identifikation und damit Emotionalisierung geschaffen werden. Darüber hinaus wird der „Spender“ jedoch vor allem moralisch im Sinne einer Verpflichtung für das Gegenüber eingebunden: Denn die Idee des Geschenkes schafft eine Beziehung zwischen Gebenden und Empfangenden. Die gemeinnützige „Spende“ wird zu einem persönlichen Geschenk, das die Handlung des Gebers in eine Relation zum Schicksal des Empfängers setzt. Entzieht sich der „Spender“, indem er der Organentnahme nicht zustimmt, wird ihm persönlich die Verantwortung – und Schuld – für den eventuellen Tod eines anderen übertragen.

Die Analogie zwischen „Spende“ und Geschenk bricht jedoch in der Realität, denn kein potentieller „Organspender“ kann zu Lebzeiten verfügen, wer seine Organe tatsächlich bekommen soll, sodass die „Spender“ ihre Organe nicht zu ‚Geschenken‘ machen können und dürfen![177] Erklärtes Ziel des

177 Es ist in Großbritannien ein Fall bekannt geworden, bei dem ein „Spender“ einer Organentnahme nur unter der Bedingung zugestimmt hatte, dass ein Weißer und keinesfalls ein dunkelhäutiger Patient der Empfänger sein dürfte. Eine Sprecherin der Organisation „British Medical Association“ erklärte die Forderung des „Spenders“ als unvereinbar mit der ärztlichen Ethik. Auch der große Bedarf an Spenderorganen dürfe nicht dazu führen, dass solche Bedingungen angenommen werden (Frankfurter Rundschau vom 8. Juli 1999).

Systems der Organverteilung ist vielmehr die Trennung und das Verhindern einer Kontaktaufnahme von Empfängern und „Spendern". Das Organ wechselt seinen ‚Besitzer', ohne Bestandteil einer schon bestehenden Beziehung zu sein noch eine solche hervorzubringen. Die Anonymisierung bedeutet gleichzeitig, dass die Organe losgelöst von der Identität und den sozialen Beziehungen des „Spenders" übertragen und vom Empfänger inkorporiert werden. Wie wir aufzeigen konnten, orientiert sich der Diskurs über „Organspende" am Bedarf und an den Hoffnungen der Empfänger und nicht an der Intention und dem Willen der „Spender". Die „gespendeten" Organe werden dadurch in einen ökonomischen Diskurs mit entsprechender Begrifflichkeit eingebunden, der die „Spende" zur Ware umfunktioniert.[178]

Die Form der „Lebendspende" dagegen ist nicht anonymisiert, sondern auf einen sich emotional verbundenen Personenkreis beschränkt, sodass in diesem Fall eine Niere oder ein Lebersegment zum Geschenk werden soll. Die konkrete Beschränkung auf nahe Angehörige soll gerade verhindern, dass Organe zu persönlich veräußerbaren Gütern – Waren – werden; „Lebendspenden" sollen ‚Geschenke' sein und bleiben. Darüber hinaus wird jedoch nicht erwartet oder erwünscht, dass der Empfänger die Niere durch ein Gegengeschenk erwidert. Dass damit auch Schuld- bzw. Dankbarkeitsgefühle entstehen, gehört zwangsläufig zu einem Geschenk, da es im Prinzip ebenfalls eine Gegengabe verlangt.

Im reproduktionsmedizinischen Kontext ist die in Deutschland praktizierte „Spende" die „Samenspende". Das Sperma ist im Unterschied zu Organen eine vom Körper per se abtrennbare und erneuerbare Ressource, die dadurch veräußerbar und übertragbar wird. Da der Samen an sich nicht die soziale Identität des „Spenders" ‚verrät' (Strathern 1997: 300), führt die Befruchtung der Eizelle nicht notwendigerweise zu einer Beziehung zwischen den Personen, von denen die Substanzen stammen. Die Bezeichnung „Spende" für die Produktion, Veräußerung und Übertragung von Samen suggeriert zunächst eine Intentionalität des „Spenders", jedoch lassen sich die Motive für eine „Samenspende" nicht auf einen selbstlosen Altruismus begrenzen, da die „Samenspende" – wie auch die „Blutspende" – mit einem Entgeld bezahlt wird. Paare, die den Samen eines anderen Mannes kaufen, begleichen mit der

178 Der ‚Organbedarf' war eine entscheidende Legitimation für die erweiterte Zustimmungslösung.

Bezahlung weiterführende Ansprüche des „Spenders“ an das Kind oder das Paar, denn sie gehen aufgrund des ökonomischen Kontextes keine weiterführende Beziehung und damit Verpflichtung mit dem „Spender“ ein.

Insgesamt betrachtet, korrespondieren die anonyme „Spende“ („Organspende“, „Blutspende“ und „Samenspende“) und die persönliche „Spende“ („Lebendspende“) mit der Bedeutung von persönlichen und abstrakten Beziehungen in unserer Kultur (Strathern 1997: 300). Die Humantechnologien betonen die abstrakte Beziehung des Individuums zur Gesellschaft, da die „Spende“ aus dem persönlichen Umfeld des „Spenders“ oder der „Spenderin“ gelöst wird. Die anonyme „Spende“ wird in einen gemeinsamen ‚Pool‘ eingegeben, aus dem die losgelösten und anonymisierten „Spenden“ nach neu definierten Richtlinien im Sinne einer Redistribution (Sahlins [1978] 1996: 27) verteilt werden. Diese Form der „Spende“ wird somit nicht entlang von Beziehungen gegeben, sondern entlang von einem gesamtgesellschaftlich erfassten Verteilungssystem, dessen Richtlinien den gesellschaftlichen und technologischen Entwicklungen immer wieder neu angepasst werden können. Da sich die Verteilung nicht an dem Willen der „Spender“ orientiert, sondern an den Wünschen und dem Bedarf der Empfänger, der ‚Konsumenten‘, wird die „Spende“ ursächlich eine Ware. Im Fall der „Samenspende“ und der „Blutspende“ offenbart sich der Warencharakter, da Samen und Blut sozusagen als Abgeltung für soziale Beziehungen mit Geld beglichen werden. Im Falle der „Organspende“ wird die „Spende“ trotz ihres Warencharakters als altruistische Tat gegenüber der Gesellschaft dargestellt, um jeden und jede zur „Spende“ zu animieren und das ‚Organaufkommen‘ erhöhen zu können. Die „Spender“ bzw. zumeist deren Angehörigen, die dem Appell zum Altruismus Folge leisten, wehren sich gegen den Gedanken der Ware. Sie möchten ihren Willen, etwas Gutes tun zu wollen, im Vordergrund sehen, was sich sowohl mit der Konzeption der „Spende“ als auch des Geschenkes vereinbaren lässt. Aber auch die Empfänger erfahren zumeist das neu eingepflanzte Organ nicht als Ware, sondern vielmehr als Geschenk, was sich beispielsweise in Gefühlen der Dankbarkeit und auch Schuld, die „Spende“ nicht mit einem Gegengeschenk erwidern zu können, zeigt. Denn „Spender“ und Empfänger möchten die „Organspende“, fern des alltäglichen, ökonomischen Kontextes, als etwas ganz Besonderes und Außergewöhnliches in ihrer beider Leben begreifen: als eine „Spende“, die Leben schenkt.

V. Propagieren der humantechnologischen Möglichkeiten und die Qual der Wahl

„Kinderwunsch“ und der Zwang zur Entscheidung

Die ‚öffentliche Meinung‘ bringt gesellschaftliche Rahmenbedingungen hervor, die durch das Aufzeigen und Anbieten der zur Verfügung stehenden Behandlungen, sowohl in der Reproduktionsmedizin als auch in der Transplantationsmedizin, umgesetzt werden. Diese bilden ihrerseits einen Rahmen, der einen beträchtlichen Handlungsspielraum zulässt, und zwar für diejenigen Akteure, die reproduktionsmedizinische Behandlungen durchführen oder Organe transplantieren, aber auch für jene, die vor einem entsprechenden medizinischen Angebotsspektrum stehen. Sie alle müssen sich dazu ihre eigene Meinung bilden und eine Wahl treffen. Die ‚Anbieter‘ der Humantechnologien stellen sich im gesellschaftspolitischen Diskurs dar, um für Möglichkeiten, Sinn und Zweck von reproduktionsmedizinischen oder transplantationsmedizinischen Behandlungen zu werben. Insbesondere Schriften, die in der Regel als „Aufklärungsschriften“ bezeichnet werden und bestimmte Begrifflichkeiten favorisieren, tragen dazu bei, die Möglichkeiten der Anwendung, insofern sie das Resultat gesellschaftspolitischer Entscheidungen sind, bekannt zu machen, mögliche negative Einstellungen zu verändern und Bedenken zu zerstreuen. Reproduktionsmedizinische Beratungen und Behandlungen sind, im Unterschied etwa zur Transplantationsmedizin, nicht auf Universitätskliniken und Spezialkliniken beschränkt. Auch ist das Spektrum der möglichen Patienten und Patientinnen wesentlich größer, da die Behandlungen nicht limitiert sind, wie dies etwa bei der Transplantationsmedizin durch die beschränkte Anzahl verfügbarer Organe der Fall ist. Aus diesem Grund besteht unter den Anbietern dieser Technologien eine Wettbewerbssituation und praktisch ein Zwang zur Werbung, um ihre Besonderheiten und ihre Dienstleistungen bekannt zu machen.

In der Propagierung der Humantechnologien spielt die verwendete Begrifflichkeit eine entscheidende Rolle, da diese die Anwendung der Technologien jeweils in einen ganz bestimmten Bedeutungskontext rückt, und zwar in einen, der die Akzeptanz fördert. Das gilt etwa für den Begriff des „Kinderwunsches". Der „Kinderwunsch" oder auch die „ungewollte Kinderlosigkeit" werden bekanntlich als die Beweggründe von Menschen angeführt, welche die Hilfe seitens der Fortpflanzungsmedizin in Anspruch nehmen. Dementsprechend gelten sie als die Legitimation für deren Anwendungen (und weitere Forschung). Wir zeigen zunächst die historische Entwicklung des „Kinderwunsches" auf und seine Abhängigkeit von gesellschaftspolitischen Bedingungen, bevor wir uns kritisch mit dem Begriff selbst auseinandersetzen.

In ihrer Darstellung der Entwicklung des „Kinderwunsches" macht Beck-Gernsheim (1988: 108) deutlich, wie sich dieser von einem gesellschaftlich gesteuerten hin zu einem persönlich bestimmten „Wunsch" entwickelte. Das Kind war damals, bis weit ins 19. Jahrhundert hinein, – gesellschaftlich gesehen – Arbeitskraft und Erbe. Nur die Kinderzahl wurde zur Frage – nicht aber das Kinder haben. Stein/Sproll (1995: 57) beschreiben das Kinderkriegen historisch als sozial kontrolliert, d.h. es war (und ist) von den jeweiligen Lebensumständen, den Arbeitsbedingungen, der gesellschaftlichen Position sowie den materiellen Bedingungen abhängig und beeinflusst zu einem großen Teil auch die individuellen Verhaltensweisen der Menschen. Eine individuelle Familienplanung war früher kaum möglich.

Öffentlich thematisiert wurde der „Kinderwunsch" erst zu dem Zeitpunkt, als die Geburtenzahlen im Zusammenhang mit der Erfindung und Verbreitung der „Pille" drastisch zu fallen begannen (Beck-Gernsheim 1988: 107). Dieser „Geburtenknick" war bekanntermaßen das Resultat der individuellen Kontrolle über die eigene Fruchtbarkeit, namentlich von Frauen, durch die Einnahme von hormonellen Verhütungsmitteln. Zum ersten Mal erhielten breitere Schichten von Frauen die Wahlmöglichkeit, ob sie Kinder haben wollten oder nicht. In der modernen Industriegesellschaft mit mehrheitlicher Existenzsicherung durch Lohnarbeit und staatlich organisierter sozialer Absicherung erschien es kaum noch notwendig, aus ökonomischen Gründen Kinder zu bekommen (Winkler 1994: 72). Mit der Planbarkeit der Fruchtbarkeit – Kinderkriegen nicht mehr als Frauenschicksal – entstand auch der umgekehrte konkrete „Wunsch" nach Kindern. Beck-Gernsheim (1988: 111) spricht im Zusammenhang mit der Pille jedoch auch von einer für Frauen veränderten Handlungssituation ebenso wie von einem veränderten Handlungsdruck: Es wurde möglich, Sexualität von Fortpflanzung zu trennen und die Entscheidung für Kinder konnte zu einem bewussten Plan werden. Durch die veränderten Möglichkeiten einer Geburtenregelung wandelten sich ebenfalls gesellschaftliche Normen und Werte, indem die Entscheidungsmöglichkeiten zur Pflicht bewusster Familienplanung wurden (vgl. Beck-Gernsheim 1988: 112). Auch Stein/Sproll (1995: 60) betonen, dass der Handlungsdruck zum Kinder bekommen von den Frauen jedoch keineswegs wich; er verlagerte sich nur von einer wenig hinterfragten, häufig wirtschaftlichen Selbstverständlichkeit hin zu einer Entscheidung, die bewusst für oder gegen Kinder getroffen werden konnte. Ihrer Ansicht nach löste die zumindest scheinbare Wahlmöglichkeit für Frauen, geschichtlich betrachtet, zwar die zwingende Verbindung von Frauenleben und Mutterschaft ein wenig auf, doch der „Kinderwunsch" wurde zugleich zu einem privaten Problem.

Seit den 80er Jahren hat die Reproduktionsmedizin in der Bundesrepublik Deutschland einen besonderen Aufschwung erfahren: Es gelingt ihr, immer differenziertere Methoden zur Behandlung „ungewollter Kinderlosigkeit" zu entwickeln und diese anzubieten. Durch die öffentlich propagierten Hilfsangebote wird der „Kinderwunsch" stets neu angeregt und weiter gefördert. Immer wieder erscheinen neue Angebote der Fortpflanzungstechnologie auf dem Markt, die bei betroffenen Paaren Hoffnungen erwecken, ihren bisher unerfüllten „Kinderwunsch" dennoch zu erfüllen. Entsprechend – so scheint es – steigt die Nachfrage parallel dazu immer stärker an. Dies belegt u.a. auch die Zunahme reproduktionsmedizinischer Zentren. Aber der Anstieg der Zahl der Zentren bedeutet nicht unbedingt eine größere Erfolgsquote der Technologien. Je nach Interesse der involvierten Akteure werden die erzielten Erfolge unterschiedlich definiert: manchmal bilden die erreichten Schwangerschaften, die durchgeführten Punktionen oder Embryotransfers die Grundlage der Berechnung, ein anderes Mal die Lebendgeburten. Obwohl viele Paare in der Regel von der geringen Erfolgsquote wissen, scheint der Erwartungsdruck, ein eigenes Kind zu bekommen, jedoch so groß zu sein, dass sie dennoch die Anwendung der medizinischen Reproduktionstechniken wählen (vgl. Petersen 1985; Klein 1989).

Doch was bezeichnen nun Termini wie „ungewollte Kinderlosigkeit" und „Kinderwunsch", und welche Inhalte werden mit ihnen (bewusst) transportiert? Beim „Kinderwunsch" handelt es sich um einen Begriff, der erst im Verlauf der vergangenen 30 bis 40 Jahre häufiger verwendet wurde. In seiner

Bedeutung und Verwendung rekurriert er auf ein absolut existierendes Bedürfnis, das in der Natur des Menschen verankert sei: das Bedürfnis nach einem eigenen Kind. Dass ein solcher „Wunsch" kulturell hervorgebracht sein könnte, etwa auch im Sinne der Schaffung einer Nachfrage nach entsprechenden humantechnologischen Möglichkeiten, wird weitgehend ausgeblendet. Die Berufung auf die ‚Natürlichkeit' des „Kinderwunsches" macht die „Kinderwunsch-Behandlungen" ebenso selbstverständlich. Die Idee des Naturrechts auf ein Kind legt auch nahe, auf die Befriedigung dieses Wunsches zu bestehen. Der Wunsch nach einem Kind ist oft der letzte Wunsch eines Paares, wenn andere Wünsche (v.a. Konsumwünsche), wie Ausbildung, eigenes Auto oder Hausbau bereits erfüllt sind. Die Idee des Naturrechts, die sich im „Kinderwunsch" manifestiert, erschwert es zu akzeptieren, dass es Lebensformen ohne ‚eigene' Kinder gibt (Zeller-Steinbrich 1995: 14).

Es ist auffallend, dass Begriffe wie „künstliche Befruchtung" oder „Retortenbabies" in der fortpflanzungsmedizinischen Praxis sowohl seitens der Anbieter als auch seitens der Paare offenbar vermieden werden. Immer wieder wird betont, dass es sich nur um eine „Hilfe an der Natur" handele, um den „Nachvollzug des natürlichen Befruchtungsvorganges" mit den Körpersubstanzen des Paares oder darum, der „Natur auf die Sprünge zu helfen". In einigen „Kinderwunsch-Zentren" stellen sich Ärzte und Mitarbeiter als „Kinderwunsch-Teams" vor. Den ratsuchenden Paaren wird eine enge partnerschaftliche Zusammenarbeit, ein Teamgeist, im Hinblick auf das Erreichen eines gemeinsamen Zieles, die Erfüllung des „Kinderwunsches", angeboten. Das Team verfolgt nicht nur die ‚Behandlung' oder ‚Überwindung' von „Sterilität", sondern die Erfüllung eines ‚Naturrechts', das sich in einem Herzenswunsch äußert, dem Kind. Durch Hervorhebung der ‚Natürlichkeit' des Kinderkriegens und die Selbstverständlichkeit, mit der dieser wertbeladene Begriff von allen Beteiligten verwendet wird, wird die emotionale, soziale und als „natürlich" dargestellte Qualität dieser Behandlungen betont, während die tatsächliche Praxis mit den („künstlichen") medizinisch-technischen, routinisierten Eingriffen und Abläufen an Körper (und Leib) einerseits und das Verankertsein der Institutionen in ökonomische Kontexte andererseits den ratsuchenden Paaren gegenüber ausgeblendet wird.

Die Propagierung des „Kinderwunsches" rekurriert, so haben wir postuliert, auf ein ‚Naturrecht' des Menschen, sich fortzupflanzen. Auffallend ist jedoch, dass die verwendeten Terminologien institutions- und kontextabhängig sind. Von Jugendämtern und Adoptionsvermittlungsstellen wird, im Gegensatz zum Umfeld der Reproduktionsmedizin, ein „unerfüllter Kinderwunsch" nicht als hinreichender Adoptionsgrund akzeptiert. Ein Adoptivkind darf kein Ersatz sein für ein fehlendes leibliches Kind, und von den Paaren wird erwartet, dass ihre Beweggründe selbstloser Natur sein sollen. Das zu adoptierende Kind muss von einem adoptionsbereiten Paar aus altruistischen Motiven aufgenommen werden. Die Bedürfnisse des Kindes – und nicht die des Paares! – stehen im Mittelpunkt des Interesses, und damit nicht ein triebgesteuerter „unerfüllter Kinderwunsch". Das adoptionswillige Paar darf nicht (mehr) an seiner „ungewollten Kinderlosigkeit" leiden (gerade der Aspekt des Leidens wird jedoch seitens der Reproduktionsmedizin immer wieder betont), sondern muss eine entsprechende Trauerarbeit bereits geleistet haben. Dieselben Paare, die sich zunächst in reproduktionsmedizinischer Behandlung befinden und sich entweder zeitgleich oder später an eine Adoptionsstelle wenden, werden somit in der einen Institution auf ihr ‚natürliches Recht' auf ein Kind verwiesen und darin bestärkt, während in der anderen Institution genau dieses ‚Naturrecht' einer Adoption entgegensteht und die Vermittlung eines Kindes verhindert.

Der Begriff der „ungewollten Kinderlosigkeit" – meist als Fremdbezeichnung für Paare ohne Kinder verwendet – stellt das Subjekt unter einen Handlungs- und Begründungszwang: Ich kann (und muss) mich entscheiden, ob ich Kinder haben will oder nicht. „Gute Eltern sind solche, die ihre Kinder vorausberechnet haben" (Zeller-Steinbrich 1995: 132). „Ungewollte Kinderlosigkeit" ist durch die reproduktionsmedizinischen Behandlungsmöglichkeiten nicht mehr bloßes Schicksal, sondern führt zu einem Entscheidungszwang für oder gegen reproduktionsmedizinische Interventionen.

Transplantationsmedizin: Die Qual der Wahl

Wie dargelegt wurde, ist die dominante öffentliche, rechtsverbindliche Meinung, auf der die Strategien der Bekanntmachung der Humantechnologien aufbauen, relativ homogen. Diese enthebt den Einzelnen dennoch nicht davon, sich selbst eine Meinung zu bilden und eine Wahl zu treffen. Dies gilt nicht nur für Patienten bzw. Angehörige „potentieller Organspender", sondern ebenso für diejenigen, die beruflich mit dieser Spitzenmedizin zu tun haben, vor allem Ärzte und Pflegepersonal.

Die von der Medizin angebotenen Möglichkeiten und die in der Praxis tatsächlich getroffene Wahl müssen auf verschiedenen Ebenen betrachtet werden. Einmal geht es für (noch) Nichtbetroffene und die Angehörigen „potentieller Organspender“ um die Option, sich mit der Thematik Tod und „Organspende“ auseinander zusetzen bzw. um das Recht, dies nicht zu tun. Zum anderen um die Möglichkeit, bei Bedarf Zugang zu dieser Behandlungsmethode zu bekommen (welche durch die geringe Anzahl verfügbarer Organe eingeschränkt ist) oder aber diese abzulehnen und sich für das Sterben zu entscheiden. Die Möglichkeit der Wahl, die Freiheit in der Wahl ist aber auch abhängig vom Wissensstand über die Humantechnologien. Darüber „aufzuklären“ und Informationen zu verbreiten, ist Aufgabe der Bundeszentrale für gesundheitliche Aufklärung (BzgA) und des Arbeitskreises Organspende der DSO. Da die Transplantationsmedizin von der Zustimmung der „Spender“ zu Lebzeiten bzw. der Einwilligung der Hinterbliebenen abhängig ist, muss sie die Bevölkerung dementsprechend motivieren. Besieht man sich die Schriften unter diesem Blickwinkel, wird schnell deutlich, dass es sich nicht um eine neutrale Darstellung von Fakten handelt, sondern mit diesen Schriften gezielt *Werbung* betrieben wird. Wir möchten aufzeigen, mit welchen Mechanismen dies passiert.

„Aufklärungsschriften“ sollen Laien medizinische Fakten erklären, sie zu einer Auseinandersetzung mit der Thematik und letztlich zu einer ‚freien‘ Entscheidung bringen. „Aufklärung“, also die hierarchische Vermittlung von Wissen, ist ein wichtiger Teil des Funktionierens der Expertensysteme, die Anthony Giddens als charakteristisch für die spätmoderne Gesellschaft mit ihrer komplexen Differenzierung und Spezialisierung bezeichnet hat (siehe Einleitung). Damit Expertensysteme jedoch überhaupt funktionieren können, muss etwas sehr Zentrales vorausgesetzt sein: Vertrauen. Die „Aufklärungsschriften“ dienen also nicht nur der Wissensvermittlung, sondern auch dem Zerstreuen von Bedenken. Noch wichtiger: Sie sollen Vertrauen schaffen. Der Begriff der „Aufklärung“ ist demnach nicht neutral (siehe Kap. IV), sondern ist im vorliegenden Fall darüber hinaus noch verknüpft mit moralischen Wertungen.

In den „Aufklärungsschriften“ werden konfliktträchtige oder problematische Aspekte, wie sie etwa in der gesellschaftspolitischen Diskussion auftauchen, vermieden. Weder wird thematisiert, dass es sich bei einem „Hirntoten“ um einen „lebenden Leichnam“ handelt (mit allen daraus resultierenden Schwierigkeiten für die Angehörigen), noch werden die Worte „Leiche“, „Leichnam“ oder „Leichenspende“, von wenigen Gegenbeispielen abgesehen, benutzt. Laut Helmers belegen Untersuchungen der Wickert-Institute, Tübingen (1973 und 1985) eine positive Einstellung zu Organtransplantation von 91% der damals befragten Bevölkerung. Es stellt sich die Frage, ob dieses Ergebnis auf eine Abschwächung der Furcht vor der Verletzung der Unversehrtheit des Körpers oder einer Leiche schließen lässt. Die Kulturwissenschaftlerin Sabine Helmers, die in ihrer Forschung die Einstellungen gegenüber Leichen in Deutschland untersuchte, verneinte dies:

> „Ich denke, daß dem nicht so ist, denn die Aufklärungsarbeit für die Ziele der Transplantationschirurgie stellt die Organspende eher in das Licht der Blutspende, die, unbelastet von einem allgemeinen Tabu, zu etwas Alltäglichem geworden und ohne Zweifel der Hilfe, Lebensrettung, anderer Menschen dienend ist, als daß sie mit ihren Informationen auf die Einstellungen zu Leichnam einwirkten." (Helmers 1989: 83)

Der grundlegende Tenor in der „Aufklärung" hat sich – so unser Eindruck – nicht verändert. Allerdings ist durch die starke öffentliche Diskussion um das Transplantationsgesetz eine Problematisierung der Thematik in breiteren Teilen der Bevölkerung eingetreten, sodass sich die überaus positiven Befragungsergebnisse von 1973 und 1985 nicht wiederholen lassen. Bei einer Umfrage zur Bereitschaft zur „Organspende" im April/Mai 1996, also vor der Verabschiedung des Transplantationsgesetzes, äußerten sich nur noch 52% positiv bei 21% Unentschlossenen,[179] 1998 – also nach Verabschiedung des Gesetzes – waren es zwar 64,6%, die einer eigenen „Organspende" zustimmen würden, jedoch 10% weniger als im Vorjahr (DGHS 1998). Die Zahl der Organübertragungen in den ersten vier Monaten 1999 ging bundesweit von 1.350 auf 1.159 zurück (Ärzte Zeitung vom 7. Juni). Insgesamt meldeten 1999 deutsche Krankenhäuser 2.352 mögliche „Organspender". In 671 Fällen konnten keine Organe entnommen werden, da keine Zustimmung der Angehörigen vorlag (Deutsches Ärzteblatt vom 9. Juni 2000).

Wie wird nun der „Hirntod" von Seiten der ‚Anbieter' für die breite Öffentlichkeit erklärt? Ein Informationspaket des Arbeitskreises Organspende (o.J.), das als Leitfaden für den Schulunterricht, aber auch für die Aufklärung über Organtransplantation in der Erwachsenenbildung (auch Krankenschwestern und -pfleger) konzipiert wurde, beschreibt den „Hirntod" (auf beiliegender Diskette) folgendermaßen:

---

179 Die Studie wurde durchgeführt vom EMNID-Institut Bielefeld.

„Ein solcher „hirntoter" Mensch, dessen gesamtes Gehirn also abgestorben ist, unterscheidet sich äußerlich nicht von einem gleich intensiv behandelten, bewußten Menschen mit noch lebendem Gehirn. Mit dem völligen und endgültigen Ausfall der Tätigkeit seines Gehirns hat der betroffene Mensch aufgehört, ein Lebewesen in körperlich-geistiger oder in leib-seelischer Einheit zu sein". (Anführungszeichen im Original)

Die integrative Einheit des Menschen sei damit nicht mehr gegeben, was in der Folge bedeute:

„Der Hirntod ist dem Tod des Individuums gleich. Er ist das Ende des personalen Lebens. Organe können ihren Träger überleben, sie sind nicht der Mensch selbst." (Begleitheft o.J.: 22)

Konsequenterweise wird an anderen Stellen des Begleitheftes von „Leichenspende" (o.J.: 11) und „Leichenorgan" (o.J.: 12) gesprochen. Graphisch wird der „Hirntod" wiederholt durch das sogenannte Null-Linien EEG veranschaulicht (Begleitheft o.J.: 12, 16 sowie Kopiervorlage, Projektionsfolie und Diskette). In einer fiktiven Diskussionsrunde dreier Jugendlicher über Organtransplantation auf der Diskette bringt es ein Junge folgendermaßen auf den Punkt: „Ich stell mir vor, Hirntod ist wie ‚Kopf ab'! Ist doch logisch, oder?" In der Schrift „Hirntod als der Tod des Menschen" (Schlake/Roosen o.J.), die den „Hirntod" und seinen wissenschaftlichen Nachweis erläutert (siehe Kapitel I), wird auch die Diskrepanz zwischen sinnlicher Wahrnehmung (‚lebend') und medizinischem Faktum (‚tot') thematisiert.

„Die Personalität eines Menschen, das unverwechselbare Ganze seiner menschlichen Existenz [sind] an sein Bewußtsein – und damit substantiell einzig an das Gehirn – gebunden." (Schlake/Roosen o.J.: 65)

Schwierigkeiten bereiten die Phänomene, die als Äußerungen oder Anzeichen von Lebendigkeit gelten und damit auch zur Kritik am „Hirntod" als Todesdefinition führen.[180] Aufgeführt werden hier unter anderem:

„[...] das ‚Lazarus-Zeichen' [...], supravitale Reaktionen bei der Organentnahme [...], Restaktivitäten im EEG sowie hypothalamisch-hypophysäre Restfunktionen [...], schließlich die Teilhirntod-Konzepte [...] und der Fall des ‚Erlanger Babys' [...]" (Schlake/Roosen o.J.: 57).

180 Vgl. die entsprechende Argumentation der Parlamentsdebatten in Kapitel IV.

In Bezug auf spinale Reflexautomatismen, auch als „Lazarus-Zeichen" bekannt, führen die Autoren an:

„So befremdlich und vielleicht erschreckend derartige Phänomene auch für Außenstehende sein mögen, sie entstehen zweifelsfrei außerhalb des Gehirns und damit jeglichen Bewußtseins auf der Ebene von Rückenmark, Nerven und Muskulatur. Sie haben mit dem personalen Leben des Menschen nichts mehr zu tun." (Schlake/Roosen o.J.: 54)

Als Kritik an der Kritik am „Hirntod", die sich an der „[...] ‚Anmutungsqualität'[181] des künstlich beatmeten Leichnams, welcher tatsächlich einem Lebenden äußerlich ähnlicher sein kann als mancher lebende Schwerkranke [...]" (Schlake/Roosen o.J.: 67) orientiere, führen sie an, dass

„[w]eder Philosophie noch Theologie bisher aber imstande [waren], schlüssige oder gar einheitliche Definitionen von Begriffen wie ‚Person' und ‚Leib' oder gar ‚Geist' und ‚Seele' zu liefern, geschweige denn das Problem des cartesianischen ‚Leib-Seele-Dualismus' zu lösen." (Schlake/Roosen o.J.: 67 f.)

Deutlich lässt sich hier der dominante Diskurs, wie er bereits in den Parlamentsdebatten zum Transplantationsgesetz auftrat, erkennen. Kritische Aufklärungsschriften und Initiativen sind selten. Da sie nicht auf finanzielle Unterstützung der Pharmaindustrie[182] und zumeist auch nicht auf öffentliche Gelder zurückgreifen können, haben sie weitaus geringere finanzielle Möglichkeiten, um den Werbekampagnen der Anbieterseite etwas entgegenzusetzen und das öffentliche Wissensspektrum zu erweitern.[183] Im öffentlichen Diskurs werden die Gründe für die geringe Organspendebereitschaft im zunehmenden Egoismus und mangelnden Altruismus unserer Gesellschaft gesehen: „Keiner will geben, aber alle wollen nehmen." Diese Erklärung blendet jedoch große Teile der Problematik aus, die zu einer ambivalenten Einstellung der Bevölkerung gegenüber Organtransplantation führt. Hierzu gehören vor allem der tabuisierte Umgang mit dem Tod und toten Körpern (das so-

---

181 Dieser Begriff wurde von dem Philosophen Birnbacher geprägt. Er bedeutet, ein „hirntoter" Mensch, in diesem Diskurs als „beatmeter Leichnam" bezeichnet, *mute* wie ein lebender Mensch an, sei aber keiner mehr.

182 Manche Pharmakonzerne, die im Bereich der Immunsuppressiva tätig sind, wie z.B. Novartis, haben eigene Referenten für die Öffentlichkeitsarbeit (Projektmanagement) zu Transplantation und bieten auch im Internet medizinische Wissensvermittlung für Laien und Professionelle an.

183 Zu nennen sind hier das Forum zur Beobachtung der Biowissenschaften Bioskop e.V. (Essen) und die Kontaktstelle Organspende (Billerbeck).

genannte ‚Leichentabu'), aber auch – wie gezeigt – die enge Verknüpfung von Körper, Leib und Identität. Des weiteren wird nicht erwähnt, dass die geringe Zahl an „Organspendern" auch mit der niedrigen Meldefrequenz der Krankenhäuser zusammenhängt (Baureithel/Bergmann 1999: 38 f.).

„Organtransplantation – jeder kann betroffen sein". So lautet der Titel eines Informationsfilmes der DSO und kennzeichnet exemplarisch ein Hauptargument, um die Bevölkerung zur „Organspende" aufzurufen. Das eigene mögliche Betroffensein wird auch in den Schriften der Bundeszentrale für gesundheitliche Aufklärung (BzgA) als Grund genannt, warum sich jeder mit Organtransplantation auseinandersetzen sollte.

„Fühlen Sie sich momentan rundherum gesund und glücklich? Dann wünschen wir Ihnen von ganzem Herzen, daß es so bleibt. Gleichzeitig bitten wir Sie, dennoch einmal über Krankheit oder sogar über den Tod nachzudenken. Denn der kann schneller kommen als erwartet – ob bei Ihnen, Ihrem Partner oder einem Menschen aus Ihrem Bekanntenkreis." (BZgA o. J.)

Immer wieder wird in den öffentlichen Informationsschriften konstatiert, dass eine „Organspende" eine sehr persönliche Entscheidung sei, die stark von der individuellen Biographie und Lebensanschauung eines Menschen geprägt werde. Die Ablehnung einer „Organspende" aus ethischen, moralischen oder religiösen Gründen sei deswegen grundsätzlich zu akzeptieren. Man möchte den Menschen mit der „Aufklärung" Faktenwissen für eine eigene richtige Entscheidung geben, sie zur Auseinandersetzung mit dem unangenehmen Thema des eigenen Todes bewegen und ihnen die Ängste, die mit diesem Thema verbunden sind, nehmen:

„Viele Menschen haben Angst, sich mit der Möglichkeit schwerer Krankheit, mit ihrem eigenen Sterben und Tod auseinander zu setzen.

Um die Spendebereitschaft in der Bevölkerung zu erhöhen, müssen wir deshalb die Menschen ermutigen, sich mit diesem Thema zu beschäftigen, sich eine Meinung zu bilden und ihren Entschluß entweder in einer Organspendeerklärung zu dokumentieren oder sie ihren Angehörigen mitzuteilen. Es kommt darauf an, Menschen frühzeitig auf eine solche Situation vorzubereiten und ihnen deutlich zu machen, daß sie mit einer solchen Entscheidung Leben retten können. [...]

Denn jeder Bürger sollte sich diesem Thema stellen, Verantwortung wahrnehmen und seine persönliche Entscheidung treffen." (BZgA o.J.)

Die „Aufklärungskampagne", welche die Bundeszentrale für gesundheitliche Aufklärung im Auftrag des Bundesministers für Gesundheit Ende Oktober

1996 bis Januar 1997 durchführte, soll die Botschaft „Schenken Sie Leben" vermitteln und damit „[...] den unbestrittenen Nutzen der Transplantationsmedizin zum Ausdruck" bringen (BZgA o.J.). Andererseits mache dieses Motto auch deutlich,

> „[...] daß die Organspende ein freiwilliger, persönlicher Akt der Mitmenschlichkeit ist – eben ein Geschenk. Weder der Nutzen der Organtransplantation noch die verständliche Hoffnung schwerkranker Menschen auf ein Spenderorgan darf auf den einzelnen Druck ausüben, um ihn zu einer zustimmenden Entscheidung zu drängen. Jede Entscheidung, aus welchen Gründen auch immer, ist zu respektieren." (BZgA o.J.)

Doch wie sieht es mit der Freiwilligkeit und dem moralischen Druck aus, wenn auf einem Plakat dieser Kampagne, welches ein verliebtes junges Paar auf einem Bahnsteig zeigt, zu lesen ist:

> „Schön, wenn Sie Ihr Herz verschenkt haben.
>
> Wollen Sie's nach Ihrem Tod noch einmal tun? Lieben Sie jemanden? Dann wissen Sie, wie gut das tut und wie viel Kraft dieses Gefühl einem geben kann. Dann wissen Sie aber auch, daß man Liebe nicht erzwingen kann. Sie ist freiwillig.
>
> Wie zum Beispiel die Organspende: Sie ist ein Zeichen der Solidarität mit kranken Menschen, ein Akt der Nächstenliebe, der über den Tod hinausgeht." (BZgA o.J.)

Auch aus Sicht der Deutschen Bischofskonferenz und des Rates der Evangelischen Kirche in Deutschland „[...] ist die Bereitschaft zur Organspende nach dem Tod ein Zeichen der Nächstenliebe und Solidarisierung mit Kranken und Behinderten" (1990: 26). Kritiker sehen darin die Erklärung der „Organspende" zur Pflicht eines Christen und einer Christin. Nach Ansicht Seibels, vor seiner eigenen Erkrankung und Lebertransplantation Pastor einer Freien Evangelischen Gemeinde, ist dies jedoch verkehrt:

> „Obwohl Christen durch verschiedene Bibelstellen zur Nächstenliebe aufgerufen sind – siehe z.B. Römer 13,8-10 – betrachte ich dennoch nicht die Organspende als christliche Bringschuld.
>
> Eine solche Sichtweise würde zu einem moralischen Druck auf potentielle Organspender oder deren Angehörige führen, der bei einer Verweigerung der Organentnahme das Gewissen belasten kann. Organspende muß ein Akt der Freiwilligkeit bleiben. Abgesehen davon kann Liebe nicht befohlen werden." (1995: 87 f.)

Mit welcher Begründung kann denn die Verweigerung einer „Organspende" noch gerechtfertigt werden, wenn er in derselben Schrift kurz zuvor argumentiert:

„Wenn ich weiß, daß im Fall eines plötzlichen Todes durch meine gesunden Organe Leben erhalten werden kann, darf ein Sich-nicht-auseinandersetzen-Wollen mit diesem Thema für mich als Christ nicht mehr in Frage kommen. Ein Wegsehen von den Fragen und Problemen der Transplantationsmedizin, aus welchen Gründen auch immer, ist ein in keiner Weise angemessenes Verhalten gegenüber den vielen auf ein Weiterleben hoffenden Kranken." (1995: 86)

Auch wenn, wie gesagt, das Ablehnen einer „Organspende" aus religiösen Gründen, so der Grundtenor, akzeptiert wird, folgt dem meist das Gegenargument, dass sich die dominanten Stimmen der evangelischen und katholischen Kirchen offiziell in ihrer Erklärung von 1990 für „Organspende" und die Akzeptanz des „Hirntodes" ausgesprochen haben und diese Eingriffe auch die Auferstehung nach dem Tode nicht tangieren (Dtsch. Bischofskonferenz 1990: 23). Demnach könne es sich also gewissermaßen nur um Aberglaube denn um wahrhaft religiöse Überzeugungen handeln.

Die Wahl aus der Sicht der Transplantationschirurgie

Die Wirklichkeit, wie sich Individuen verhalten und welche Wahl sie für sich selber – sei es als Fachmann bzw. Fachfrau oder als Privatperson – treffen, ist komplex. Dies wurde besonders deutlich im Gespräch mit dem Transplantationschirurgen Prof. Dr. Hans-Martin Kresche, der für sich selbst reproduktionsmedizinische ‚Hilfe' und auch Transplantationen ablehnte:

„Ich persönlich wäre nicht bereit, in meinem eigenen Fall diese Dinge [die Möglichkeiten der Reproduktionsmedizin] zu Hilfe zu nehmen, weil ich glaube, dass [es] kein besseres Konzept gibt als das Konzept der Natur, was sich immer wieder anpasst. Ich glaube nicht, dass wir uns anmaßen können, in irgendeiner Weise selbst Korrekturen durchzuführen, um etwas zu verbessern in Anführungsstrichen. Es gibt nichts Besseres als das, was die Natur, was die Schöpfung selbst in sich ständig reproduziert. Und wenn auf natürlichem Wege gewisse Dinge nicht möglich sind – wenn natürlich organisch alles in Ordnung ist – dann glaube ich, hat das einen tieferen Sinn, dass das nicht so ist […]."

Frage: „Und gilt das für Sie auch für Transplantation? [Denn] bei unserem ersten Gespräch habe ich sehr gestaunt. Da haben Sie gesagt, dass Sie für sich selbst gar nicht wüssten, ob Sie das überhaupt [wollten]."

Prof. Dr. Hans-Martin Kresche: „Das weiß ich immer noch nicht. Es ist aber auch schwer zu entscheiden, weil man die ganze Tragik und die ganze Qual möglicherweise, [die in] dieser Situation steckt, nicht theoretisch erfahren kann. Es ist durchaus möglich, dass, wenn ich in der Situation wäre, sagen würde: Ja, ich möchte doch noch länger leben, ich hänge doch noch sehr am Leben und möchte noch nicht abtreten. Aber es ist natürlich eine Anschauungssache. Ich bin nun jemand, der durchaus daran glaubt, dass wir nicht nur ein Leben haben. Und das beinhaltet natürlich auch die Konsequenz, dass es völlig egal ist, wann ich dieses Leben beende, Hauptsache, ich beende es unter menschenwürdigen Bedingungen. Also zum Beispiel Selbsttötung käme nie in Frage, weil auch das gegen das natürliche Konzept wäre. Aber ich denke mal, wenn ich eine unheilbare Krankheit hätte, die ich nicht aus eigener Kraft überwinden kann, dass das für mich das Zeichen wäre, dass ich eigentlich meine Aufgaben dieses Lebens entweder erfüllt habe oder eben doch nicht in der Lage bin zu erfüllen, und irgendein weiser Entschluss kürzt dann dieses hoffnungslose Unterfangen schon vorher ab. Und das wäre auch die Denkweise eines waschechten Buddhisten, der sagen würde: Transplantieren? Ich? Mich? Warum denn? Warum denn jetzt noch zehn oder fünfzehn Jahre in einem veränderten Leben weiterleben, wo ich das jetzt schon im Grunde genommen für meine spirituelle Entwicklung nutzen könnte, die ich außerhalb meines Körpers verbringe, um vielleicht auch sehr viel früher wieder zu reinkarnieren. [...] In Anbetracht meiner Lebensphilosophie weiß ich nicht, ob ich mich transplantieren lassen würde. Ich bin nicht so, dass ich jetzt sagen könnte: ‚Ja, auf jeden Fall, für mich kommt nichts anderes in Frage. Das bin ich meiner Position schuldig, das bin ich meiner Familie schuldig oder wem auch immer‘ oder ob ich sage: ‚Nein, kommt für mich überhaupt nicht in Frage, weil es nicht mein Weg ist‘. Es färbt aber insofern nicht auf meine Tätigkeit ab, als dass ich sie in Frage stelle.“

Bewusst eine Entscheidung zu treffen, kann auch Konflikte bedeuten, nicht nur mit sich selbst, wie dies im vorangegangenen Beispiel angedeutet war, sondern auch mit seiner nächsten Familie, wie es die Krankenschwester Angela Gimpe schilderte:

„Ich habe meinen Eltern schon immer gesagt: Ich habe einen Organspenderausweis, und wenn ihr sagt: ‚Das gibt es nicht oder das wollen wir nicht

aus irgendwelchen Gründen', ich sage: ‚Ich komme aus dem Grab'. Man muss die Leute dazu bringen, normal damit umzugehen, das kann jedem passieren. Und man muss selber seine Angehörigen aufklären und ihnen immer wieder sagen: Ich habe den Pass, und sagt ihr ja nicht ‚Nein', das ist wichtig."

Frage: „Und ist das dann auch für [Ihre Eltern] in Ordnung gewesen?"

Angela Gimpe: „Ich habe vornehmlich mit meiner Mutter darüber gesprochen. Am Anfang war sie wohl ziemlich schockiert, aber ich habe ihr immer gesagt, dass ich bis jetzt ein gutes Leben gehabt habe, und auch wenn ich jung sterbe, ich damit überhaupt keine Probleme habe."

Die individuellen Entscheidungen bezüglich „Organspende" gehören zwar in den Bereich des Persönlichkeitsschutzes, dennoch haben diese auch Auswirkungen auf die Einstellung zur Arbeit in einer Klinik, in welcher Transplantationen stattfinden.

Die Stationsleiterin Brigitte Gerhoff als Mitglied des Pflegepersonals skizzierte die Situation auf der Station folgendermaßen:

„Unser ärztlicher Dienst hier ist nicht unbedingt ein Befürworter der Explantation. Die Meinung ist im Großen und Ganzen geteilt. Wir haben schon welche, die sagen: ‚Es ist eine gute Sache, wir fördern das, wir melden auch solche Patienten'. Es gibt aber auch welche, die sagen: ‚Nein, ich möchte das nicht. Ich stimme dem nicht zu. Ich werde diesen Patienten nicht an die Anästhesie-Abteilung melden'."

Frage: „Und vor welchem Hintergrund findet das statt? Wo sind da die Bedenken einzuordnen?"

Brigitte Gerhoff: „Auf dieser Gewissensbasis, das zu verantworten. Ein Arzt, der diese Entscheidung gibt, ja, ihr könntet bei diesem Patienten unter Umständen die Organe entnehmen, [macht] eben auch schon einen ganz großen Schritt. Und wenn man das selber nicht befürworten kann, ist das auch dieser Gewissenskonflikt."

Der Intensivmediziner und Transplantationsbeauftragte Dr. Heiner Fahrenkamp machte sich auch Gedanken darüber, ob die Entscheidung für eine Wahl und die Durchführung von entsprechenden Maßnahmen, für eine Explantation dem Einzelnen aufgrund seiner persönlichen Gewissensentscheidung überlassen werden sollte oder ob der Einzelne beruflich verpflichtet werden kann,[184] selbst, wenn der Betroffene persönlich Schwierigkeiten damit hat:

„Wenn das [die Gespräche mit Angehörigen bezüglich einer Organfreigabe] wenige [Personen], aber dann intensiv und richtig machen, ist es sinnvoller, als wenn man das viele machen lässt, die nicht so richtig die Erfahrung haben oder auch das Engagement, um das zügig abzuwickeln, beziehungsweise auch mit Einfühlungsvermögen bei den Angehörigen durchzuführen. Das ist eigentlich auch ein Punkt, der in der Gesetzgebung ein bisschen zu kurz gekommen ist, der Umgang mit den Angehörigen. Es wird immer nur nach dem Rechtsverfahren gefragt, wie es abzuwickeln ist. Aber wie wir die Angehörigen betreuen, wie wir zum Beispiel einfühlsam mit ihnen umgehen, wie man schwierige Arzt-Patienten- oder Arzt-Angehörigen-Gespräche gestaltet, die Kommunikationsprobleme, das ist doch ein Gebiet, was noch bearbeitet werden muss, um da Verbesserungen zu schaffen. Das EDHEP-Seminar[185] wird hier angeboten werden, [das] ist sehr nützlich, das sollte man forcieren […].“

Frage: „Und [sollte man] dann auch solche Gespräche nur Leute führen lassen, die auch [dafür] geschult sind?“

Dr. Heiner Fahrenkamp: „Auf jeden Fall nur solche, die auch bereit dazu sind, die es also nicht als Dienstaufgabe aufgedrückt bekommen, sondern die sagen: ‚Okay, ich fühle mich in der Lage, auch wenn es schwer ist, ich mache das‘. Denn ohne eigene Bereitschaft und Offenheit kann man kein vernünftiges Gespräch in einer solchen Situation führen. Da muss man Einfühlungsvermögen, Empathie mit den Angehörigen aufbauen können und auch [ihr] Vertrauen wecken können und nicht nur eine Rolle spielen, um möglichst schnell ein Ja herauszuquetschen, sondern es geht darum, erst mal wirklich ein Ansprechpartner, Vertrauenspartner zu sein. Denn nur denen können die Angehörigen dann wirklich vertrauen und ihnen auch eine fundierte Antwort geben, die sie hinterher nicht bereuen […].

Was ich mit Betroffenheit zur Kenntnis genommen habe, das war vor etwa sechs Wochen eine Fortbildung hier im Haus. Da ging es auch um ethische

184 Im Transplantationsgesetz wurde dies durch die Meldepflicht „potentieller Organspender“ gesetzlich festgelegt.

185 The European Donor Hospital Education Programme (initiiert von der Eurotransplant Foundation). Ein Programm zur Schulung von Ärzten und Pflegepersonal im richtigen Umgang mit Angehörigen „potentieller Organspender“.

Fragen der Organtransplantation. Da war jemand aus dem Seelsorgebeirat, ein Psychotherapeut. Und der berichtete mir aus seiner Praxis, dass er fünf Angehörige therapeutisch betreut, die eine Entscheidung getroffen hatten, die bei ihnen jetzt ein Problem geschaffen hat, dass sie also mit der Entscheidung nicht fertig geworden sind. Ich weiß nicht, ob es nun Zustimmung oder Ablehnung, oder ob es eine gemischte gewesen ist. Auf jeden Fall waren sie mit ihrer Entscheidung damals nicht zufrieden, weil sie möglicherweise überrumpelt [wurden] oder irgendwelche anderen Situationen gewesen sind, die ich nicht kenne. Es hat auf jeden Fall zu einer Psychotherapie geführt, und das hat mich insofern betroffen, dass ich denke, wir haben unsere Aufgabe nicht gut gemacht. Wir müssten daran arbeiten, dass die Betreuung der Angehörigen besser wird, und dass sie auf jeden Fall mit der Entscheidung, die sie hier vor Ort treffen, hinterher auch fertig werden und leben können und sie nicht bereuen."

Die Krankenschwester Silke Babels erkannte die Situation der Angehörigen, die sich plötzlich entscheiden müssen, als Dilemma, aus dem es keinen wirklichen Ausweg gibt und bei dem das Pflegepersonal auch nur bedingt weiterhelfen kann:

„Ich empfinde es als schwierig, vor allen Dingen, wenn es um Kinder oder junge Leute geht, weil wir dann wissen, dass die Angehörigen schon mit dem Arzt gesprochen haben, dass er sie praktisch mehr oder weniger vor die Entscheidung stellt, Ja oder Nein, und wir dann auch merken, dass das sehr, sehr schwer ist. Denn man muss sich relativ schnell entscheiden, man hat ja nun nicht eine Woche Zeit, um sich das zu überlegen. Viele sind damit einfach überfordert, sich so schnell entscheiden zu müssen. Und man muss es ihnen ja auch immer wieder sagen und erklären, und das ist eine blöde Situation. Auf der einen Seite muss man den Angehörigen auch sagen, dass sie sich entscheiden sollen, sie müssen sich entscheiden, es führt ja nun kein Weg daran vorbei."

Frage: „Und wird das mit Ihnen auch noch einmal besprochen?"

Silke Babels: „Zuerst wird mit dem Arzt gesprochen, und der klärt die Angehörigen ganz genau auf. Meistens, wenn sie dann wiederkommen, sind sie erst einmal völlig fertig, das ist ganz klar, und machen sich Gedanken darüber. Ich habe es auch oft erlebt, dass viele sich wie vor den Kopf geschlagen fühlten, weil sie überhaupt nicht damit gerechnet haben, dass es wirklich so schlimm ist. Dann mussten sie erst mal damit klarkommen und sich damit abfinden, dass es wirklich so schlimm ist und sich dann noch dazu entscheiden, dass Organe entnommen werden sollen. Es gibt einige, die können sich relativ schnell entscheiden und sagen: ‚Okay, ich stimme zu'. Weil sie der Meinung sind, dass sie anderen Menschen damit helfen können und auch daran denken, dass, wenn ihnen selbst so was passieren würde, sie wollten, dass ihnen auch geholfen würde. Somit entscheiden einige sich ziemlich schnell. Aber andere, die können sich nicht entscheiden oder tun sich sehr, sehr schwer damit."

Auch Brigitte Gerhoff thematisierte, dass die Situation der Entscheidungsfindung für die Angehörigen eine Belastung und ihrer Meinung nach auch eine Überforderung darstellt.

Frage: „Mir hat man erzählt, dass sich quasi die eine Hälfte [der Angehörigen] dafür entscheidet und die andere dagegen."

Brigitte Gerhoff: „Ja, es sind manchmal noch weniger, die sich wirklich [dafür] entscheiden. Und diejenigen, die sich entscheiden, geben oft ganz gezielt ihre Einwilligung, wofür. Oftmals lassen sie das Herz raus, dass das eben nicht mit entnommen werden soll. Oftmals kommen noch wieder Zweifel auf, obwohl sie ihre Zustimmung gegeben haben, ob es richtig ist, ob es nicht richtig ist. Und ich denke, bei vielen Angehörigen kommt das auch nachher in der Trauerphase."

Frage: „Dass sie quasi überfordert sind?"

Brigitte Gerhoff: „Ja, meines Erachtens sind sie in dem Moment wirklich überfordert. Wir bekommen zwar den Brief vom Transplantationszentrum, was aus den Organen geworden ist, die Angehörigen bekommen diese Meldung ja auch, aber ich denke nicht, dass viele in dem Moment wirklich wissen, was sie da tun. Es wird ihnen ja auch immer ganz, ganz positiv und gut erklärt. Auch der Doktor Gubernatis sagte mal: ‚Wir haben ein Problem, Sie müssen sich entscheiden, und wir haben keine Zeit vom Transplantationsteam, da muss jetzt möglichst schnell eine Entscheidung her. Sie können sich gerne noch beraten, aber bitte, bis dann und dann müssen Sie uns Bescheid geben'."

Die ,Situation' der Angehörigen von „Hirntoten"

Wie aber sieht die Situation nun aus Sicht der Angehörigen „potentieller Organspender" auf der Intensivstation aus? Wird ihnen von ärztlicher Seite die „Bitte um Organspende" gestellt, ist ihnen die Wahl, sich nicht mit dieser Thematik auseinander zu setzen, bereits genommen. Dies ist insofern wichtig, da sich die Angehörigen bei der Übermittlung der Todesnachricht (eines meist plötzlichen Todes), die zeitlich eng mit der „Bitte um Organspende" zusammenliegt, wenn sie sich nicht gar unglücklicherweise überschneiden, in einer existentiellen Ausnahmesituation, einem Schockzustand befinden. Gerade die erste Zeit nach der Übermittlung der Todesnachricht ist für den Verlauf des Trauerprozesses von großer Bedeutung (vgl. Jerneizig 1992). Eine Störung in dieser Phase ist durch nichts im späteren Verlauf auszugleichen. Die Zeit, während der sich die Angehörigen mit der Entscheidung für oder gegen eine „Organspende" befassen müssen, ist ihnen unwiderruflich von der Zeit des Abschiedes und des Verarbeitens eines plötzlichen Todes genommen. Robert Eilert (39) berichtete, wie wichtig es für ihn war, sich in der Situation des Sterbens seiner Lebensgefährtin auf der Intensivstation nicht mit dem Thema „Organspende" auseinandersetzen zu müssen. Sie selbst hatte sich aufgrund eines diagnostizierten Hirnaneurysmas, das zu Hirnblutungen und damit zum Tode führen kann, frühzeitig mit der Thematik befasst und sich entschlossen im Falle ihres Todes, ihre Organe zu spenden:

„Das war unabhängig von mir geschehen, einfach dadurch, dass jeder von uns eine Willenserklärung hat bzw. hatte, und für mich in diesem Moment diese Entscheidung nicht anstand. Das ist, glaube ich, etwas ganz, ganz Entscheidendes, denn ich weiß heute sicher, ganz sicher, dass ich wohl schwerlich in dieser Situation darüber hätte entscheiden wollen. Das bedeutet, dass ich mir [...] sofort bewusst war, dass diese Situation, von der wir gesprochen hatten, jetzt eingetreten ist und dass das unter Umständen eben eine Organentnahme bedeuten würde. Ich muss sagen, dass ich mir das nie vorstellen könnte, das für jemand zu entscheiden, ich also der ganz, ganz festen Überzeugung bin, dass das jeweils jeder Mensch für sich entscheiden muss. Muss! Und das ist auch das Anliegen gewesen, warum ich dies Gespräch mit Ihnen führe. [...] ,Sollte' ist vielleicht besser ausgedrückt als muss. Aber ich empfinde es schon so, dass es auch eine Verpflichtung gibt, das auf unterschiedlichen Ebenen zu thematisieren. [...] Einer der

Ärzte [auf der Intensivstation] hat versucht, relativ zurückhaltend dieses Thema anzusprechen. Und ich habe ganz offen und sehr schnell darauf hingewiesen, dass eine Zustimmungserklärung vorliegt und dass im Grunde genommen diese Entscheidung schlussendlich bei den Ärzten liegt und nicht meine ist. Das hat die Situation natürlich, in Anführungsstrichen, ‚unkompliziert' gemacht."

Robert Eilert wurde auf der Intensivstation sowohl von Schwestern und Pflegern als auch von den Ärzten sehr einfühlsam behandelt. Er stellte heraus, wie wichtig dies für ihn auch in Bezug auf die weitere Verarbeitung des Todes seiner Lebensgefährtin war.

„Dazu muss ich sagen, dass ich im Grunde genommen 24 Stunden Gelegenheit hatte, auf der Intensivstation Abschied zu nehmen. Das war für mich eine sehr, sehr entscheidende Situation, die auch unmittelbar mit dem Tod verbunden war. Ganz, ganz wichtig! Ich habe mir also gesagt, wie wäre es gewesen, das nicht erleben zu können? Das war für mich, was ganz, ganz einschneidendes. Ich bin über Nacht in der Klinik geblieben, was überhaupt kein Problem dort auf der Intensivstation war. [Dann hat man die] anderen sehr schwer Kranken mitzuerleben. Und das auch sehr bewusst zu erleben, weil die Zeit ganz anders vergeht und die Wahrnehmung völlig anders ist. Ich muss sagen, dass ich diese Bilder immer noch vor Augen habe und das schon für mich immer etwas Erschreckendes hatte [...] und auch behalten hat, dieser Eindruck ‚Intensivstation'. Auf der anderen Seite, wohl durch die Art und Weise, mit der die Ärzte und auch die Pfleger mit den Kranken umgegangen sind, [die] mir den Eindruck vermittelt haben, dass das eine sehr humane Umgehensweise ist. Das mag sicherlich auch mit meiner Situation zusammengehangen haben und mit der Form, wie mit mir umgegangen wurde. Das ist also sehr stark damit verbunden. [...] Ich habe mir im Nachhinein darüber oft Gedanken gemacht, wie hätte ich reagiert? Ich muss sagen, im Nachhinein, glaube ich, würde ich mir nicht zutrauen, diese Entscheidung zu fällen bzw. finde ich, dass das jeder Mensch für sich allein entscheiden muss oder im Gespräch mit anderen. Aber es ist für einen Außenstehenden, wie nah er dem Organspender auch immer sein mag, eigentlich nicht zuzumuten, über diese Situation zu entscheiden. [...] Die Situation, dort Abschied nehmen zu müssen, ist der härteste Augenblick gewesen, aber eben dadurch [...] erträglicher, dass ich diese Entscheidung nicht ge-

troffen habe. [...] Deshalb [ist es] auch heute leichter für mich, damit umzugehen.“

Auch bei spontaner Ablehnung einer „Organspende“ kann es im Nachhinein bei Angehörigen zu Zweifeln und Schuldgefühlen kommen, damit einem anderen Menschen die Chance auf eine Rettung durch Organtransplantation genommen zu haben. Die Beteuerung der Freiwilligkeit der Entscheidung gerät jedoch zur Farce, wenn bei der Bitte um „Organspende“ direkt Bezug zum Schicksal anderer, vom Tode bedrohter Menschen hergestellt wird, wie dies beim Ehepaar Deneke, deren zweijähriges Kind tödlich verunfallte, geschah:

Tanja Deneke (28): „Es war so, dass die Ärzte uns im Grunde in einem Atemzug gesagt haben, dass er tot sei, dass sie uns in Kenntnis gesetzt haben vom Ergebnis ihrer Untersuchung und die nächste Frage war, ob wir ihn zur Organspende freigeben könnten. [...] Meine erste Frage war, ob ich denn, wenn sie jetzt die Geräte abschalten, [ihn] noch in den Armen halten könnte. Da kam dann dieses: ‚Ja, das könnten Sie natürlich, aber Sie könnten ihn auch zur Organspende freigeben, überlegen Sie sich das‘. Das war wirklich innerhalb von einer Minute, diese zwei Sachen. Und zwar auch ganz schnell hintereinander.“

Frage: „Hat man Ihnen vorher den Hirntod noch ausführlicher erklärt?“

Tanja Deneke: „Nein. Man hat uns schon erklärt, dass man das irgendwie messen kann, aber man hat es nicht [ausführlicher] erklärt. In dem Moment, wo klar war, dass [unser Sohn] das nicht überlebt, gab es einen sehr starken Rückzug von Seiten der Ärzte. Es blieb im Grunde einer übrig, dem man diese Aufgabe wohl angetragen hatte, uns das mitzuteilen. [...] Dieser Wunsch, diesem Tod, den man nicht begreifen kann, irgendeinen Sinn abzutrotzen, das ist vielleicht das, was im ersten Moment doch sehr stark ist. Dann müssen das andere Eltern nicht erleben, gerade bei so einem kleinen Kind und gerade auch bei Herztransplantationen, wo es einfach auch akut ist für die Kinder, die Herzen brauchen, und wir dann zugestimmt haben [...].“

Damit werden die Angehörigen bei einer Ablehnung indirekt für den möglichen Tod eines anderen Menschen verantwortlich gemacht. Einen größeren moralischen Druck kann es nicht geben.

Inwieweit man bei der „Lebendspende“ (Niere, Leberteilsegmente) unter Verwandten und sich emotional nahe stehenden Personen von Freiwilligkeit sprechen kann, ist ebenfalls zu hinterfragen, wenn die Betroffenen tagtäglich mit den Leiden und dem langsamen Siechtum ihrer Angehörigen konfrontiert sind. Hinzu kommt auch hier, dass die Freiheit in der Entscheidung vom Grad der Informtion abhängt. Gerhild Drüe (1999: 49) weist darauf hin, dass in Veröffentlichungen zur Verbreitung der Lebendnierenspende nicht immer die möglichen Risiken und die tatsächlich eingetretenen Probleme der Nierenspenderinnen und -spender deutlich angeführt werden. Auch unter Dialysepatienten und der Verbandszeitschrift der Dialysepatienten Deutschlands e.V. wird diese Thematik kritisch diskutiert (Drüe 1999: 49-59). Nicht wenige haben selbst ein entsprechendes ‚Angebot' aus dem familiären Umfeld abgelehnt.

Die Empfänger: wenn eigentlich keine Wahl mehr übrig bleibt

Die Gesunden haben (noch) die Wahl, auf eine Auseinandersetzung mit Krankheit, Tod und Sterben zu verzichten. Die bereits Erkrankten haben sie nicht. Da diese jedoch auf die rechtzeitige Auseinandersetzung der (noch) Gesunden mit der Thematik „Organspende" angewiesen sind, wird diese Freiwilligkeit schnell zu einer moralischen und gesellschaftlichen Pflicht der Solidarität:

> „Würden Sie jemandem helfen, wenn man Sie darum bittet? Dann tun wir das damit. Waren Sie schon einmal auf fremde Hilfe angewiesen? Dann wissen Sie, wie wichtig es ist, daß es Menschen gibt, die bereit sind, anderen zu helfen, zum Beispiel, wenn Sie in eine Situation geraten, in der Sie ein Spenderorgan benötigen, um weiterleben zu können. Wäre es nicht schön, wenn in diesem Moment auch für Sie ein geeignetes Organ zur Verfügung stünde?" (BZgA o.J)

Die Möglichkeit, bei medizinischer Indikation auf eine Organtransplantation als Behandlungsmethode zu verzichten, gibt es nach dominierender Sichtweise der Transplantationsmedizin und Betroffenenverbände nicht. Im Falle eines Nierenversagens sei die Dialyse zwar eine Alternative, aber eine schlechte, da sie sowohl körperlich als auch psychisch und sozial eine große Belastung und Einschränkung darstellt. Bei Herz-, Herz-Lungen- und Lebertransplantationen bleibt als Alternative nur der Tod. So konstatierte eine Herztransplantierte bei einem Selbsthilfegruppentreffen, dass die Entscheidung zur Transplantation keine schwere Entscheidung gewesen sei, sondern in dem Sinne eigentlich gar keine, denn wer wolle schon sterben. Immer wieder wird deswegen sowohl von Seiten der Anbieter als auch der Empfänger erwähnt, es gäbe eigentlich niemanden, der oder die sich gegen eine Organtransplantation entscheidet. Manche Patienten warten aus Angst zu lange damit, sich auf die „Warteliste“ setzen zu lassen. Erst wenn es ihnen so schlecht geht, dass sie massive körperliche Einschränkungen erfahren und merken, dass der Tod näher rückt, sind sie zu dem Schritt bereit, wie in Kapitel III bereits erwähnt. Monika Wiese (58) schilderte den Prozess, den sie durchlaufen hat, um eine Transplantation annehmen zu können, vor der sie – wie bereits erwähnt – zunächst Ekel empfand:

„Ich habe mich standhaft gegen eine Transplantation geweigert, bis es mir so ganz schlecht ging. Ich war schon lange nicht mehr berufstätig gewesen und habe die neuen medizinischen Entwicklungen nicht verfolgt. Ich konnte demnach nicht einschätzen, wie es Transplantierten eigentlich hinterher geht. Dass die unter uns leben und auch berufstätig sind, hab ich nicht mitbekommen. Als mir der Arzt eröffnete, dass die Transplantation meine einzige Lösung sei, hab ich ihm nicht geglaubt und hielt das für eine Fehldiagnose. Ich habe mich dagegen gewehrt. Die jungen Ärzte waren sehr enttäuscht, dass ich eine Transplantation nicht annehmen wollte. Doch der Chef wusste, mir würde es eines Tages so schlecht gehen, dass ich ‚ja‘ sagen würde. Wenn man den Tunnelblick bekommt und sich mit zunehmendem körperlichen Verfall auch seelisch etwas verändert, man interessiert sich nur noch für sich selber und zum Beispiel nicht mehr für die Kinder. All das wusste ich nicht, obwohl ich Krankenschwester bin.“

Auch als sich ihr Gesundheitszustand dramatisch verschlechterte, war es für sie wichtig, Zeit und Raum für ihre Entscheidungsfindung zu haben:

„Auch hat man mir Zeit gelassen, bis ich wirklich bereit war, die OP durchführen zu lassen, um dann zügig in Aktion zu treten. Derweil konnte ich zu Hause alles regeln und mich voll auf das große Ereignis konzentrieren. Ich hatte keine Angst mehr vor dem Eingriff, denn eine andere Chance hatte ich nicht und die wollte ich nutzen, so gut ich es konnte.“

Der Prozess der Entscheidungsfindung verläuft je nach Patient oder Patientin sehr unterschiedlich. Elisabeth Wellendorf, eine Psychologin, die u. a. mit an Mukoviszidose erkrankten Kindern und Jugendlichen auf der Warteliste für eine Organtransplantation arbeitete, vertritt die Ansicht, dass niemand das

Recht habe, auch in langwierige Entscheidungsprozesse, bei denen es um Leben und Tod gehen kann, einzugreifen (1993: 76). Häufig kann es dann bereits zu spät sein, wenn z.B. der Gesundheitszustand eine Organtransplantation nicht mehr zulässt oder die Wartezeit auf ein passendes Organ zu lange ist. Dann tritt der sogenannte „Tod auf der Warteliste“ ein.

Von einer freien Entscheidung für eine Organtransplantation kann man eigentlich nur sprechen, wenn die Patienten und Patientinnen wissen, was dies für sie und die anderen davon Betroffenen, die „Spenderseite“, bedeutet. Nur eine detaillierte Information über Chancen und Risiken einer Organtransplantation sowie eines Lebens nach einer Organtransplantation mit allen möglichen Begleiterscheinungen und Erkrankungen kann dies ermöglichen (mit der Einschränkung, dass – wie oben bereits angedeutet – häufig die Meinung vertreten wird, dass es bei der Frage um Leben oder Tod keine Wahl gibt). Es geht also darum, wie die Möglichkeit der Transplantation den Patienten von ärztlicher Seite nahe gebracht wird. Werden Alternativen zu einer Organübertragung genannt oder heißt es: „Jetzt besorgen wir Ihnen ein neues Herz!“? Zieht man das Arzt-Patienten-Verhältnis (Wissen, Hierarchie, Macht) in Betracht, so ist einzusehen, dass häufig von der Art der Darstellung der Thematik auch die Auseinandersetzungsbereitschaft und -möglichkeit der Patienten und Patientinnen abhängt bzw. ihr Wissen darum, dass diese Entscheidung auch eine ethische, moralische oder religiöse Dimension hat.

Wie viele Patienten es geben mag, die auf die Möglichkeit einer Transplantation verzichten, ist nicht zu sagen. Eine Studie bezüglich Herztransplantation aus dem Jahre 1990 berichtet von 15% der dabei untersuchten Patienten, die sich gegen eine Herztransplantation entschieden (Johnson nach Bunzel 1993: 30 f.). Wellendorf schildert den Fall einer 15jährigen Patientin, die sich mit den Worten „ich will das nicht, ich kann nicht mit den Organen eines Toten leben, ich möchte lieber sterben“ (1993: 76), endgültig gegen eine Transplantation entscheidet. Eine Krankenhausseelsorgerin berichtete uns von zwei von ihr betreuten Patienten, die sich gegen eine Transplantation entschieden haben. Der eine Patient lebte zum Zeitpunkt des Gespräches noch, bereits vier Jahre länger als von ärztlicher Seite prognostiziert. Die andere Patientin blieb auch im Endstadium ihrer Lebererkrankung, als sie bereits wusste, was an körperlichen Leiden in der letzten Phase des Sterbens auf sie zukommen wird, bei ihrer Entscheidung gegen eine Transplantation. Sie ging den Weg zu Ende, hat sich von ihrer Familie verabschiedet und auf den Tod vorbereitet. „Ich denke immer wieder über die Möglichkeit nach", sagte die Patientin der Seelsorgerin, „aber ich merke, meine Entscheidung ist richtig für mich". Gisela Mahrt (66), deren Mann seit seinem 26. Lebensjahr herzkrank war, schilderte uns den Entscheidungsprozeß, der nach reiflicher Überlegung dazu führte, eine Herztransplantation abzulehnen:

„Im Grunde war es so, dass er den Infarkt gut überlebt hat. Um Aufschluss zu kriegen über den Zustand des Herzens, sollte er diese Untersuchung [Herzkatheter, Anm. der Verf.] machen. Er hat zu diesem Arzt sehr großes Vertrauen gehabt und hat das dann im Grunde ihm zu Liebe getan. Mit diesem verheerenden Erfolg [eines weiteren Infarktes, Anm. der Verf.], aber eben auch mit [...] der Bestätigung des Krankheitsbildes, dass ihm im Grunde nur eine Transplantation helfen kann. Von da an haben wir darüber nachgedacht.[...] Wir wussten sehr viel, weil wir uns sehr mit Herzkrankheit befasst haben, da das ja sein Schicksal war. [...] Wir wussten von den ersten Anfängen damals, in Südafrika mit Barnard. Mein Mann hat auch ein Video gesehen von der ersten Transplantation von Barnard und auch über das Leben des Mannes hinterher. Das hat ihn sehr erschreckt, weil es damals so war, dass er wirklich wie unter einer Käseglocke leben musste, aus Angst vor Infektionen. Letztendlich ist es dann ja auch abgestoßen worden [...] Für ihn war klar, so ein Leben wollte er nicht führen. Das hat damals dazu geführt, dass er gesagt hat: ‚Das kommt für mich nicht in Frage!' Obgleich zu dem Zeitpunkt [im Jahre 1990, Anm. d. Verf.] natürlich die Medizin viel weiter war. Die Ärzte haben versucht, ihn mit Leuten zusammenzubringen, die transplantiert worden sind. Es ging dabei um einen Arzt, mit dem wir uns getroffen haben und der wieder arbeitete. Das war eigentlich ein positives Beispiel, obgleich im Laufe des Gespräches klar wurde, dass der Weg dahin für diesen Mann nicht einfach gewesen ist. [...] Er war nun gerade wieder in seine Praxis eingestiegen. Aber wenn man sagt, er arbeitet wieder, dann hieß das nicht, dass er voll arbeitete, sondern er machte hin und wieder eine Vertretung in der Praxis. Immerhin war er dazu im Stande. Er war ganz glücklich und sagte, er hielte das wirklich für ein neu gewonnenes Leben. Bei ihm war es so gewesen, dass er vorher nichts mehr konnte. Er war sehr stark geschädigt, dass er im Grunde nur noch im Stuhl saß, und wenn er aufstand, es ihm schon schwindelig wurde. Das war eine andere Voraussetzung. Meinem Mann ging es zwar gesundheitlich wahnsinnig schlecht, nur das ist objektiv gewesen, subjektiv ging es ihm gut. [...] Es war nicht so,

dass seine Lebensqualität so entscheidend beeinträchtigt gewesen wäre, wie bei diesem Mann, der nun vorher wirklich überhaupt nichts mehr konnte. [...] Das ist, denke ich, ein anderer Einstieg in einen solchen Entschluss. Wenn Sie gar nichts mehr können, dann, ja gut, dann sagt man sich, ‚Himmel, so weiter zu leben, ist auch nicht erstrebenswert. Dann nehme ich das Risiko auf mich, vielleicht bin ich dann beeinträchtigt in meiner Lebensqualität, aber es geht auf alle Fälle besser als jetzt'. Insofern war das für [diesen Arzt] eine andere Ausgangsposition. Mein Mann war eben so vital, dass er all diese Krankheitserscheinungen irgendwie wegstecken konnte. Wegstecken klingt falsch, er hat gelernt, damit umzugehen und trotzdem jeden Tag und jede Stunde seines Lebens zu genießen."

Nach einem weiteren schweren Infarkt, der zu einem völligen körperlichen Zusammenbruch führte, legten ihm die Ärzte noch einmal eine Transplantation nahe. Die Gefahr eines Reinfarktes, den er wahrscheinlich nicht überleben würde, war sehr groß, weshalb die Ärzte ihn auf die höchste Dringlichkeitsstufe der Warteliste gesetzt hätten. Da überlegte das Ehepaar Mahrt erneut:

„Das war dann die Phase, wo wir noch einmal ernsthaft darüber nachgedacht haben, weil wir inzwischen wussten, wenn es das nächste Mal passiert, dann ist es endgültig. Und zwar endgültig in positivsten Fall, dass es ihm das Leben kostet. Im negativsten Fall, dass er geistig behindert im Rollstuhl sitzt. Das war für ihn eine entsetzliche Vorstellung, das wollte er nie im Leben. Wir haben sehr viel darüber gesprochen, diskutiert und [...] ja, er hat es wirklich ernsthaft überlegt."

Seine Bedenken bezüglich Organtransplantation wurden verstärkt durch das Erlebnis mit ihrer Tochter. Sie hatte nach einem Unfall schwerste Kopfverletzungen davongetragen und auch lange im Koma auf der Intensivstation gelegen. Die Ärzte hatten ihr keine Chance mehr gegeben und dennoch ist sie allen Prognosen zum Trotz wieder vollständig genesen. Den Eltern war dies wie ein Wunder:

„Mein Mann sagte: ‚Ich könnte mir einfach nicht verzeihen, dass ich so einen Menschen um sein Organ bringe'. Die Ärzte haben ihm erzählt: ‚Das wäre überhaupt nicht möglich. So etwas passiere nicht. Nur wenn die Leute wirklich gehirntot wären, würden Organe entnommen'. Das ist sicherlich

auch im Normalfall so. Aber das alles zusammen hat dazu geführt, dass mein Mann gesagt hat: ‚Nein, für mich nicht. Ich lebe mein Leben so, wie es mir bestimmt ist. Ich lebe mit meiner Krankheit, versuche das Beste daraus zu machen. Ich will also kein Organ von einem anderen Menschen'.“

Ein gutes Jahr später ist ihr Mann im Alter von 56 Jahren an einem Infarkt gestorben.

Der französische Soziologe Jean Baudrillard weist darauf hin, dass man sich das Recht auf den eigenen Tod wird erkämpfen müssen.

„[...] wesentlich ist, daß man ihnen die Entscheidung darüber entzieht und daß sie niemals frei über ihr Leben und ihren Tod verfügen können, sondern daß sie unter gesellschaftlicher Zensur leben und sterben. [...] Ebenso wie die Moral vorschreibt: ‚Du sollst nicht töten', so schreibt sie heute vor: ‚Du sollst nicht sterben' – jedenfalls nicht so, wie du willst, und wenn überhaupt, dann nur wenn Gesetz und Medizin es erlauben.“ (1991: 277)

Dass er mit seiner düsteren Prognose richtig liegt, zeigt ein rezentes Beispiel aus England. Dort wurde ein 15-jähriges Mädchen, der nach plötzlicher Herzerkrankung mit infauster Prognose eine Transplantation als einzige Überlebenschance nahe gelegt wurde, per richterlicher Entscheidung zur Behandlung gezwungen. Sie wollte die Transplantation nicht, fühlte sich mit dieser Entscheidung aber auch selbstsüchtig, da ihre Familie sehr traurig wäre, wenn sie sterben würde:

„Der Tod ist endgültig – ich weiß, dass ich meine Meinung dann nicht mehr ändern kann. Ich möchte nicht sterben, aber ich würde lieber sterben als ein Transplantat zu bekommen und das Herz eines anderen zu haben. Ich möchte lieber mit 15 Jahren mit meinem eigenen Herz sterben. Ich würde mich anders fühlen mit dem Herzen eines anderen – das ist Grund genug, keine Herztransplantation zu haben, selbst wenn sie mein Leben retten würde.“ (The Guardian vom 16.Juli 1999, Übersetzung d. Verf.)

Der Richter ging jedoch davon aus, dass sie mit dieser Entscheidung in ihrem Alter sowie der Plötzlichkeit und Ausweglosigkeit ihrer Erkrankung überfordert sei. Laut Guardian habe sie, nachdem ihr das richterliche Urteil bekannt wurde, schlussendlich doch der Transplantation zugestimmt.

VI. Leiblich-körperliche Identität, soziale Beziehungen und Gesellschaft

Der Widerspruch der Diskurse

In diesem letzten Teil des Buches wollen wir versuchen, aus ethnologischer Perspektive die unterschiedlichen Fragestellungen und Untersuchungsergebnisse zusammenzuführen, um die sozialen und kulturellen Dimensionen der Humantechnologien in Deutschland umreißen zu können. Dies soll auf drei Ebenen geschehen: auf der des Individuums, auf derjenigen der sozialen Beziehungen (v.a. Verwandtschaft) und derjenigen der Gesellschaft.

Insgesamt betrachtet, können wir aufgrund der vorgelegten Untersuchungen über Reproduktionsmedizin und Organtransplantation drei verschiedene Diskurse feststellen, die von ihrer Herkunft und Artikulation her z.T. grundverschieden sind, sich in der gelebten Alltagswirklichkeit jedoch vielfach überschneiden. Männer und Frauen – seien es Berufsleute, die kraft ihres Amtes mit uns gesprochen haben, seien es Ratsuchende, Patienten und Patientinnen oder Angehörige – bedienen sich ihrer je nach Situation unterschiedlich. Kurz zusammengefasst handelt es sich um folgende drei Diskurse:[186]

1) Den traditionell-kulturellen Diskurs. Ihm zu Grunde liegt die subjektive Erfahrungswelt, die Befindlichkeit, der Leib als primäres Wahrnehmungs- und Kommunikationsorgan auch im Umgang mit anderen Menschen. Dieser Diskurs geht von der ‚Leiblichkeit' aus und schlägt sich in Vorstellungen von Verwandtschaft als primär leiblich begründeten sozialen Beziehungen nieder: Leibliche Verwandtschaft als innigste und engste Form der sozialen Beziehung. Diese – kulturspezifische – Betrachtungsweise von

186 Diskurse verstehen wir im Sinne Foucaults (1974), als Macht- und Handlungsfelder, die an bestimmte Gruppen und Akteure gebunden sind bzw. von diesen kontrolliert werden.

Verwandtschaft[187] wird durch reproduktionsmedizinische Möglichkeiten noch verstärkt, nicht zuletzt auch deshalb, weil die Genetik als Wissenschaft ehemals volkstümliche Vorstellungen von ‚Blutbanden' und ‚Blutsverwandtschaft' sozusagen nahtlos weitergeführt und verstärkt hat.
Der traditionell-kulturelle Diskurs, der also den Diskurs der Leiblichkeit darstellt, besagt auch, dass die sinnliche Wahrnehmung des Nächsten (oder des Anderen) als lebendiger Mensch über die Sinnesorgane erfolgt: man sieht seine rosig durchblutete Haut, sieht und hört, wie er atmet und spürt auch, wie warm auch seine Haut ist. Der „hirntote" Angehörige wird deshalb, weil er sinnlich wahrnehmbar alle Kennzeichen eines Lebenden aufweist, auch als Lebender wahrgenommen. Diese Wahrnehmung steht in Opposition zur medizinischen Definition eines „Hirntoten"; diese Definition geht bekanntlich von apparativ-messbaren Zeichen aus.

2) Den zweiten Diskurs möchten wir als den Machbarkeitsdiskurs bezeichnen. Er befasst sich vorrangig mit dem, was technisch-medizinisch möglich ist und ist überdies auf die ständige Weiterentwicklung biotechnologischer, pharmazeutischer und medizinischer Möglichkeiten fokussiert. Produziert wird er in den Forschungs- und Entwicklungsabteilungen der entsprechenden Industrien, die diese Möglichkeiten als Produkte per se, als Teil kapitalistischer Warenproduktion hervorbringen und diese, ebenfalls nach Grundsätzen kapitalistischer Akkumulation und (Re-)Investition von Gewinn, weltweit vermarkten. Dieser Machbarkeitsdiskurs geht von der Überlegenheit der Vernunft im Sinne Descartes (vgl. S. 80) über die „Natur" des Körpers aus. Er begreift den ‚Körper' als wissenschaftlich erforschbares Objekt, dessen Funktionen primär messbar und analysierbar sind. Körper sind gleichzeitig der ‚Gegenstand', mit denen dieser Diskurs sich befasst – und sein Ziel, denn es sollen wiederum Menschen sein, die diese Errungenschaften für ihre Körper anwenden.
3) Der dritte Diskurs ist der Diskurs der sozialen Verträglichkeit. Er ist derjenige, der in den Parlamentsdebatten erzeugt wird und einen Kompromiss versucht zwischen dem traditionell-kulturellen Diskurs und dem Machbarkeitsdiskurs. Wir haben uns ausführlich mit diesem Zustandekommen des sozialen Verträglichkeitsdiskurses v.a. im Zusammenhang mit der für die Organtransplantation so zentralen „Hirntod"-Diskussion auseinander-

187 In außereuropäischen Gesellschaften gibt es auch ganz andere Vorstellungen darüber, wie Verwandtschaft konstituiert sein kann; vgl. dazu Schneider 1984.

gesetzt und gezeigt, wie er durch die in den Parlamentsdebatten herangezogenen Fachleute – in der überwiegenden Zahl Vertreter der Anwender des Machbarkeitsdiskurses – maßgebend geprägt wird.
Die Analyse von Parlamentsdiskussionen hat überdies klar gemacht, wie sehr um Kompromisse gerungen wird im Versuch, die neuen Technologien möglichst konfliktfrei kulturell einzupassen. Dennoch enthält der soziale Verträglichkeitsdiskurs Widersprüche, etwa bezüglich der Akzeptanz des Machbarkeitsdiskurses bei heterologer Insemination, die dem „Kinderwunsch" bei einem von ‚Natur' aus zeugungsunfähigen Paar Rechnung trägt, und gleichzeitig das Recht des Kindes auf Kenntnis seiner Abstammung (also seines bislang anonymen biologischen Vaters) anerkennt.
Auch hat der soziale Verträglichkeitsdiskurs hinsichtlich der „Hirntod"-Definition dem Machbachkeitsdiskurs Priorität vor dem traditionell-kulturellen Diskurs eingeräumt. Die sinnliche Wahrnehmung des lebenden Körpers, die Leiblichkeit, wurde hinter die Messbarkeit der Hirnfunktionen zurückgestellt.
Der soziale Verträglichkeitsdiskurs mündet in gesellschaftlich – gesetzlich – verbindlichen Richtlinien, die den Umgang mit den Humantechnologien bestimmen – wenigstens so lange, bis neue Entwicklungen nach neuen Rahmenbedingungen verlangen. Der soziale Verträglichkeitsdiskurs seinerseits legt also gesellschaftliche Normen fest und wirkt damit auch auf den traditionell-kulturellen Diskurs zurück. Charakteristisch ist auch, dass dieser soziale Verträglichkeitsdiskurs dem Machbarkeitsdiskurs hinterher hinkt, immer im Bestreben, für das, was technisch-medizinisch neu möglich ist, eine Anpassung zu finden. Die Gesetze sind somit eindeutig „reflexiv"; sie *reagieren* auf neueste Entwicklungen und prägen gleichzeitig auch neue Verhaltensnormen.

Dieses Dreieck bildet also den Handlungsrahmen, in welchem die Humantechnologien und ihre Anwendung in Deutschland angesiedelt sind. Und diese unterschiedlichen Diskurse haben soziale Auswirkungen – sowohl auf das Individuum als auch auf die Art und Beschaffenheit der sozialen Beziehungen und die Gesellschaft insgesamt.

Leibliche Identität

Je nach Diskurs (wobei wir, bewusst vereinfachend, den traditionell-kulturellen Diskurs dem Machbarkeitsdiskurs gegenüberstellen) wird auch das Individuum – die Einzigartigkeit jedes einzelnen Menschen – unterschiedlich definiert. Wir wollen im folgenden diese Diskurse bezüglich des Individuums und seiner Identität nachzeichnen und dabei deutlich machen, wo sich diese diametral gegenüberstehen, sich berühren bzw. ergänzen oder sogar aufeinander zurückwirken.

Als erstes wenden wir uns dem Leiblichkeitsdiskurs zu. Wir hatten eingangs – in Anlehnung an Giddens (1991) – festgestellt, dass das Individuum über einen mehr ‚inneren' Aspekt, das Selbst, und einen mehr äußeren und außen wahrgenommenen Aspekt, die Person, verfügt. Beide sind aufs engste miteinander verknüpft, denn beide sind in einem buchstäblichen Sinn verkörpert, d.h. sie treffen sich im Körper, so wie ihn andere Menschen wahrnehmen, und im Leib, so wie ich mich fühle und mit meiner Befindlichkeit umgehe – auch im Kontakt mit anderen Menschen. Das Selbst ist nicht ein festgelegter Zustand, sondern ein reflexiver Prozess, d.h. ein dauerndes Abgleichen zwischen Informationen von außen, dem soziokulturellen Umfeld, mit dem Selbst und eine Anpassung bzw. Veränderung desselben. Diese Reflexivität ist, ebenfalls nach Giddens, ein wichtiges Merkmal der spätmodernen Gesellschaft, die – v.a. aufgrund rasanter technischer und medizinischer Fortschritte – sich laufend verändert und deshalb extreme Anforderungen ans Individuum stellt. Eine Hauptaufgabe, die das Individuum zu bewältigen hat, ist deshalb, seine Selbstidentität aufrechtzuerhalten. Dies geschieht über den Lebensentwurf, die eigene Biographie, die jeder von sich entwirft. So wie die Selbstidentität ein reflexiver Prozess zwischen innen und außen ist, so ist diese Selbstidentität an die Kontinuität der eigenen Biographie geknüpft. Das heißt: das Individuum muss laufend die Aufgabe meistern, auch disparate Ereignisse, in die es involviert ist, in seine eigene Biographie zu integrieren, sozusagen um die eigene Lebensgeschichte weiterentwickeln zu können. Die eigene Biographie – so wie man sie sich selbst ‚erzählt' – ist laut Giddens somit konstitutiv für die Selbstidentität, oder anders ausgedrückt: die (sich zurecht gelegte) Biographie ist die Biographie der Selbstidentität. Diese eigene, selbst entworfene Lebensgeschichte ist mitbestimmt durch Vorstellungen von der eigenen Handlungsfähigkeit (*agency*), vom Vermögen, Ereignisse in der ‚Außenwelt' in die eigenen Biographie integrieren zu können.

Mindestens ebenso wichtig ist aber auch der Anspruch auf eigene Kontrolle, der mit der Handlungsfähigkeit verbunden ist. Gerade weil die beiden Aspekte, das (subjektive) Selbst und die Person, im eigenen Körper verkörpert sind, bildet die routinisierte Kontrolle über den Körper – v.a. bezüglich Aussehen, Linie, Gewicht – ein fundamentales Mittel, durch das die Biographie der Selbstidentität aufrecht erhalten wird. Umgekehrt stellt man gerade über seinen Körper sein Selbst auch zur Schau, weil es ebenfalls verkörpert ist. Diese Körpererfahrung – in unserer Terminologie: Leiberfahrung – geht, so schreibt Giddens in Anlehnung an Merleau-Ponty weiter (1991: 58), auf die subjektive, leibliche Welterfahrung zurück, deren Fundamente in der Kindheit, im leiblichen Entdecken der Welt, gelegt werden.

Das Selbst ist also auf Kontinuität angelegt: von der Vergangenheit wird es in Richtung Zukunft konzipiert. Ereignisse im Leben, die als Brüche erlebt werden, werden existentielle Krisen für das Selbst: die Identität gerät in eine Krise. Dies sind Krisen, so müsste man beifügen, für die unsere Gesellschaft keine kollektiven Übergangsriten zur Verfügung hält. Seit den klassischen ethnologischen Studien zu Übergangsriten v.a. außereuropäischer Gesellschaften im Zusammenhang mit (kulturspezifischen) Lebensstadien, wie diejenigen von van Gennep (1909) und Turner (1969), ist bekannt, dass solche gesellschaftlich ausgeformten Rituale das Individuum (zusammen mit anderen) durch solche ‚Brüche' hindurchführen und dieses gleichzeitig ‚transformieren', d.h. ihm zu einer neuen sozialen Existenzform verhelfen.

Aus dieser Perspektive erlangen die Humantechnologien eine völlig neue Bedeutung hinsichtlich der Menschen, die sich mit ihnen direkt, am eigenen Leib und Körper, auseinandersetzen müssen bzw. in ihren Nutzen gelangen. Es handelt sich im Zusammenhang mit Reproduktionsmedizin um eine doppelte Krise: Die eigene Biographie eines verheirateten Paares sieht in ihrer Lebensplanung – in der Biographie ihrer Selbst – ein Kind vor. Und dieses Kind stellt sich nicht ‚von alleine' ein. Gleichzeitig wird dieses ‚Kinder bekommen' am Körper festgemacht, also an dem selbstreflexiven Teil des Selbst: *„Ungewollte Kinderlosigkeit" wird zu einer existentiellen Krise."*

Gleichzeit geraten „ungewollt kinderlose" Paare – also Paare, die bezüglich Fruchtbarkeit ihren Körper nicht unter ‚Kontrolle' haben – umso mehr unter Leistungsdruck, je mehr erfolgreiche Technologien zur Überbrückung der „Unfruchtbarkeit" zur Verfügung stehen. Umgekehrt dienen diese dazu, dieses körperliche ‚Manko' zu überbrücken, also die Selbstidentität, v.a.

auch nach außen, aufrecht zu erhalten, die Biographie kontinuierlich zu gestalten, wo eigentlich ein Bruch wäre. Wie die Interviews v.a. mit Frauen, die reproduktionsmedizinische Hilfe in Anspruch genommen haben, zeigen, spielt die Frage der eigenen Identität in Zusammenhang mit der eigenen Fruchtbarkeit eine immense Rolle.

„Um was es mir geht? Um ein Kind natürlich, ein eigenes Kind zu haben, das ‚Mama' zu mir sagt, das zu mir gehört. Aber auch ganz stark darum, schwanger zu werden. Ich habe mich schon als Jugendliche im Traum mit einem schwangeren Bauch gesehen, ich wollte das immer. Zu fühlen, wie es in mir wächst, wie neues Leben entsteht. Das ist doch das Besondere am Frau-sein im Unterschied zum Mann. Dass in mir Leben entsteht und wachsen kann. Das ist die totale Erfüllung. Und irgendwann mal Mutter zu sein, das war einfach ein Teil meiner Vorstellung von mir, von meinem Leben. Deshalb bin ich auch bereit, alles dafür zu tun, dass sich dieser Wunsch auch erfüllen lässt." (Anja Dietrich, 29 Jahre)

Es kommt nicht von ungefähr, dass Paare gerade im Zusammenhang mit der Konstruktion von möglichst leiblich-ähnlichen Kindern bei heterologer Insemination die Identität so sehr betonen und auf Fragen nach körperlicher Ähnlichkeit so großen Wert legen.

Wie schon kurz erwähnt wurde, bauen die reproduktionsmedizinischen Behandlungsmöglichkeiten auf den kulturellen Vorstellungen von ‚echter' Verwandtschaft, d.h. Blutsverwandtschaft, auf. Gleichzeitig haben diese Technologien dazu beigetragen, dass sich gerade diese Vorstellungen verstärkt haben. Sie werden zudem aufgeladen mit einem beträchtlichen emotionalen Potential. Das Interessante dabei ist, dass nun ‚leibliche' Verwandtschaft neu konstruiert wird: Selbst bei heterologer Insemination gilt der Ehemann der Frau als Vater des gemeinsamen Kindes, selbst wenn dieses mit „Spendersamen" gezeugt wurde – wenigstens so lange, bis das (volljährig gewordene) Kind Auskunft über seinen biologischen Vater verlangt. Und dieser biologische Vater wird dann zwangsläufig auch ein Vater, der in soziale Beziehungen eingebunden wird! Dieses Beispiel zeigt, wie konstruierbar die Leiblichkeit selbst in unserer, von naturwissenschaftlicher Erkenntnis dominierten Kultur ist. Es geht also um die Kontinuität der Biographie des Selbst des sozialen Vaters, der in dieser Verwandtschaftskonstruktion dominant wird. Keinen Spielraum lässt jedoch der soziale Verträglichkeitsdiskurs bei der kulturellen Konstruierbarkeit von ‚Mutter'. Hier ist die „gespaltene Mutterschaft", also etwa die Aufteilung in genetische und austragende Mutter (d.h. eine Mutterschaft, die ‚nur' Schwangerschaft und Geburt umfasst), unzulässig.

Andere Formen von Verwandtschaft jenseits der kulturell definierten Leiblichkeit, etwa Adoption – von Pflegekindern ganz zu schweigen – rücken deshalb, immer mehr in den Hintergrund. Dies hängt auch damit zusammen, dass neben der verleiblichten Identität – also der Selbstidentität im oben skizzierten Sinn – eine Form naturwissenschaftlich definierter Identität auftaucht. Sie ist nicht an den Leib gebunden, sondern an den Körper. Es handelt sich dabei um den genetischen Code und, damit zusammenhängend, um das Immunsystem, das nach naturwissenschaftlichem Verständnis jeden Menschen zu einem Unikat machen.

Im sozialen Verträglichkeitsdiskurs – also im Resultat der Parlamentsdebatten zum Embryonenschutzgesetz – tauchen diese naturwissenschaftlichen Überlegungen zur genetischen Identität des Menschen in verschiedener Form wieder auf. Der Diskurs zur Identität des Individuums geht über die leibliche Erfahrungswelt des Individuums hinaus und schließt, wie nicht anders zu erwarten, naturwissenschaftliche Erkenntnisse mit ein. Dies beginnt damit, dass menschliches Leben auf der Ebene von Zellen diskutiert und der Beginn des Lebens ab dem Zeitpunkt der Kernverschmelzung der mütterlichen Eizelle und der väterlichen Samenzelle definiert wird (siehe Kapitel IV). Nach diesem biogenetischen Zeugungsmodell ist die Entstehung eines neuen Individuums abhängig von der Konzeption seiner genetischen Identität, die mit der Kernverschmelzung einzigartig konzipiert und abschließend determiniert wird. Die weitere menschliche Entwicklung ist dann ein kontinuierlicher Entfaltungsprozess dieser genetischen Identität, so dass menschliches Leben von Anfang an als individuelles Leben erscheint (vgl. auch Franklin 1991: 197). Die Bedeutung, die der genetischen Identität für die Persönlichkeitsbildung zugesprochen wird, offenbart sich in dem Recht des Kindes, Kenntnis über seine genetische Abstammung einfordern zu können. Dies wird aus dem Grundrecht auf die freie Entfaltung der Persönlichkeit abgeleitet. Aufgrund der Beanstandungen des Bundesverfassungsgerichtes, das dem Kind das Recht auf Kenntnis seiner Abstammung gewährt werden muss (BVerfGE 79, 256), ist das Recht des Kindes auf Klärung und Anfechtung der Vaterschaft durch das neue, am 1. Juli 1998 in Kraft getretene, Kindschaftsreformgesetz ausgedehnt worden (§§ 1600 ff. BGB). Seitdem kann das Kind nach Erreichen der Volljährigkeit im Rahmen einer Zweijahresfrist die soziale Vaterschaft selbst anfechten. Dieses eigene Anfechtungsrecht beginnt von dem Zeitpunkt, an dem das Kind von Umständen erfährt, die gegen die bisherige zugeordnete Vaterschaft sprechen.[188]

Die Bedeutung, die der genetischen Identität für die Persönlichkeitsbildung zugesprochen wird, schließt jedoch nicht weitere Determinanten für die Persönlichkeitsentstehung und -ausprägung aus. In der politischen Diskussion zum Embryonenschutzgesetz wurde die Spaltung in genetische und austragende Mutter als Bedrohung für die Identitätsbildung des Kindes bewertet, da das Kind, sobald es erfahre, dass zwei Frauen für dessen Existenz verantwortlich sind, auf zusätzliche Probleme bei der Identitätsfindung stoßen werde. Um das Kind nicht schweren Identitätsproblemen auszusetzen, die sich aus einer zweifachen Mutterschaft ergeben können, wurde die „Ei- und Embryospende" von allen Diskussionsteilnehmern abgelehnt, so dass als eines der Hauptziele des Embryonenschutzgesetzes die Verhinderung jeder Form der gespaltenen Mutterschaft dargestellt wurde. Dies schließt auch die Spaltung genetischer, austragender und sozialer Mutterschaft durch die Ersatzmutterschaft ein. In der Ersatzmutterschaftsvereinbarung werde die Mutter-Kind-Beziehung in der Schwangerschaft nicht berücksichtigt, so dass diese schwerwiegend gegen das Kindeswohl verstoße. Bei einer Schwangerschaft ‚als Dienstleistung' könnte die Mutter-Kind-Bindung entweder gar nicht erst zustande kommen oder die Schwangere sich nicht den Bedürfnissen des Embryos anpassen (vgl. auch Raymond 1995: 75-124).[189]

Dies lässt erkennen, dass in der politischen Diskussion die Identität des Kindes nicht nur durch die genetische Identität, sondern auch geprägt durch die psycho-soziale Mutter-Kind-Bindung während der Schwangerschaft verstanden wurde. Die Mutterschaft erlangt damit eine überragende Bedeutung für das Kindeswohl: Die Mutter verleiht dem Kind nicht nur zum gleichen Anteil wie der Vater seine einzigartige genetische Identität, sondern nimmt darüber hinaus durch die Beziehung während der Schwangerschaft Einfluss

188 Vor der Volljährigkeit kann ein gesetzlicher Vormund des Kindes binnen einer Frist von zwei Jahren die Vaterschaft anfechten, wenn es dem Wohl des Kindes dient. Diese Frist beginnt mit dem Zeitpunkt, in dem der Berechtigte von Umständen erfährt, die gegen die bisherige zugeordnete Vaterschaft sprechen.

189 Wenn die Ersatzmutter vorwiegend aus finanziellen Gründen bereit ist, das Kind für Dritte auszutragen, „besteht die Gefahr, dass sich die Ersatzmutter nicht so sehr in ihrer Lebensführung (z.B. Alkohol- und Nikotingenuss) den physischen – und möglicherweise auch psychischen – Bedürfnissen des Nasciturus anpassen wird wie eine Mutter, die ihr Kind zu behalten gedenkt" (Bundesminister für Forschung und Technologie 1985: 22).

auf dessen Persönlichkeitsentwicklung. Die Schwangerschaft trennt Vater und Mutter in ihrer Beziehung zu dem Kind nicht nur vor der Geburt, sondern durch die grundlegende Bedeutung der exklusiven Mutter-Kind-Bindung über die Schwangerschaft hinaus. Damit wird der Mutter eine wesentliche Verantwortung zugesprochen, die vom Vater nicht geleistet werden kann.

„Es ist letztlich die ureigenste Aufgabe einer Frau, ein Kind zu kriegen. Deshalb lebt eine Frau, um die Rasse, die Art jedenfalls, den Homo sapiens oder Homo erectus, zu bewahren [...]" (Semm, ehemaliger Leiter des In-Vitro-Fertilisations-Teams/Kiel, zitiert von Beck-Gernsheim: 9, 11/73. SdRA).

Diese Essentialisierung von Mutterschaft aufgrund von Schwangerschaft und Geburt wurde auch von dem Gesetzgeber wieder aufgegriffen, in dem in der Kindschaftsrechtsreform zum ersten Mal diejenige Frau als Mutter definiert wird, die das Kind geboren hat (§ 1591 BGB). Durch die zentrale Bewertung der Schwangerschaft, die sich in den Parlamentsdebatten offenbarte, erfährt der bestehende Wertezusammenhang der Kernfamilie zunehmende Bedeutung. Kinderlosigkeit wird in diesem Kontext als emotionales Leid dargestellt, da ein Teil der Intimbeziehungen in der Kernfamilie, die Eltern-Kind-Beziehung, nicht gelebt werden können. Die gesellschaftliche Stigmatisierung, ein kinderloses Leben als ‚unerfüllt' zu charakterisieren, verstärkt sich durch den Einsatz der neuen reproduktiven Technologien. Kinderlosigkeit bleibt etwas ‚Unnatürliches', das von der gesellschaftlichen Norm der Kernfamilie abweicht. Da sich die betroffenen Paare erst zur Akzeptanz der Kinderlosigkeit ‚berechtigt' fühlen, wenn sie alle medizinischen Möglichkeiten ausgeschöpft haben, vergrößert sich auch der Leidensdruck der Betroffenen, die unter Gefühlen wie Makel, Schuld, Unzulänglichkeit und einer Kränkung des Selbstwertgefühls leiden. Das Selbst des Paares gerät in eine Krise. Die durch die Reproduktionsmedizin forcierte Betonung von Fruchtbarkeit und Mutterschaft wirkt sich somit auf das Zusammenleben aller Frauen und Männer aus, da die gesellschaftliche Erwartung, der Norm der Kernfamilie zu entsprechen, steigt.

Noch sehr viel stärker als „ungewollte Kinderlosigkeit" wirft die *Diagnose einer tödlichen Erkrankung das Individuum in eine Lebenskrise*. Das Wissen um das tödliche Versagen eines Organs mitten im eigenen Körper kommt einem tödlichen Versagen eines Teiles des Selbst gleich. Organtransplantation bietet die Möglichkeit zum Ersetzen des versagenden Teiles, indem ein Teil (Organ) eines anderen Menschen eingepflanzt wird. Mit diesem Ersetzen eines nicht sichtbaren, jedoch vitalen Teiles des Körpers durch einen ‚fremden' Teil wird deshalb, folgt man Giddens Sichtweise der Konstituierung von Selbstidentität und Körper, das Selbst massiv tangiert. Wie wird nun die Biographie des Selbst kontinuierlich fortgeführt, wenn tatsächlich ein Bruch – die Transplantation – eingetreten ist?

Eine häufige Form ist die der Verdrängung, bei der die Transplantation als „Operation wie jede andere auch" gesehen wird und die Patienten damit die Bedrohung des Selbst von sich fernhalten. Ein weiterer Weg ist die Suche nach der Gemeinschaft Gleichgesinnter. In den Selbsthilfegruppen für Organtransplantierte können die Betroffenen sich ihrer neuen Identität versichern, in dem sie sich gegenseitig bestätigen, „dass alles beim Alten ist". Es lässt sich darüber hinaus auch die Entstehung neuer, persönlicher Rituale beobachten. So feiern einige Organempfänger ihren sogenannten zweiten Geburtstag, manchmal auch im Kreise ihres Transplantationsteams, den ‚Geburtshelfern' für das ‚neue' Leben. Uwe Lüdecke (58) berichtete uns von einem sehr persönlichen Ritual, das er zu jedem Jahrestag seiner Herztransplantation durchführt. In seiner Zeit in der Rehabilitation nahm er an einem Töpferkurs teil. Dort hat er Gedanken, die er sich bezüglich seiner Transplantation gemacht hatte, in Ton umgesetzt. Er töpferte ein stilisiertes Herz und ein dazugehöriges Windlicht mit ausgestanztem Herz. Zu seinem „zweiten Geburtstag" zündet er – wenn es ganz dunkel ist – das Windlicht an. Das tönerne Herz steht zwischen Windlicht und einer weißen Wand, so dass auf diese ein Schatten geworfen wird.

Uwe Lüdecke: „Diese drei Dinge verfolge ich dann. Das Schattenspiel durch die lebende Kerze, das lebende Licht wackelt an der Wand. Das ist so ein bisschen, na ja, nicht unheimlich, aber nicht ganz normal [...]"

Frage: „Ein bisschen mystisch?"

Uwe Lüdecke: „Ja, ein bisschen mystisch, genau!"

Wie bereits die Diskussion von Identität im Zusammenhang von Reproduktionsmedizin und Transplantationsmedizin gezeigt hat, spielen – aufgrund medizinischer Forschungen – neue Formen einer biogenetischen Identität des Individuums zunehmend eine Rolle. Es sind Definitionen einer körperspezifischen Identität, die vom Machbarkeitsdiskurs hervorgebracht wird und von den sozialen Idiosynchrasien des Individuums, aber auch von seiner leiblichen Identität abstrahiert. Bekanntlich spielt die Unterdrückung der „Abwehr" des eigenen Immunsystems gegen ein Transplantat bei der Organübertragung eine riesige Rolle. Immunsuppresiva müssen von einem Transplantierten lebenslang genommen werden, um die eigene ‚Identität' gegenüber der ‚fremden', nämlich der des „Spenders" bzw. der „Spenderin" zurückzustellen.

Wie aber sieht dieses *Immunsystem als neue Form der Identität des Körpers* aus? Dem Konzept der genetischen Identität des Individuums kommt in der Reproduktionsmedizin und deren Rezeption zentrale Bedeutung zu (siehe Kapitel IV). Die „genetische Identität" bedeutet, dass die biologische Einzigartigkeit jedes Individuums auf einer molekularen Ebene verankert ist. Die Vorstellung einer biologischen Unverwechselbarkeit des Individuums spielt auch in der Transplantationsmedizin eine Schlüsselrolle. Dabei wird hier die soziale Identität der „Organspender" weitgehend ausgeblendet. Die Patientinnen und Patienten erfahren die Herkunft der Organe zumeist nicht. Diese Anonymisierung entspricht der Aufteilung zwischen Körper und Geist in der Transplantationsmedizin; sie wird unter anderem damit begründet, dass den Transplantatempfängern dadurch eine – in der Regel als problematisch und überflüssig erachtete – Auseinandersetzung mit der sozialen Identität der „Organspender" erspart bleibt.

Auch wenn es gelingt, die Organe von der sozialen Identität der verstorbenen „Organspender" abzutrennen, sind sie jedoch keineswegs beliebig übertragbar: Die biologische Individualität sowohl der Empfänger als auch der „Organspender" setzt hier – vorläufig noch – Schranken. Jahrzehntelang scheiterte die Transplantationsmedizin an den körperlichen Abstoßungsreaktionen der Empfängerinnen und Empfänger. Deren Immunsystem – so die medizinische Interpretation – leitete die Zerstörung der Organe ein (siehe Kapitel I). Diese Erklärung basiert auf der Vorstellung, dass sich jeder Körper auf molekularer Ebene vom anderen unterscheidet, dass jeder Mensch also eine biologische Individualität besitzt und seine Körperzellen – und somit auch die Zellen transplantierter und vom sozialen Kontext des „Spenders“ losgelöster Organe – als „fremd“ identifizierbar sind. Die Interpretation der Zerstörung der eingepflanzten Organe als Reaktion des „Immunsystems“ impliziert aber darüber hinaus, dass jeder gesunde, lebendige Körper über ein schützendes System verfügt, das maßgeblich und aktiv zur Erhaltung seiner Integrität beiträgt. Die Haut gilt zwar – da sie den ganzen Körper umhüllt – immer noch als ein wichtiger Garant körperlicher Integrität; sie bildet aber nicht mehr die einzige Grenze des Organismus zwischen dem Körperinnern und der Umwelt. Das Immunsystem, ein Komplex aus Organen, Zellen und Molekülen, kann als weitere, jedoch ins Körperinnere verlegte Schranke zwischen „Eigen“ und „Fremd“ interpretiert werden. Es ist weder von bloßem Auge erkennbar noch in einer bestimmten Körperregion lokalisierbar, es entzieht sich auch einer Steuerung durch das Bewusstsein. Trotzdem wird ihm die Fähigkeit zugeschrieben, den Organismus vor Umwelteinflüssen zu schützen und sich dabei auch noch weiterzuentwickeln. Die Kontakte mit der Umwelt prägen das Immunsystem – oder (um einen zentralen Begriff der Immunologie zu verwenden) das lernfähige „immunologische Selbst“. „Wenn wir erwachsen sind“, schreibt der Biologe und Erkenntnistheoretiker Francisco Varela, „weist unsere Molekular–Identität ein nur dies eine Mal vorkommendes Profil auf, welches durch das Zusammenwirken des Immunsystems / Körpers entstanden ist.“[190] Einige Charakteristika dieses Profils werden der Vererbung zugeschrieben, andere dem „immunologischen Gedächtnis“, das sich in konstantem Austausch mit der Umwelt lebenslang weiterentwickelt und das unter anderem die Grundlage für eine Schutzimpfung gegen infektiöse Krankheiten bildet.

Das Immunsystem, heute ein Schlüsselbegriff in der Interpretation von Krankheit und Gesundheit, wurde erst im Lauf des 20. Jahrhunderts konzeptualisiert. Die Immunologie definierte sich seit den 1950er Jahren als Wissenschaft der Erkennung von „Selbst“ und „Nicht-Selbst“.[191] Der Diskurs dieser aufstrebenden Disziplin war stark von der Semantik von Verteidigung und Invasion geprägt: Das Immunsystem wurde so dargestellt, als erhalte es die körperliche Gesundheit vermittels andauernder Kriegsführung gegen einen äußeren Feind. Das „immunologische Selbst“ wurde mit „Abwehrtruppen“

---

190 Varela 1991: 728.

191 Das Interesse an immunologischen Fragestellungen nahm in der Nachkriegszeit – auch im Zusammenhang mit der Transplantationsmedizin – stark zu. Zur immunologischen Konstruktion des Selbst vgl. Loewy 1993 und Moulin 1991.

oder „Killerzellen“ ausstaffiert, die Krankheitserreger und Tumoren „attackierten“ und anschließend „eliminierten“, um eine „Überfremdung“ oder „Invasion“ zu verhindern. Das „immunologische Selbst“ verfügte demnach über klare Grenzen, deren Überschreitung bestimmte Zellen und Moleküle auf den Plan rief und zu einer koordinierten Abwehrreaktion veranlasste. Kurz gesagt, es war ein System, dem keine Toleranz gegenüber Fremdem eingeschrieben war. „Die bildliche Sprache von der aggressiven immunologischen Kriegsführung gegen das fremde Äußere konzentriert sich auf einen Körper, der ganz aus einem Stoff ist, durch und durch er selbst“, charakterisiert die amerikanische Kulturanthropologin Emily Martin diese Deutung des Körpers.[192] Allerdings verlor dieses Bild im Lauf der 1980er Jahre immer mehr an Gewicht und Kohärenz. Die immunologische Konzeption des Selbst gewann durch die intensivierten Forschungen nämlich keineswegs an Kontur: Es gelang nicht, wie ursprünglich geplant, dem „immunologischen Selbst“ eine präzise chemische und genetische Bedeutung zu verleihen – im Gegenteil. Die früher so klaren Grenzen zwischen „Selbst“ und „Nicht-Selbst“ begannen zu verschwimmen, und die Konzepte wurden immer komplexer und unschärfer. Die martialischen Begriffe und Metaphern rückten dabei in den Hintergrund.

Neuere Ansätze beschreiben das Immunsystem als kognitives, selbstreguliertes und flexibles Netzwerk, das ohne zentrale Steuerungseinheit auskommt. „An die Stelle des hierarchisch organisierten Körpers von einst ist ein Netzwerk-Körper mit einer wahrhaft erstaunlichen Komplexität und Spezifität getreten“, umreißt die Wissenschaftshistorikerin Donna Haraway die Entwicklung. „Das Immunsystem befindet sich überall und nirgends. Seine ziellos entstehenden Eigenarten sind unbeschränkt, wenn nicht unendlich; und gerade diese außerordentlichen Variationen sind das entscheidende Mittel, die Kohärenz des Körpers aufrechtzuerhalten.“[193] Die Funktion des Immunsystem besteht nicht mehr in erster Linie darin, eine kohärente biologische Individualität zu verteidigen, sondern den Körper im Gleichgewicht zu halten und seine Integrität zu regulieren. Die interdisziplinäre Psychoneuroimmunologie geht hier noch einen Schritt weiter, indem sie die Beziehungen zwischen dem „immunologischen Selbst“ und der Psyche – manche Forscher sprechen hier sogar von der „Seele“ – hervorhebt. Warum kann es zum Beispiel vorkommen, dass wir nach einer beruflichen Stressphase an einer Grippe

192 Martin 1998: 511.
193 Haraway 1996: 332.

erkranken? Die Psychoneuroimmunologie setzt hier die negativen Gefühlszustände – den Stress – und die Erkrankung zueinander in Beziehung und untersucht, wie das Immunsystem via Botenstoffe mit dem Nervensystem kommuniziert. Das „immunologische Selbst“ hält sich so gesehen nicht nur selbst im Gleichgewicht, es bildet zusammen mit dem Nerven- und dem Hormon- und Botenstoffsystem ein komplexeres Netzwerk, das den Körper auf einer molekularen Ebene laufend ausbalanciert.[194]

Viele Menschen in westlichen Gesellschaften gehen heute davon aus, dass ihr Körper über ein aktives, schützendes System verfügt, das durch bestimmte Verhaltensweisen, zum Beispiel durch gesunde Ernährung, unterstützt und gestärkt werden kann. Die Konzeptualisierungen des Immunsystems beeinflussen – weit über den wissenschaftlich-medizinischen Kontext hinaus – die Art und Weise, wie Männer und Frauen ihren Körper wahrnehmen und über ihn sprechen. Diese Beeinflussung ist gleichzeitig Merkmal und Ausdruck eines tiefgreifenden Wandels der Konzeptualisierungen des Körpers seit der Mitte des 20. Jahrhunderts. Naturwissenschaftliche Disziplinen wie die Genetik oder die Immunologie bilden wichtige Faktoren in diesem Umbruch, sie können aber nicht von ihrem gesellschaftlichen und kulturellen Kontext isoliert werden.[195] Die unterschiedlichen Darstellungen des Immunsystems illustrieren, wie eng Wissenschaft und Gesellschaft miteinander verflochten sind: Die Forscherinnen und Forscher greifen auf Bilder aus ihrem eigenen kulturellen und sozialen Kontext zurück, wenn sie das „Immunsystem“ und seine Funktion beschreiben. Ob das System als verteidigungsbereite Armee oder als flexibles Netzwerk konzipiert wird – immer fließen auch Vorstellungen über die Funktionsweise von Gesellschaft und Kultur mit ein. Der wissenschaftliche Diskurs lässt sich deshalb auch leichter mit der Alltagserfahrung verbinden; Metaphern wie zum Beispiel die Kriegsführung des Körpers gegen einen äußeren Feind bieten auch Laien Bezugspunkte. Sie greifen die Bilder auf und modifizieren sie, entsprechend ihrem sozialen und kulturellen Kontext und ihrem bisherigen Körperverständnis. Dadurch entsteht eine schillernde Vielfalt von Vorstellungen darüber, was ein Immunsystem ist und wie es funktioniert.[196] Das „immunologische Selbst“ kann deshalb ganz unterschiedliche Formen annehmen: Es präsentiert sich vielleicht bewaffnet bis

---

194 Zu der Infragestellung des cartesianischen Dualismus durch die Psychoneuroimmunologie vgl. Zänker 1996.

195 Vgl. dazu z.B. die Zusammenfassung von Schlich (1998 b).

196 Vgl. dazu die Studie von Emily Martin (1994) zum Immunsystem in den USA.

an die Zähne, geschmeidig und flexibel (entsprechend den aktuellen Anforderungen auf dem Arbeitsmarkt!) oder gar beseelt.

Auch im Diskurs der Transplantationsmedizin wird das „immunologische Selbst" unterschiedlich dargestellt. Allerdings dominiert hier die Darstellung als Abwehrsystem, das die Integrität des Körpers verteidigt und fremde Zellen und Moleküle zerstört. Dabei verändert sich die Perspektive auf das Immunsystem: Die Abstoßungsreaktion wird als aggressive Reaktion des eigenen Körpers auf das fremde Organ interpretiert. Die Schutzmechanismen zur Wahrung der körperlichen Integrität und Individualität bedrohen nun das Transplantat, oft auch das Leben der Patientinnen und Patienten. Da das „immunologische Selbst" nicht ihrem Willen unterworfen ist, muss es durch die lebenslängliche Einnahme von Medikamenten zumindest partiell unterdrückt werden, um eine Abstoßung der als „fremd" identifizierten Zellen – des wertvollen „Geschenks" – zu verhindern. Dies gelingt nicht in allen Fällen gleich gut: Die Gefahr einer Abstoßung besteht lebenslang und ist – wie dargestellt – ein prägender und angsteinflössender Faktor des Lebens nach einer Transplantation. Sie kommt deshalb auch in den Gesprächen zwischen Ärzten und Patienten oft zur Sprache. Mit der Verwendung des Konzepts der „Abstoßung" durch das Immunsystem wird aber implizit die Beziehung eines „Selbst" (d.h. der biologischen Individualität des Empfängers) zu einem „Nicht-Selbst" (dem transplantierten Organ, das einst einem anderen Körper angehörte) thematisiert. Während für die Auseinandersetzung mit der sozialen Identität der „Organspender" wenig Raum bleibt, findet – gezwungenermaßen – eine intensive Auseinandersetzung mit ihrer biologischen Individualität und deren Beziehung zum „immunologischen Selbst" des Patienten statt. Der immunsupprimierte Körper muss sein Gleichgewicht wieder finden, und das „immunologische Selbst" muss soweit ausgesöhnt werden, dass es weder das eingepflanzte Organ angreift noch die Integrität des Körpers vollständig preisgibt. Der Diskurs über die „Abstoßungsreaktionen" ist folglich auch ein Diskurs über die biologische und körperliche Identität des Patienten, der verschiedene Funktionen haben kann. Einerseits ermöglicht er es den Patientinnen und Patienten, die komplexen Identitätsfindungsprozesse nach einer Transplantation, die normalerweise aus dem Klinikalltag ausgeklammert werden, auf einer medizinisch-technischen Ebene zu thematisieren. Sie können dabei auch Vorstellungen ihres modifizierten Immunsystems und dessen Beziehung zu den transplantierten Zellen entwickeln, die ihnen unter Umständen eine Integration des „neuen" oder „fremden" Organs ins eigene Körperverständnis erleichtern – zum Beispiel, indem sie die Fähigkeit ihres Organismus zur Toleranz fremder Körperzellen in den Vordergrund stellen. Andererseits kann die häufige Thematisierung der Abstoßung auch eine Integration des Organs in das eigene Körperverständnis verhindern: Die weit verbreiteten Kriegsmetaphern implizieren, dass eine feindliche Reaktion des Körpers auf das Transplantat nur mit Mühe und Aufwand verhindert werden kann. Eine Möglichkeit, das eingepflanzte Organ zumindest metaphorisch mit dem Organismus zu versöhnen, besteht in diesem Konzept nicht – es bleibt lebenslang ein allenfalls geduldeter Fremdkörper.

Soziale Beziehungen

Wie wir gesehen haben, reichen Humantechnologien, obwohl sie sich tendenziell nur mit ‚Körpern' von Individuen befassen, weit in den Bereich sozialer Beziehungen – und damit auch in die Gesellschaft – hinein. Am deutlichsten wurde dies bei der Reproduktionsmedizin, die zwar vordergründig ‚nur' ein Kind erzeugen will, wo von ‚Natur' aus keines entstehen würde. Aber bei diesem Kind handelt es sich, selbst wenn es ein „Retortenbaby" ist, um das Kind eines Paares. Reproduktionsmedizin schafft damit auch immer Verwandte. Wir wollen in diesem Kapitel der Frage über das Verhältnis von sozialen Beziehungen und Humantechnologien nachgehen. Wie wirken Humantechnologien und Verwandtschaft aufeinander ein? Wie modifizieren Humantechnologien bestehende Vorstellungen von Verwandtschaft? Schafft die Anwendung von Humantechnologien neue verwandtschaftsähnliche soziale Beziehungen – und werden sie überhaupt zugelassen oder nicht? Welche neuen Formen der Vergesellschaftung und der gesellschaftlichen Verpflichtung entstehen im Umfeld der Humantechnologien?

Verwandtschaft gilt in den euroamerikanischen Gesellschaften in erster Linie als eine intime und enge Beziehung, die auf biologischer Grundlage beruht. Als Paradebeispiel dafür steht die Kernfamilie, die als soziobiologische Einheit gilt: Eltern mit ihrem leiblichen Kind, das die ‚Gene' und das soziale Erbe seiner Eltern weitertragen wird. Die Idee des Stammbaums baut darauf auf. Die einzelne Kernfamilie bildet nur ein Glied in einem Kontinuum von Beziehungen, die frühere Generationen mit solchen in der Zukunft verbinden.

Im Zentrum steht die Deszendenz, d.h. die Abstammungsrechnung, die „Blutlinie". Zur Vorstellung solcher Formen von Verwandtschaft gehört die primäre Unauflösbarkeit solcher Beziehungen. Zwar können sich Geschwister oder Kinder und ihre Eltern zerstreiten und, kraft eines Willensentscheids, sich trennen, dennoch bleibt, von der Vorstellung her, ein Geschwister immer ein Geschwister, ein Kind immer das Kind eines bestimmten Elternpaares. Im Unterschied dazu sind die affinalen, über Heirat geschlossenen Beziehungen solche, die durch einen Willensentscheid zustande kamen – und durch einen ebensolchen wieder aufgelöst werden können (Scheidung). Sie können also rückgängig gemacht werden. Aber diese verwandtschaftlichen Beziehungen, die über Heirat zustande kommen, unterscheiden sich in ihrer Qualität fundamental von denen, die durch Abstammung geschaffen wurden. Hinzu kommt, gesamtgesellschaftlich gesprochen, die auffällige Instabilität von Ehen. Scheidung ist die ‚Standardlösung' für Streitigkeiten zwischen zwei Personen, die miteinander eine Ehe aufgrund eines Willensentscheides eingegangen sind. Von der Tatsache, dass Ehen aufgelöst werden können, wird immer häufiger Gebrauch gemacht: etwa jede dritte Ehe wird in Deutschland geschieden (Statistisches Bundesamt 1995). Viele der geschiedenen Partner gehen eine neue eheliche Beziehung ein. Dies bedeutet, dass, auf der Zeitachse betrachtet, die Bildung von Kernfamilien fluktuiert, also ständig ein Auflösen von bestehenden und ein Bilden von neuen stattfindet. Die ‚intakte' Kernfamilie bildet deshalb nur eine idealisierte Momentaufnahme und kein reales homogenes Kontinuum: Viele Männer und Frauen – und ebenso viele Kinder – sind somit Mitglieder von mehr als einer Kernfamilie, auch wenn deren jeweilige Existenz zeitlich verschoben ist (serielle Monogamie). Inwieweit erfahren nun diese (hier vereinfacht wiedergegebenen) Verwandtschaftsbeziehungen durch Humantechnologien eine Veränderung?

Als erstes muss festgestellt werden, dass – wie wir bereits dargelegt haben – die Idee der leiblichen Verwandtschaft eine besondere Betonung erfahren hat, gerade weil die Reproduktionsmedizin „unfruchtbaren" Paaren zu einem eigenen, leiblichen Kind verhilft. Diese technisch-medizinischen Möglichkeiten fördern auch den Wunsch nach einem eigenen Kind, da dieses in immer greifbarere Nähe gerückt wird. Andere Wege, die zu einem eigenen, wenn auch nicht leiblichen Kind verhelfen könnten – vor allem Adoption – werden deshalb eindeutig als zweite Wahl hinter die Möglichkeiten reproduktionsmedizinischer Behandlung gestellt.

„Ich könnte mir zwar vorstellen, mit einem Adoptivkind glücklich zu werden, aber das ist auch nicht immer diese Wunderlösung, wie alle denken. Dass ist auch ganz schön schwierig und man nimmt da ganz schöne Dinge auf sich. Und im Prinzip geht mir ja auch noch die Schwangerschaft verloren. Bei der medizinischen Möglichkeit könnte ich noch eine Schwangerschaft erleben und eine ganz normale Geburt. Und das wäre für mich zum jetzigen Standpunkt nicht so unbedeutend. Das wäre schon eine schöne Aussicht. Und es wäre für mich auch schön, dass Kind von meinem Mann auszutragen, das ist ja auch was, was verbindet. Und ich würde die Schwangerschaft und Geburt erleben und hätte da auch Anteil dran. Es wäre ja quasi in meinem Fleisch und Blut entstanden, wie man das so schön nennt." (Tabea Ullbricht, 34)

Auch von Seiten der Anbieter wird die gemeinsame Schwangerschaft eines Paares durch den Einsatz medizinischer Therapien – hier der heterologen Insemination – als Vorteil gegenüber einer Adoption hervorgehoben:

„Es ist ein Vorteil der artifiziellen Insemination gegenüber der Adoption, dass das soziale Umfeld der Eheleute, die Bekannten, Verwandten und nicht einmal die Eltern Kenntnis von der künstlichen Zeugung des Kindes haben. Das Erlebnis von Schwangerschaft und Geburt ist für manche Frauen, deren Ehe bisher kinderlos geblieben ist, von grundsätzlicher Bedeutung. Hier wird die Bindung zum Kind sicher enger empfunden als bei einer Adoption." (zitiert aus einer Informationsbroschüre über die heterologe Insemination einer Praxis)

Umgekehrt hat, parallel zur sozialen Betonung biogenetischer Verbindungen zwischen Eltern und Kindern, die damit verbundene Essentialisierung von Verwandtschaft auch zu neuen Perspektiven für Adoptionen – die von Herkunftsmüttern oft geforderten „offenen Adoptionen" – geführt.[197] Reproduktionsmedizinische Behandlungsmöglichkeiten bestehen aus unterschiedlichen Formen der Zusammenführung von Zeugungssubstanzen. Körperliche Kontakte sexueller Art zwischen den beiden ‚Zeugungsparteien' sind nicht notwendig. Die Zusammenführung der Zeugungssubstanzen findet in erster Linie durch den Arzt statt. Zeugung bedeutet damit kontrollierte Befruchtung,

---

197 Frauen, die ein Kind zur Adoption frei gegeben haben, berufen sich neuerdings auf die Tatsache, dass sie die biologischen Mütter ihrer Kinder seien. Sie bezeichnen sich deshalb auch als „Herkunftsmütter". Sie betonen also gerade die biogenetische Beziehung, die auch die Reproduktionsmedizin so stark hervorhebt. Mit den Sichtweisen von „Herkunftsmüttern" hat sich Schmitt (2000) auseinandergesetzt.

ausgeführt von Experten mittels getestetem genetischen Material. Die Kontrolle der Befruchtung durch Experten, ohne direkte körperliche Beziehungen der Beteiligten, umschifft soziale Probleme. So besteht in der Bewertung ein fundamentaler Unterschied zwischen einer Liebesbeziehung einer verheirateten Frau mit einem Liebhaber, aus der dann eine Schwangerschaft entsteht und der labormäßigen Zusammenführung der Eizellen einer Frau mit „Spendersamen", obwohl das Resultat – ein ‚fremdgezeugtes' Kind – letztlich das gleiche ist. Von den intendierten sozialen Beziehungen her handelt es sich im ersten Fall um einen Ehebruch, im letzteren um eine durch einen Fachmann ausgeführte Dienstleistung: die assistierte Reproduktion. Die kontrollierte, wissenschaftlich verwaltete Fortpflanzung hat zweifellos auch zu einer Essentialisierung der ‚echten' Verwandtschaft generell geführt und sie über andere Formen der Schaffung von verwandtschaftlichen oder verwandtschaftsähnlichen Beziehungen (z.B. Patenschaften u.ä.) gestellt. Dennoch ist diese ‚echte' Verwandtschaft kulturell konstruiert. Dies bedeutet, dass Verwandtschaft nicht einfach biogenetische Beziehungen abbildet oder solche sozial überformt. Die Ungleichbehandlung der Zeugungsbeiträge eines Mannes und einer Frau ist ein Beispiel dafür. So ist etwa per Gesetz festgelegt, dass Eizellen oder gar Embryonen nicht von einer Frau auf eine andere übertragen werden dürfen. ‚Zeugungsmutter' und ‚Geburtsmutter' müssen deshalb identisch sein (s.o. Abschnitt Identität). Damit erfährt die Rolle der Frau als Mutter, wie bereits erwähnt, eine Essentialisierung. Nicht so beim Mann. Die kulturelle Konstruktion von Vaterschaft – so besagt der soziale Verträglichkeitsdiskurs – lässt eine Trennung zwischen biologischem und sozialem Vater zu. Bei heterologer Insemination, der Befruchtung der Eizelle der Frau mit dem Sperma eines anonym gehaltenen Mannes, gilt bekanntlich der Ehemann als biologischer *und* sozialer Vater! Der eigentliche Zeugungsvater wird damit sozial ausgeblendet, und tritt nicht in Erscheinung. Der Schein von der ‚normalen' Kernfamilie bleibt nach außen gewahrt. Wie die Interviews gezeigt haben, geben die wenigsten Paare, die eine heterologe Insemination gewählt haben, dieses Geheimnis ihrer sozialen Umgebung preis! Selbst wenn das Paar es wünscht, so hat es in keinem Fall die Möglichkeit, Informationen über die Person des „Samenspenders" zu erhalten. Für das Kind behält die genetische Verbindung jedoch weiterhin Gewicht und zwar durch die Bedeutung, die der genetischen Identität für die Persönlichkeitsentwicklung zugesprochen wird, so dass das Kind trotz des technologischen Eingriffs und der sozialen Atomisierung multiple Elternschaften besitzt. Marilyn Strathern (1995 a: 152) hat dies als ‚zerstreute Verwandtschaft' bezeichnet, da die fragmentierten Elternteile, auch wenn jeglicher sozialer Kontakt zu dem Kind fehlt, trotzdem im Sinn einer verwandtschaftlichen Beziehung Bedeutung haben.

Dem heterolog gezeugten Kind steht jedoch per Gesetz das Recht zu, Aufschluss über die Identität seines biologischen Vaters zu erlangen. Aber dieses Recht kann es nur in Anspruch nehmen, wenn ihm seine sozialen Eltern (die auch seine vermeintlich biologischen Eltern sind) ihr Geheimnis überhaupt mitgeteilt haben! Dass die Information über biologische Vaterschaft auch soziale Konsequenzen hat – also das Kind plötzlich über zwei Väter verfügt – , liegt auf der Hand. Und zwar, sobald das (volljährig gewordene) Kind von seinem biologischen Vater erfährt und mit ihm Kontakt aufnimmt, wird dieser automatisch auch zu einem sozialen Vater, wenn vielleicht auch besonderer Art. Damit ändert sich zweifellos die Bedeutung von ‚Kernfamilie'. Politiker und Politikerinnen gaben in den Parlamentsdebatten ihrer Befürchtung Ausdruck, dass die durch „artifizielle" Reproduktion hergestellten Beziehungen in der Kernfamilie nicht mehr die Intensität wie bei der natürlichen Elternschaft besitzen, da sich durch die reduzierte biologische Beteiligung auch die sozialen Beziehungen zu ‚Teilbeziehungen' reduzieren könnten.

Die Rechtsprechung erkennt die genetische Verbindung zwischen „Samenspender" und Kind an, um diesem das Recht auf Kenntnis seiner Abstammung gewährleisten zu können. Aus diesem Grund muss die Identität des „Spenders" durch die Dokumentation des Arztes ermittelbar sein.[198] Im gegenwärtigen Recht ist dieser Vater i.S.v. § 1592 Nr. 3 BGB und daher also feststellbar (§ 1600d BGB). Ist der „Samenspender" als Vater des artifiziell erzeugten Kindes gerichtlich festgestellt worden, stellt sich die Frage nach der Unterhaltsverpflichtung. Wenn der Ehemann der heterologen Insemination seiner Ehefrau zugestimmt hat, ergibt sich für ihn als sozialer Vater die Pflicht, für das Kind wie ein ehelicher Vater zu sorgen (BGHZ 129, 297). Ist der soziale Vater jedoch mittellos, wird der „Samenspender" für den Unterhalt des Kindes herangezogen.

Während zahlreiche Autoren der vergangenen Jahrzehnte auf die abnehmende Bedeutung von Verwandtschaft und verwandtschaftlichen Beziehungen hingewiesen haben (z.B. König 1976; Kaufmann 1995; Parsons 1964; Weston

198 Eine anonyme Samenspende wird nach der Entscheidung des Bundesverfassungsgerichtes (90; 263; 277) als ausgeschlossen erachtet (vgl. Lüderitz 1999: 278).

1991) verleihen gerade die Humantechnologien der Verwandtschaft *neue Bedeutungen und auch Verpflichtungen*, was besonders im Zusammenhang mit den reproduktionsmedizinischen Behandlungen deutlich geworden sein dürfte.

Aber auch im Bereich der Transplantationsmedizin spielen verwandtschaftliche Beziehungen eine bedeutende Rolle in der gesellschaftlichen Regulierung und Anwendung der neuen technologischen Möglichkeiten. Da die Transplantationsmedizin in ihrem Grundprinzip Körpergrenzen überschreitet, war eine der grundlegenden Fragen in der politischen Diskussion, wer berechtigt ist, über eine Organentnahme zu verfügen (siehe Kapitel IV). Die Politiker und Politikerinnen haben die bereits vor Inkrafttreten des Transplantationsgesetzes praktizierte erweiterte Zustimmungslösung bestätigt, nach der die nächsten Angehörigen in die Entscheidung über eine Organentnahme miteinbezogen werden müssen, wenn keine persönliche Erklärung der „hirntoten" Patienten vorliegt. Die Angehörigen können unter dieser Voraussetzung die Zustimmung ersetzen, so dass eine Organentnahme nur dann möglich wird, wenn die Angehörigen ausdrücklich zustimmen. Den Angehörigen kommt damit ein subsidiäres Zustimmungsrecht zu, d.h. dass sie nicht nur in einer Botenfunktion den Willen des „Hirntoten" wiederzugeben haben, der nicht schriftlich fixiert wurde, sondern darüber hinaus auch über eine Mutmaßung des Willens urteilen bzw. bei nicht möglicher Mutmaßung selbst entscheiden. Den Angehörigen wird somit eine neue Verantwortung überbürdet, eine derart essentielle Entscheidung für einen Nächsten fällen zu müssen.

Für die Parlamentarier, die sich für die Fortsetzung der etablierten erweiterten Zustimmungslösung eingesetzt haben, ist diese Organentnahme, bei der die Angehörigen entschieden haben, auch eine Spende. Dies rechtfertige sich aus dem Zusammenleben der Menschen, da die Beantwortung der Frage nach dem eigenen Willen in den engsten Lebenskreis hineingehöre und von den Menschen beantwortet werden könne, die dem „Hirntoten" nahe gestanden haben. Das Netz der Beziehungen, die ein Mensch in seinem Leben geknüpft hat, wird im Transplantationsgesetz definiert und als „nächster Angehöriger" bezeichnet.

„Mit der von uns gewählten Rangfolge der nächsten Angehörigen verfolgen wir das Ziel, den wirklichen Willen des potentiellen Organspenders über die persönliche Nähe der Angehörigen klären zu können." (Schaich-Walch (SPD): 16435, 13/183. SdBT)

Die Definitionen stellen Verwandten-Kategorien dar, in der sich eine Vorstellung von emotionaler Nähe ausdrückt. Höchste Priorität hat die Zustimmung eines Affinalverwandten: des Ehegatten oder der Ehegattin. Erst danach kommen die Deszendenten, die volljährigen Kinder, dann die Eltern, die volljährigen Geschwister und die Großeltern. Diese Reihenfolge und der Zusatz, dass in den letzten zwei Jahren ein persönlicher Kontakt bestanden haben muss, um für das Zustimmungsrecht in Frage zu kommen, sowie dass dem nächsten Angehörigen eine volljährige Person gleichgeordnet wird, die dem potentiellen Organgeber in persönlicher Verbundenheit offenkundig nahegestanden hat, sollen eine emotionale Zugehörigkeit gewährleisten. Die emotionale Nähe wird somit in verwandtschaftliche Bindungen platziert, die in ihrer Hierarchie die Wahrscheinlichkeit des Zusammenlebens darstellen.

Auch im Bereich der „Lebendspende“ wurde in der politischen Diskussion mit emotionaler Nähe argumentiert, die unter Verwandten vorhanden sei. Die Zulässigkeit der „Lebendspende“ wurde auf emotional verbundene Menschen – die „nächsten Angehörigen“ (§ 8 Abs. 1 TPG) – beschränkt, da angenommen wurde, dass damit eine freiwillige und autonome Entscheidung der „Organspender“ oder „Organspenderin“ garantiert und somit jegliche Form der Kommerzialisierung von „Lebendspenden“ sowie der Missbrauch des Organhandels ausgeschlossen werden können. Als „nächste Angehörige“ werden wiederum Verwandte 1. oder 2. Grades, Ehegatten, Verlobte oder andere Personen, die dem Spender bzw. der Spenderin in besonderer persönlicher Verbundenheit offenkundig nahe stehen, aufgeführt. Auch im Bereich der „Lebendspende“ erfährt die Verwandtschaft somit eine neue Wertung, da niemand weiß, ob er nicht auf die „Lebendspende“ eines nächsten Angehörigen ‚angewiesen‘ sein wird oder umgekehrt, ob er darüber entscheiden muss, einem Nahestehenden in einer gegebenen Notsituation helfen zu wollen.

Für die gesellschaftliche Regulierung und Bewertung sozialer Beziehungen im Kontext der neuen Humantechnologien offenbart sich als ein Fazit, dass neue Beziehungen, die aufgrund der reproduktiven Technologien erschaffen werden, nach verwandtschaftlichen Kriterien definiert und bewertet und somit in die bestehende gesellschaftliche Struktur der Kernfamilie eingebunden werden. Die Transplantationsmedizin zeigt dagegen, dass mit den neuen technologischen Möglichkeiten verwandtschaftliche Beziehungen aktiviert werden, die aufgrund der bestehenden Konzeption der Blutsverwandtschaft als selbstverständlich und existent anerkannt sind. In wie weit diese verwandtschaftlichen Beziehungen im Alltag auch gepflegt werden, ist – im

Unterschied zur Kernfamilie im erwähnten Sinn – eine offene Frage. Aus diesem Grund sprechen wir von einer Aktivierung verwandtschaftlicher Beziehungen. Verwandte werden Entscheidungsträger, die neue, durch die Technologien entstandene Verantwortung übernehmen müssen. Rechte und Pflichten gegenüber einem anderen Verwandten werden somit erweitert, so dass im gesellschaftlichen Kontext die soziale Gruppe der Verwandten eine neue Bedeutung erhält, wie die gesetzliche Zuweisung als Referenzgruppe für „Lebendspenden" und als Entscheidungsträger der erweiterten Zustimmungslösung zeigen. Das gesellschaftsstrukturierende Ordnungsprinzip der Verwandtschaft wird durch die neuen Machbarkeiten der Humantechnologien somit nicht in Frage gestellt. Vielmehr verändert der technologische Fortschritt die Bedeutungszuweisungen innerhalb des sozialen Beziehungssystems.

Wir stellen darüber hinaus die Frage, ob nicht *neue ‚verwandtschaftliche' Beziehungen* entstehen könnten, die nicht sein dürfen. Auf das Beispiel der heterologen Insemination und der Konstruktion von sozialer Verwandtschaft und dem Ausblenden des ‚Zeugungsmannes' kommen wir nicht mehr zurück. Wie wir jedoch gesehen haben, ist ‚echte' Verwandtschaft aufs engste mit dem Austausch von Körpersubstanzen verbunden. ‚Echte' Verwandtschaft ist solche, die durch Körpersubstanzen begründet wird. Wenn dies die Grundaussage des kulturellen Diskurses ist, dann kann man davon ausgehen, dass immer dann, wenn vitale Substanzen zwischen Menschen gegeben werden, Vorstellungen von Verwandtschaft involviert sind. Man müsste also vermuten, dass etwa bei Organtransplantationen, wenn Angehörige die Zustimmung für die Entnahme von Organen ihres „hirntoten" Nächsten geben, in ihnen das Gefühl aufkeimen müsste, dass diese Organe, lebendige Teile ihres Verwandten, nun sozusagen die Lebensquelle anderer Menschen (der Empfänger) bilden – und dadurch auch neue Verwandte geschaffen werden.

In der gesellschaftlichen Praxis kommen Vorstellungen von ‚neuen', durch Organspende begründten Verwandten aber nicht vor, d. h. sie werden ausgeblendet und negiert. Die Verbindung, die durch die Übertragung von Organen zwischen der „spendenden" und empfangenden Seite entsteht, wird nur in den seltensten Fällen von selbst thematisiert. Dabei zeigt sich die Hierarchisierung von Organen, so wie wir sie in Kapitel I beschrieben haben: dem Herz kommt dabei eine überragende Bedeutung zu. Auf die Frage, ob sie denn öfter an die Empfänger der Organe ihres Bruders denke, antwortet Maria Deinert (47):

„Ja, ich denke öfter an die Empfänger und hoffe, dass es ihnen immer noch gut geht. Natürlich leben sie mit einem Teil meines Bruders. Aber es geht nicht soweit, dass ich denke, sie sind jetzt ein Teil meines Bruders, weil es nicht die Seele ist. Es sind Organe, die funktionieren. Von daher habe ich auch gar kein Bedürfnis zu recherchieren, wer ist das? Ich habe mich gefragt, soll ich mit den Leuten, wenn es überhaupt möglich ist, Kontakt aufnehmen? Das möchte ich nicht. Wie gesagt, weil ich das wirklich nur als rein profanes Teil meines Bruders sehe, aber kein Teil, der gefühlsmäßig oder von der Seele her mit diesen Menschen lebt. Er hat geholfen."

Milena Gerke (38), die ebenfalls ihren Bruder verloren hat, hätte dagegen sehr gern einen persönlichen Brief des Herzempfängers vom entsprechenden Transplantationszentrum übermittelt bekommen:

„Vom Herzempfänger würde ich gerne einen persönlichen Brief bekommen. Ich nehme an, dass meine Bitte einfach nicht weiter geleitet wurde. Ich habe ein bestimmtes Bild von ihm im Kopf und würde jetzt gerne wissen, wie er wirklich ist. Wenn es beide Seiten wollen, dann finde ich ein Treffen richtig."

Frage: „Warum gerade beim Herz?"

Milena Gerke: „Das kann ich auch nicht genau sagen, aber es ist eben etwas besonderes: ‚Du liegst mir am Herzen, Herzallerliebster, es hat eine schöne runde Form und so weiter'."

Frage: „Würde es etwas ändern, wenn Sie wüssten, wer er ist und wenn Sie ihn z.B. nicht mögen?"

Milena Gerke: „Ja, ich glaube schon. Ein persönliches Treffen würde ich jetzt nicht wollen, vielleicht aber später einmal. Das kann ich nicht sagen, die ganze Sache läuft in Verarbeitungsschritten und Prozessen ab."

Frage: „Fühlen Sie sich mit den Organempfängern verbunden?"

Milena Gerke: „Das Wort ‚verbunden' gefällt mir nicht in diesem Zusammenhang. Da muss man aufpassen, das ist ein schwieriges Wort. Es ist zu persönlich, da es ja kein persönliches Kennenlernen gibt. Sie haben jetzt etwas, was ich vorher hatte – was eigentlich auch nicht stimmt, denn das Innere meines Bruders hatte ich ja nicht. Einen Lungentransplantierten kenne ich gut, mit dem fühle ich mich z.B. verbunden. Bei dem würde ich auch trauern, wenn er stirbt. Ich würde auch trauern, wenn das Herz meines Bruders aufhört zu schlagen, es ist aber doch etwas anderes. Vielleicht würde ich mich ja auch freuen, weil die Person zumindest noch ein paar Jahre gelebt hat."

Die enge – direkte und indirekte – körperliche Beziehung, durch die humantechnologische Behandlungen Männer und Frauen mit anderen Menschen zusammenbringen, birgt in sich also tendenziell die Möglichkeit, dass dadurch neue, durch Substanz begründete Beziehungen zwischen sich eigentlich fremden oder sich fremd gewesenen Menschen geschaffen werden. Aber noch weitere Personenkreise sind, jenseits von „Spendern" und Empfängern und Angehörigen im weitesten Sinn, miteinbezogen. Wie wir gesehen haben, spielt die *compliance*, das Eingehen und Mitmachen des Patienten und der Patientin auf die Behandlung, die der Arzt bzw. die Ärztin vorschlägt und das Finden und Beschreiten eines gemeinsamen Weges – die Behandlung – eine wichtige Rolle. Von dieser *compliance* hängt zu einem erheblichen Ausmaß der Erfolg der Behandlung ab. *Compliance* verlangt auch eine Bereitschaft zu einer sozialen Beziehung – und zwar von beiden Seiten. Nur sind diese Beziehungen unterschiedlich beschaffen: für den Patienten bedeutet es ein persönliches ‚Sich-Einlassen', ein persönliches Vertrauen in das Expertenwissen und die Handlungskompetenz des Fachmannes bzw. der Fachfrau. Von Seiten des Arztes jedoch ist es in erster Linie eine routinisierte Beziehung, vielfach eingeübt – wie wir gesehen haben sowohl in der Ausbildung wie auch im klinischen Alltag (siehe Kapitel II) –, und zudem ist sie in der ärztlichen Aufgabe und dem Amt begründet. Der Arzt geht diese Beziehungen immer mehrfach bei einer Vielzahl von Patienten gleichzeitig und immer wieder von neuem ein; diese Art der Beziehungen gehört deshalb zu seiner ärztlichen Routine. Im Unterschied dazu ist diese Beziehung für den Patienten eine persönliche sowie personenzentrierte, und von der Behandlung her, auch eine einmalige. Dies gilt sowohl für „Kinderwunsch"-Therapien wie auch für transplantationsmedizinische Behandlungen.

Wie Kapitel I gezeigt hat, ist die reproduktionsmedizinische Behandlung für Paare, besonders für Frauen, mit einem großen zeitlichen Aufwand verbunden. Sie müssen regelmäßig zur Kontrolluntersuchung in die Praxis oder Klinik und zum überwiegenden Teil werden mehrere Behandlungsversuche durchgeführt. Da der Aspekt der sexuellen Zeugung aus der Intimbeziehung des Paares herausgenommen und in die Klinik verlegt wird (siehe Kapitel II), stellt sich die Frage: Wie steht es mit den Beziehungen zwischen den Paaren und der Ärzteschaft sowohl während der Behandlungen als auch nach der Geburt eines Kindes?

Aus vielen Interviews mit Paaren geht hervor, dass nähere Beziehungen zum Arzt bzw. der Ärztin während der Behandlungen nicht unbedingt erwartet werden. Die Paare (und besonders die Frauen) wünschen sich seitens der Ärzteschaft Freundlichkeit, Sensibilität und Verständnis und kritisieren, wenn immer wieder unterschiedliche Personen für sie zuständig sind, sich die Ärzte unfreundlich und unpersönlich verhalten und den Eindruck vermitteln, es handele sich bei ihnen nicht um Personen, sondern einfach um (namenlose) Patienten. Jedoch wird wie in den folgenden Interviews mit Paaren, in denen nach Beziehungen und Bindungen zu professionellen ‚Zeugungshelfern' gefragt wurde, deutlich, dass ihrer Meinung nach die Aufgabe der Ärzte darin bestehe „einfach nur ihren Job zu machen".

Tatjana Helming (36): „Die Kontakte sind zu kurz, um eine Bindung zu entwickeln. Man ist da eben zufällig gelandet, man hätte das ja auch woanders machen können. Wir fühlen uns gut betreut hier."

Martin Helming (38): „Wenn der Dr. X jetzt beispielsweise 120 Punktionen pro Monat macht, wo soll denn bei ihm noch die Bindung sein? Das ist für ihn ein ganz normales Geschäft und es ist auch legitim, dass es so ist. Er kann ja nicht mit jedem Ei, das da befruchtet wird, eine Beziehung eingehen."

Tatjana Helming: „Also wenn man vielleicht öfter so eine Behandlung macht, dann kann man sicher auch so eine Bindung aufbauen, oder dass man vielleicht aus Dankbarkeit den Namen [des Arztes] dem Kind überträgt. Aber von uns aus ist da jetzt keine Bindung da."

Christoph Ottmers (33): „Der eine repariert ein Auto, der nächste repariert einen Arm, und er [der Arzt] macht halt Kinder. Das ist eine Dienstleistung. Aber sonst bringt das keinen Bezug. Da könnten jetzt noch drei andere stehen. Wenn ich jetzt meinem Kind irgendwann erzählen sollte, wer sein Vater ist [...]. Ich bin sowieso der biologische Vater. Und der da hinten hat ein bisschen mitgeholfen. Wobei: wen soll ich jetzt hier zuordnen? Hier laufen so viele herum. An unserer Geschichte haben schon so viel herumgemengt. Ja, aber die haben alle ihre Lebensberechtigung, ihr Einkommen."

Anhand des empirischen Materials wird jedoch auch deutlich, dass die Beziehung zum Arzt bzw. zur Ärztin geschlechtsspezifische Unterschiede aufweist. Wie schon beschrieben wurde, haben Frauen während der Behandlungszyklen regelmäßige Termine zur Ultraschallkontrolle in der Praxis oder Klinik und verbringen somit wesentlich mehr Zeit mit dem Arzt als ihre Ehemänner; zudem konzentrieren sich diese Behandlungen auf den Intimbereich ihres Körpers. Frauen entwickeln deshalb zum Teil engere Beziehungen zum Arzt, da sie in ihm einen Vertrauten oder einen Begleiter sehen, der ebenso großes Interesse an der Erzeugung eines Kindes hat wie sie selbst. Dieser Aspekt gewinnt nach Aussage eines Arztes immer dann an Bedeutung, wenn Probleme in der Partnerschaft auftauchen, die sich auf den sexuellen Bereich beziehen können, aber auch auf die unterschiedliche Intensität des „Kinderwunsches“ und somit die Bereitschaft, sich über einen langen Zeitraum medizinischen Behandlungen auszusetzen. Schwierigkeiten mit dem Partner haben des öfteren eine Hinwendung zum Arzt zur Folge, der „als einziger versteht, um was es geht – ein eigenes Kind zu kriegen“. Hier spielt wiederum auch das Geschlecht des Arztes eine Rolle, denn das Verständnis, das seitens des Ehepartners fehlt, wird kompensiert in dem Zuspruch, den der (männliche) Arzt gibt. Diese Beziehungen, die teilweise von den Frauen an die Ärzte herangetragen werden, werden seitens der Ärzteschaft als Entgegenkommen und Freundlichkeit kraft ihres Amtes verstanden und nicht als persönliche Beziehung, wie Dr. Norbert Krüger (43) schildert:

„Ich versuche das eher so zu betrachten, dass ich mich in den Dienst des Paares stelle, aber ich weiß auch selber nicht, welche Assoziationen manchmal von der Seite des Paares mit meiner Person verbunden sind. Ich glaube, dass das auch sehr unterschiedlich sein dürfte in Bezug auf den Mann und die Frau. Dass vielleicht beim Mann so ein gewisses Insuffizienzgefühl besteht, weil er nicht derjenige ist. Er kann zwar seinen Samen spenden, aber das Kind ‚kann nur ich machen‘, weil ich dann die Übertragung durchführe.“

Nach der Geburt eines Kindes stellt sich die Situation für beide Partner häufig wieder anders dar. Der behandelnde Arzt oder die Ärztin nimmt – wie das empirische Material zeigt – für viele Paare in der Retrospektive eine besondere Rolle ein. Der Tatsache, dass dieser an der Erzeugung des Kindes direkt beteiligt war, wird eine größere Bedeutung zugemessen. In Kapitel II haben wir anhand der Begrifflichkeiten von Zeugung und Befruchtung die unterschiedlichen Perspektiven von Fachleuten und Laien gezeigt und postuliert, dass Diskurse über Zeugung einerseits solche über soziale Beziehungen und

Leiblichkeit sind und andererseits über professionalisiertes Handeln, das sich auf Aspekte des Körpers konzentriert. Die Paare tragen aus ihrer Leiblichkeit heraus persönliche Beziehungen an die Ärzte heran, indem sie – wie wir in zwei Interviews erfahren konnten – beispielsweise ihrem Kind den Vornamen des Arztes als Zweitnamen gaben bzw. im anderen Fall diesen zwar übernahmen, ihn jedoch leicht abwandelten. Überwiegend drückt sich die Dankbarkeit der Paare nach erfolgreicher Behandlung und Geburt in Geburtsanzeigen, Besuchen der Klinik zur Vorstellung des Kindes sowie Überreichen von Geschenken (z.B. Blumen, Pralinen, Kaffee, Kuchen oder ganze Präsentkörbe) aus. Diese Verbindung wird von Seiten der Paare zum Teil über einen Zeitraum von mehreren Jahren gepflegt, indem sie regelmäßig Briefe und neue Fotos schicken.[199]

„Das ist hier in der Praxis wie eine Familie für mich. Es ist richtig warmherzig dort. Die sind so lieb und nett, da hast du keine Angst, da fühlst du dich wohl und geborgen. [...] Wir hatten uns den Namen des Arztes als Zweitnamen überlegt und auch, dass wir dann hingehen und was vorbeibringen [in der Praxis]. Und als es dann nicht geklappt hat [Fehlgeburt im 5. Monat] war er [der Arzt] so nett und hat gesagt, so eine Scheiße und er kann das nicht verstehen. Es hat ihm unendlich leid getan." (Ira Wagner, 33 Jahre)

Anhand der Interviews ist zu erkennen, dass die Beziehung seitens der Ärzte zum Paar – wie bereits erwähnt – in erster Linie kraft ihres Amtes oder ihrer Funktion besteht. Sie nehmen zwar Anteil an den Problemen der Paare während der Therapie, freuen sich über die Geburt eines Kindes und den anschließenden Besuch in der Praxis oder Klinik, blenden persönliche Beziehungen jedoch von ihrer Seite her nach Erreichen einer Schwangerschaft überwiegend aus.[200] Persönliche Kontakte in Form von Karten zum Geburtstag des Kindes, Anrufe oder Besuche finden nicht mehr statt.

199 Wobei nicht unerwähnt bleiben soll, dass einige Paare nach dem Eintreten einer Schwangerschaft jeden Kontakt zu der Klinik abbrechen. Über deren Gründe können wir jedoch keine Aussagen treffen, da sie für Interviews nicht zur Verfügung standen.

200 In München fand 1996 eine große „Retortenbabyparty" statt, veranstaltet von der von uns besuchten Frauenklinik, zu der alle dort behandelten Paare mit ihren „Retortenbabys" eingeladen wurden. In diesem Fall wurde für einen kurzen Zeitraum eine Beziehung zwischen Ärzten und Paaren mit Kindern erwünscht, die sich jedoch eher auf gesellschaftlicher statt auf individueller Ebene abspielte. Das Fest war von den Medien gut besucht, die anschließend darüber berichteten, womit unter anderem in der Öffentlichkeit ein großer Werbeeffekt erreicht wurde.

„Ich denke, dass ich für einige Paare eine Position einnehme, dass ich derjenige bin, der diesem Paar zu dem Kind verholfen hat. Dass ich in deren Empfinden eine gewisse allmächtige Position habe. [...] Ich habe eine gute Distanz dazu, dadurch dass ich selber zwei Kinder habe. Ich glaube, das ist auch sehr wichtig für jemanden, der in diesem Bereich tätig ist, dass er selber Kinder hat. Ich glaube, das hilft einem, diese Distanz dann auch zu wahren und zu sagen, das ist wirklich mein *Kind, biologisches Kind, selbst erzeugt, und das sind jetzt die Kinder von den Paaren. Ich war eine zeitlang daran beteiligt, aber ich kann dann auch, wenn ich so ein Kind auf den Arm nehme und das mal herumtrage und vielleicht auch ein Foto von mir mit dem Kind gemacht wird, auch gut sagen, hier, nehmt* Euer *Kind wieder, denn das ist Euer Kind. Man darf vor allen Dingen auch nicht vergessen, dass viel von der Arbeit ja gar nicht von mir allein erledigt wird, sondern da sind die Helferinnen an der Rezeption, die Mitarbeiterinnen im Labor, die mit zu dem Gelingen einer Behandlung beitragen. Als Frauenarzt ist man da sicherlich in einer exponierten Stellung, weil man am häufigsten Kontakt hat mit dem Paar, aber die anderen sind ja genauso beteiligt." (Dr. Norbert Krüger, 43)*

Die Ungleichgewichtigkeit der Beziehungen zwischen Ärzten und Patientinnen ist auch dem Arzt Rolf Wellmann (45) bewusst. Er geht fast spielerisch auf die Ansprüche der Frauen ein, wenn er sagt:

„Ein nicht unerheblicher Teil unserer Tätigkeit ist das Showgeschäft. Und wenn Sie sich noch so wenig für das Ergebnis dieser Schwangerschaft, die Sie in Gang gebracht haben, interessierten, könnten Sie das dem Paar doch nicht zu verstehen geben, weil sich das Paar gekränkt fühlen würde. Die Mutter, die dieses Kind dem 30 bis 40 prozentigen Vater [meint sich selbst] auch noch vorführen will, will ja auch was dafür. Ich meine, wenn ich mir soviel Mühe gegeben habe, sie schwanger zu bekommen, dann will sie ja zeigen, dass sie ihren Teil auch gut gemacht hat. Und das muss man wohl akzeptieren. Ich muss ganz ehrlich sagen, die Kinder interessieren mich eigentlich nicht so sehr. Denn sie unterscheiden sich nicht von anderen Kindern und nicht dadurch, dass ich das war. Für mich ist das Paar entscheidend. Ich habe die Beziehung zum Paar aufgebaut im Idealfall. Das ist mir wichtig. Dass dann zum Schluss auch noch das schönste Kind auf die Welt kommt, kann ich nicht nachvollziehen. Das habe ich bei meinen Kindern. Aber ich würde das Paar kränken, wenn ich nicht vermitteln würde, dass ich mich

besonders über dieses Kind freuen würde. [...] Und es ist auch notwendig, denn die Paare wollen alle eine Rolle für sich. Sie wollen nicht in der Masse untergehen. Das ist auch irgendwie verständlich. Ich freue mich wirklich über meine Paare. Das spiele ich denen nicht vor. Sie kriegen meine volle Zuwendung. Nicht nur fachlich, das sowieso. Den Anspruch hat jeder, der irgendwo hingeht, dass da jemand sitzt, der weiß, was gemacht wird oder eben nicht. Die Kinder sind mir, ehrlich gesagt, hinterher wurscht, weil ich mich dafür nicht zuständig fühle. Ich fühle mich absolut nicht als Vater.“

Soziale Beziehungen entwickeln sich auch in transplantationsmedizinischen Behandlungen zwischen Patienten, Patientinnen und Ärzteschaft. Aufgrund der regelmäßigen Nachuntersuchungen und lebenslangen Immunsuppression, die ebenfalls ärztliche Behandlung erfordert, kommt es zu einer sehr engen Anbindung der Patienten an „ihr“ Transplantationszentrum. Martina Mecke (38) berichtet, „dass man permanent an dieser engen Leine der Klinik hängt“. Bei ihr kam es sogar zu einer Verlegung des Wohnschwerpunktes, um eine weitergehende Behandlung und ständigen Nachkontakt zu der Klinik, in der sie transplantiert wurde, möglich zu machen. Monika Wiese (58) fasst die Verbindung mit ihrer Klinik in folgende Worte:

„Das hab ich meinen beiden Ärzten gleich gesagt. Die eine [Ärztin] ist meine Mutter, der andere mein Vater – für das zweite Leben. Mit der Klinik bin ich wie mit einer Nabelschnur verbunden.“

Ein im Ausland transplantierter Sportler berichtete, er habe es nicht fertig gebracht, bei Europäischen Wettkämpfen für Herz- und Lungentransplantierte im offiziellen Mannschaftsanzug zu starten, da dieser den Aufdruck eines deutschen Herzzentrums aufwies und er dies als Loyalitätsbruch mit „seinem“ Zentrum empfunden hätte.

Wie in Kapitel II dargelegt, wird die Beziehung zu den Patienten von medizinisch-professioneller Seite anders wahrgenommen. Durch die von Seiten des medizinischen Personals notwendige Distanzierung zu den Patienten, die primär den Körper und nicht den Leib sehen, wird eine enge Identifikation mit den Patienten vermieden. Des weiteren steht aber auch besonders in Universitätskliniken ein häufiger Personalwechsel einer intimeren Beziehung entgegen.

Neue Formen sozialer Organisationen

Bis jetzt haben wir nach Beziehungen und Beziehungsnetzen gefragt, die die einzelnen Personen mit anderen verbinden und wie diese Beziehungen – allen voran verwandtschaftliche und verwandtschaftsähnliche – aktiviert, modifiziert bzw. neue geschaffen werden. In diesem Abschnitt wollen wir die Perspektive des Einzelnen und seinen Handlungsraum verlassen und nach eventuell neuen sozialen Organisationsformen fragen, die in direktem Zusammenhang mit Humantechnologien stehen und Menschen darin einbinden.

Als erstes wären wohl die zahlreichen Selbsthilfegruppen, die im Zusammenhang mit „ungewollter Kinderlosigkeit" und Organtransplantation bundesweit bestehen, zu nennen. Sie geben Menschen in gleicher oder ähnlicher Situation die Möglichkeit zum Austausch von Erfahrungen. Auch das Medium des Internets wird immer stärker genutzt, um sich zu informieren und mit anderen Betroffenen auszutauschen (in sogenannten chat-groups oder offenen Foren). Anonym oder mittels Pseudonymen können hier Fragen gestellt, Ratschläge eingeholt und gegeben sowie von eigenen Erfahrungen berichtet werden.

Darüber hinaus aber bestehen Ideen (und Bestrebungen) für weitere, diesen Rahmen überschreitende soziale Zusammenschlüsse. Maurice Slapak, Transplantationschirurg und Gründer der *World Transplant Games Federation* (Vereinigung der Weltspiele für Organtransplantierte) schwebt die Idee eines weltweiten Zusammenschlusses der Transplantierten vor. Die Weltspiele der Organtransplantierten gibt es seit 1979. Es handelt sich dabei um internationale Sportwettkämpfe für diese Gruppe (analog den Paralympics), die alle zwei Jahre stattfinden. Bei den XI. World Transplant Games 1997 in Sydney, Australien, nahmen 1.300 aktive Sportler aus 52 Nationen teil.[201] Neben den positiven Aspekten des regelmäßigen Sporttreibens, für das anstehende Wettkämpfe eine Motivation für Transplantierte sein können, steht bei Wettkampfveranstaltungen für Organtransplantierte der Öffentlichkeitsaspekt stark im Vordergrund. Es soll damit das Vorurteil widerlegt werden, „[...] dass Transplantierte nicht mehr leistungsfähig wären" (Lebenslinien 1/1996: 37) oder sich die Transplantationsmedizin noch in der experimentellen Phase befinde. Slapak fragt an, ob sie ihre Organisation nicht ausweiten sollten, so

---

201 Die deutsche Mannschaft bestand aus 48 Aktiven (davon sieben Frauen) und 60 Begleitpersonen.

dass sie alle transplantierten Menschen umfasse, unabhängig davon, ob sie Sport treiben oder nicht, und damit eine weltweite Vereinigung aller Mitgliedsstaaten schaffen, die über zehntausende Mitglieder hätte. Als hauptsächliches Ziel gibt Slapak zwar die Steigerung der Organspendebereitschaft an (Slopak 1998: 1), es klingt jedoch die Frage einer gemeinsamen Identifikation über Organtransplantation mit. „Freu Dich! Ich bin etwas Besonderes!“[202] hieß es denn auch auf einem Anstecker bei den XI. *World Transplant Games* in Sydney. Eine ähnliche, an die Öffentlichkeit getragene Identifikation mit ihrer Krankheit, die im Falle von Organtransplantation streng genommen keine Krankheit, sondern eine Behandlungsmethode[203] darstellt, findet sich nur bei AIDS. Im Fall von AIDS wendet sich das Engagement jedoch primär gegen die soziale Ausgrenzung und Stigmatisierung einer Betroffenengruppe. Bei Organtransplantation handelt es sich hingegen um die Schaffung gesellschaftlicher Akzeptanz nicht einer Krankheit, sondern einer Technologie, die mit den überlieferten kulturellen Konzepten des Selbst und des Todes nicht übereinstimmt. Das Anliegen der Betroffenen dafür, dass ihnen ein „neues Leben“ geschenkt wurde, etwas Gutes zu tun und der Wunsch nach Erhöhung der Organspendebereitschaft, der sie ihr Leben verdanken, ist auf individueller Ebene nur allzu gut nachzuvollziehen. Diese Kampagnen von Selbsthilfeorganisationen sind aber, wie dies das Beispiel der *World Transplant Games Federation* zeigt, deren Gründer selbst Transplantationsmediziner ist, mit den Interessen der Transplantationsmedizin und der Pharmaindustrie, die die Hauptsponsoren für solche Aktivitäten stellt, eng verknüpft.

Der aktive oder passive Zusammenschluss von „ungewollt kinderlosen“ Paaren, von den Paaren, die an den „Retortenbabyparties“ teilnehmen, und von Transplantierten stellt nur einen Aspekt sozialer Organisationsformen dar: dieser betrifft sozusagen die direkte Nutzerseite. Aber gerade im Zusammenhang mit Organtransplantation geht es auch um die Organisation von Gesunden unter der Perspektive, dass auch sie einmal darauf angewiesen sein könnten, ein Organ „gespendet“ zu bekommen. Das Hauptproblem besteht dabei im nur beschränkt zur Verfügung stehenden Pool von Organen. Auf diesem Hintergrund müssen Überlegungen zu „Solidargemeinschaften“, die das Individuum in (soziale und moralische) Pflicht nehmen möchten, verstanden werden. Mit

---

202 „*Smile! I'm a little extra!*“

203 Unterschiedliche Grunderkrankungen ziehen nach einer Transplantation die gleiche ‚Folgeerkrankung‘ durch Immunsuppression und psychische Belastungen nach sich.

dem Verweis, dass die Bundesrepublik zur Zeit als ‚Organimportland' auf „Spenderorgane" aus den Nachbarländern angewiesen ist, was auf Dauer von diesen nicht akzeptiert werde, wurden in der politischen Diskussion Pflichten des Individuums gegenüber der Gesellschaft abgeleitet.[204] Dies gründe sich auf das Menschenbild des Grundgesetzes, nach dem der Mensch als gemeinschaftsgebundenes Individuum zur Mitmenschlichkeit angehalten sei:

„Menschliches Leben ist nicht nur individualistisch zu sehen. Jeder Mensch steht in einer Solidargemeinschaft, der er wesentliches verdankt und der gegenüber er sich auch zu einem entsprechenden solidarischen Beitrag aufgerufen fühlen sollte." (Gründel: 367, 13/17. SdGA)

Selbst wenn es keine unmittelbare Verpflichtung zur „Organspende" gebe, entspreche diese doch dem Solidarverbundgedanken und der christlichen Nächstenliebe. In dieser Argumentation offenbart sich wieder der altruistische Diskurs zur „Organspende" (siehe Kapitel IV): Die „Organspender" und „Organspenderinnen", die Teile von sich selbst ‚verschenken', ohne zu wissen, welche Konsequenzen damit für ihren Tod verbunden sind, erscheinen in einem altruistischen Licht. Der Aufruf zur „Organspende" ist somit ein Aufruf zu einem altruistischen, einem ‚wertvollen' Menschen, der ein positives Beispiel für unser gesellschaftliches Menschenbild zeichnet.

Wenn in einer Gesellschaft darüber Einigkeit bestehe, die Transplantationsmedizin nutzen zu wollen, müsse jeder einzelne der Gesellschaft auch bereit sein, etwas dafür in Kauf zu nehmen. Die Verteilung der Lasten wurde somit von den Politikern und Politikerinnen gesamtgesellschaftlich beurteilt, wonach es jedem Bundesbürger und jeder Bundesbürgerin zuzumuten sei, sich mit der Problematik der Organtransplantation sowie seinem Leben und dem eigenen Tod auseinander zu setzen.

---

204 Auch auf Seiten der Reproduktionsmedizin wurde bei der Legitimation der reproduktiven Technologien mit ‚Pflichten' gegenüber der Gesellschaft argumentiert: *„Statt dessen lässt die Bundesregierung keine Gelegenheit aus, Menschen ohne Kinder als verantwortungslos, egoistisch und unsozial erscheinen zu lassen. Damit schafft sie ein Klima, das Frauen derartig unter Druck setzt, dass diese sich Torturen unterwerfen, an deren Ende mit großer Sicherheit weiterhin die Kinderlosigkeit steht."* (Schmidt (Bündnis 90/Die Grünen): 14173, 11/183 SdBT). Da jedoch vornehmlich mit dem individuellen Leid der Betroffenen argumentiert wurde, soll dies nur erwähnt, aber nicht ausgeführt werden (siehe Kapitel IV).

„ ‚Zur Sache' gehören auch die Sorgen der Bürgerinnen und Bürger, die Angst haben, sich mit ihrem eigenen Tod, mit der Möglichkeit schwerer Krankheiten oder auch mit der Frage, was man dann eigentlich machen oder wie man sich verhalten soll, zu befassen. Ich glaube, dass wir ihnen zumuten müssen, sich diesen Fragen zu stellen, Farbe zu bekennen, Verantwortung zu übernehmen und selbst Antworten zu geben, weil der Tod zum Leben gehört." (Däubler-Gmelin (SPD): 8843, 13/99. SdBT)

Eine Erklärungspflicht, durch die die Bürger gezwungen werden, sich für oder gegen die „Organspende" auszusprechen, bringe das individuelle und gesellschaftliche Interesse miteinander ins Gleichgewicht, weil sich damit sehr viel mehr Menschen zur „Spende" bereit erklären würden. Auch müsse man das ethische Fundament der Organtransplantation mit seinem reziproken Charakter betrachten. Die Erwartung im Fall der eigenen Angewiesenheit, ein „Spenderorgan" zur Verfügung gestellt zu bekommen, setze die Bereitschaft voraus, auch selbst im gegebenen Fall „spenden" zu wollen. Mit einem „Clubmodell" könne man Anreize schaffen, indem es für den potentiellen „Spender" selbst einmal später von Belang wird, sich früher erklärt zu haben und daraus dann eine – im gegebenen Fall auch ausschließliche – Bevorrechtigung bei der Organverteilung zu ziehen.

In der politischen Diskussion sind aber auch Grenzen der Sozialpflicht aufgezeigt worden, die sich an der verfassungsrechtlichen Ordnung orientieren. Der Gesetzgeber müsse garantieren,

„dass der Mensch in seinem schwächsten Zustand den vollen Respekt und die Achtung der Gesellschaft erhält und dass sich der Blick auf ihn als Menschen nicht darauf reduziert, wodurch er für andere nützlich werden könnte. Niemand ist der Gesellschaft, die er durch das Sterben verlässt, etwas schuldig." (Knoche (Bündnis 90/Die Grünen): 16432, 13/183. SdBT)

Andere Stimmen haben das „Clubmodell" zudem als verfassungswidrig erachtet, da einem Schwerstkranken eine mögliche Hilfe aufgrund seines früheren Verhaltens verweigert werden würde.

Auch wenn eine Erklärungspflicht zur Spendebereitschaft und das „Clubmodell" gesetzlich nicht umgesetzt worden sind, spiegeln diese dargelegten Argumentationen das Ziel des ökonomischen Diskurses wider, den ‚Bedarf' der Transplantationsmedizin an Organen befriedigen zu wollen. Diese Transformation wirft ein Licht auf das Selbstverständnis der Transplantationsmedizin, die ihrem Wesen nach von der Spendebereitschaft der Bevölkerung abhängig ist und darum die Individuen der Gesellschaft als potentielle „Spender" in das System der Organtransplantation einbinden muss, da es nur mit einem ausreichenden Potential an Organen existieren und arbeiten kann. In diesem Sinn kann auch von einer – fast zwangsläufigen – ‚Vergesellschaftung' des Körpers, seiner Teile und Substanzen gesprochen werden. Diese beinhaltet den Komplex der Vermarktung des Körpers als Ware, aber auch das Verhältnis des Individuums und seiner Rechte am eigenen Körper zur Gesellschaft. In diesem Sinne dient unsere zu analytischen Zwecken vorgenommene Unterscheidung von Körper und Leib dazu, deutlich zu machen, wie das medizinisch geprägte Körperkonzept zur Auffassung des Körpers als gesellschaftlich verwertbare Ressource führen kann. Dieser Mechanismus hat weitreichende Folgen auch auf gesellschaftlicher Ebene:

> „Die Transplantationsmedizin mit ihrem unstillbaren Verlangen nach verpflanzbaren Organen hat offenkundig zu einer Verdinglichung des Menschen und seiner Organe geführt, die als austauschbare medizinische Gebrauchsgegenstände angesehen werden und die man nutzen sollte, wie und wo immer man ihrer habhaft werden kann." (Stapenhorst 1999: 102)

Es wäre falsch, die Auffassung vom Körper als verwertbare Ressource, die sich auch in vielen anderen Bereichen zeigt, einfach der Transplantationsmedizin anlasten zu wollen,[205] doch zeigt sie sich hier besonders deutlich. So interpretierte auch das Ehepaar Deneke ihre Erfahrung mit „Organspende":

Franz Deneke (30): „Da fängt es eigentlich an, dass dieses ja wirklich sehr individuelle Schicksal missachtet und sofort in so ein soziales Wir-Gefühl erklärt wird [...]."

---

205 In den neuesten Diskussionen etwa um die „Verwertung" von Embryonen für Medikamente und Behandlungen gegen Krankheiten wie Parkinson u. ä. wird der Ressourcen-Charakter von menschlichen Körpern besonders deutlich (siehe Schneider 1995).

Tanja Deneke (28): „Ja: ‚Ihr Kind ist doch sowieso tot, jetzt können Sie doch noch anderen helfen dadurch.' Das ist im Grunde genommen ein Thema oder auch eine Frage, die da überhaupt nicht hingehört."

Franz Deneke: „Ja. Das ist was ganz Grundsätzliches, das steht am Anfang dieser Kette. Und dann geht es ganz konsequent so weiter. Bei diesem ärztlichen Anspruch, anderen Menschen helfen zu wollen, zu müssen, ist das im Grunde genommen ganz schön grausam."

Tanja Deneke: „Es geht eben um das Leben erhalten."

Andere Auffassungen und Gegenstimmen, aber auch der Schutz derer, die ihn in so einem Moment am dringendsten brauchen – die Hinterbliebenen – scheinen mit dem Argument der Lebensrettung an Wichtigkeit zu verlieren. Die Eltern wurden zu einer Pflicht zum Altruismus aufgefordert, wie selbst Vertreter des Altruismusgedanken ihn auf diese Weise nicht verstanden haben wollen.

In der politischen Diskussion wurde auch im Zusammenhang der „Lebendspende" der altruistische Diskurs bemüht. Verfechter der anonymen „Lebendspende" argumentierten, dass diese Form die freiwilligste – und damit auch die altruistischste Form der „Spende" sei, bei der psychischer Druck als Handlungsmotivation ausgeschlossen werden könne. Da jedoch die anonymisierte „Spende" leichter kommerziell missbraucht werden kann, sahen sich die Diskussionsteilnehmer gezwungen, diesen Altruismus zu untersagen.

Solidarisches Handeln, Mitmenschlichkeit und Nächstenliebe werden von den Menschen eingefordert, um Kranke, die auf ein „Spenderorgan" angewiesen sind, transplantieren zu können. Damit wird dem Einzelnen eine erst durch die neuen Technologien entstandene neue Form ethischer Verantwortung einem anderen gegenüber überbunden. Zustimmung wie Verweigerung können schwere Gewissenskonflikte auslösen, die die Betroffenen überfordern, da die von dem Gesetzgeber verlangte Verantwortung einem Dritten gegenüber die Grenze der Gewissheit überschreitet und neue Abhängigkeitsverhältnisse schafft, die die Entscheidung zwischen Leben und Tod berühren. Um dem Einzelnen die Verantwortung über eine Entscheidung anzutragen, die das Leben und den Tod eines Dritten mitbestimmen, wird der Einzelne über den altruistischen Diskurs nicht nur – wie zuvor dargelegt – gegenüber der konkreten sozialen Gruppe der Verwandten verpflichtet, sondern darüber hinaus werden Pflichten gegenüber der Gesamtgesellschaft abgeleitet, indem eine Verbindung zwischen der Spendebereitschaft und dem Menschenbild des Grundgesetzes hergestellt wird. Der Einzelne wird dabei sowohl persönlich als auch gesellschaftlich eingebunden, wobei beide Zugehörigkeiten in den Diskursen moralisch aktiviert werden, um die Spendebereitschaft und damit das System der Transplantationsmedizin aufrecht erhalten zu können.

Dennoch haben die „Lebendspenden" zugenommen,[206] vermutlich auch deshalb, weil sie – aus gesamtgesellschaftlicher bzw. medizinischer Perspektive betrachtet – eine Möglichkeit der Verminderung von ‚Organmangel' darstellen. Durch die „Lebendspende" erfährt auch der lebendige Körper potentiell eine Vergesellschaftung. Die meisten Transplantationszentren standen der „Lebendspende" unter Nichtverwandten zunächst sehr zurückhaltend gegenüber. Sie galt

„[...] gerade im Hinblick auf eine fließende Grenze zu nicht mehr überprüfbaren Beziehungen im Spender-Empfänger-Status als eine unter ethischen Gründen nicht zu übertretende Linie" (Kirste 1996: A-2756).

Abgesehen davon, dass ein derartiger Eingriff in einen gesunden Körper mit dem ärztlichen Heilauftrag nicht zu vereinbaren ist, weicht damit auch die Selbstverständlichkeit des Rechts auf körperliche Unversehrtheit auf. So vertritt Transplantationschirurg Hoyer, der mit seiner eigenen ‚anonymen' Nierenlebendspende[207] für Aufsehen sorgte, die Ansicht:

„Das unerschöpfliche Reservoir ist die Lebendspende. Denn im Umfeld eines jeden terminal Niereninsuffizienten bewegt sich ein potentieller gesunder Spender." (Ärzte-Zeitung 17.9.1996, zitiert nach Drüe 1999: 50)

Die ungleiche Geschlechterverteilung bei der „Lebendspende" – mehr Frauen als Männer haben sich als „Lebendspenderin" zur Verfügung gestellt (siehe Kapitel I) – lässt des weiteren gut die gesellschaftliche Rollenerwartung und wohl auch das Rollenselbstverständnis von Frauen und insbesondere Müttern erkennen, denn medizinische Kriterien können keine Begründung für den hohen Frauenanteil bei der „Lebendspende" liefern. Das, was wir als „Essentialisierung von Mutterschaft" im Umfeld reproduktionsmedizinischer Behandlung

206 Seit 1995 hat sich die Anzahl von „Lebendspenden" unter Verwandten und sich emotional nahestehenden Personen mehr als vervierfacht, die Übertragung von Nieren „hirntoter" Organspender blieb dagegen nahezu unverändert (Drüe 1999: 49).

207 Die Anonymität wurde nach der Transplantation aufgehoben.

bezeichnet haben, finden wir in diesem Zusammenhang wieder: die Frau und Mutter als gebendes, altruistisches Wesen.

Das „Geschenk" als Schuld

Zwar ist Organtransplantation versicherungsrechtlich eine anerkannte Behandlungsmethode (siehe Kapitel I), dennoch wird die Tatsache, ein Organ, das eine so „knappe Ressource" ist, bekommen zu haben, von Organempfängern oftmals auch als Verpflichtung empfunden. Sie streben einen verantwortlichen Umgang mit dem Organ und dem eigenen Körper an und versuchen ihr „geschenktes Leben" (siehe Kapitel IV) sinnvoll zu nutzen. Bei keiner anderen medizinischen Behandlungsmethode scheint das Gefühl der Verpflichtung für das erfahrene Heil so hoch wie bei Organtransplantation. Aus der Dankbarkeit für dieses Geschenk, das man nie wird erwidern können, resultieren häufig Schuldgefühle und eine Verpflichtung zu sozialem Engagement, was sich auch deutlich an dem gut ausgebauten Netzwerk an Selbsthilfegruppen für Organtransplantierte zeigt. So versuchte Monika Wiese (58) ihre Mitpatienten zu motivieren:

„Wem das Leben geschenkt worden ist, dem ist geholfen worden, da gibt es keine Steigerung mehr. Dafür kann ich mich auch revanchieren, in dem ich anderen helfe und für mich selber sorge und alles daran setze, unabhängig zu werden. Deswegen ja auch die [Selbsthilfegruppen]-Arbeit."

Sie berichtete des weiteren, sie gehe nur alle Vierteljahr zu den Nachuntersuchungen, da sie nicht so viele Kosten verursachen wolle. Gleiches empfand auch die herztransplantierte Martina Mecke (38) als belastend:

„[...] durch diese Transplantation wird man ein erheblicher Kostenfaktor. Ich war in meinem Leben nicht besonders oft krank. Ich hatte diese normalen Dinge, dass man zum Gynäkologen geht und so weiter, aber ohne der Solidargemeinschaft auf die Nerven zu fallen. Das hat mich schon belastet, als ich da so eine Zahl gehört habe von sechshunderttausend Mark. Da habe ich mich total geschämt. Zum Glück habe ich herausbekommen, dass die Zahl doch etwas überhöht ist und dass hunderttausend auch schon reicht.

Aber das finde ich schon unangenehm, das muss ich ganz ehrlich sagen, dass man letztendlich von der Solidargemeinschaft in einer Art und Weise partizipiert hat, selbstredend und ohne irgendwelche Probleme, in der man das nie mehr wieder zurückbezahlen kann. Ich werde in meinem ganzen Leben keine Chance haben, Krankenkassenbeiträge in dieser Höhe zu bezahlen, zumal meine Pillen [für die Immunsuppression] das leicht im Monat wieder wettmachen.“

In anderen von uns geführten Gesprächen klang dies ebenfalls an. Die Betroffenen verspüren das Bedürfnis, der Öffentlichkeit zu zeigen, was nach einer Organtransplantation noch oder wieder möglich ist. Besonders deutlich wird dies bei den bereits erwähnten nationalen und internationalen Sportwettkämpfen für Organtransplantierte. Auch Martina Mecke hat

„[...] ein relativ starkes Bedürfnis, nach außen hin zu signalisieren, dass ich transplantiert bin. Um der Welt eben zu zeigen, was bei diesen medizinischen Schritten herauskommt, sind durchaus noch Menschen, die lebensfähig sind und eine wieder sehr nennenswerte Lebensqualität haben. Deshalb versuche ich, so weit das geht, ein bisschen aktiv zu sein [in der Selbsthilfegruppe]. [...] Ich denke, das ist wirklich wichtig, das haben auch die Menschen verdient, die der Organspende, der Organentnahme zustimmen, und das haben auch die anderen Wartepatienten verdient. Die Mediziner haben es in gewisser Weise auch verdient, weil sie doch letztendlich ganz schöne Prestigeprobleme haben.“

Organe und „Soziale Verteilungsgerechtigkeit“

Die andere Seite des Transplantationssystems, die Verteilung der „gespendeten“ Organe an Patienten, die auf ein Organ warten, muss die Konsequenzen der begrenzten Ressource ‚Organ‘ abschätzen und festlegen, nach welchen Kriterien die zur Verfügung stehenden Organe verteilt werden sollen. Dafür wurde in der politischen Diskussion nach ‚objektiven‘ Kriterien gesucht, die gerecht erscheinen.

„Die Frage der Verteilungsgerechtigkeit ist immer ein Problem, weil es sich um einen verwalteten Mangel handelt. Man muss also immer einige Leute begünstigen und andere ausschließen auch mit der Folge, dass das bei einigen zum Tode führt." (Zickgraf: 16, 13/67. SdGA)

Als wichtiges Kriterium für „Verteilungsgerechtigkeit" wird ein einheitliches Verfahren genannt, nach dem alle gleich behandelt werden. Aus diesem Grunde wird die Übertragung von Organen auf dafür zugelassene Transplantationszentren beschränkt, die verpflichtet werden, Wartelisten zu führen (siehe Kapitel I). Als ein ‚gerechtes' Kriterium für die Aufnahme in die Warteliste und letztlich für den Erhalt eines Organs wurden medizinische Kriterien, die dem jeweiligen Stand der medizinischen Wissenschaft zu entsprechen haben, gewertet. Bei den medizinischen Kriterien gehe es insbesondere um das Ausloten von Erfolgsaussicht und Dringlichkeit. In der politischen Diskussion offenbarte sich jedoch, dass diese geforderten Kriterien Probleme aufwerfen, denn „es kann außerordentlich dringlich sein, aber der Erfolg kann mäßig sein. Es kann die Aussicht bestehen, dass jemand ein Organ sehr lange wird tragen können, aber die Dringlichkeit wird geringer sein" (Schreiber: 24, 13/67. SdGA). Auch medizinische Kriterien können somit utilitaristisch ausgelegt werden. Gehe es nach dem medizinischen Nutzenkriterium, nach dem man den Nutzen, die die zur Verfügung stehenden Organe haben, optimieren wolle, dann gehe es um die maximierte Überlebenszeit. Das sei eine ganz andere Selektion als wenn man möglichst viele Menschenleben retten wolle. Somit bevorzugten die beiden angeführten medizinischen Kriterien völlig unterschiedliche Patientengruppen. Auch wurden Zweifel angemeldet, ob die Verteilung tatsächlich nach den geforderten ‚objektiven' medizinischen Kriterien ablaufe.

„Große Wartelisten, mangelndes soziales Umfeld, das Lebensalter, mangelnde Mitarbeit des Patienten oder auch Selbstverschuldung der Krankheit werden oft nur mit medizinischen Kriterien überdeckt, sie bestimmen aber doch die Entscheidung des Arztes." (Feyerabend: 14, 13/67. SdGA)

Gerade das Kriterium ‚Erfolgsaussicht' schließt soziale Aspekte mit ein. Da die *compliance,* die sogenannte Mitarbeit der Patienten, über den Verlauf einer Transplantation mitentscheidet, werden die Mediziner die Persönlichkeit des Patienten bei der Aufnahme in die Warteliste mit einbeziehen sowie dessen soziales Umfeld, das Kraft und Unterstützung im Krankheitsverlauf geben kann. Auch bei der psychologischen Bewertung einer „Lebendspende" wird die Eignung des „Spenders" an sozialen Kriterien gemessen:

„In der Regel darf man davon ausgehen, dass es sich dann um psychisch stabile Personen aus geordneten sozialen Verhältnissen handelt, die als Lebendspender in Frage kommen. Das heißt, diese Lebendspende [...] wird einen sozialen Bias haben, einen Mittelschichtbias, weil das die Leute sind, von denen sich Psychologen vorstellen können, dass sie solche Probleme, die auf sie zukommen, bewältigen werden." (Feuerstein: 38 f., 13/67. SdGA)

Bei der Verteilung einer so „knappen Ressource", von der noch dazu Leben und Tod abhängen, wird – direkt oder indirekt – auch die Frage nach dem ‚Wert' eines Menschen für die Gesellschaft gestellt.[208] In der Tat sind die Ärzte in der Praxis nicht nur theoretisch, sondern jeweils ganz konkret vor die Frage gestellt, wem sie die Chance einer Transplantation geben und wem nicht: Auch da spielen medizinische Faktoren und psychosoziale Aspekte eine Rolle. Wie erwähnt stellt eine Organtransplantation für die Patienten und ihr Umfeld eine große psychische Belastung dar, die „[...] eine solch hohe Persönlichkeitsstärke und geistige Verarbeitungskapazität [verlangt], die viele Patienten einfach nicht besitzen" (Bunzel 1993: 158). Der Erfolg einer Transplantation ist somit auch vom disziplinierten und verantwortungsvollen Verhalten der Patienten abhängig, wodurch zum Beispiel Alkoholikern und anderen Süchtigen aufgrund von *compliance*-Problemen schlechtere Langzeitprognosen gegeben werden:

„Die Auswahl eines Alkoholabhängigen und seine schlechte Prognose wirft aber auch große ethische Probleme auf: Das Herz, das einem alkoholabhängigen Patienten mit schlechter Prognose gegeben wird, könnte auch ein nicht abhängiger Patient mit guter Prognose zum Überleben brauchen." (Bunzel 1993: 27)

Auch wenn vor einer voreiligen Ablehnung aus nichtmedizinischen Gründen gewarnt wird, da diese Kriterien ihrer Natur nach nicht objektiv seien und das Potential für Voreingenommenheiten und Vorurteile in sich bergen (Henrick u.a. nach Bunzel 1993: 30), wird bezüglich sozialer Gerechtigkeit auch die Frage

208 Auch dies ist ein Phänomen, das nicht unbedingt transplantationsspezifisch ist, sondern den ganzen Bereich des Gesundheitswesens und die aktuelle Kostendiskussion betrifft.

nach der Selbstverantwortlichkeit bzw. Selbstverschuldung gestellt. Unter dieser Diskriminierung leiden vor allem Lebertransplantierte, auch die, deren Lebererkrankung nicht alkoholbedingt ist, wie uns Monika Wiese (58) berichtet:

„Ja, die Diskriminierung wegen Leberkrankheit und Alkohol hab ich auch erlebt. Eine Dame vom Gesundheitsamt beschwerte sich, dass sie meinen Krankenhausaufenthalt finanzieren muss, wenn es doch selbstverschuldet ist.“

Die Diskussionen darüber, wer es wert ist, ein Organ zu bekommen, muss sich auf Betroffenenseite fast zwangsläufig als ‚Beweislast' niederschlagen, dass sie die Zuteilung auch ‚verdient' haben. Neben den Faktoren, die dem Erhalt des Transplantats dienen, fragt Transplantationsmediziner Prof. Dr. W. Land aus München an, ob nicht auch nach sozialen Faktoren, bei denen es um den Wert des Einzelnen für die Gesellschaft geht, bei der Verteilung von Organen gefragt werden sollte:

„Müsste etwa eine allein stehende Mutter mit drei Kindern, die auf eine Dialyse angewiesen ist, nicht mehr Punkte für eine Spenderniere bekommen als ein reicher Junggeselle, der sich auf seiner Jacht auf dem Mittelmeer dialysiert?“ (Süddeutsche Zeitung, 12.10.1999)

Humantechnologien und Gesellschaft ohne Grenzen

Der Fokus unserer Studie lag auf Deutschland. Wir haben uns mit dem konkreten Umgang mit Humantechnologien im Rahmen der kulturellen, gesellschaftspolitischen und rechtlichen Bedingungen innerhalb der bundesdeutschen Staatsgrenzen befasst. Humantechnologien – deren Entwicklung, Produktion und Anwendung – finden hingegen weltweit statt. Es handelt sich damit zwar um von hochindustrialisierten Ländern des Nordens entwickelte medizinisch-technische Systeme, die von einem entsprechenden Menschen- und Körperbild ausgehen. Insgesamt betrachtet stellen Humantechnologien jedoch weltweit komplex vernetzte Systeme dar, die lokal nicht mehr eingrenzbar, sondern nur kulturell und gesellschaftlich eingepasst werden können. Umgekehrt können auch ratsuchende Paare und Patienten jederzeit Deutschland verlassen und sich in ein Land begeben, um in den Genuss von Behandlungen zu gelangen, die für sie im eigenen Land nicht – oder nicht fristgerecht – erhältlich sind.

Sie haben somit – zumindest theoretisch – die Möglichkeit, medizinische Methoden und Behandlungen auszuwählen, die ihren Wünschen und Vorstellungen entsprechen. Wie in Kapitel I gezeigt, herrschen in Deutschland für den Bereich der Reproduktionsmedizin durch die Einführung des Embryonenschutzgesetzes verhältnismäßig restriktive Forschungs- und Anwendungsbedingungen vor.

Da die „Eizellenspende" in Deutschland gesetzwidrig ist, können Paare, die diese Form reproduktionsmedizinischer Behandlung wünschen und sich diese auch finanziell leisten können, auf andere Länder Europas ausweichen (z.B. Belgien, Holland, Dänemark). Da innerhalb der deutschen Grenzen offiziell auch die medizinische Beratung und Vorbereitung für diese Behandlung untersagt ist, ist ein längerfristiger Kontakt mit der ausländischen Praxis oder Klinik notwendig. Ratsuchende Paare, Patienten und Patientinnen also sind – sofern sie nicht aus einem Land kommen, für dessen Angehörige Visazwang besteht – im Prinzip völlig frei, sich nahezu weltweit Behandlungsorte und -kliniken auszusuchen, die deren Ansprüchen entsprechen. Was bei Menschen gilt, gilt im noch höheren Maß für Körperteile und -zellen. Die Abtrennung der Sexualität von der Fortpflanzung hat zu einer Auftrennung des Leibes von Zeugungssubstanzen geführt. Samen und Eizellen sind zu beweglichen und im Prinzip ebenfalls weltweit verschiebbaren Gütern geworden. Beide haben damit dort, wo dies gesetzlich nicht untersagt ist, eine Kommerzialisierung erfahren.

Dies verdeutlicht, dass die neuen Technologien in ihren gesamten Dimensionen nur in ihrem globalen Kontext zu verstehen sind. Noch stärker gilt dies für die Organtransplantation. Zum einen, da die zugrundeliegende Struktur der Wirtschaft und Forschung, die diese Behandlungsmethode erst in diesem Maße möglich macht, transnational beschaffen ist. Zum anderen, da die logistischen Netzwerke sowie die Möglichkeit der Partizipation an Organtransplantation den nationalen Rahmen ebenfalls sprengen. Organe werden über Grenzen hinweg verteilt (Eurotransplant), weshalb auch die Regelungen verschiedener Länder sich gegenseitig beeinflussen. ‚Grenzenlose' Körper stellen Verbindungen her zwischen Menschen und Körperteilen, die unter vormodernen Bedingungen nie zusammen gekommen wären. Und das wiederum wurde nur möglich, da der Leib unter dem ‚klinischen Blick' zum Körper wurde. Der Körper wurde dadurch aufteilbar, zerlegbar und damit entfremdbar: Körperteile sind zur Ware geworden. Nur deshalb wurde Organhandel überhaupt möglich. Laut Transplantationschirurg Prof. Dr. P. Neuhaus sind in Deutschland

„[...] bisher etwa hundert Fälle von Organkauf in einer bestimmten Variante bekannt geworden. Einige Dialyse-Patienten, des jahrelangen Wartens auf eine Nierentransplantation überdrüssig, sind nach Indien gefahren und haben sich dort in entsprechenden Kliniken gegen Entgelt, dessen Höhe ich nicht genau kenne – man spricht von etwa 50.000 Mark – eine Niere gekauft. Weiterhin ist bekannt, dass sich Interessenten in China Organe kaufen können." (Ärztliche Praxis, 12.11.99)

In Deutschland und anderen europäischen Ländern existiere ein derartiger Handel seiner Meinung nach nicht. Es lasse sich jedoch nie ganz ausschließen, „[...] daß in manchen Fällen ein „Lebendspender" vom Organempfänger honoriert worden ist" (ebd.). Für Indien, die Philippinen und China ist der Handel mit Organen nachgewiesen (Ärzte Zeitung 19./20.11.99).[209] In Indien kamen die ausländischen Organempfänger zunächst fast ausschließlich aus den Golfstaaten, mittlerweile hat sich dies aber auf Europa ausgeweitet (Pater/Raman 1991: 20). Manche halten den Verkauf von Nieren aufgrund ökonomischer Zwangslage aus ethisch-moralischer Sicht für vertretbar.[210] Eine andere Einschätzung zeigt Dr. B. N. Colabawallah, der keinen prinzipiellen Unterschied zwischen Sklaverei, Kinder- und Frauenhandel einerseits und dem Handel mit Nieren andererseits sieht:

„Ich bin der Meinung, dass die genannten Punkte ethisch nicht akzeptabel, moralisch unverträglich und sozial entwürdigend sind." (nach Pater/Raman 1991: 42)

Seit September 1995 gibt es eine internationale Sondereinheit (Bellagio Sondereinheit für Transplantation, körperliche Integrität und internationalen Organhandel)[211] bestehend aus Wissenschaftlern, Transplantationschirurgen und Menschenrechtsaktivisten, die es sich zur Aufgabe gemacht hat, die ethischen, sozialen und medizinischen Auswirkungen der Kommerzialisierung menschlicher Organe zu untersuchen, und Anschuldigungen von Menschen-

209 Weitere Beispiele sind in Stapenhorst (1999: 70-77) dargestellt.

210 Prof. Chandra Reddy, Urologie aus Südindien, gab auf europäischen Kongressen zu, Nieren mittelloser Inder an wohlhabende Ausländer verkauft zu haben und verteidigte dieses Vorgehen (Ärztliche Praxis, 12.11.99).

211 Bellagio Task Force on Transplantation, Bodily Integrity, and the International Traffic in Organs.

rechtsverletzungen bei der Organbeschaffung und -verteilung auf einem wachsenden globalen Markt nachzugehen (Scheper-Hughes 2000). Scheper-Hughes, Ethnologin und Mitglied dieser Gruppe, zeigt auf, wie der schnelle Technologietransfer der Transplantationsmedizin in Länder des Ostens (China, Taiwan und Indien) und des Südens (besonders Argentinien, Chile und Brasilien) dort innerhalb kürzester Zeit zu einer Veränderung des Körperbildes führt. Überall dort, wohin die Transplantationschirurgie komme, verändere sich dadurch Gewohnheitsrecht und traditionelle Praktiken, die sich auf den Körper, den Tod (Umgang mit Sterbenden und Begräbnispraktiken) und soziale Beziehungen auswirken (Scheper-Hughes 2000: 194). Hinzu kommt, daß die nationalen wie auch die globalen Machtverhältnisse zu Ausbeutung und Mißbrauch der Schwächsten führt, so die Soziologin Janice Raymond:

> „Es gibt eine bereits etablierte Tendenz, menschliche Körperteile als Ware anzusehen, was die Armen zu Organgebern für die macht, die zahlen können. Dies wird mit beachtlichem Risiko, Schmerzen und Leiden derjenigen getan, deren Organe gekauft werden. [...] Es sind nicht die Reichen, die die Armen mit Organen versorgen. Damit wird der Ausbeutung von Bevölkerungen ohne Geld und oft ohne Freiheitsrecht Vorschub geleistet." (Raymond 1997: 123, Übersetzung d. Verf.)

Das Nord-Süd-Gefälle wie auch die nationalen Machtstrukturen führen zu einer Zwei-Klassen-Medizin. Dies zeigt sich unbestreitbar darin, wer Hilfe durch Organtransplantation bekommt oder sich aus ökonomischer Notlage und unter hohem gesundheitlichen Risiko selbst als „Organspender" zur Verfügung stellt.

Wir begannen mit der Mikroperspektive der verschiedenen humantechnologischen Behandlungsmethoden, wie sie auf Körper von Männern und Frauen fokussieren, aber auch deren Leiblichkeit betreffen. Wir haben den direkten Umgang von Ratsuchenden, Patienten und Patientinnen, Pflegepersonal und Ärzteschaft damit, ihre positiven und negativen Erfahrungen, Erfolgserlebnisse und Probleme aufgezeigt. Wir haben nach Motiven, Begründungen und Zielen dieser Menschen gefragt und welche Bedeutungen und Konsequenzen daraus für sie, ihre Körper, ihre Leiblichkeit und ihr ganzes Leben erwachsen sind. In einem weiteren Schritt haben wir uns mit Wechselwirkungen zwischen Kultur und Humantechnologien befasst und dargelegt, wie in politischen Diskussionen ein kulturspezifisches Aushandeln der Technologien bezüglich Forschung, Entwicklung und Anwendung stattgefunden hat und dieses – entsprechend dem Weiterschreiten der Forschung – immer wieder von neuem stattfinden wird. Zu den Wechselwirkungen zwischen Kultur und – transnational entwickelter – Hightech-Medizin gehört die lokale Einpassung der neuen Möglichkeiten an kulturell Gegebenes: Anpassungen vor allem auch an bestehende Vorstellungen von Verwandtschaft, sozialen Beziehungen im allgemeinen und auch von gesamtgesellschaftlichen Verpflichtungen und Rechten. Und wir haben festgestellt, dass nicht nur Kultur auf die neuen Technologien, vor allem deren Anwendung einwirkt, sondern auch umgekehrt, die neuen Technologien bestehende Vorstellungen sowie gesellschaftliche Institutionen sozialer Beziehungen in vielerlei Hinsicht modifizieren, zum Teil auch intensivieren.

Erst das Streiflicht auf Humantechnologien jenseits der deutschen Landesgrenzen – die Makroperspektive also – lässt zumindest schemenhaft erkennen, dass Humantechnologien und ihre Anwendung in Deutschland nur ein kleines Element in einem sehr viel komplexeren, heterogen beschaffen System – dem Weltsystem – bilden und in dieses eingebunden sind, ein System, das nicht nur Gleichheit sowie Gesundheit und Fortschritt für alle, sondern auch neue Formen von Ungleichheit und Abhängigkeit produziert.

Anhang

Anhang 1

Das Embryonenschutzgesetz

Als Embryo wird in einer Legaldefinition bereits die befruchtete, entwicklungsfähige menschliche Eizelle vom Zeitpunkt der Kernverschmelzung an und auch jede einem Embryo entnommene totipotente Zelle, die sich unter gegebenen Voraussetzungen zu einem Individuum zu entwickeln vermag, definiert (§ 8 Abs. 1 ESchG). In den ersten 24 Stunden nach der Kernverschmelzung gilt die befruchtete menschliche Eizelle als entwicklungsfähig, ausgenommen diejenigen Eizellen, bei denen schon vor Ablauf der ersten 24 Stunden festgestellt wird, dass sich diese nicht über das Einzellstadium hinaus entwickeln (§ 8 Abs. 2 ESchG). Als Keimbahnzellen werden alle Zellen definiert, die in einer Zell-Linie von der befruchteten Eizelle bis zu den Ei- und Samenzellen des aus ihr hervorgegangenen Menschen führen und alle Eizellen vom Eindringen der Samenzelle an bis zu der mit der Kernverschmelzung abgeschlossenen Befruchtung (§ 8 Abs. 3 ESchG).

Unter Strafandrohung verboten ist im einzelnen:

Embryonenforschung

1. Die gezielte Erzeugung menschlicher Embryonen zu Forschungszwecken (§ 1 Abs. 1 Nr. 2);
2. Jegliche Verwendung menschlicher Embryonen zu fremdnützigen Zwecken, die nicht seiner Erhaltung dienen (§ 2);
3. Die Entnahme eines Embryos von einer Frau vor dessen Einnisten in der Gebärmutter, um ihn für einen nicht zu seiner Erhaltung dienenden Zweck zu verwenden (§ 1 Abs. 1 Nr. 6);

Entstehung überzähliger Embryonen

4. Die Befruchtung von mehr als drei Eizellen durch intratubaren Gametentransfer innerhalb eines Zyklus (§ 1 Abs. 1 Nr. 4);
5. Die extrakorporale Befruchtung von mehr Eizellen einer Frau als innerhalb eines Zyklus auf sie übertragen werden sollen (§ 1 Abs. 1 Nr. 5);
6. Die Übertragung von mehr als drei Embryonen innerhalb eines Zyklus auf die Frau (§ 1 Abs. 1 Nr. 3);

Genmanipulation

7. Die künstliche Veränderung menschlicher Keimbahnzellen (§ 5);
8. Das Klonen, um gezielt genetisch identische Menschen zu erzeugen (§ 6);
9. Die Herstellung von Chimär- und Hybridwesen aus Mensch und Tier (§ 7);

Arztvorbehalt

10. Die Durchführung einer künstlichen Befruchtung und einer Embryoübertragung auf eine Frau, ohne Arzt zu sein (§ 9);

Selbstbestimmungsrecht der Frau

11. Die eigenmächtige Befruchtung einer Eizelle und die Übertragung eines Embryos auf eine Frau ohne deren Einwilligung (§ 4 Abs. 1 Nr. 1 und 2);

Selektion

12. Die gezielte Festlegung des Geschlechtes des zukünftigen Kindes (§ 3);

Postmortale Zeugung

13. Die wissentliche künstliche Befruchtung einer Eizelle mit dem Samen eines bereits Verstorbenen (§ 4 Abs. 1 Nr. 4);

Gespaltene Mutterschaft

14. Die Durchführung einer künstlichen Befruchtung bei einer Frau, die als sogenannte Ersatzmutter bereit ist, ihr Kind nach der Geburt Dritten auf Dauer zu überlassen (§ 1 Abs. 1 Nr. 7);
15. Die Durchführung einer künstlichen Befruchtung bei einer Frau, die nicht die genetische Mutter ist (§ 1 Abs. 1 Nr. 1, 6 und 7).

Wer einen Embryo oder eine Eizelle, in die bereits eine Samenzelle eingedrungen oder künstlich eingebracht worden ist, konserviert, ohne Arzt zu sein, muss ein Bußgeld bis zu 5000,-DM zahlen (§ 12).
Niemand ist verpflichtet, an Maßnahmen der künstlichen Befruchtung, des Embryotransfers oder der Konservierung von Embryonen mitzuwirken (§ 10).

Anhang 2

Das Transplantationsgesetz

Das Transplantationsgesetz beschränkt sich auf „die Spende und Entnahme von menschlichen Organen, Organteilen oder Geweben (Organe) zum Zwecke der Übertragung auf andere Menschen sowie für die Übertragung der Organe einschließlich der Vorbereitung dieser Maßnahmen. [...] Das Gesetz gilt nicht für Blut und Knochenmark sowie embryonale und fetale Organe und Gewebe" (§ 1 Abs. 1 und 2 TPG). Somit fallen unter die Bestimmungen des Transplantationsgesetzes die Übertragung von: Cornea (Hornhaut), Haut, Nieren, Leber, Herz, Lungen, endokrine Organe (z.B. Inselzell- oder Pankreastransplantation), Knochen, Thymus und Dünndarm (vgl. Pschyrembel 1993:1557). Für die Übertragung von Herz, Niere, Leber, Lunge, Bauchspeicheldrüse (Pankreas) und Darm gibt es weitere Bestimmungen: Sie dürfen nur in dafür zugelassenen Transplantationszentren vorgenommen werden (§ 10 TPG). Sind diese Organe gemäß § 3 und § 4 TPG von „Hirntoten" entnommen worden, werden sie zu vermittlungspflichtigen Organen, deren Entnahme durch eine Koordinierungsstelle vorbereitet werden (§ 11 TPG) und deren Vermittlung über eine Vermittlungsstelle durchgeführt werden muss (§ 12 TPG).

Die gesetzlichen Vorschriften umfassen im einzelnen:

1) Organentnahme bei „hirntoten Organspendern"

ist zulässig:

- wenn der Tod nach „Regeln, die dem Stand der Erkenntnisse der medizinischen Wissenschaft entsprechen", festgestellt wurde (§ 3 Abs. 1)

und

- wenn der endgültige, nicht behebbare Ausfall der Gesamtfunktion des Großhirns, des Kleinhirns und des Hirnstamms („Hirntod") festgestellt wurde (§ 3 Abs. 2)

und

- wenn die Entnahme von einem Arzt durchgeführt wird (§ 3 Abs. 1)

und

- wenn der „Organspender" einer Entnahme zu Lebzeiten eingewilligt hat (§ 3 Abs. 1).

Liegt dem Arzt keine schriftliche Willensbekundung vor, werden die nächsten Angehörigen, deren Reihenfolge per Gesetz festgelegt ist und zu denen in den letzten zwei Jahren ein persönlicher Kontakt bestanden haben muss, befragt, ob ihnen eine Erklärung bekannt ist; ansonsten entscheiden die Angehörigen über die Zustimmung zur Organentnahme, den mutmaßlichen Willen des „Hirntoten" in Betracht ziehend (§ 4).

2) Organentnahme bei lebenden „Organspendern"

wird derzeit für die Lebendspende von Nieren und von Leberteilen (meist die lateralen Segmente des linken Leberlappens) durchgeführt. Die Lebendspende von Teilen der Bauchspeicheldrüse (bevorzugt Pankreasschwanz) ist inzwischen wieder verlassen worden (vgl. Largiadèr 1996: 17).

Die Lebendspende ist zulässig

- wenn die Person volljährig und einwilligungsfähig ist und in die Entnahme eingewilligt hat sowie über die Art des Eingriffs und die möglichen Folgen durch einen Arzt aufgeklärt worden ist (§ 8 Abs. 1 und 2)

und

- wenn die Person als „Organspender" medizinisch geeignet ist und voraussichtlich nicht über das Operationsrisiko oder über die unmittelbaren Folgen der Entnahme hinaus gefährdet oder gesundheitlich schwer beeinträchtigt wird, und die Organübertragung nach ärztlicher Beurteilung dazu dient, das Leben eines anderen Menschen zu erhalten oder bei ihm eine schwerwiegende Krankheit zu heilen, ihre Verschlimmerung zu verhüten oder ihre Beschwerden zu lindern (§ 8 Abs. 1)

und

- wenn außerdem kein geeignetes Organ von einem „hirntoten Organspender" im Zeitpunkt der Organentnahme zur Verfügung steht (§ 8 Abs. 1)

und

- wenn ein Arzt den Eingriff durchführt (§ 8 Abs. 1)

und

- zwischen Verwandten 1. oder 2. Grades, Ehegatten, Verlobten oder anderen Personen, die dem Spender in besonderer persönlicher Verbundenheit offenkundig nahe stehen (§ 8 Abs. 1)

und

- wenn eine nach Landesrecht zuständige Kommission gutachterlich dokumentiert hat, dass keine begründeten Anhaltspunkte dafür vorliegen, dass die Einwilligung in die Organentnahme nicht freiwillig erfolgt oder das Organ Gegenstand verbotenen Organhandels ist (§ 8 Abs. 3).

3) Entnahme, Vermittlung und Übertragung von bestimmten Organen

Herz, Niere, Leber, Lunge, Bauchspeicheldrüse und Darm dürfen nur über die dafür eingerichtete Vermittlungsstelle an OrganempfängerInnen zugeteilt werden und in dafür zugelassenen Transplantationszentren übertragen werden (§ 9). Die Transplantationszentren sind verpflichtet, Wartelisten der zur Transplantation angenommenen Patienten zu führen. Die Aufnahme in die Warteliste hat nach Regeln, die dem „Stand der Erkenntnisse der medizinischen Wissenschaft" entsprechen (insbesondere Notwendigkeit und Erfolgsaussicht einer Organübertragung), stattzufinden (§ 10 Abs. 2).

Die Vermittlungsstelle muss gewährleisten, dass die Organvermittlungen nach den Vorschriften des Transplantationsgesetzes durchgeführt werden.[1] Die vermittlungspflichtigen Organe sind von der Vermittlungsstelle nach Regeln, die dem „Stand der Erkenntnisse der medizinischen Wissenschaft" entsprechen (insbesondere Erfolgsaussicht und Dringlichkeit) an geeignete Patienten zu vermitteln (§ 12 Abs. 3).

Für die Organisation der Entnahme, Vermittlung und Übertragung von vermittlungspflichtigen Organen ist eine Koordinierungsstelle zuständig, die eine Zusammenarbeit zwischen Transplantationszentren und anderen Krankenhäuser gewährleistet (§ 11 Abs. 1).[2] Alle Krankenhäuser sind verpflichtet, das Hirnversagen von Patienten, die als „Spender" vermittlungspflichtiger Organe in Betracht kommen, dem zuständigen Transplantationszentrum mitzuteilen, das die Koordinierungsstelle unterrichtet (§ 11 Abs. 4).

4) Richtlinien zum Stand der Erkenntnisse der medizinischen Wissenschaft

- Von der Bundesärztekammer wird der Stand der Erkenntnis der medizinischen Wissenschaft festgelegt für (§ 16 Abs. 1):
- die Regeln zur Todesfeststellung,
- die Regeln zur Aufnahme in die Warteliste,
- die ärztliche Beurteilung,
- die Anforderungen an die Maßnahmen zum Schutz der Organempfänger,
- die Untersuchungen der „Organspender", der Organe und der Organempfänger und für die Aufbewahrung, Konservierung und Beförderung der Organe,
- die Regeln der Organvermittlung,
- die Maßnahmen für die Qualitätssicherung.

Eine Zuwiderhandlung, die ein vorsätzliches oder fahrlässiges Verhalten bei der Feststellung der Untersuchungsergebnisse entgegen § 5, bei der Zulässigkeit der Organübertragung entgegen § 8 oder bei der Dokumentation der Organübertragung entgegen § 10 Abs. 2 Nr. 4 darstellt kann mit einer Geldbuße bis zu 50.000 DM geahndet werden (§ 20 Abs. 1 Nr.1-3). Werden die Aufzeichnungen über die Beteiligung, zur Feststellung der Untersuchungsergebnisse, zur Aufklärung und zur gutachterlichen Stellungnahme sowie der Dokumentationen der Organentnahme, -vermittlung und -übertragung nicht mindestens zehn Jahre aufbewahrt, kann vorsätzliches oder fahrlässiges Verhalten mit einer Geldbuße bis zu 5000,- DM geahndet werden (§ 20 Abs. 1 Nr.4).

---

1 Da als Vermittlungsstelle auch eine geeignete Einrichtung beauftragt werden kann, die ihren Sitz außerhalb des Geltungsbereiches des Transplantationsgesetzes hat (§ 12 Abs. 2), wird damit die schon bestehende Vermittlungstätigkeit von Eurotransplant in den Niederlanden rechtlich legitimiert.

2 Auch die Koordinierungsstellen gab es bereits vor Inkrafttreten des Transplantationsgesetzes in Form der Organisationszentralen der Deutschen Stiftung Organtransplantation (DSO).

Anhang 3

Die Modelle der Zustimmung oder Ablehnung für eine Organentnahme

1. Notstandslösung

Eine Organentnahme ist nach dem festgestellten „Hirntod" eines möglichen „Spenders" auch gegen seinen zu Lebzeiten geäußerten Willen zulässig, wenn die Organentnahme zur Rettung eines Menschenlebens oder zur Behandlung einer Krankheit als geboten erscheint.

2. Widerspruchslösung

Der potentielle „Spender" oder die potentielle „Spenderin" muss zu Lebzeiten Widerspruch gegen die Organentnahme eingelegt haben, ansonsten wird von seiner oder deren Zustimmung ausgegangen und die Organentnahme ohne Zustimmung der Angehörigen durchgeführt.

3. Zustimmungslösung

Das Modell der *engen Zustimmungslösung* lässt eine Organentnahme nur bei einer persönlich abgegebenen Einverständniserklärung des Spenders oder der Spenderin zu. Die *erweiterte Zustimmungslösung* bezieht auch die nächsten Angehörigen in die Entscheidung über eine Organentnahme mit ein, da davon ausgegangen wird, dass diese den mutmaßlichen Willen des „Spenders" oder der „Spenderin" wiedergeben können. Liegt keine Erklärung des „Spenders" oder der „Spenderin" vor, kann die Organentnahme auch aufgrund der Zustimmung der Angehörigen erfolgen.

4. Informationslösung

Fehlt eine ausdrückliche Zustimmung oder Ablehnung zu Lebzeiten, werden ebenfalls die Angehörigen in die Entscheidung über eine Organentnahme miteinbezogen. Jedoch müssen sie anders als bei der erweiterten Zustimmungslösung keine Entscheidung treffen: Nach der Information über die Möglichkeit einer Organentnahme können sie innerhalb eines bestimmten Zeitraumes Zustimmung oder Widerspruch äußern. Unterbleibt innerhalb der entsprechenden Frist ein Widerspruch, so darf die Organentnahme erfolgen.

Anhang 4

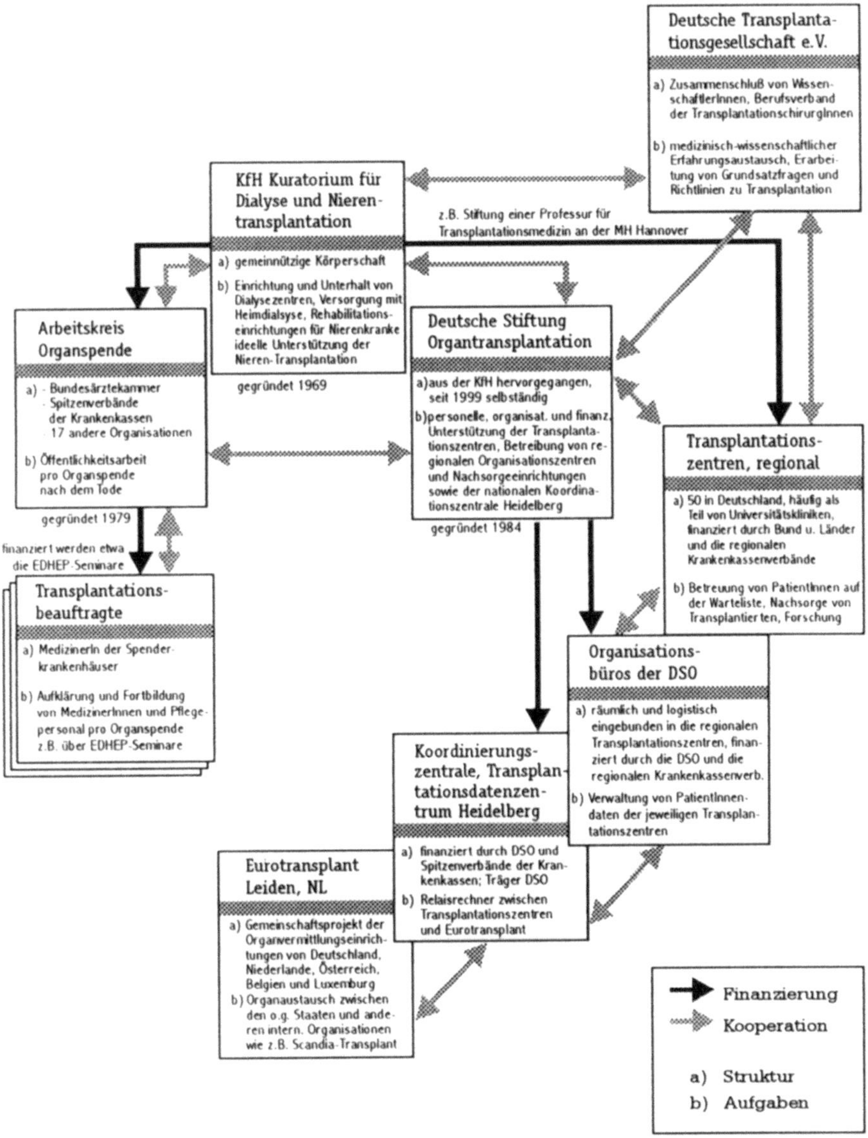

Abb. 7: Struktur der permanenten Zusammenarbeit von Institutionen im Bereich der Organtransplantation.

Anhang 5

Einladungsliste für die öffentliche Anhörung des Gesundheitsausschusses am 28.06.1995

Verbände

Interessenverbände der Betroffenen/Selbsthilfeorganisationen	*Verbandsvertreter und -vertreterinnen*	*Anzahl der Fragen an sie*
Kontaktstelle Organspende, Billerbeck/Westfalen	Frau Wuttke	2
Interessengemeinschaft Angehörige, Hagen/Westfalen	Frau Esser	1
Bundesverband der Organtransplantierten e.V., Duisburg	Dr. med. Spittler	2
Dialysepatienten Deutschlands e.V., Mainz	Herr Gilmer Herr Erben Frau Schulze	- - -
Verband Organtransplantierter Deutschlands e.V., Bad Oeynhausen	Dr. med. Körner	nicht da

Organisationen	*Verbandsvertreter und -vertreterinnen*	*Anzahl der Fragen an sie*
Deutsche Stiftung Organtransplantation, Neu-Isenburg	Prof. Dr. med. Pichlmayr	7
Kuratorium für Dialyse und Nierentransplantation e.V., Neu-Isenburg	Dr. Schlake Prof. Dr. med. Renner	- 1
Deutsche Krankenhausgesellschaft, Düsseldorf	Assessorin Schneider Assessor Alemany	- -
Verband der Angestellten-Krankenkassen e.V., Siegburg	Herr Widekamp	nicht da
Eurotransplant International Foundation, Leiden, Niederlande	Dr. De Meester	-

Berufsverbände	*Verbands-vertreter und -vertreterinnen*	*Anzahl der Fragen an sie*
Bundesärztekammer e.V. Köln	RA'in Wollerheim	-
Arbeitsgemeinschaft Deutscher Schwesternverbände, Göttingen	Frau Herbst	1
Deutsche Bundesverband für Pflegeberufe, Eschborn	Frau Schwochert	-
Marburger Bund - Verband der angestellten und verbeamteten Ärzte Deutschlands e.V. (Bundesverband), Köln	Herr Henke Dr. Boeck Dr. Brinkemper	- nicht da -
Verband der leitenden Krankenhausärzte Deutschlands e.V., Düsseldorf	Prof. Dr. med. Bock	-
Arbeitsgemeinschaft der Wissenschaftlichen Medizinischen Fachgesellschaften (AWMF), Düsseldorf	Prof. Dr. Sandemann Prof. Dr. Grabensee	- -

Fachverbände und Institutionen	*Verbands-vertreter und -vertreterinnen*	*Anzahl der Fragen an sie*
Physiologisches Institut der Universität Münster	Prof. Dr. Speckmann	-
Deutsche Gesellschaft für Anästhesiologie und Intensivmedizin, Nürnberg	Dr. Scherer	-
Deutsche Gesellschaft für Neurochirurgie, Hamburg	Prof. Dr. med. Herrmann	-
Deutsche Gesellschaft für Neurologie, Göttingen	Prof. Dr. Felgenhauer	-
Deutsche Physiologische Gesellschaft e.V., Jena	Prof. Dr. Zwiener	nicht da
Deutsche Gesellschaft für Medizinrecht, Teningen	Dr. Kramer	1
Deutsche Transplantationsgesellschaft, Berlin	Prof. Dr. med. Neuhaus	2
Gesellschaft Anthroposophischer Ärzte in Deutschland, Filderstadt-Bonlanden	Dr. Bavastro	2
Institut für psychoanalytische Kunsttherapie, MH Hannover	Dr. Wellendorf	nicht da

Kirchliche Organisationen	*Verbands-vertreter und -vertreterinnen*	*Anzahl der Fragen an sie*
Bevollmächtigte des Rates der Evangelischen Kirche in Deutschland bei der Bundesrepublik Deutschland und der EG, Bonn	Frau Rück-Knüppel	-
Kommissariat der Deutschen Bischöfe - Katholisches Büro Bonn, Bonn	Herr Rauscher	1
Zentralrat der Juden in Deutschland	Rabbin Berger	1
Zentralrat der Muslime in Deutschland, Köln	Dr. Elyas	1

Gesellschaftspolitische Interessenverbände	*Verbands-vertreter und -vertreterinnen*	*Anzahl der Fragen an sie*
Akademie für Ethik in der Medizin, Göttingen	Prof. Dr. med. Wellmer	-
Berliner Initiative für die Zustimmungslösung, Berlin	Prof. Dr. theol. Jörns	1
Humanistische Union e.V., München	RA'in Diercks-Elsner	nicht da
Gen-Archiv Essen, Hamburg	Herr Rotondo	1

Einzelsachverständige

Mediziner und Medizinerinnen	*pers. Stellungnahme*	*Anzahl der Fragen an sie*
Prof. Dr. med. Angstwurm, Neurologische Universitätsklinik, München	1	7
Prof. Dr. med. Bauer, Altötting	1	2
Prof. Dr. Dr. Dörner, Westfälische Klinik für Psychiatrie, Psychosomatik und Neurologie, Gütersloh	1	5
Prof. Dr. med. Eigler, Universitätsklinik, Essen	1	3
Prof. Dr. Geisler, St. Barbara Hospital, Gladbeck	1	5
Prof. Dr. Gubernatis, Transplantationszentrum, Hannover	1	6
Prof. Dr. med. Lund, Schweden	1	5
Frau Dr. med. habil. Romanowski, Halle	1	1
Frau Dr. med. Schöne-Seiffert, M.A., Wissenschaftskolleg zu Berlin	1	2
Dr. Vilmar, Präsident der Bundesärztekammer, Köln	1	4
Dr. med. Zieger, Nordwest-Krankenhaus, Neurochirurgische Klinik, Sande	1	1

Therapeutinnen	*pers. Stellungnahme*	*Anzahl der Fragen an sie*
Frau Bissegger, Filderklinik, Filderstadt-Bonlanden	1	-

Juristen	*pers. Stellungnahme*	*Anzahl der Fragen an sie*
Prof. Dr. Gallwas, Institut für Politik und öffentliches Recht der Ludwig-Maximilian-Universität, München	1	6
Prof. Dr. Heun, Institut für allgemeine Staatslehre u. politische Wissenschaften, Georg-August-Universität, Göttingen	1	2
Prof. Dr. Höfling, Institut für öffentliches Recht, Justus-Liebig-Universität, Gießen	1	5
Prof. Dr. jur. Dr. h.c. Schreiber, Präsident der Georg-August-Universität, Strafrechtl. Seminar, Göttingen	1	10

Theologen	*pers. Stellungnahme*	*Anzahl der Fragen an sie*
Prof. Dr. Gründel, Institut für Moraltheologie und christliche Sozialethik, Katholisch-Theol. Fakultät der Ludwig-Maximilian-Universität München	1	3
Bischof Prof. Dr. Huber, Evangelische Kirche in Brandenburg, Berlin	1	2
Prof. Dr. Mieth, Lehrstuhl für Moraltheologie, Eberhard-Karl-Universität, Tübingen	1	2
Prof. Dr. Schockenhoff, Sölden	1	3

Naturwissenschaftler	*pers. Stellungnahme*	*Anzahl der Fragen an sie*
Prof. Dr. phil. Dr. rer. nat. Roth, Institut für Hirnforschung, Universität Bremen	1	-

Geisteswissenschaftler	*pers. Stellungnahme*	*Anzahl der Fragen an sie*
Prof. Dr. Uwe Körner, Berlin	1	-

Anhang 6

Glossar medizinischer Fachausdrücke

Abstoßung	Abwehrreaktion des Immunsystems des Empfängers auf körperfremdes Gewebe, die bis hin zur Zerstörung des transplantierten Organs gehen kann.
Anamnese	Krankengeschichte (Art und Verlauf).
Anenzephale	Neugeborene mit schweren Fehlbildungen des Gehirns, die in 95% der Fälle innerhalb der ersten Lebenswoche versterben.
Aneurysma	Erweiterung; umschriebene Ausweitung der Wand eines arteriellen Blutgefäßes; bei einem Aneurysma der Hirnbasisarterien kann es durch eine Ruptur zu tödlichen Hirnblutungen kommen.
Angiographie	Gefäßdarstellung mit Hilfe von Kontrastmitteln, die in das Gefäßsystem injiziert und mit Hilfe von Röntgenstrahlen sichtbar gemacht werden.
Anoxie	Fehlen von Sauerstoff, Unterbrechung der Sauerstoffversorgung.
Antigen	Fremdsubstanz, die vom Immunsystem als solche erkannt und bekämpft wird.
Apalliker	s. apallisches Syndrom.
apallisches Syndrom	(Wachkoma) durch Anoxie des Gehirns hervorgerufener Funktionsausfall der Großhirnrinde, der zu Bewusstseinsstörungen bis zum völligen Verlust der Kognition führt. In seltenen Fällen kann es zur Rückkehr der Großhirnrindenfunktion kommen.
Biopsie	Entnahme einer Gewebeprobe zur histologischen Untersuchung aus einem Organ unter Lokalanästhesie. In Zusammenhang mit Organtransplantation zur Erkennung von Abstoßungsreaktionen.
Compliance	aktive, selbstverantwortliche Mitarbeit eines Patienten im Therapieverlauf.
Cornealreflex	Reflex, der durch die Berührung der Hornhaut des Auges (Cornea) ausgelöst wird.

Crossmatch	Kreuzprobe zwischen Spendergewebe und Empfängerblutserum vor einer Transplantation. Bei positivem Ergebnis kann eine Transplantation nicht durchgeführt werden, da sofortige Abstoßung aufgrund des Vorhandenseins von Antikörpern erfolgen würde (vgl. HLA-Antigen).
Cyclosporin A	Medikament zur Immunsuppression.
Doppler-Sonographie	spezielle Ultraschalluntersuchung, mit der der Blutfluss in allen tiefen Gefäßen untersucht werden kann.
EEG (Elektroenzephalogramm)	Methode zur Registrierung von elektrischen Strömen des Gehirns, die durch auf der Kopfhaut angebrachten Elektroden erfasst werden.
EKG (Elektrokardiogramm)	Methode zur Darstellung (des Verlaufs) der Herzaktivität.
Embryo	Frucht in der Gebärmutter während der ersten drei Schwangerschaftsmonate (bis zum Abschluss der Organentwicklung).
Endokrinologie	Lehre von der Funktion der Drüsen mit innerer Sekretion und der Hormone.
Endometriose	Auftreten von Gebärmutterschleimhautgewebe außerhalb der Gebärmutter.
Explantation	Organentnahme.
Follikel	Eibläschen, das die Eizelle enthält.
Gewebetypisierung	Identifizierung von Gewebeverträglichkeitsantigenen zur Auswahl einer geeigneten Spender-Empfänger-Kombination vor Transplantationen von Organen und Geweben (vgl. Crossmatch).
GIFT	Abkürzung (Gamete Intrafalopian (Tube) Transfer): reife Eizellen werden mit dem Sperma in die Eileiter eingespült.
Hämodialyse	außerhalb des Körpers stattfindende Blutwäsche, bei der Stoffwechselendprodukte aus dem Blut entfernt werden.
Hirnstammreflexe	Reflexe, die auf den Funktionszustand des Hirnstamms auf verschiedenen anatomisch-funktionellen Ebenen schließen lassen. Hierzu zählen unter anderem der Cornealreflex (s.o.), der okulo-zephale Reflex (s.u.), Reaktionen auf Schmerzreize im Trigeminusbereich, der Würgereflex sowie die Spontanatmung.
Hirntod	irreversibles Hirnversagen (*coma depassé*).

Hirnverletzung (atraumatisch)	Verletzung des Gehirns, die nicht auf äußere Einwirkung zurückzuführen ist.
Hirnverletzung (traumatisch)	Verletzung des Gehirns, die auf äußere Einwirkung (z.B. Unfall) zurückzuführen ist.
histologisch	allg. für mikroskopische Untersuchungen auf zellulärer Ebene.
Hodenbiopsie	Gewebeentnahme aus dem Hoden zur Untersuchung.
Homöostase	innerkörperlich geregeltes Gleichgewicht der physiologischen Körperfunktionen; dieses kann bei irreversiblem Hirnversagen durch den Ausfall des steuernden Hypothalamus nur begrenzt und mit beträchtlichem, maschinellem Support aufrechterhalten werden.
Human Leucocyte Antigen (HLA)	Gruppe individuell verschiedener und genetisch festgelegter Merkmale auf der Oberfläche der weißen Blutkörperchen, insb. d. Lymphozyten.
Hysterosalpingographie	röntgenologische Untersuchung der Gebärmutter und der Eileiter.
ICSI	Abkürzung: Intrazytoplasmatische Spermieninjektion, auch Mikroinjektion genannt (ein einziges Spermium wird direkt in die Eizelle injiziert).
Immunsuppressiva	Wirkstoffe (z.B. Azathioprin, Cortison, Cyclosporin, FK, Tracolimus), die die körpereigene Immunabwehr unterdrücken bzw. einschränken, um die Abstoßung eines transplantierten Organs zu verhindern.
in vitro	außerhalb des Körpers.
in vivo	im Körper.
Infertilität	Unfähigkeit, eine Schwangerschaft bis zur Geburt auszutragen. Beim Mann wird Infertilität gleichgesetzt mit Zeugungsunfähigkeit.
intrauterin	in der Gebärmutter.
intrazervikal	im Gebärmutterhals.
irreversibel	unumkehrbar.
IVF	Abkürzung: In-vitro-Fertilisation (außerkörperliche oder Retortenbefruchtung genannt).
Kaltischämiezeit	Zeitraum, in dem das zu transplantierende Organ außerhalb eines Organismus gekühlt und in Konservierungslösung (z.B. physiologischer Kochsalzlösung) verwahrt wird.

kapillar	haarfein; bezieht sich im Blutkreislauf auf die feinsten Gefäße.
Kardiomyopathie	Herzmuskelerkrankung
Katheter	Schlauchsystem, über das Flüssigkeit zu- oder abfließt.
Keimbahnzellen	beinhalten die Erbanlagen, ohne Stoffwechselprozesse zu beeinflussen, und werden kontinuierlich von einer Generation auf die nächste übertragen.
Keimzellen	Geschlechtszellen eines Organismus, z.B. Samenzellen und Eizellen.
Kompatibilität	Verträglichkeit.
Kortison	Steroid; Immunsuppressivum zur Unterdrückung von Entzündungen im Körper.
Kreatinin	Abbauprodukt des Muskelstoffwechsels, das über die Nieren ausgeschieden wird, zuverlässiger Indikator für Nierenfunktion.
Kreuzprobe	siehe Crossmatch.
Kryokonservierung	Einfrieren und Aufbewahren von Keimzellen bei -196^{0} C.
Laparoskopie	Bauchspiegelung.
Lebendspende	Entnahme von Niere, Leber- oder Lungensegment beim lebenden Menschen.
Lungenfibrose	siehe Mukoviszidose.
MESA	Abkürzung: Micro Epididymal Sperm Aspiration (mikrochirurgische Gewinnung von Spermienvorstufen aus dem Nebenhoden).
Mikrothromben	von Thrombus: durch Blutgerinnung in Gefäßen entstandene Blutpfropfen.
Mukoviszidose	(auch zystische Fibrose): Eine der häufigsten angeborenen Stoffwechselkrankheiten. Sie äußert sich durch die Verdickung aller Körpersekrete, wobei vor allem die zähflüssigen Bronchial- und Lungensekrete zu massiven Atembeschwerden und Folgeerkrankungen der Lunge führen. 80% der Patienten können bei adäquater Behandlung mindestens das 19. Lebensjahr erreichen.
Multiorganentnahme	Entnahme mehrerer Organe gleichzeitig bei einem „Organspender“.
Muskelrelaxantien	Medikamente zur Erschlaffung der Muskulatur.
Myome	gutartige Tumore der Gebärmuttermuskulatur.

Nasciturus	(von lateinisch nasci: geboren werden, entstehen), die ungeborene Leibesfrucht, der Embryo.
Non-Compliance	mangelnde Mitarbeit der Patienten bei der Therapie (Nichteinhalten von Kontrolluntersuchungen, Medikation, Diät etc.).
okulo-zephaler Reflex	Auf eine plötzliche Drehung des Kopfes reagieren auch beim tief Komatösen die Augäpfel durch eine Bewegung in die Gegenrichtung.
Organspende, postmortal	Organentnahme nach dem Tod bzw. bei „Hirntoten".
Osteoporose	Verminderung der Knochensubstanz und –struktur, die zur erhöhten Brüchigkeit der Knochen führt.
Ovulation	Eisprung.
Perfusion	Spülen von Körper(-teilen) mit Flüssigkeit.
phylogenetisch	die Entwicklungsgeschichte des Menschen betreffend. Die phylogenetisch jüngeren Strukturen des menschlichen Gehirns haben sich demnach zu einem späteren Zeitpunkt der Entwicklung der menschlichen Gattung ausgebildet.
Postcoitaltest:	Untersuchung des Gebärmutterhalses unmittelbar nach dem Geschlechtsverkehr zur Beurteilung der Spermaqualität.
Prolaktin	Hormon, das besonders für die Milchbildung notwendig ist.
Pronukleus	Vorkern.
Retransplantation	erneute Transplantation bei Transplantatversagen.
Schädel-Hirn-Trauma	Verletzung des Gehirns durch äußere Einwirkung (s.a. Hirnverletzung).
Shunt	künstliche Verbindung zwischen Gefäßen, bei Dialyseshunt von Arterie und Vene, um Blutfluss zu erhöhen.
somatisch	das Körperliche betreffend.
spinale Reflexe	allg. für Reflexe, die über das Rückenmark verschaltet sind und deshalb auch nach dem vollständigen Ausfall des Gehirns festzustellen sind.; durch den Wegfall der regulierenden Hirnfunktion können sie sogar verstärkt auftreten.
Sterilität	Unfruchtbarkeit.
Superovulation	hormonelle Stimulierung der Frau, um die Reifung mehrerer Eizellen in einem Zyklus zu bewirken.

Szintigraphie	Verfahren, bei dem schwach radioaktiv markierte Substanzen dem Körper intravenös oder oral verabreicht und ihre Verteilung im Körper mit einem bildgebenden Verfahren registriert werden (z.B. Nachweis von gut bzw. schlecht durchbluteten Arealen).
TESE	Abkürzung: testikuläre Spermienextraktion (mikrochirurgische Gewinnung von Samenzellen aus Teilen des Hodengewebes)
totipotent	Zellen, die in der Differenzierung noch nicht festgelegt sind.
Tuben	Eileiter.
Uterus	Gebärmutter.
Varikozele	Krampfader am Hoden.
Vena Cava	Hohlvene.
Vorkern	Kern der weiblichen oder männlichen Keimzelle in der befruchteten Eizelle, vor deren Kernverschmelzung
Warmischämiezeit	Zeit, die vom Unterbinden der Blutversorgung im Organgeber bis zum Beginn der kühlenden Perfusion verstreicht; sie sollte nicht länger als 1 min. betragen.
Zyste	durch eine Kapsel abgeschlossene Geschwulst mit dünn- oder dickflüssigem Inhalt.
Zystenniere	meist angeborene Durchsetzung des Organs mit zahlreichen Zysten, die funktionsfähiges Nierengewebe verdrängen und so zum Nierenversagen führen.

Anhang 7

Zur empirischen Datengrundlage Reproduktionsmedizin:

Gespräche mit Ratsuchenden und Patienten	45 Interviews (17 Interviews mit Frauen, 28 mit Paaren)
Zeitpunkt	12 Interviews nach Erstgesprächen, 29 Interviews während der Behandlung, 4 nach abgeschlossener Behandlung und Geburt von Kindern
Länge der Interviews	1 bis 2,5 Stunden
Durchschnittliches Alter der Befragten	33,43 Jahre[3]
Gespräche mit Ärzten und Ärztinnen	6 Interviews (5 Ärzte, 1 Ärztin)
Länge der Interviews	1 bis 2 Stunden

Zu den Angehörigen „hirntoter Organspender"

Gespräche insgesamt	21 Interviews mit 23 Angehörigen von 19 „Organspendern", davon 6 weiblich und 13 männlich
Alter bei Tod	4 jünger als 16 Jahre (Jüngster 2 Jahre), 12 zwischen 16 und 54 Jahre, 3 älter als 54 Jahre (Älteste 82 Jahre)
Durchschnitt	36,10 Jahre
Todesursache	9 traumatisch, davon 7 unter 30 Jahre; 10 atraumatisch
Todesjahr	1978 bis 1998
Spenderausweis	4
mutmaßlicher Wille	9
Entscheidung der Angehörigen	6

Die Daten der „Organspender" unserer Untersuchungsgruppe entsprechen weitestgehend (Alter, Geschlecht, traumatische oder atraumatische Todesursache in Relation zum Alter) dem statistischen Mittel der BRD (DSO 1999). Lediglich das Durchschnittsalter der „Organspender" liegt dort mittlerweile sehr viel höher (1998 bei 45 Jahren).

---

[3] Alle Alterangaben beziehen sich auf den Zeitpunkt des jeweiligen Gesprächs.

Zu den Organempfängern

Gespräche insgesamt	19 Interviews mit Organempfängern, davon 5 weiblich, 14 männlich
Alter bei Gespräch	2 jünger als 30 Jahre (Jüngster 24 Jahre), 8 zwischen 30 bis 50 Jahren, 9 zwischen 50 und 65 Jahren (Älteste 65 Jahre)
Durchschnitt	48 Jahre
Zeitpunkt erste Transplantation	vor 1 bis 19 Jahren
Alter bei Transplantation	3 jünger als 30 Jahre, 9 zwischen 30 und 50 Jahren, 5 zwischen 51 und 58 Jahren
Durchschnitt	41,5 Jahre
Retransplantation	5, davon 2 zum 3. Mal transplantiert
transplantiertes Organ	8 Niere (2 vor der Transplantation), 7 Herz, 1 Herz/Lunge, 1 Leber

Alle Gesprächspartner sind Mitglied einer Selbsthilfegruppe für Organtransplantierte. Die Daten der Organempfänger meiner Untersuchungsgruppe entsprechen weitestgehend (Alter, Geschlecht) dem statistischen Mittel der BRD (DSO 1999). Die Zahl der männlichen Organempfänger überwiegt (1998: 64%).

Angaben zu den im Text zitierten, interviewten Personen[4]

Babels, Silke
Krankenschwester auf einer Intensivstation für Anästhesie in einem städtischen Krankenhaus.

Berger, Barbara (33), Marketing-Managerin; Berger, Thomas (35), Bauingenieur
Herr Berger ist zeugungsunfähig aufgrund einer Erbkrankheit, Frau Berger hat keine Ovulation. Seit 1991 ist das Paar verheiratet und wünscht sich seitdem Kinder. Mittels Hormontherapien und der heterologen Insemination wurde Frau Berger schwanger und brachte 1995 einen Sohn auf die Welt. Zur Zeit des Interviews befindet sich das Ehepaar wieder in der Behandlung für ein zweites Kind.

Bircher, Eva Dr. (39):
Gynäkologin und Psychotherapeutin, Reproduktionsmedizinerin.

---

4 Die nachfolgenden Angaben beziehen sich auf den Zeitpunkt der Gesprächsführung (Januar 1997 bis September 1998).

Deinert, Maria (47), Verwaltungsangestellte
Ihr 42jährigen Bruder starb an einer Hirnblutung. Sie hatte sich vorher noch nicht mit der Thematik „Organspende" auseinandergesetzt und fühlte sich auf der Intensivstation mit der Frage nach einer „Organspende" überfordert.

Deneke, Tanja (28), Heilpädagogin; Deneke, Franz (30); Lektor
Eltern des bei einem Autounfall tödlich verunglückten zweijährigen Michael. Die Eltern wurden direkt nach der Übermittlung der Nachricht des „Hirntodes" mit der Bitte um eine „Organspende" konfrontiert. Sie hatten zu wenig Zeit zur Verarbeitung der Nachricht, fühlten sich von Seiten der Klinik unter Druck gesetzt und bereuen ihre Entscheidung.

Dietrich, Anja (29), Speditionskauffrau
Verheiratet seit 1990, seit 1991 gibt es einen konkreten Kinderwunsch. Ihr Mann hat zu wenig befruchtungsfähige Spermien im Ejakulat, sie leidet unter ständig wiederkehrenden Zysten. Frau Dietrich hat schon zwei ICSI-Versuche in einer Universitätsklinik hinter sich und befindet sich nun beim insgesamt vierten ICSI-Versuch in einer niedergelassenen Praxis.

Eilert, Robert (39), Fachlehrer
Seine Lebensgefährtin starb an einer Hirnblutung. Sie hatte sich vorher mit der Thematik „Organspende" auseinandergesetzt und hatte einen Spenderausweis. Er hat selbst einen Spenderausweis und ist für die enge Zustimmungslösung, da man diese Frage nicht für einen anderen Menschen entscheiden könne und Angehörige in diesem Moment zwangsläufig überfordert sein müssen.

Fahrenkamp, Heiner Dr.
Intensivmediziner und Transplantationsbeauftragter in einem städtischen Krankenhaus.

Frehls, Joachim Dr.
Transplantationschirurg an einem Transplantationszentrum.

Gerhoff, Brigitte
Krankenschwester und Leiterin einer Station für Neurochirurgie in einem städtischen Krankenhaus.

Gerke, Milena (38), Arzthelferin
Sie verlor ihren 22jährigen Bruder durch einen Motorradunfall. Er hatte keinen Spenderausweis. Sie ist der „Organspende" gegenüber positiv eingestellt und setzt sich für die öffentliche Anerkennung der Seite der Angehörigen ein.

Gimpe, Angela
Krankenschwester auf einer Intensivstation für Anästhesie in einem städtischen Krankenhaus.

Groß, Inge (38), Verkäuferin
Verheiratet seit 1991, seitdem gibt es einen konkreten Kinderwunsch. Ihr Mann ist zeugungsunfähig. Mit Hilfe der heterologen Insemination wurde sie nach 8 Versuchen schwan-

ger und bekam einen Sohn. Sie befindet sich jetzt in der Behandlung für ein zweites Kind und hat schon 6 Versuche hinter sich, die nicht zu einer Schwangerschaft führten.

Hagemann, Jan Dr.
Biochemiker und Gynäkologe, Reproduktionsmediziner.

Heider, Maria (26), Kauffrau
Verheiratet seit 1996, Kinderwunsch seit drei Jahren. Nach einmaliger homologer Insemination befindet sie sich nun in einer ICSI-Behandlung.

Heise, Peter Prof. Dr.
Gynäkologe, Reproduktionsmediziner.

Helming, Tatjana (36), Personalsachbearbeiterin; Helming, Martin (38), Entwicklungsingenieur
Verheiratet seit 1991, seitdem haben sie auch einen konkreten Kinderwunsch. Nach vielen Arztbesuchen sowohl des Mannes als auch der Frau, bei denen sich herausstellte, dass er nur eingeschränkt zeugungsfähig ist und sie keinen regelmäßigen Zyklus hat, entschieden sie sich, zunächst keine medizinische Hilfe in Anspruch zu nehmen. Zur Zeit des Interviews befindet sich das Ehepaar Helming in ihrer ersten IVF-Behandlung.

Hiller, Sabine (33), Sonderschullehrerin; Hiller, Stefan (38), Finanzkaufmann
Seit 1992 ist das Paar verheiratet und wünscht sich seitdem auch ein Kind. Seit vier Jahren befinden sich die Hillers in Behandlung und haben schon verschiedene Behandlungsmethoden ausprobiert. Mit Hilfe der heterologen Insemination wurde Frau Hiller nicht schwanger, jetzt versuchen sie zum dritten Mal die Behandlung mit ICSI.

Jansen, Sophie (30), Grundschullehrerin
Verheiratet seit 1995, seitdem hat sie auch einen konkreten Kinderwunsch. Sie ist zu einem Erstgespräch in der Klinik.

Klaassen, Bettina (28), Bürokauffrau
Verheiratet seit 1993, seitdem hat sie den konkreten Wunsch nach einem Kind. Frau Klaassen befindet sich gerade – nach einem Kryozyklus – in der dritten IVF/ICSI-Behandlung.

Kresche, Hans-Martin, Prof. Dr.
Transplantationschirurg an einem Transplantationszentrum.

Krüger, Norbert Dr. (43)
Gynäkologe und Reproduktionsmediziner.

Leinemann, Elisabeth (34)
Chemisch-Technische-Assistentin: Verheiratet seit 1988, seit ungefähr 1990 gibt es auch einen konkreten Kinderwunsch. Frau Leinemann wurde 1989 ein Eierstock entfernt und 1990 wurde festgestellt, dass sie nicht genügend Hormone für einen Eisprung produziert. Sie bekam zunächst Hormone, bis sie 1992 mit IVF begannen. Nach 13 Versuchen wurde

sie schwanger und bekam einen Sohn. Nun ist sie nach zwei IVF-Versuchen wieder schwanger.

Lemke, Gisela (46); Lehrerin
Aufgrund eines chronischen Nierenleidens wurde sie im Alter von 26 Jahren dialysepflichtig. Seit 11 Jahren lebt sie mit einer transplantierten Niere, die funktioniert.

Lüdecke, Uwe (58); Ingenieur
Eine missglückte Bypassoperation vor vier Jahren machte eine Nottransplantation notwendig. Er wachte mit einem Spenderherzen wieder auf.

Mahrt, Gisela (66); Hausfrau
Trotz infauster Prognose lehnte ihr Mann eine Herztransplantation ab. Er verstarb im Alter von 56 Jahren an einem Herzinfarkt.

Mecke, Martina (38); Literaturwissenschaftlerin
Sie erlitt im Alter von 35 Jahren einen schweren Herzinfarkt. Sie wurde nach sechs Monaten auf der Warteliste transplantiert.

Meinhardt, Walter (30); Sozialpädagoge
Mukoviszidosepatient. Er bekam mit 21 Jahren eine Herz-Lungentransplantation.

Menge, Christine (35); Psychologin
Ihre Mutter erlag im Alter von 52 Jahren den Folgen eines Asthmaanfalls. Die Familie gab sie auf Anfrage der Ärzte in der Klinik zur „Organspende" frei.

Nowak, Brigitte (34); Bürokauffrau; Nowak, Martin (38); Maschinenbauingenieur
Ihr achtjähriger Sohn ist bei einem Autounfall tödlich verunglückt. Besonders die Diskrepanz zwischen tatsächlichem Unfalldatum und offiziellem Todeszeitpunkt (nach abgeschlossener Hirntoddiagnose) empfinden sie als störend.

Ohlmann-Reiser, Brigitte Prof. Dr.
Transplantationschirurgin an einem Transplantationszentrum.

Ottmers, Ilona (30), Verwaltungsfachangestellte; Ottmers, Christoph (33), Lebensmitteltechniker
Verheiratet seit 1996, seitdem besteht auch ein konkreter Kinderwunsch. Herr Ottmers hat sich nach seinen zwei Kindern aus erster Ehe sterilisieren lassen. In der zweiten Ehe und dem erneuten Kinderwunsch gemeinsam mit Frau Ottmers ließ er sich refertilisieren, was jedoch nicht zum Erfolg führte. Er unterzog sich einem MESA/TESE-Eingriff, wodurch Samenzellen gewonnen werden konnten, mit denen man die Eizellen von Frau Ottmers befruchtete. Das Paar befindet sich jetzt beim zweiten ICSI-Versuch.

Paschke, Jörg (24); Steuergehilfe i.A.
Nach kurzem Krankheitsverlauf bekam er aufgrund einer Kardiomyopathie im Alter von 18 Jahren ein neues Herz. Vor einem Jahr musste er erneut transplantiert werden, da sein zweites Herz durch eine chronische Abstoßung zerstört war.

Petersen, Rainer (56); Ingenieur
Er lebt seit zwei Jahren mit einem transplantierten Herzen. Eine Kardiomyopathie machte die Transplantation notwendig. Er war drei Jahre auf der „Warteliste".

Reuters, Jörg
Pfleger auf einer Intensivstation für Anästhesie in einem städtischen Krankenhaus.

Riemann, Udo
Pfleger auf einer Intensivstation für Anästhesie in einem städtischen Krankenhaus.

Schmidt, Martin (33), Lehrer
Verheiratet seit 1994, seit 1995 konkreter Kinderwunsch. Herr Schmidt hat keine befruchtungsfähigen Spermien im Ejakulat. Er ist mit seiner Frau zum Erstgespräch in der Klinik, um sich über die heterologe Insemination beraten zu lassen.

Schreiber, Berit (35), Physikalisch-Technische-Assistentin
Verheiratet seit 1996, konkreter Kinderwunsch seit 1990. Sowohl Frau Schreiber als auch ihr Lebensgefährte sind nur eingeschränkt fruchtbar. Sie versuchten es zunächst mit einer Insemination, machten dann aber eine lange Pause und stellten einen Antrag auf Adoption. Mittlerweile wollen sie aber doch wieder mit Inseminationen versuchen schwanger zu werden.

Tanner, Jutta (28), Erzieherin
Verheiratet seit 1995, Kinderwunsch seit 1994. Frau Tanner verhütet seit zwei Jahren nicht mehr. Nach genauer Untersuchung wurden verklebte Eileiter festgestellt. Sie will nun eine IVF-Behandlung beginnen.

Treis, Markus (30), Zimmermann und Bingel, Sybille (27), Altenpflegerin
Beide sind noch nicht verheiratet, seit zwei Jahren gibt es einen konkreten Kinderwunsch. Herr Treis hat zu wenig befruchtungsfähige Spermien im Ejakulat, bei Frau Bingel wurde ein Eileiterverschluß diagnostiziert. Beide befinden sich jetzt in ihrer ersten IVF-Behandlung.

Ullbricht, Tabea (34), Verwaltungsfachangestellte
Verheiratet seit 1996, seit fünf Jahren hat sie einen konkreten Kinderwunsch. Bei Frau Ullbricht wurde festgestellt, dass nur ein Eileiter durchgängig ist. Nach zwei erfolglosen IVF-Versuchen machte sie eine Pause von einem Jahr, in dem sie und ihr Mann auch einen Adoptionsantrag stellten. Sie möchte nun aber doch noch einmal versuchen, mit Hilfe der IVF-Methode schwanger zu werden.

Vogt, Eva (65); Hausfrau
Wegen einer Schrumpfniere musste sie im Alter von 53 Jahren an die Dialyse und ist seit acht Jahren nierentransplantiert.

Wagner, Ira (33), Glasapparatebläserin
Verheiratet seit 1985, seit acht Jahren hat sie einen konkreten Kinderwunsch. Nach zweimaliger ICSI-Behandlung war sie schwanger, erlitt aber im sechsten Schwangerschaftsmonat eine Fehlgeburt. Frau Wagner befindet sich nun wieder in Behandlung.

Wegener, Hans (47); Werkzeugmacher
Er ist seit 25 Jahren dialysepflichtig. Zwei Transplantationen waren erfolglos. Erst die dritte transplantierte Niere nahm nach über einem Monat ihre Funktion auf. Heute ist Herr Wegener wieder dialysepflichtig. Eine nochmalige Transplantation lehnt er für sich ab.

Wellert, Sabine (32), Krankenschwester
Verheiratet seit 1990, seit 1994 hat sie einen konkreten Kinderwunsch. Nach mehreren Inseminationsbehandlungen wurde sie jetzt zum ersten Mal im Rahmen einer IVF-Behandlung punktiert.

Wellmann, Rolf (45)
Gynäkologe und Reproduktionsmediziner.

Wieger, Marion (34), Journalistin
Verheiratet seit 1989, konkreter Kinderwunsch besteht seit 1993. Frau Wieger bekam vor gut einem Jahr einen Sohn nach zwei homologen Inseminationsbehandlungen. Sie befindet sich jetzt in der Behandlung für ein zweites Kind.

Wiese, Monika (58); Krankenschwester
Zu Beginn ihrer schnell fortschreitenden Lebererkrankung stand sie einer Transplantation sehr negativ gegenüber. Erst mit Verschlechterung ihres Gesundheitszustandes konnte sie sich mit dem Gedanken anfreunden. Sie lebt seit ihrem 50sten Geburtstag mit einer transplantierten Leber.

Wille, Ute (36), Zahntechnikerin
Verheiratet seit 1991, seitdem hat sie einen konkreten Kinderwunsch. Ihr Mann gilt aufgrund einer Krebserkrankung als zeugungsunfähig. Sie haben zunächst mit Hilfe mehrerer heterologer Inseminationen versucht, ein Kind zu bekommen. Zweimal ist Frau Wille schwanger geworden, erlitt aber Fehlgeburten. Nach Einführung der ICSI-Methode in der reproduktionsmedizinischen Praxis konnten sie mittels MESA/TESE Samenzellen gewinnen und ihre Eizellen befruchten. Frau Wille ist nun in der 23. Woche schwanger.

Wirth, Wolfgang (55); Koch
Mit 45 Jahren bekam er zwei Herzinfarkte, die in der Folge Bypass-Operationen notwendig machte. Fünf Jahre später war eine erneute Bypass-Operation angezeigt, aufgrund derer er einen weiteren Herzinfarkt erlitt. Kurz darauf sahen die Ärzte eine Herztransplantation indiziert. Er war viereinhalb Monate auf der „Warteliste" und wurde im Alter von 50 Jahren transplantiert.

Wiselher, Silke (25), Verkäuferin
Verheiratet seit 1993, konkreter Kinderwunsch besteht seit 1995. Frau Wiselher befindet sich in der zweiten Inseminationsbehandlung.

Anhang 8

Zitierte Sachverständige der öffentlichen Anhörungen[4]

Angstwurm, Heinz Prof. Dr. med., Einzelsachverständiger, Neurologische Klinik, Universität München.

Adam, Dr., Verbandsrepräsentantin, Pro Familia, Frankfurt/Main.

Beck-Gernsheim, Elisabeth Prof. Dr., Einzelsachverständige, Soziologin, München.

Bradish, Paula, Einzelsachverständige, Biologin, Hamburg.

Dörner, Klaus Prof. Dr. Dr., Einzelsachverständiger, Westfälische Klinik für Psychiatrie, Psychosomatik und Neurologie, Gütersloh.

Eigler, Friedrich Wilhelm Prof. Dr. med., Einzelsachverständiger, Allgemeine Chirurgie, Universitätsklinikum Essen.

Elyas, Nadeem Dr., Verbandsrepräsentant, Zentralrat der Muslime in Deutschland, Köln.

Eser, Albin Prof. Dr., Einzelsachverständiger, Max-Planck-Institut für ausländisches und internationales Strafrecht, Freiburg.

Feuerstein, Günter Prof. Dr., Einzelsachverständiger, Universität Bielefeld.

Feyerabend, Erika, Essen.

Geisler, Linus Prof. Dr., Einzelsachverständiger, St. Barbara Hospital, Gladbeck.

Grewel, H., Verbandsrepräsentant, Berliner Initiative für die Zustimmungslösung im Blick auf ein Transplantationsgesetz, Berlin.

Gubernatis, Gundolf Prof. Dr. med., Einzelsachverständiger, Tranplantationschirurgie, Medizinische Hochschule, Hannover.

Gründel, Johannes Prof. Dr., Einzelsachverständiger, Katholische Theologie, Universität München.

Günther, H.-L. Prof. Dr., Einzelsachverständiger, Straf- und Strafprozessrecht, Universität Tübingen

---

4 Die aufgelisteten persönlichen Angaben sind den Protokollen der Ausschüsse entnommen und stehen somit auch den Parlamentariern zur Verfügung.

Haverich , Axel Prof. Dr., Verbandsrepräsentant, Deutsche Transplantationsgesellschaft, Berlin.

Höfling, Wolfram Prof. Dr., Einzelsachverständiger, Öffentliches Recht, Justus-Liebig-Universität, Gießen.

Münder, Johannes Prof. Dr., Einzelsachverständiger, Technische Universität, Berlin.

Krüsmann, Gottfried Dr., Einzelsachverständiger, Frauenklinik Krüsmann, München.

Link, Jürgen Prof. Dr. med., Einzelsachverständiger, Klinik für Anästhesiologie und operative Intensivmedizin, Universitätsklinikum der Freien Universität Berlin.

Mieth, Dietmar Prof. Dr., Einzelsachverständiger, Moraltheologie, Eberhard-Karls-Universität, Tübingen.

Neuhaus, P. Prof. Dr. med., Verbandsrepräsentant, Deutsche Transplantationsgesellschaft, Berlin.

Pichlmayr, Rudolf Prof. Dr. med., Verbandsrepräsentant, Deutsche Stiftung für Organtransplantation, Neu-Isenburg.

Renesse, Margot von, Verbandsrepräsentantin, Evangelische Aktionsgemeinschaft für Familienfragen, Bochum.

Schockenhoff, Eberhard Prof. Dr., Einzelsachverständiger, Theologe, Sölden.

Schöne-Seifert, Bettina Dr. med. M.A., Einzelsachverständige, Wissenschaftskolleg, Berlin.

Schreiber, Hans-Ludwig Prof. Dr. jur. Dr. h.c., Einzelsachverständiger, Strafrecht, damaliger Präsident der Universität Göttingen.

Vilmar, Karsten Dr., Einzelsachverständiger, damaliger Präsident der Bundesärztekammer, Köln.

Zickgraf, Dr. med., Verbandsrepräsentant, Kuratorium für Dialyse und Nierentransplantation e.V., Neu-Isenburg.

Literatur

Abbas, Abul K. / Lichtman, Andrew H. / Poper, Jordan S. (1999 [1996]): *Immunologie.* Übersetzt von Beda M. Stadler und Max Hess. Bern u.a., 2. überarb. Auflage.

Ärzte Zeitung (1999): „US-Organisation gegründet. Organ Watch will Sumpf trockenlegen". In: *Ärzte Zeitung*, 211 vom 19./20.11.99.

– (1999): „Deutlich weniger Transplantationen als im Vorjahr". In: *Ärzte Zeitung*, 103 vom 07.06.99.

Ärztliche Praxis (1999): „Nieren aus Indien, Hornhäute aus Brasilien? Organhandel findet in Deutschland nicht statt". In: *Ärztliche Praxis*, 91/99 vom 12.11.99.

Arbeitskreis Organspende (1995): *Organspende rettet Leben! Antworten auf Fragen.* Neu Isenburg.

– (o.J.): *Kein Weg zurück – Informationen zum Hirntod.* Neu Isenburg.

– (o.J.): *Organspende und Organtransplantation. Eine Informationseinheit.* Neu Isenburg.

Barbian, Elke / Berg, Giselind (1997): *Die Technisierung der Zeugung. Die Entwicklung der In-vitro-Fertilisation in der Bundesrepublik Deutschland.* Pfaffenweiler.

Baudrillard, Jean (1991): *Der symbolische Tausch und der Tod.* München.

Baureithel, Ulrike / Bergmann, Anna (1999): *Herzloser Tod. Das Dilemma der Organspende.* Stuttgart.

Bavastro, Paolo (1994): *Anthroposophische Medizin auf der Intensivstation. Historische Hintergründe. Schlaf – Narkose – Hirntod – Organtransplantation. Eine besondere Krankengeschichte.* Dornach.

Bavastro, Paolo / Betz, Paolini / Streit, Wolfgang (1996): *Organtransplantation. Fakten und Fragen. Gesichtspunkte aus der Anthroposophie.* Bad Liebenzell.

Bayerische Interministerielle Arbeitsgruppe (1987 [1985]): Bericht zur „Gen- und Fortpflanzungstechnologie" mit Rohentwurf zur Regelung von Fragen der Fortpflanzungsmedizin. In: Seesing, H. (Hg.): *Technologischer Fortschritt und menschliches Leben. Die Menschenwürde als Maßstab der Rechtspolitik, Teil 1: Rechtspolitische Grundsätze von CDU und CSU zur Fortpflanzungsmedizin*, 99-118. München.

Beck, Ulrich (1986): *Risikogesellschaft. Auf dem Weg in eine andere Moderne.* Frankfurt a. M.

Beck-Gernsheim, Elisabeth (1988): *Die Kinderfrage. Frauen zwischen Kinderwunsch und Unabhängigkeit.* München.

Beier, Henning M.(1997): *Assistierte Reproduktion – Zum Stand der Therapieverfahren in der Bundesrepublik Deutschland 1997.* München.

Beyme, Klaus von (1997): *Der Gesetzgeber. Der Bundestag als Entscheidungszentrum.* Opladen.

Blumenthal-Barby, Kay (1997): *Tausend Türen hat der Tod. Gesammeltes zum Sterben in Europa.* Berlin.

Bockenheimer-Lucius, Gisela / Seidler, Eduard (Hg.) (1993): *Hirntod und Schwangerschaft. Dokumentation einer Diskussionsveranstaltung der Akademie für Ethik in der Medizin zum „Erlanger Fall".* Stuttgart.

Brockhaus (1997/1998): 15 Bände: Leipzig/Mannheim.

Bundesminister für Forschung und Technologie (Hg.) (1985): *In-vitro-Fertilisation, Genomanalyse und Gentherapie: Bericht der gemeinsamen Arbeitsgruppe des Bundesministers für Forschung und Technologie und des Bundesministers für Justiz.* Frankfurt a. M.

Bundesministerium der Justiz [BMJ] (1987 [1986]): „Diskussionsentwurf eines Gesetzes zum Schutz von Embryonen (Embryonenschutzgesetz – EschG) vom 29.04.1986". In: Günther, Hans Ludwig / Keller, Rolf (Hg.): *Fortpflanzungsmedizin und Humangenetik. Strafrechtliche Schranken? Tübinger Beiträge zum Diskussionsentwurf eines Gesetzes zum Schutz von Embryonen*. Tübingen.

Bundesrats-Drucksache [BR-Drs.]: *Verhandlungen des Deutschen Bundesrates. Stenographische Berichte und Dokumente.*

395/78: Stellungnahme des Bundesrates zum Entwurf eines Gesetzes über Eingriffe an Verstorbenen zu Transplantationszwecken (Transplantationsgesetz) vom 26.10.1978.

8/2681: Gesetzentwurf der Bundesregierung: Entwurf eines Gesetzes über Eingriffe an Verstorbenen zu Transplantationszwecken (Transplantationsgesetz) vom 16.03.1979.

535/88:Gesetzesantrag des Freistaates Bayern: Entwurf eines Gesetzes zur Regelung der künstlichen Befruchtung beim Menschen (Fortpflanzungsmedizingesetz) vom 15.11.1988.

Bundestags-Drucksache [BT-Drs.]: *Verhandlungen des Deutschen Bundestages. Stenographische Berichte und Dokumente.*

11/1856: Unterrichtung durch die Bundesregierung: Kabinettbericht zur künstlichen Befruchtung beim Menschen vom 23.02.1988.

11/5460: Gesetzentwurf der Bundesregierung: Kabinettbericht zur künstlichen Befruchtung beim Menschen vom 25.10.1989.

11/5710: Gesetzentwurf der Abgeordneten Däubler-Gmelin, Schmidt, Bachmaier, Klein, Pick u.a. und der Fraktion der SPD: Entwurf eines Gesetzes zur Regelung von Problemen der künstlichen Befruchtung und bei Eingriffen in menschliche Keimzellen vom 16.11.1989.

13/2926: Gesetzentwurf der Abgeordneten Monika Knoche, Gerald Häfner und der Fraktion Bündnis 90/Die Grünen: Entwurf eines Gesetzes über die Spende, die Entnahme und die Übertragung von Organen (Transplantationsgesetz – TPG) vom 07.11.1995.

13/4114: Antrag der Abgeordneten Dr. Wolfgang Wodarg, Dr. Herta Däubler-Gmelin, Horst Schmidbauer und weiterer Abgeordneter: Kriterien für die Spende, Entnahme und Übertragung von menschlichen Organen vom 14.03.1996.

13/4355: Gesetzentwurf der Fraktionen der CDU/CSU, SPD und FDP.: Entwurf eines Gesetzes über die Spende, Entnahme und Übertragung von Organen (Transplantationsgesetz – TPG) vom 16.04.1996.

13/4368: Antrag der Abgeordneten Rudolf Dreßler, Rudolf Scharping, Klaus Kirschner, Wolfgang Lohmann (Lüdenscheid), Horst Seehofer, Wolfgang Schäuble, Dr. Dieter Thomae, Wolfgang Zöller und weiterer Abgeordneter der CDU/CSU, SPD und FDP: Spende, Entnahme und Übertragung von Organen vom 17.04.1996.

13/6591: Antrag der Abgeordneten Eckart von Klaeden, Dr. Wolfgang Götzer, Dr. Edzard Schmidt-Jortzig sowie weiteren Abgeordneten der Fraktionen der CDU/CSU, SPD und FDP: Eckpunkte für Spende, Entnahme und Übertragung von Organen vom 17.12.1996.

Bundeszentrale für Gesundheitliche Aufklärung (o.J.): *Über Organspende spricht man nicht. Oder vielleicht doch?* Presseinformationen über die Anzeigenkampagne zur Organspende der Bundeszentrale für gesundheitliche Aufklärung. Köln.

Bunzel, Brigitta (1993): *Herztransplantation – psychosoziale Grundlagen und Forschungsergebnisse zur Lebensqualität.* Stuttgart/New York.

Cheal, David (1988): *The Gift Economy*. London.

Delaisi de Parseval, Geneviéve (1985): *Was wird aus den Vätern? Künstliche Befruchtung und das Erlebnis der Vaterschaft.* Weinheim/Basel.

Descartes, René (1997 [1637]): *Discours de la méthode: Französisch-Deutsch.* Übersetzt und herausgegeben von Lüder Gäbe. Hamburg.

Deutsche Bischofskonferenz und Rat der Evangelischen Kirche in Deutschland (1990): *Organtransplantation. Erklärung der Deutschen Bischofskonferenz und des Rates der Evangelischen Kirche in Deutschland.* Neu Isenburg.

Deutsche Gesellschaft für Humanes Sterben (DGHS) e.V. (1998): „Organspendebereitschaft der Bevölkerung gesunken – Ergebnisse einer neuen Umfrage". In: *Presse-Information* vom 21.08.1998.

Deutscher Bundestag [SdBT]: *Verhandlungen des Bundestages. Stenographische Berichte und Drucksachen.*
11/183: Plenarprotokoll der 183. Sitzung vom 08.12.1989.
11/230: Plenarprotokoll der 230. Sitzung vom 24.10.1990.
13/99: Plenarprotokoll der 99. Sitzung vom 19.04.1996.
13/183: Plenarprotokoll der 183. Sitzung vom 25.06.1997.

Deutsche Stiftung Organtransplantation (Hg.) (1996): *Kurzinformation Zahlen – Daten – Fakten 1995.* Neu Isenburg.

– (1998): *Organspende und Transplantation in Deutschland 1997.* Neu Isenburg.

– (1999): *Organspende und Transplantation in Deutschland 1998.* Neu Isenburg.

Dietmann, Doris (1991): „Die spezielle Pflege Hirntoter zur Organentnahme". In: Striebel, Hans Walter / Link, Jürgen (Hg): *Ich pflege Tote. Die andere Seite der Transplantationsmedizin*. Basel, 21-31.

Dreikorn, Kurt (1983): *Leben mit der neuen Niere. Ein Ratgeber für Patienten nach Nierentransplantation und chronisch Nierenkranke.* Stuttgart/New York.

Drüe, Gerhild (1999): „Sind Angehörige und Freunde unser Organreservoir? Berichte zur Lebendspende fordern zum Nachdenken heraus". In: *Der Dialysepatient*, 24 (4), 49-50.

Duden, Barbara (1991): *Der Frauenleib als öffentlicher Ort. Vom Missbrauch des Begriffs Leben.* Hamburg.

Duden Herkunftswörterbuch (1997 [1963]): *Die Etymologie der deutschen Sprache,* Bd. 7. Bearbeitet von Günther Drosdowski, Paul Grewe und weiteren Mitarbeitern der Dudenredaktion. Mannheim/Wien/Zürich.

Edwards, Jeannette et. al. (1993): *Technologies of Procreation. Kinship in the Age of Assisted Conception.* Manchester/New York.

Emmrich, Michael (1995): „Die Familie geht Dottore Antinori über alles". In: *Frankfurter Rundschau* vom 07.10.1995.

– (1999): „Gerechtigkeit bei Herz und Nieren". In: *Frankfurter Rundschau* vom 18.03.1999.

EMNID-Institut (1996): „Umfrage zur Organspendebereitschaft". In: *Presse-Information* vom April/Mai 1996.

Engelke, Michaela (1998): *Betreuung und Beratung Angehöriger von Transplantationspatienten*. Diplomarbeit. Göttingen, unveröffentlicht.

Fehlmann-von der Mühll, Maja (1978): *Verwandtschaft. Theorie und Alltag. Mit Beispielen aus einer Untersuchung unter jungen Zürcher Familien*. Dissertation. Zürich.

Feige, Axel (1997): *Frauenheilkunde*. München/Wien/Baltimore.

Feuerstein, Günter (1995): *Das Transplantationssystem. Dynamik, Konflikte und ethisch-moralische Grenzgänge*. Weinheim/München.

Fleischer, Eva (1993): *Die Frau ohne Schatten. Gynäkologische Inszenierung zur Unfruchtbarkeit*. Pfaffenweiler.

Foucault, Michel (1974): *Die Ordnung des Diskurses*. München.

– (1993 [1963]): *Die Geburt der Klinik. Eine Archäologie des ärztlichen Blicks*. Frankfurt a. M.

Fox, Renée / Swazey, Judith P. (1992): *Spare Parts: Organ Replacement in American Society*. New York.

Fränznick, Monika / Wieners, Karin (1996): *Ungewollte Kinderlosigkeit. Psychosoziale Folgen, Bewältigungsversuche und die Dominanz der Medizin*. Weinheim/München.

Frankfurter Rundschau (1998): „*Erstmals wurde eine ganze Hand verpflanzt*" vom 25.09.1998.

Franklin, Sarah (1991): „Fetal fascinations: new dimensions to the medical-scientific construction of fetal personhood". In: Franklin, Sarah / Lury, Celia / Stacey, Jackie (Hg.): *Off-Centre. Feminism and Cultural Studies*. London, 190-205.

– (1995): „Postmodern Procreation: A Cultural Account of Assissted Reproduction". In: Ginsburg, Faye D. / Rapp, Rayna (Hg.): *Conceiving the New World Order. The Global Politics of Reproduction*. Berkeley/Los Angeles, 323-345.

– (1997): *Embodied Progress. A Cultural Account of Assisted Conception*. London/New York.

Freudenberg, Lutz (1997): *Interviews mit Professionellen der Transplantationsmedizin, März-April 1997*. Göttingen, unveröffentlicht.

– (1998): *Arbeits- und Abschlussbericht, DFG-Projekt „Verwandtschaft und Humantechnologie"* vom 15.05.1996 – 14.05.1998. Göttingen, unveröffentlicht.

Gesetz über die Spende, Entnahme und Übertragung von Organen (Transplantationsgesetz – TPG) vom 05.11.1997. In: *Bundesgesetzblatt Teil I*: 2631-2639.

Gesetz zum Schutz von Embryonen (Embryonenschutzgesetz – EschG) vom 13.12.1990. In: *Bundesgesetzblatt Teil I*: 2746-2748.

Gesundheitsausschuss des Deutschen Bundestages [SdGA]

13/17: Stenographisches Protokoll der 17. Sitzung vom 28.06.1995, öffentliche Anhörung.

13/64: Stenographisches Protokoll der 64. Sitzung vom 25.09.1996, öffentliche Anhörung.

13/67: Stenographisches Protokoll der 67. Sitzung vom 09.10.1996, öffentliche Anhörung.

Giddens, Anthony (1991): *Modernity and Self-Identity: Self and Society in the Late Modern Age*. Stanford.

– (1995 [1990]): *Konsequenzen der Moderne*. Frankfurt a. M.

Goody, Jack (1989 [1983]): *Die Entwicklung von Ehe und Familie in Europa*. Frankfurt a. M.

Gregory, Christopher (1982): *Gifts and Commodities*. London.

Grewel, Hans (1994): „Medizin und Menschenbild oder das tödliche Dilemma der Transplantationsmedizin“. In: *Medizin und globales Überleben*, 2, 43-50.
Grosser, Monika (1991): „Organentnahme aus der Sicht einer Krankenschwester im Operationsdienst“. In: Striebel, Hans Walter / Link, Jürgen (Hg.): *Ich pflege Tote. Die andere Seite der Transplantationsmedizin.* Basel, 55-76.
The Guardian (1999): „New heart for dying girl who refused consent“ vom 16.07.1999.

Hackenbroch, Veronika (2000): “Am Rande der Legalität”. In: *Der Spiegel* vom 13.03.2000.
Haimes, Erika (1990): „Recreating the Family? Policy Considerations Relating to the ‚New‘ Reproductive Technologies“. In: McNeil, Maureen / Varcoe, Ian / Yearley, Steven (Hg.): *The New Reproductive Technologies.* New York, 154-173.
Haraway, Donna (1996): „Die Biopolitik postmoderner Körper. Konstitutionen des Selbst im Diskurs des Immunsystems“. In: Borck, Cornelius (Hg.): *Anatomien medizinischen Wissens.* Frankfurt a. M., 307-359.
Hauke, Erika (1937): *Galen: Dass die Vermögen der Seele eine Folge der Vermischungen des Körpers sind.* Dissertation. Berlin.
Hauser, Andrea (1994): „Unfruchtbarkeit – Fruchtbarkeit: Annäherungen an die kulturellen Konstruktionen des ‚Geschlechtlichen‘ im volkskundlichen und medizinischen Wissenschaftsdiskurs“. In: *Kea. Zeitschrift für Kulturwissenschaften*, 7, 149-170.
Hauser-Schäublin, Brigitta (1995): „Das Ende der Verwandtschaft? Zeugung und Fortpflanzung zwischen Produktion und Reproduktion“. In: Kaschuba, Wolfgang (Hg.): *Kulturen – Identitäten – Diskurse. Perspektiven Europäischer Ethnologie.* Berlin, 163-186.
– (1996): „Humantechnologien und die Konstruktion von Verwandtschaft. Die Körperlichkeit des ‚echten‘ Verwandten“. In: *Kea, Zeitschrift für Kulturwissenschaften*, 11, 55-73.
– (1997): „Blick zurück im Zorn. Ethnologie als Kulturkritik“. In: *Zeitschrift für Ethnologie*, 122, 3-17.
Helmers, Sabine (1989): *Tabu und Faszination. Über die Ambivalenz der Einstellung zu Toten.* Berlin.
Hobbes, Thomas (1997): *Elemente der Philosophie. Erste Abteilung: Der Körper.* Hamburg.
Hoelzle, Christine (1987): „Kinderlosigkeit als Krise, Reproduktionsmedizin als Rettung? Psychische Probleme der Unfruchtbarkeit und ihrer medizinischen Behandlung. In: Zipfel, Gaby (Hg.): *Die Enteignung der weiblichen Natur.* Hamburg, 22-50.
Hogle, Linda F. (1996): „Transforming ‚Body Parts‘ into Therapeutic Tools: A report from Germany“. In: *Medical Anthropology Quarterly*, 10 (4), 675-682.
Hohmeyer, Michael (1996): „Existenzanalytische Arbeit mit lungentransplantierten Patienten“. In: *Zeitschrift des Hamburger Instituts für Existenzanalyse und Logotherapie*, 1 (3), 3-9.
Hollmer, Heide (Hg.) (1997): *Hallo mein Herz! Ein Lesebuch.* München.
Husserl, Edmund (1993): *Arbeiten an den Phänomenen. Ausgewählte Schriften.* Herausgegeben und mit einem Nachwort versehen von Bernhard Wadenfels. Frankfurt a. M.
– (1998 [1936]): „Das Problem der Lebenswelt“. In: Ders.: *Phänomenologie der Lebenswelt. Ausgewählte Texte II.* Stuttgart.

Jerneizig, Ralf (1992): *Klientenzentrierte Trauertherapie. Eine Pilotstudie zur Erfassung der therapeutischen Wirksamkeit.* Dissertation. Essen.

Jütte, Robert (1998): „Entdeckung des ‚Inneren' Menschen, 1500-1800". In: Dülmen, Richard van (Hg.): *Erfindung des Menschen. Schöpfungsträume und Körperbilder 1500-2000.* Wien, 241-258.

Kaiser, Rudolf / Pfleiderer, Albrecht (1989): *Lehrbuch der Gynäkologie*. Stuttgart/New York.

Kantorowicz, Ernst H. (1994 [1957]): *Die zwei Körper des Königs. Eine Studie zur politischen Theologie des Mittelalters.* München.

Kaufmann, Franz-Xaver (1995): *Zukunft der Familie im vereinten Deutschland. Gesellschaftliche und politische Bedingungen.* München.

Keil, Lars-Broder (1999): „Mit einem Spenderherz nahm Hartwig Gauder am New York-Marathon teil." In: *Ärzte Zeitung*, 17 vom 29./30.01.99.

Keller, Rolf / Günther, Hans Ludwig / Kaiser, Peter (1992): *Embryonenschutzgesetz Kommentar.* Stuttgart.

Kern, Günther (1985): *Gynäkologie*. Stuttgart/New York.

Kirste, Günter (1996): Nierentransplantation. Organspende unter Nichtverwandten. In: *Deutsches Ärzteblatt* 93 (43), A-2756-2758.

Klein, Renate Duelli (1989): *Das Geschäft mit der Hoffnung: Erfahrungen mit der Fortpflanzungsmedizin. Frauen berichten.* Berlin.

Kleinmann, Arthur (1988): *Rethinking psychiatry. From cultural category to personal experience.* New York.

Klinkhammer, Gisela (2000): Organspende. Informationsbedarf. In: *Deutsches Ärzteblatt* 23 vom 09.06.2000.

König, René (1976 [1974]): „Soziologie der Familie". In: Ders (Hg.): *Handbuch der empirischen Sozialforschung, Bd. 7: Familie – Alter.* Stuttgart, 1-217.

Korn, André (1991): „Erlebnisse und Erfahrungen im Umgang mit hirntoten Patienten". In: Striebel, Hans Walter / Link, Jürgen (Hg.): *Ich pflege Tote. Die andere Seite der Transplantationsmedizin*. Basel, 43-53.

Largiadèr, Felix (Hg.) (1996): *Checkliste Organtransplantation*. Stuttgart/New York.

Lebenslinien. Informationen der Selbsthilfegruppe Lebertransplantierter Deutschland e.V. Nr.1 (1996).

Loewy, Ilana (1993): „Unscharfe Begriffe und föderative Experimentalstrategien. Die immunologische Konstruktion des Selbst". In: Rheinberger, Hans Jörg / Hagner, Michael (Hg.): *Die Experimentalisierung des Lebens. Experimentalsysteme in den biologischen Wissenschaften*. Berlin, 188-206.

Lüderitz, Alexander (1999): *Familienrecht. Ein Studienbuch*. München.

Lundin, Susanne (1999): „The boundless body: Cultural Perspectives on Xenotransplantation". In: *Ethnos*, 64 (1), 5-31.

Martin, Emily (1994): *Flexible Bodies. The Role of Immunity in American Culture from the Days of Polio to the Ages of AIDS.* Boston.

– (1998): „Die neue Kultur der Gesundheit. Soziale Geschlechtsidentität und das Immunsystem in Amerika“. In: Sarasin, Philipp / Tanner, Jakob (Hg.): *Physiologie und industrielle Gesellschaft. Studien zur Verwissenschaftlichung des Körpers im 19. und 20. Jahrhundert.* Frankfurt a. M., 508-525.

Martins, Gerhard / Breckwoldt, Meinert / Pfleiderer, Albrecht (Hg.) (1994): *Lehrbuch der Gynäkologie und Geburtshilfe.* Stuttgart/New York.

Mauss, Marcel (1990 [1968]): *Die Gabe. Form und Funktion des Austauschs in archaischen Gesellschaften.* Frankfurt a. M.

Mechanic, David (1962): „The concept of illness behaviour“. In: *Journal of chronic disease,* 15, 189-194.

Merleau-Ponty, Maurice (1966 [1945]): *Phänomenologie der Wahrnehmung.* Berlin.

Ministerium der Justiz Rheinland-Pfalz (1987 [1986]): „Bericht der interministeriellen Kommission zur Aufarbeitung von Fragen über Bioethik – Fortpflanzungsmedizin – “. In: Seesing, Horst (Hg.): *Technologischer Fortschritt und menschliches Leben. Die Menschenwürde als Maßstab der Rechtspolitik, Teil 1: Rechtspolitische Grundsätze von CDU und CSU zur Fortpflanzungsmedizin.* München, 119-141.

Moulin, Anne Marie (1991): *Le dernier langage de la médicine. Histoire de l'immunologie de Pasteur au Sida.* Paris.

Nave-Herz, Rosemarie / Onnen-Isemann, Corinna / Oßwald, Ursula (1996): *Die hochtechnisierte Reproduktionsmedizin: strukturelle Ursachen ihrer Verbreitung und Anwendungsinteressen der beteiligten Akteure.* Bielefeld.

Nickel, Lars Christoph (1999): *Die Entnahme von Organen und Geweben bei Verstorbenen zum Zweck der Transplantation nach dem Transplantationsgesetz vom 5. November 1997 unter Berücksichtigung der nationalen Regelungen der anderen europäischen Staaten.* Dissertation. Bonn

Nonnenmacher, Peter (1996): „Das Auftauen der Tiefkühl-Embryos ist für Juristen unausweichlich“. In: *Frankfurter Rundschau* vom 24.07.1996.

Oberbadisches Volksblatt (2000): „Organspenden steigen an“ vom 02.09.2000.

Obrecht, Sybille (1996): *Fremdkörper. Die Darstellung der ersten Herztransplantation in der schweizerischen Boulevardpresse und den Illustrierten: Vermittlung von Inhalten und Bedeutungen.* Lizentiatsarbeit. Basel, unveröffentlicht.

Parsons, Talcott (1964): „Das Verwandtschaftssystem in den Vereinigten Staaten“. In: Ders.: *Beiträge zur Soziologischen Theorie.* Neuwied, 84-108.

Pater, Siegfried / Raman, Ashwin (1991): *Organhandel: Ersatzteile aus der Dritten Welt.* Göttingen.

Pearsall, Paul (1998): *The heart's code. The true stories of organ transplant patients – and what they reveal about where we store our memories.* New York/London.

Peters, Linde (1993): *Reprotopia: die neuen Fortpflanzungstechnologien; Machbarkeitswahn und Frauenverachtung.* Köln.

Petersen, Imme (2000): *Konzepte und Bedeutung von ‚Verwandtschaft'. Eine ethnologische Analyse der Parlamentsdebatten zum bundesdeutschen Embryonenschutzgesetz.* Herbolzheim.

Petersen, Peter (1985): *Retortenbefruchtung und Verantwortung: anthropologische, ethische und medizinische Aspekte neuerer Fortpflanzungstechnologien.* Stuttgart.

Petri, Harald (1991): „Vorbereitung einer Patientin zur Organentnahme". In: Striebel, Hans Walter und Link, Jürgen (Hg.): *Ich pflege Tote. Die andere Seite der Transplantationsmedizin*. Basel, 33-42.

Pschyrembel, Willibald (1993): *Medizinisches Wörterbuch: Sonderausgabe Pschyrembel Klinisches Wörterbuch.* Hamburg, 257., neu bearb. Auflage.

Raymond, Janice G. (1995 [1994]): „Mütterliche Umfelder und Ejakulationsväter. Neue Definitionen von Mutterschaft und Vaterschaft". In: Dies.: *Die Fortpflanzungsmafia.* München, 71-124.

– (1997): „Organ trade and the North-South problem". In: Fritsch-Oppermann, Sybille (Hg.): *Organtransplantation und kulturelle Unterschiede.* Loccumer Protokolle 61/96, Loccum, 111-124.

Rechtsausschuss des Deutschen Bundestages [SdRA] *11/73: Stenographisches Protokoll der 73. Sitzung* vom 09.03.1990, öffentliche Anhörung.

Reproduktionsmedizin (1999), 15, 84.

Richtlinien zur Durchführung der assistierten Reproduktion. Zweite Novellierung (1998). In: *Deutsches Ärzteblatt*, 95 (49), A-3166-3171.

Richtlinien zur Feststellung des Hirntodes (1998): Dritte Fortschreibung 1997 mit Ergänzungen gemäß des Transplantationsgesetzes (TPG). In: *Deutsches Ärzteblatt*, 95 (30), C-1381-1388.

Richtlinien zur Organtransplantation gemäß § 16 Transplantationsgesetz (2000). In: *Deutsches Ärzteblatt*, 97 (7), A-396-411.

Rosenbaum, Heidi (1998): „Verwandtschaft in historischer Perspektive". In: Wagner, Michael / Schütze, Yvonne. (Hg.): *Verwandtschaft. Sozialwissenschaftliche Beiträge zu einem vernachlässigten Thema.* Stuttgart, 17-33.

Sahlins, Marshall (1996 [1978]): „On the Sociology of Primitive Exchange". In: Komter, Aafke (Hg.): *The Gift. An Interdisciplinary Perspective*. Amsterdam, 26-38.

Schachtschneider, Karl-Albrecht / Siebold, Dagmar (1999): „Verfassungsbeschwerde gegen das Transplantationsgesetz". In: Fuchs, Richard und Schachtschneider, Karl-Albrecht (Hg.): *Spenden, was uns nicht gehört: das Transplantationsgesetz und die Verfassungsklage*. Hamburg, 151-193.

Scheper-Hughes, Nancy (2000): „The global traffic in human organs". In: *Current Anthropology*, 41 (2), 191-224.

Schild, Wolfgang (1998): „Verstümmelungen des menschlichen Körpers. Zur Bedeutung der Glieder und Organe des Menschen. In: Dülmen, Richard van (Hg.): *Erfindung des Menschen: Schöpfungsträume und Körperbilder 1500 – 2000.* Wien u.a. 261-281.

Schirren, Carl / Bettendorf, Gerhard / Leidenberger, Freimut A. / Frick-Bruder, Viola (1989): *Unerfüllter Kinderwunsch. Leitfaden für Diagnostik, Beratung und Therapie in der Praxis.* Köln.

Schlake, Hans-Peter / Roosen, Klaus (o. J.): *Der Hirntod als der Tod des Menschen*. Würzburg.

Schlich, Thomas (1998a): *Transplantation: Geschichte, Medizin, Ethik der Organverpflanzung.* München.
– (1998b): „Wissenschaft. Die Herstellung medizinischer Fakten als Thema der Geschichtsforschung. In: Paul, Norbert / Schlich, Thomas (Hg.): *Medizingeschichte: Aufgaben, Probleme, Perspektiven.* Frankfurt a. M./New York, 107-129.
Schlosser, Horst Dieter (1998): „Der sprachlich befangene Bundestag. Zur Debatte über das Transplantationsgesetz am 15. Juni 1997". In: Ders. (Hg.): *Mit Hippokrates zur Organgewinnung? Medizinische Ethik und Sprache.* Frankfurt a. M., 265-274.
Schmitt, Annika (2000): *Geteilte Mutterschaft. Eine ethnologische Studie über Herkunftsmütter in Deutschland. Magister-Arbeit.* Göttingen, unveröffentlicht.
Schmitz, Hermann (1965): *Der Leib. System der Philosophie,* Bd. 2. Bonn.
Schneider, David M. (1980 [1968]): *American Kinship. A Cultural Account.* Chicago.
– (1984): *A Critique of the Study of Kinship.* Ann Arbor.
Schneider, Ingrid (1995): *Föten. Der neue medizinische Rohstoff.* Frankfurt a. M.
Schneider, Werner (1999): *„So tot wie nötig – so lebendig wie möglich!" Sterben und Tod in der fortgeschrittenen Moderne. Eine Diskursanalyse der öffentlichen Diskussion um den Hirntod in Deutschland.* Münster.
Schreiber, Hans-Ludwig / Haverich, Axel (2000): „Richtlinien für die Warteliste und für die Organverteilung". In: *Deutsches Ärzteblatt,* 97 (7), A-385-386.
Seibel, Karl-Friedrich (1995): *Gespendetes Leben. Die Geschichte einer Organtransplantation.* Wuppertal/Zürich.
Seibert, Helga, (1986): „Verfassungsrecht und Befruchtungskliniken". In: Lanz-Zumstein, Monika (Hg.): *Embryonenschutz und Befruchtungstechnik. Seminarbericht und Stellungsnahmen aus der Arbeitsgruppe Gentechnologie des Deutschen Juristinnenbundes.* München, 62-79.
Selbsthilfegruppe Lebertransplantierter Deutschland e.V. (Hg.) (1996): „DSVO-Meisterschaften 1996". In: *Lebenslinien. Informationen der Lebertransplantierten Deutschland e. V.,* 1, 37.
Siegel, Karl-Eugen (1994): *Wir durften nicht aufgeben! Ein Vater schildert die letzten Monate der Schwangerschaft seiner hirntoten Frau und die Geburt seines Sohnes.* Gütersloh.
Siegmund-Schultze, Nicola (1999): „Neue Regeln für die Organverpflanzung". In: *Berliner Zeitung* vom 08.12.1999.
Slapak, Maurice (1998): „President's message". In: *Journal of the World Transplant Games Federation,* November 1998,1.
Smit, Heiner / Sasse, Rolf / Molzahn, Martin / Schulin, Bertram (1999): *Organspende und Transplantation in Deutschland 1998. 4. Bericht der deutschen Stiftung Organtransplantation.* Neu Isenburg/Wiesbaden.

Stapenhorst, Kurd (1999): *Unliebsame Betrachtungen zur Transplantationsmedizin.* Göttingen.
Statistisches Bundsamt (Hg.) (1995): *Im Blickpunkt: Familie heute.* Stuttgart.
Stauber, Manfred (1979): *Die Psychosomatik der sterilen Ehe.* Berlin.
Stein, Wiebke / Sproll, Elke (1995): *Vom unwiderstehlichen Drang, Mutter zu werden. Mutterglück aus der Retorte?* Pfaffenweiler.

Strathern Marilyn (1995a): „Displacing Knowledge: Technology and the Consequences for Kinship“. In: Ginsburg, Faye D. / Rapp, Rayna (Hg.): *Conceiving the New World Order. The Global Politics of Reproduction.* Berkely, 346-363.

– (1995b): „Nostalgia and the New Genetics“. In: Battaglia, Debbora (Hg.): *Rhetorics and self-making.* Berkley, 97-120.

– (1997): „Partners and Consumers: Making Relations Visible“. In: Schrift, Alan D. (Hg.): *The Logic of the Gift. Toward an Ethic of Generosity.* New York, 292-311.

Striebel, Hans Walter / Link, Jürgen (Hg.) (1990): *Ich pflege Tote – Die andere Seite der Transplantationsmedizin.* Basel.

Süddeutsche Zeitung (1999): *Wie viele Nieren fürs Volk? Prof. Dr. Walter Land, Münchner Transplantationsmediziner, über eine Akademie, die sich mit ethischen Fragen der Organverpflanzung befasst* vom 12.10.1999.

Sudnow, David (1973 [1967]): *Organisiertes Sterben. Eine soziologische Untersuchung.* Frankfurt a. M.

Sylvia, Claire (1998): *Herzensfremd. Wie ein Spenderherz mein Selbst veränderte.* Hamburg.

Tauber, Peter F. (1983): „Insemination aus ärztlicher Sicht“. In: *Münchner medizinische Wochenzeitschrift*, 47.

Tenhaef, Rainer (1992): *Öffentliche Anhörungen der Fachausschüsse des Deutschen Bundestages im parlamentarischen Entscheidungsprozeß bis zur 10. Wahlperiode.* Dissertation. Bonn.

Thorn, Petra (1999): *Ach wie gut, dass niemand weiß...? Wie beeinflusst die Anonymität des biologischen Vaters die Beziehungen, die sich mit Hilfe der donogenen Insemination gebildet haben?* Diplomarbeit. Darmstadt, unveröffentlicht.

Turner, Victor (1969): *The Ritual Process: Structure and Anti-Structure.* New York.

Uhlenbruck, Wilhelm (1997): *Selbstbestimmtes Sterben durch Patienten-Testament, Vorsorgevollmacht, Betreuungsverfügung.* Berlin.

Ulrich, Dagmar / Strauß, Bernhard / Bohnet, Heinz-Günther (1988): „Psychosomatische Aspekte von Fertilitätsstörungen“. In: Appelt, Hertha / Strauß, Bernhard (Hg.): *Psychoendokrinologische Gynäkologie.* Stuttgart, 172-198.

Van Gennep, Arnold (1986 [1909]): *Übergangsriten.* Frankfurt a. M.

Varela, Francisco J. (1991): „Der Körper denkt. Das Immunsystem und der Prozess der Körper-Individuierung“. In: Gumbrecht, Hans Ulrich / Pfeiffer, K. Ludwig (Hg.): *Paradoxien, Dissonanzen, Zusammenbrüche: Situationen offener Epistemologie.* Frankfurt a. M., 727-743.

Wellendorf, Elisabeth (1993): *Mit dem Herzen eines anderen leben? Die seelischen Folgen der Organtransplantation.* Zürich.

Weston, Kath (1991): *Families we choose.* New York.

Wiebel-Fanderl, Oliva (1997): „Kulturschock Herztransplantation“. In: *BIOS*, 10 (1), 1-16.

Wiesbadener Kurier (2000): *„Schon zu Lebzeiten eindeutig Stellung beziehen“* vom 29.08.2000.

Wiesemann, Claudia (2000): Instrumentalisierte Instrumente: EEG, zerebrale Angiographie und die Etablierung des Hirntod-Konzepts. In: Meinel, Christoph (Hg.): *Instrument-Experiment: Historische Studien.* Berlien/Diepholz, 225-234.
Wiesenbart, Thomas (1990): „Großbritannien". In: Eser, Albin / Koch, Hans-Georg / Wiesenbart, Thomas (Hg.): *Regelungen der Fortpflanzungsmedizin und Humangenetik 1. Eine internationale Dokumentation gesetzlicher und berufsständischer Rechtsquellen.* Frankfurt a. M.
Wiesing, Urban (1999 [1997]): „Werden Spenderorgane nach medizinischen oder ethischen Kriterien verteilt?" In: Ach, Johann S. / Quante, Michael (Hg.): *Hirntod und Organverpflanzung. Ethische, medizinische, psychologische und rechtliche Aspekte der Tranplantationsmedizin.* Stuttgart/Bad Cannstatt, 227-245.
Winkler, Ute (1994): *Der unerfüllte Kinderwunsch. Ein Ratgeber für kinderlose Paare.* München.
Würfel, Wolfgang (1990): „Zur Bedeutung der In-vitro-Fertilisation (IvF) für Therapie und Diagnostik der sogenannten idiopathischen Steriliät. In: *Fertilität,* 6 (1), 34-39.
Wuttke, Gisela (1996): „Der ökonomische Aspekt der Organtransplantation". In: *Wege zum Menschen,* 48, 236-246.

Zänker, Kurt (1996): *Das Immunsystem des Menschen. Bindeglied zwischen Körper und Seele.* München.
Zbarski, Ilya (1999): *Lenin und andere Leichen. Mein Leben im Schatten des Mausoleums.* Stuttgart.
Zeller-Steinbrich, Gisela (1995): *Wenn Paare ohne Kinder bleiben. Seelische Entwicklungen – neue Perspektiven.* Freiburg i. B.

Kulturwissenschaften

Arnold van Gennep
Übergangsriten
Studienausgabe
1999. 264 Seiten
ISBN 3-593-36248-1

Arnold van Gennep publizierte 1909 erstmals sein Hauptwerk *Übergangsriten* – ein »Klassiker«, der bis heute die Wahrnehmung und Erforschung rituellen wie symbolischen Verhaltens beeinflusst und anregt. Darin beschreibt van Gennep, wie bei unterschiedlichen Völkern das Problem der »Grenzüberschreitung«, sei es in räumlicher, zeitlicher oder sozialer Hinsicht, durch die Herausbildung von Ritualen – in Übergangsriten – bewältigt worden ist.

Victor Turner
Das Ritual
Struktur und Anti-Struktur
2000. 209 Seiten
ISBN 3-593-36497-2

Der Klassiker der Ritualforschung von Victor Turner, einem der einflussreichsten Theoretiker der symbolischen Ethnologie, erscheint erstmals als Studienausgabe. Turners Studie zeichnet sich dadurch aus, dass sie sich nicht auf die Erforschung »primitiver« Rituale beschränkt, sondern auch ein Instrumentarium für die Analyse der Rituale »komplexer« Industriegesellschaften bereitstellt.